中山大学医科

1949—2001年
基本数据及资料汇编

陈小卡 王斌 朱毅琼 主编

中山大學出版社
SUN YAT-SEN UNIVERSITY PRESS
·广州·

图书在版编目（CIP）数据

中山大学医科1949—2001年基本数据及资料汇编 / 陈小卡，王斌，朱毅琼主编. -- 广州 : 中山大学出版社，2024. 12. -- ISBN 978-7-306-08361-6

Ⅰ. R-4

中国国家版本馆 CIP 数据核字第 2024XC6143 号

ZHONGSHANDAXUE YIKE 1949—2001 NIAN JIBEN SHUJU JI ZILIAO HUIBIAN

出 版 人：王天琪
策划编辑：邓子华
责任编辑：邓子华
封面设计：曾　斌
责任校对：袁双艳
责任技编：靳晓虹
出版发行：中山大学出版社
电　　话：编辑部　020-84110283，84111996，84111997，84113349
　　　　　发行部　020-84111998，84111981，84111160
地　　址：广州市新港西路135号
邮　　编：510275　　　　传　真：020-84036565
网　　址：http：//www.zsup.com.cn　　E-mail：zdcbs@mail.sysu.edu.cn
印 刷 者：佛山市浩文彩色印刷有限公司
规　　格：787mm × 1092mm　1/16　25.5印张　590千字
版次印次：2024年12月第1版　2024年12月第1次印刷
定　　价：152.00元

谨以此书献给中山大学一百周年华诞

（1924 — 2024）

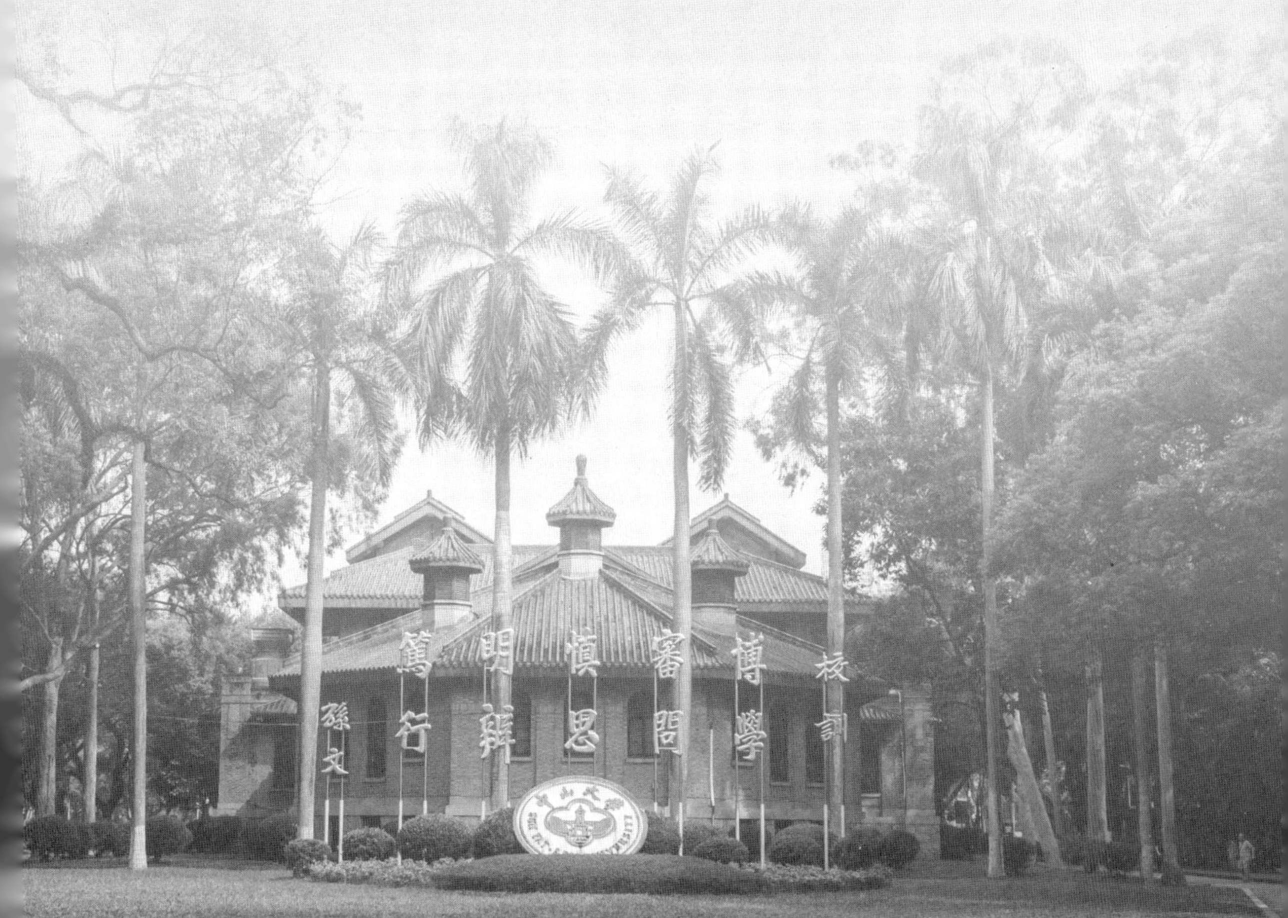

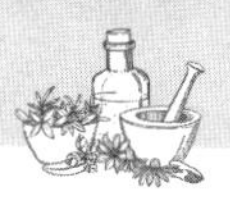

前　言

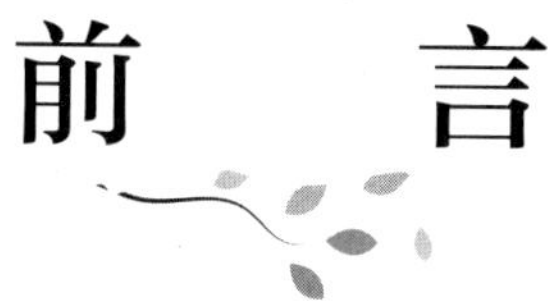

本书介绍中山大学医科1949—2001年这一时期的发展，主要介绍华南医学院、广州医学院、中山医学院、中山医科大学前后相沿的发展历程，还介绍中山大学医学院、岭南大学医学院、光华医学院合并成华南医学院前1949—1953年的短暂历程。本书第一章收录中山大学医科1950—2001年各年各类综合统计表原表，系统、概括和全面地列出这一时期发展的所有综合数据。第二章以中山大学医科1949—2000年（缺1966—1974年）每年向国家呈报的高等教育事业基层统计报表（高基报表）、研基报表为主的报表的时序排列，以统一的格式与规范分列出学校各类学生、教职员工、学科、院系、管理、建筑、后勤及其他的数据。第三章通过中山大学医学院、岭南大学医学院、光华医学院将要合并时三院上报国家的文件，呈现三院即将合并前的情况，如规章建制、教学、师生员工、管理及其他情况。第四章收录华南医学院初创时的文件原件、从华南医学院到中山医科大学几次更改校名的文件原件、学校重要创设与更革的文献原件。

20世纪50年代初，全国高等院校调整，国家在1952年对全国医学院校进行院系调整，中山大学医学院、岭南大学医学院、光华医学院按照国家部署开展合并准备工作。中山大学医学院和岭南大学医学院于1952年开展合并的准备工作，并于1953年8月12日合并成为华南医学院。广东光华医学院于1954年8月并入华南医学院。从此，一所教医研水平位居国内前列的医科高校屹立于中国岭南，并迅速发展，规模不断扩大。华南医学院于1956年9月改名为广州医学院，此校于1957年3月改名为中山医学院，后于1985年6月20日更名为中山医科大学。这一时期在中山大学与中山医科大学合并后结束。华南医学院在创立时，融合中山大学医学院的德国医学教学风格、岭南大学医学院的英美医学教学风格、光华医学院的中国“民办自教”医学教学风格，采纳中华人民共和国成立后引进的苏联高等医学教育模式，兼纳当时国内高等医学教学风格他家之长，集优采长于一体，学术上具有丰富多样性，特色初成，为接下来全面发展打下基础。在华南医学院至中山医科大学的发展历程中，教医研成功整合，形成鲜明特色。院校在起伏发展中，办学规模不断扩大，学科和院系持续增多、加强和完善。在这一发展历程中形成的教学方法、学科体系、院系组合、机构设置、资源配置特点、医学教育与医疗的关系、教医研的组合模式和附属医院及教学医院，至今仍深刻影响着中山大学医科的发展。例如，中山大学医科传承至今的"三基""三严"学风（即注重基础理论、基本知识、基本技能的学习和训练；在一切教学活动中，坚持严肃的态度、严格的要求、严密的方法）就是在这一发展历程中形成的。因而，本书主要介绍这一发展历程。书中还简介了中山大学医学院、岭南大学医学院、光华医学院合并前几年的概况，以了解华南医学院发轫的基础。

研究中山大学医科从华南医学院到中山医科大学的教医研演进轨迹与发展特色，思索产生这些发展变化的原因，对研究如何推进中山大学医科的发展有借鉴意义。而且，从华南医学院到中山医科大学的各阶段，都是这一时期中国医科高等院校的典型阶段，其发展模式具有20世纪中期至20世纪末中国高等医学教育模式的共同特质，是此时期中国高等医学教育的基本模式，即医科高等院校模式。并且，中山大学医科源于1866年创建的中国最早西医校。这是中国医学教育从传统医学教育模式跃变为近现代医学教育模式的转折点，对中国近现代医学科学教育的形成与发展有不可替代的作用。研究从华南医学院到中山医科大学的发展变化，可了解同时期中国医科高等院校模式的变化特征。因此，本书编撰了中山大学医科1949—2001年这一时期的基本数据及资料汇编。

本书主要通过汇集、编排各种资料原件和原表数据，展现中山大学医科在1949—2001年的延续脉络，勾勒这一时期的发展面貌。本书主要呈现从华南医学院至中山医科大学发展全程的基本情况及数据，另外还呈现1949年至三院合并前各学院的基本情况及数据。本书的这种展现方式对医学史、中山大学校史、中山大学医科发展史的研究者有更直接、更实际的用处。而且，于一般读者而言，他们也容易通过书中的资料对中山大学医科这一时期的发展面貌有更直接的了解。专业历史研究工作者都知道，最原始、系统和具有法定地位的数据、资料及文献对研究最有用也最难得。如果采集的历史文献零散、不全、不规范，体例不统一，会给资料的采摘、整理和使用带来较大困难。本书针对这些问题，通过大规模地采集、整理和编排资料，将庞杂错综、分散、有重复的数据和资料整合成基本按时序排列、格式与基本规范统一的资料汇编，较为客观地展现这一时期的发展面貌。而且，本书除了简略的概述性与说明性文字，基本没有修饰、改动及主观评价，使书中的陈述更具客观性。读者可以根据书中客观的数据与资料，通过自己的阅览或分析，不受其他主观评价与论述的影响而得到自己的看法或结论。此外，本书中各章数据及资料的组合方式也有利于专业研究者检索、摘用、查阅、核验，便于他们进行全面研究。本书亦可供非专业人士阅览、查找、使用。本书的编写目的是为读者提供较为客观的视角，让他们去了解、研究书中载述的这段历史。全书将1949—2001年这一时期学校上报国家及学校汇总自存的各类数据的表格和公文的原件列出。这种阐述方式，不同于主要是文字叙述的方式，有别于以数据与文献支撑观点及论述的校史阐述方式，而是通过客观的数据与文献相对完整全面的展示，以数据间和文献间的内在联系排列组合，将中山大学医科这一时期教医研发展变化的面貌相对客观地展现出来，使本书成为读者了解、研究这段历史的参考书和工具书。

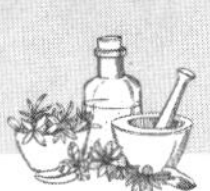

目录

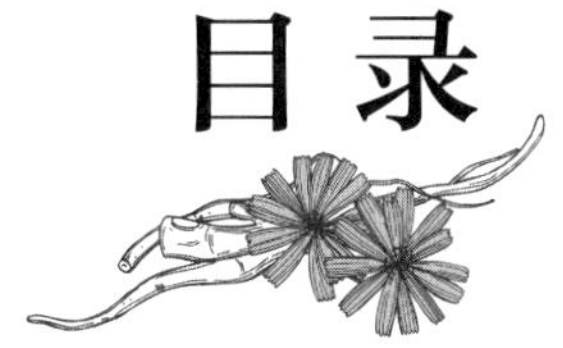

第四章　1953—2000年学校创设发展与更改校名的文件 338

第一章　1950—2001年各类综合数据

本章收录了中山大学医科1950—2001年各年的各类统计表（表1-1—表1-5），列出师生员工数、机构增设数、办学层次、设置的专业、院系的增设等，展现中山大学医科在这52年里的沿革发展轮廓。

1950—2001年，师生员工的数量、办学层次、专业设置和学校结构不断扩充，学校的规模不断扩大，科研机构不断增设，经费投入持续增添，基建设施不断增多。在这个阶段的中山大学医科虽历经曲折，但总体上仍不断发展扩大。

一、1950—2001年教职工人数统计表

1950—2001年教职工人数统计见表1-1。

表1-1　1950—2001年教职工人数统计

年份	总计	专任教师人数	教辅人员人数	行政人员人数	工勤人员人数	科研机构人员人数	校办工厂林场人员人数	其他附设机构人员人数	备注
1950	158	112	46	—	—	—	—	—	—
1951	237	156	81	—	—	—	—	—	—
1952	323	170	153	—	—	—	—	—	—
1953	447	200	58	91	98	—	—	—	—
1954	661	319	63	135	144	—	—	—	—
1955	753	355	125	140	133	—	—	—	—
1956	742	351	93	161	137	—	—	—	—
1957	741	343	125	140	133	—	—	—	—
1958	669	326	109	125	109	—	—	—	—

续表 1-1

年份	总计	专任教师人数	教辅人员人数	行政人员人数	工勤人员人数	科研机构人员人数	校办工厂林场人员人数	其他附设机构人员人数	备注
1959	714	348	117	128	121	—	—	—	—
1960	841	458	150	104	129	—	—	—	—
1961	937	490	127	142	113	—	65	—	—
1962	939	476	145	136	126	—	56	—	—
1963	953	432	144	143	169	—	65	—	—
1964	954	466	170	141	158	12	—	7	—
1965	995	447	175	177	174	22	—	—	—
1966	1 152	475	677					—	—
1967	1 146	—	—	—	—	—	—	—	—
1968	1 131	—	—	—	—	—	—	—	—
1969	913	475	136	133	169	—	—	—	—
1970	813	303	91	217	202	—	—	—	—
1971	944	503	90	315				—	—
1972	746	397	123	89	71	—	66	—	—
1973	826	468	105	106	147	—	—	—	—
1974	956	524	432					—	—
1975	1 091	250	105	335	305	—	96	—	—
1976	1 131	—	—	—	—	—	—	—	—
1977	1 399	569	159	329	242	—	100	—	—
1978	1 448	571	139	329	194	44	100	71	—
1979	1 530	625	149	243	288	76	—	149	—
1980	1 611	602	204	220	260	100	103	122	—
1981	1 617	604	221	238	270	115	89	80	—
1982	1 638	619	253	180	256	106	—	224	—
1983	1 763	684	268	217	266	114	—	214	—
1984	1 749	681	274	180	261	114	—	239	—
1985	1 857	688	272	246	257	125	—	269	—

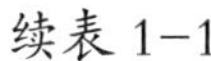
续表 1-1

年份	总计	专任教师人数	教辅人员人数	行政人员人数	工勤人员人数	科研机构人员人数	校办工厂林场人员人数	其他附设机构人员人数	备注
1986	1 939	728	305	265	259	106	—	276	—
1987	1 933	740	295	290	241	106	—	288	—
1988	2 036	770	321	314	227	102	—	302	—
1989	1 986	724	292	229	285	155	—	301	—
1990	1 906	718	301	215	378	55	—	239	—
1991	1 840	650	414	231	281	104	63	97	—
1992	1 769	624	393	226	282	102	51	91	—
1993	1 696	619	371	209	259	99	50	89	—
1994	1 622	588	377	226	210	90	48	83	—
1995	1 640	585	395	225	202	102	47	84	—
1996	1 647	617	390	227	202	100	27	84	—
1997	1 605	511	404	276	204	102	26	82	—
1998	1 543	481	501	227	197	17	36	84	—
1999	1 506	454	505	225	191	14	37	80	—
2000	1 472	437	472	244	190	14	36	79	—
2001	1 442	428	469	239	182	13	35	76	—

二、1950—2001年在校各类学生人数统计表

1950—2001年在校各类学生人数统计见表1-2。

表1-2　1950—2001年在校各类学生人数统计

年份	总计	博士研究生人数	硕士研究生人数	本科生人数	专科生人数	函授本专科生人数	夜大本专科生人数	成人脱产班人数	备注
1950	626	—	—	626	—	—	—	—	—
1951	720	—	—	720	—	—	—	—	—

续表 1-2

年份	总计	博士研究生人数	硕士研究生人数	本科生人数	专科生人数	函授本专科生人数	夜大本专科生人数	成人脱产班人数	备注
1952	1 364	—	—	1 179	185	—	—	—	—
1953	1 326	—	—	1 098	228	—	—	—	—
1954	1 697	—	—	1 520	177	—	—	—	—
1955	1 446	—	19	1 226	201	—	—	—	—
1956	2 078	—	30	1 864	184	—	—	—	—
1957	2 130	—	27	2 048	55	—	—	—	—
1958	2 345	—	11	2 227	107	—	—	—	—
1959	2 613	—	14	2 492	107	—	—	—	—
1960	2 820	—	19	2 694	107	—	—	—	—
1961	2 832	—	28	2 574	—	—	230	—	—
1962	2 458	—	32	2 426	—	—	—	—	—
1963	2 960	—	29	2 821	—	—	110	—	—
1964	2 711	—	33	2 678	—	—	—	—	—
1965	2 599	—	—	2 599	—	—	—	—	—
1966	2 783	—	—	2 783	—	—	—	—	—
1967	2 305	—	—	2 305	—	—	—	—	—
1968	2 006	—	—	2 006	—	—	—	—	—
1969	1 261	—	—	1 196	—	—	—	65	—
1970	1 301	—	—	1 301	—	—	—	—	—
1971	1 239	—	—	1 239	—	—	—	—	—
1972	1 317	—	—	1 317	—	—	—	—	—
1973	1 282	—	—	1 282	—	—	—	—	—
1974	1 913	—	—	1 913	—	—	—	—	—
1975	3 071	—	—	2 416	401	254	—	—	—
1976	2 683	—	—	2 282	401	—	—	—	—

续表 1-2

年份	总计	博士研究生人数	硕士研究生人数	本科生人数	专科生人数	函授本专科生人数	夜大本专科生人数	成人脱产班人数	备注
1977	2 243	—	—	1 693	550	—	—	—	—
1978	2 703	—	42	2 113	548	—	—	—	—
1979	2 132	—	78	1 500	554	—	—	—	—
1980	2 155	—	104	1 951	100	—	—	—	—
1981	2 478	—	98	2 350	—	—	—	30	—
1982	2 904	3	121	2 727	—	—	53	—	—
1983	2 337	3	161	2 068	—	—	105	—	—
1984	2 520	7	221	2 059	—	—	233	—	—
1985	3 417	19	370	250	—	—	458	—	—
1986	3 601	18	466	2 580	—	—	419	118	—
1987	3 572	50	494	2 604	—	—	314	110	—
1988	3 620	77	546	2 615	—	—	288	94	—
1989	3 484	93	500	2 562	—	—	175	154	—
1990	3 322	82	451	2 550	—	—	88	151	—
1991	3 073	95	394	2 554	—	—	—	30	—
1992	3 112	109	401	2 554	—	—	48	—	—
1993	3 142	140	445	2 271	—	—	—	98	—
1994	3 425	143	483	2 340	—	—	107	130	—
1995	3 447	172	496	2 411	223	—	57	88	—
1996	3 272	177	479	2 575	41	—	—	—	—
1997	3 921	244	520	2 743	—	—	138	276	—
1998	4 174	247	519	2 832	72	—	297	207	—
1999	5 447	368	674	3 130	227	—	690	358	—
2000	6 587	427	780	3 417	377	—	1 091	495	—
2001	7 761	468	952	3 640	443	—	1 686	572	—

三、1950—2001年专业设计统计表

1950—2001年专业设计统计见表1-3。

表1-3 1950—2001年专业设计统计

年份	博士专业个数	硕士专业个数	本科专业个数	专科专业个数	备注
1950	—	—	2	—	—
1951	—	—	2	—	—
1952	—	—	2	—	—
1953	—	—	2	2	—
1954	—	—	1	3	—
1955	—	7	1	3	—
1956	—	9	1	3	—
1957	—	9	2	3	—
1958	—	8	3	3	—
1959	—	8	1	3	—
1960	—	9	1	3	—
1961	—	9	1	3	—
1962	—	9	1	3	—
1963	—	9	1	3	—
1964	—	9	1	—	—
1965	—	—	1	—	—
1966	—	—	—	—	—
1967	—	—	—	—	—
1968	—	—	1	—	—
1969	—	—	1	1	—
1970	—	—	1	—	—
1971	—	—	1	—	—
1972	—	—	1	—	—
1973	—	—	1	—	—

续表 1-3

年份	博士专业个数	硕士专业个数	本科专业个数	专科专业个数	备注
1974	—	—	2	—	—
1975	—	—	2	1	—
1976	—	—	4	2	—
1977	—	—	4	2	—
1978	—	16	4	2	—
1979	—	23	6	1	—
1980	—	23	5	1	—
1981	7	23	5	1	—
1982	7	23	5	1	—
1983	7	23	5	1	—
1984	11	32	6	2	—
1985	11	32	6	4	—
1986	23	40	7	4	—
1987	23	40	7	4	—
1988	23	40	7	3	—
1989	23	40	7	3	—
1990	25	43	7	3	—
1991	25	43	7	3	—
1992	25	43	7	3	—
1993	25	43	7	2	—
1994	25	43	7	4	—
1995	25	43	7	3	—
1996	25	50	7	3	—
1997	25	50	8	3	—
1998	30	49	8	4	—
1999	30	49	8	3	—
2000	30	49	7	2	—
2001	30	52	9	3	—

四、1950—2001年学院、系、研究所设计统计表

1950—2001年学院、系、研究所设计统计见表1-4。

表1-4　1950—2001年学院、系、研究所设计统计

年份	学院个数	系个数	研究所个数	备注
1950	3	4	—	—
1951	3	4	—	—
1952	3	4	—	—
1953	2	3	—	—
1954	1	2	—	—
1955	—	1	—	—
1956	—	1	—	—
1957	—	1	—	—
1958	—	1	—	—
1959	—	1	—	—
1960	—	1	—	—
1961	—	1	—	—
1962	—	1	—	—
1963	—	1	—	—
1964	—	1	1	—
1965	—	1	1	—
1966	—	—	—	—
1967	—	—	—	—
1968	—	1	1	—
1969	—	1	1	—
1970	—	1	1	—
1971	—	1	1	—
1972	—	1	1	—
1973	—	1	1	—

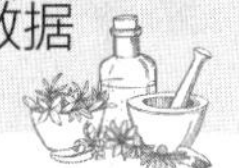

续表 1-4

年份	学院个数	系个数	研究所个数	备注
1974	—	1	1	—
1975	—	1	1	—
1976	—	4	1	—
1977	—	4	1	—
1978	—	4	1	—
1979	—	4	1	—
1980	3	3	1	—
1981	—	3	2	—
1982	—	3	2	—
1983	—	3	3	—
1984	—	3	—	—
1985	—	3	—	—
1986	3	4	6	—
1987	3	4	6	—
1988	5	5	7	—
1989	5	5	8	—
1990	5	5	8	—
1991	5	5	9	—
1992	5	6	9	—
1993	5	6	10	—
1994	5	6	9	—
1995	5	6	9	—
1996	6	6	9	—
1997	6	6	11	—
1998	7	6	—	—
1999	8	5	—	—
2000	8	4	—	—
2001	8	4	—	—

五、1950—2001年教育事业经费、基本建设投资拨款统计表

1950—2001年教育事业经费、基本建设投资拨款统计见表1-5。

表1-5 1950—2001年教育事业经费、基本建设投资拨款统计

单位：万元

年份	总计	国家拨款		地方拨款	备注
		教育经费	基本建设		
1950	—	—	—	—	—
1951	—	—	—	—	—
1952	—	—	—	—	—
1953	—	—	—	—	—
1954	—	—	—	—	—
1955	146	146	—	—	—
1956	184	184	—	—	—
1957	197	197	—	—	—
1958	162	162	—	—	—
1959	179	179	—	—	—
1960	252	252	—	—	—
1961	214	214	—	—	—
1962	213	213	—	—	—
1963	206	206	—	—	—
1964	227	227	—	—	—
1965	225	225	—	—	—
1966	217	217	—	—	—
1967	204	204	—	—	—
1968	182	182	—	—	—
1969	143	143	—	—	—

续表 1-5

年份	总计	国家拨款		地方拨款	备注
		教育经费	基本建设		
1970	126	126	—	—	—
1971	215	215	—	—	—
1972	232	232	—	—	—
1973	248	248	—	—	—
1974	272	272	—	—	—
1975	291	291	—	—	—
1976	343	343	—	—	—
1977	380	350	30	—	—
1978	551	406	145	—	—
1979	969	463	506	—	—
1980	828	533	295	—	—
1981	871	580	291	—	—
1982	991	724	267	—	—
1983	1 105	795	310	—	—
1984	1 317	839	478	—	—
1985	1 590	934	656	—	—
1986	1 667	1 027	640	—	—
1987	1 816	1 044	772	—	—
1988	1 891	1 181	710	—	—
1989	2 035	1 196	839	—	—
1990	2 238	1 274	964	—	—
1991	2 192	1 288	904	—	—
1992	2 099	1 399	700	—	—

续表 1-5

年份	总计	国家拨款		地方拨款	备注
		教育经费	基本建设		
1993	2 353	1 553	800	—	—
1994	3 470	2 835	635	—	—
1995	3 046	2 494	570	—	—
1996	4 658	3 448	1 210	—	—
1997	4 537	3 370	767	400	—
1998	6 679	4 109	1 350	1 220	—
1999	8 018	5 018	1 500	1 500	—
2000	7 614	5 044	1 270	1 300	—
2001	9 808	7 648	860	1 300	—

第二章　1949—2000年各年度高基、研基报表数据

本章列出中山大学医科于1949—2000年每年上报的统计报表。这些报表主要是上报国家的高基、研基报表，笔者从中详细、完整和系统地列出各种基础数据（主要列出从华南医学院至中山医科大学这一时期的各种基础数据）。这些数据体系可反映医科高等院校全貌，并能展现一所医科高等院校的基本发展过程与趋势。除1966—1974年的高基、研基报表阙如，这一时期其他的高基、研基报表基本齐备。本章列出的高基、研基报表的制表标准如同原件，报表的数据未改动。

本章列举的内容基本是数据，基本没有主观评价及附加的文字说明，可让研究者与有兴趣者尽可能客观地了解这一时期的真实历史情况。

在华南医学院成立至中山医科大学这一阶段，所形成的治校风格、教学方法、学科体系、机构设置、资源配置方式、医学教育与医疗的关系、教医研的组合模式和附属医院及教学医院，都具有非常鲜明的特色，至今仍深刻地影响中山大学医科。这一阶段的教医研特点，从本章系统列出的表格的数据中显现。笔者通过对表格所列数据的观察、排列、对比及重新整合，力求反映这一阶段学校的学科、机构、资源、教医研人员数量及层级和学生数量及层级的变化，各种设施的不断扩增、减撤、整合和重置。读者可以从这些变化，如学生数量及层级的变化、教职工数量及层级的变化、管理人员数量及层级乃至成分的变化、建筑增建及设施增设的变化、资金投入的变化、机构的增减及其他各种变化，了解跨越52年这一阶段中中山大学医科的真实历史原貌和发展规律。通过对这一阶段不同历史节点数据进行观察、分析，可进一步了解当时的时代背景及国家所实行的教育政策和发现这一阶段的发展起伏对应的当代中国医科教育变化，这与当时国家所处时代及实行的教育政策密切相关。透过每组数据，可以看到这一阶段的各种更革调整，发现这一阶段不同历史节点的概貌。将这些不同历史节点的一组组数据组合在一起，就可以了解这一阶段发展的轨迹、曾有的变迁、有过的曲折，进而可以拼合这一阶段的发展全貌。

一、高基、研基报表各年项目

高基、研基报表各年项目见表2–1。

表2–1　高基、研基报表各年项目

序号	年份	表名	内含小表	备注
1	1949—1965	1949—1965年高基、研基报表	教职工人数统计	此表为跨年度的综合统计报表
			教学人员人数统计	
			学生人数统计	
			基建、设备情况统计	
2	1975	1975年高基、研基报表	分系、分专业学生人数（普通班）	—
			教职工人数	
			现有校舍情况	
3	1977	1977年高基、研基报表	分系、分专业学生人数（普通班）	—
			学生人数（进修班）	
			教职工人数	
			校舍情况	
4	1978	1978年高基、研基报表	分专业学生人数（普通班）	—
			研究生人数	
			教职工人数	
			校舍情况	
5	1979	1978年高基、研基报表	分专业学生人数（普通班）	—
			研究生人数	
			分本专科学生人数	
			教职工人数	
			校舍情况	

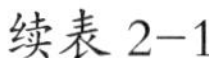
续表 2-1

序号	年份	表名	内含小表	备注
6	1980	1980年高基、研基报表	分本专科学生人数	—
			教职工人数	
			专任教师中本学年内不担任教学工作的人数	
			在校学生、教职工的政治情况及其他	
			校舍情况	
7	1981	1981年高基、研基报表	分科学生人数	—
			教职工人数	
			非教学人员中有教师职称的人数	
			校舍情况	
8	1982	1982年高基、研基报表	分科本专科学生人数	—
			教职工人数	
			非教学人员中有教师职称的人数	
			校舍情况	
			分学科、分专业研究生人数	
9	1983	1983年高基、研基报表	分科本专科学生人数	—
			教职工人数	
			教职工数补充资料	
			校舍情况	
			在学研究生的政治情况及其他	
			研究生数变动情况	
			休退学的主要原因	
10	1984	1984年高基、研基报表	本专科学生人数	—
			分专业本专科学生人数	
			教职工人数	
			教职工数补充资料	
			校舍情况	
			研究生人数	
			硕士研究生人数	

续表 2-1

序号	年份	表名	内含小表	备注
11	1985	1985年高基、研基报表	本专科学生人数	—
			分专业本科、专科学生人数	
			教职工人数	
			教职工数补充资料	
			专任教师年龄情况	
			专任教师学历情况	
			委托代培研究生分专业人数	
			博士研究生分专业人数	
12	1986	1986年高基、研基报表	本专科学生人数	—
			分专业本、专科学生人数	
			教职工人数	
			教职工数补充资料	
			专任教师年龄情况	
			专任教师学历情况	
			校办工厂、农（林）场及其他收入情况	
			校舍情况	
13	1987	1987年高基、研基报表	本专科学生人数	—
			分专业本、专科学生人数	
			教职工人数	
			教职工数补充资料	
			分国家任务、委托培养研究生人数	
			校舍情况	
			校舍建筑面积分类情况	
14	1988	1988年高基、研基报表	本专科学生人数	—
			分专业本、专科学生人数	
			教职工人数	
			教职工数补充资料	
			分国家任务、委托培养研究生人数	
			校舍情况	

续表 2-1

序号	年份	表名	内含小表	备注
15	1989	1989年高基、研基报表	本专科学生人数	—
			分专业本专科学生人数	
			教职工人数	
			教职工数补充资料	
			分国家任务、委托培养研究生人数	
			校舍情况	
16	1990	1990年高基、研基报表	本专科学生人数	—
			教职工人数	
			教职工数补充资料	
			专任教师年龄情况	
			校舍情况	
17	1991	1991年高基、研基报表	分国家任务、委托培养研究生人数	—
			本专科学生人数	
			专任教师变动情况	
			学校其他情况	
			校舍情况	
			教职工人数	
18	1992	1992年高基、研基报表	分国家任务、委托培养研究生人数	—
			本专科学生人数	
			教职工人数	
			专任教师变动情况	
			学校其他情况	
			校舍情况	
19	1993	1993年高基、研基报表	本专科学生人数	—
			教职工人数	
			专任教师变动情况	
			学校其他情况	
			校舍情况	
20	1994	1994年高基、研基报表	本专科学生人数	—
			教职工人数	
			学校其他情况	
			校舍情况	

续表2-1

序号	年份	表名	内含小表	备注
21	1995	1995年高基、研基报表	本专科学生人数	—
			教职工人数	
			学校其他情况	
			校舍情况	
22	1996	1996年高基、研基报表	学校基本情况表	—
			教学情况表（一）	
			教学情况表（二）	
			高等医学院校基本条件情况（二）	
			院校自养实验动物的等级和品系情况表	
			校本部建筑面积情况表（平方米）	
23	1997	1997年高基、研基报表	本专科学生人数	—
			教职工人数	
			学校其他情况	
			校舍情况	
24	1998	1998年高基、研基报表	教师队伍	—
			主讲教师	
			统测成绩（英语）	
			统测成绩（非计算机专业计算机应用水平统考）	
			统测成绩（本科毕业生报考研究生）	
			教学设备（图书馆）	
			（校现有计算机总数）	
			教学场所	
25	1999	1999年高基、研基报表	本专科学生人数	—
			教职工人数	
			学校其他情况	
			校舍情况	
26	2000	2000年高基、研基报表	本专科学生人数	—
			教职工人数	
			学校其他情况	
			校舍情况	

二、1949—1965年高基、研基报表

1949—1965年高基、研基报表见表2-2—表2-6。

表2-2　科仪厂、教材厂和农场数量

名称	数量
科仪厂	1
教材厂	1
农场	1

表2-3　教职工人数统计

现有人数					计划精简人数					按需要须补充教学人员人数		
合计	行政人员	教学人员	勤杂厨工	附属工厂农场职工	合计	行政人员	教学人员	勤杂厨工	附属工厂农场职工	合计	基础课教师	专业课教师
778	118	481	114	65	—	—	—	—	—	76	2	74

表2-4　教学人员人数统计

合计	教授人数	副教授人数	讲师人数	教员人数	助教人数	教助人员人数	编外人员人数	1949年前参加教学工作的人数		1949—1952年参加教学工作的人数		1953—1957年参加教学工作的人数		1958—1960年参加教学工作的人数		1961年参加教学工作的人数
								合计	开课	合计	开课	合计	开课	合计	开课	
641	37	42	118	—	284	136	24	98	—	95	—	185	—	79	—	33

表2-5　学生人数统计

1961—1962学年度初						1962—1963学年度		1963—1964学年度	
总人数	一年级人数	二年级人数	三年级人数	四年级人数	五年级人数	招生人数	到达人数	招生人数	到达人数
2 574	410	571	520	590	483	400	2 491	400	2 891

表2-6　基建、设备情况统计

总面积/m^2	按现有学生数每人平均面积/m^2	按规定标准能容纳学生数	教学用房面积/m^2	教学用房面积占总面积的比例/%	生活用房面积/m^2	生活用房面积占总面积的比例/%	教学仪器设备总价值/万元	图书册数
64 653	237	—	23 564	36.44	32 991	51.03	—	16万

①教学用房包括教助用房及教学工作用房。②生活用房的学生人均面积17.612 m^2，教工人均面积15.392 m^2。③总面积除教学生活用房外，其余为教政及其他用房。④学生包括进修生、研究生150人在内。⑤我院为市重点学校，建筑面积规定标准未曾公示，暂不填表。

三、1975年度各类统计数据

1975年度各类统计数据见表2-7—表2-9。

表2-7　分系分专业学生人数（普通班）

项目	在校学生人数				1976年预计毕业生人数		
	合计	二年级（1977级）	三年级（1976级）	三年级（1975级）	合计	毕业时间（月、日）	预计毕业生数中：社来社去
总计	—	—	—	—	—	—	—
口腔系	—	30	—	—	—	—	—
医疗专业	—	610	597	677	677	2月	—

①在校学生数中共产党员869人，共青团员1 377人。②在校学生数中女学生883人，少数民族学生59人。③在校学生数中5年工龄以上、由原单位发工资的133人。④今年招生911名学生，至今仍有少部分未报到，以后补报。

表2-8　教职工人数

项目	工宣队人数	军宣队人数	教职工人数					
			合计	校本部教职工人数				
				合计	专任教师	教学辅助人员	行政人员	工勤人员
总数	39	6	—	—	250	105	335	305

续表 2-8

项目	工宣队人数	军宣队人数	教职工人数					
			合计	校本部教职工人数				
				合计	专任教师	教学辅助人员	行政人员	工勤人员
共产党员	27	6	—	—	65	9	156	32
共青团员	1	—	—	—	9	25	4	39
女教职工	4	—	—	—	80	39	130	99

①教职工合计人数中，老弱病残75人。②专任教师中，教授14人，副教授13人，讲师50人。③另有在附属医院任职的教师和技术人员共301人（属学院编制）。

表2-9 现有校舍情况

校舍类别	合计	校（院）本部	分校（院）	备注
	1=2+3	2	3	4
土地面积/亩	417	308	109	—
校舍建筑面积总计/m^2	86 918	77 980	8 938	—
教学、科研用房面积/m^2	30 186	27 755	2 431	—
办公用房面积/m^2	4 088	3 646	442	—
校办工厂、农场用房面积/m^2	1 501	1 336	165	—
生活用房面积/m^2	4 097	3 820	277	—
学生宿舍面积/m^2	15 202	13 183	2 019	—
学生食堂面积/m^2	3 958	3 096	862	—
教职工宿舍、住宅面积/m^2	21 087	19 051	2 036	连县人民医院借用分院宿舍517 m^2，未交回
教职工食堂面积/m^2	1 251	894	357	—
附属用房面积/m^2	5 548	5 199	349	—

①校舍建筑面积含教学、科研用房面积，办公用房面积，校办工厂、农场用房面积，生活用房面积，学生宿舍面积，学生食堂面积，教职工宿舍、住宅面积，教职工食堂面积和附属用房面积。②各类用房均按合理使用的情况填列。③校舍建筑面积，填列目前已经使用的房屋；尚未竣工的在建工程，均不统计。④被外单位长期占用、借用的校舍，一并统计在内，并在备注栏内说明。

四、1977年度各类统计数据

1977年度各类统计数据见表2-10—表2-13。

表2-10　分系分专业学生人数（普通班）

项目	学制年限	毕业生人数			在校学生人数					1978年预计毕业生人数			
		社来社去	寒假毕业生	合计	1977级	1976级	1975级	合计	社来社去	社来社去	暑假毕业生	寒假毕业生	合计
总计	—	—	488	488	645	557	488	1 690	163	—	—	488	—
医疗系	三年半	—	458	458	545	443	458	1 446	163	—	—	458	—
口腔系	三年半	—	30	30	32	30	30	92	—	—	—	30	—
药学系	三年半	—	—	—	—	33	—	33	—	—	—	—	—
卫生系	三年半	—	—	—	68	51	—	119	—	—	—	—	—

①在校学生数中共产党员454人，共青团员1 096人。②在校学生中女学生723人。③少数民族学生72人。④在校学生中华侨学生／人。

表2-11　学生人数（进修班）

项目	学制年限	毕业生人数		招生人数		在校学生人数			
		社来社去	合计	社来社去	合计	一年级	二年级	合计	社来社去
总计	—	—	287	—	287	—	—	—	—
医学系	—	—	287	—	287	—	—	—	—

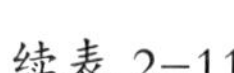
续表 2-11

项目	学制年限	毕业生人数		招生人数		在校学生人数			
		社来社去	合计	社来社去	合计	一年级	二年级	合计	社来社去
中山一院临床进修班	一年	—	184	—	184	—	—	—	—
中山二院临床进修班	一年	—	59	—	59	—	—	—	—
中山三院临床进修班	一年	—	11	—	11	—	—	—	—
眼科医院进修班	一年	—	22	—	22	—	—	—	—
肿瘤医院进修班	一年	—	11	—	11	—	—	—	—

①在校学生数中，共产党员76人，共青团员20人。②在校学生中女学生80人。③少数民族学生1人。④在校学生中华侨学生 / 人。

表2-12　教职工人数

项目	工宣队人数	军宣队人数	教职工人数						
			合计	校本部教职工人数					校办工厂农场职工人数
				合计	专任教师	教学辅助人员	行政人员	工勤人员	合计
总数	—	—	1 399	1 399	569	159	329	342	100
共产党员	—	—	412	412	187	7	186	32	—
共青团员	—	—	98	98	24	27	11	36	—
女教职工	—	—	546	546	178	62	140	166	—

①医科院校由卫生经费支付工资的附属医院职工2 596人。②实行差额补助的幼儿园教工 / 人。③专任教师中，教授18人，副教授39人，讲师92人，助教167人，教员253人。④专任教师中，少数民族教师1人。

其他附属机构人员数，指由高教经费开支工资的专职人数。

表2-13 校舍情况

校舍类别	合计	危房面积		校本部面积	分院（校）面积	1977年投入使用的新建校舍面积
		一级	二级			
土地面积/亩	383	—	—	272	111	—
校舍建筑面积总计/m²	90 318	—	2 626	79 380	10 938	—
教学、科研用房面积/m²	27 037	—	—	27 037	—	—
办公用房面积/m²	6 734	—	—	6 734	—	—
校办工厂、农场用房面积/m²	1 336	—	—	1 336	—	—
生活用房面积/m²	37 624	—	—	37 624	—	—
学生宿舍面积/m²	13 183	—	—	13 183	—	—
学生食堂面积/m²	3 096	—	—	3 096	—	—
教职工宿舍面积/m²	20 451	—	—	20 451	—	1 400
教职工、学生食堂面积/m²	894	—	—	894	—	—
附属用房面积/m²	6 649	—	—	6 649	—	图书馆、幼儿园等用房

①各类用房均按当前使用的情况填列。②校舍建筑面积，填列目前已经使用的房屋，尚未竣工的在建工程均不统计。③被外单位长期占用、借用的校舍，一并统计在内，并在备注栏内说明。

五、1978年度各类统计数据

1978年度各类统计数据见表2-14—表2-17。

表2-14 分系专业学生人数（普通班）

项目	学制年限	毕业生人数	招生人数	在校学生人数							1978年预计毕业生人数
				1978级	1977级	1976级	1975级	1974级	1973级	合计	合计
医疗系	三年半	—	—	—	—	285	469	—	—	754	469
	五年	—	363	363	533	—	—	—	—	896	—

续表 2-14

项目	学制年限	毕业生人数	招生人数	在校学生人数							1978年预计毕业生人数
				1978级	1977级	1976级	1975级	1974级	1973级	合计	合计
口腔系	三年半	—	—	—	—	30	30	—	—	60	30
	五年	—	31	31	31	—	—	—	—	62	—
卫生系	三年半	—	—	—	—	51	—	—	—	51	—
	五年	—	30	30	64	—	—	—	—	94	—
药学系	三年半	—	—	—	—	33	—	—	—	33	—
	五年	—	—	—	—	—	—	—	—	—	—
分院医疗系新生	二年	—	—	—	—	548	—	—	—	548	548
院本部医疗系新生	三年半	—	—	—	—	163	—	—	—	163	—
总计	—	—	424	424	628	1 110	499	—	—	2 661	1 037

①在校学生中，工龄满5年以上带工资学生／人。②在校学生中，走读生18人。③招生人数中，走读生18人。

表2-15　研究生人数

项目	学制年限	毕业生人数	招生人数	在校学生人数			
				1978级	1977级	1976级	合计
系、专业人数总计	三年	—	38	38	—	—	—
生化	三年	—	—	2	—	—	—
生理	三年	—	—	2	—	—	—
微生物系	三年	—	—	3	—	—	—
寄生虫学	三年	—	—	4	—	—	—
病理学	三年	—	—	3	—	—	—
药理学	三年	—	—	3	—	—	—
肿瘤病理学	三年	—	—	2	—	—	—

续表 2-15

项目	学制年限	毕业生人数	招生人数	在校学生人数			
				1978级	1977级	1976级	合计
肿瘤病因学	三年	—	—	2	—	—	—
肿瘤化疗学	三年	—	—	2	—	—	—
肿瘤临床学	三年	—	—	1	—	—	—
眼科	三年	—	—	5	—	—	—
神经外科	三年	—	—	1	—	—	—
泌尿外科	三年	—	—	1	—	—	—

表2-16　教职工人数

项目	总计	校本部教职工人数					校办工厂、农场职工人数		附设科研机构人员人数	其他附属机构人员人数
		合计	专任教师	教学辅助人员	行政人员	工勤人员	合计	由工厂、农场收入支付工资的人数		
	1	2	3	4	5	6	7	8	9	10
总计	1 448	1 233	571	139	329	194	100	—	44	71
共产党员	413	388	170	7	186	25	7	—	9	9
共青团员	102	83	18	24	11	30	6	—	3	10
女教职工	571	448	170	62	140	76	40	—	18	65
华侨	—	—	—	—	—	—	—	—	—	—
少数民族	1	1	1	—	—	—	—	—	—	—

①附设科研机构人员中，教授／人，副教授1人，讲师／人，教员20人，助教8人。②党员教师中，教授4人，副教授7人，讲师23人，教员82人，助教50人。③医科院校由卫生经费支付工资的附属医院职工2 632人。

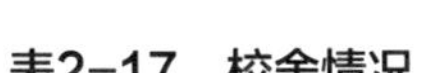

表2-17　校舍情况

单位：m^2

校舍类别	合计面积	危房面积		校本部面积	分院（校）及附属医院面积	1978年使用的新建校舍面积	备注
		一级	二级				
土地面积	654	—	—	308	346	—	市110中学（原中山四路小学）长期占用我院护士学校校舍3 254 m^2。连县造纸厂长期借用我院连县职工宿舍517 m^2
校舍建筑面积总计	218 652	—	—	89 388	129 264	—	
教学、科研用房面积	—	—	—	22 874	—	—	
办公用房面积	—	—	—	6 734	—	—	
校办工厂、农场用房面积	—	—	—	1 739	—	—	
生活用房面积	—	—	—	47 944	—	—	
学生宿舍面积	—	—	—	13 595	—	—	
学生食堂面积	—	—	—	3 096	—	—	
教职工宿舍面积	—	—	—	30 359	—	—	
教职工、学生食堂面积	—	—	—	894	—	—	
附属用房面积	—	—	—	10 097	—	—	

①各类用房均按当前使用的情况填列。②校舍建筑面积，填列目前已经使用的房屋，尚未竣工的在建工程均不统计。③被外单位长期占用、借用的校舍，一并统计在内，并在备注栏内说明。

六、1979年度各类统计数据

1979年度各类统计数据见表2-18—表2-22。

表2-18　分专业学生人数（普通班）

项目	学制年限	毕业生人数	招生人数	在校学生人数						1980年预计毕业生	
				一年级（1979级）	二年级（1978级）	三年级（1977级）	四年级（1976级）	五年级（1975级）	合计	合计人数	毕业时间（年、月）
总计	—	1 047	464	464	416	620	554	—	2 054	554	1980年7月
医疗系	三年半	1 017	—	—	—	—	441	—	441	441	1980年11月
	五年	—	324	324	355	528	—	—	1 207	—	—

续表 2-18

项目	学制年限	毕业生人数	招生人数	在校学生人数						1980年预计毕业生	
				一年级（1979级）	二年级（1978级）	三年级（1977级）	四年级（1976级）	五年级（1975级）	合计	合计人数	毕业时间（年、月）
口腔系	三年半	30	—	—	—	—	30	—	30	30	1980年11月
	五年	—	30	30	31	30	—	—	91	—	—
卫生系	三年半	—	—	—	—	—	51	—	51	51	1980年11月
	五年	—	30	30	30	62	—	—	122	—	—
药学系	五年半	—	—	—	—	—	32	—	32	32	1980年11月
法医班	五年	—	20	20	—	—	—	—	20	—	—
师资班	五年	—	50	50	—	—	—	—	50	—	—
体育师资班	五年	—	10	10	—	—	—	—	10	—	—

①毕业生数中，走读生／人。②招生数中，走读生／人。③在校学生中，走读生17人（包括1979级新生中走读生）。

表2-19 研究生人数

专业名称	学制年限	毕业生人数	招生人数		在校学生人数				1980年预计毕业生	
			合计	在职	合计	一年级（1979级）	二年级（1978级）	在职	合计人数	毕业时间（年、月）
总计	三年	—	78	—	—	42	36	—	—	—
1978级16个专业	三年	—	36	—	—	—	36	—	—	1981年夏
1979级30个专业	三年	—	42	—	—	42	—	—	—	1982年夏

①1978级退学2人。②1979级未报到1人。③1979级在1981年夏毕业2人。

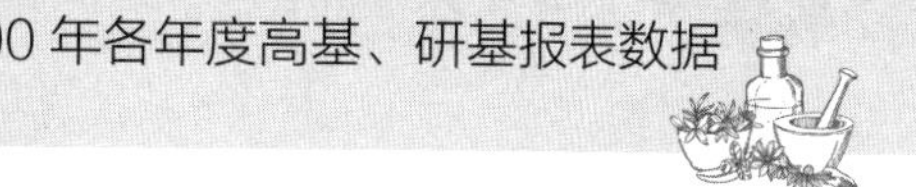

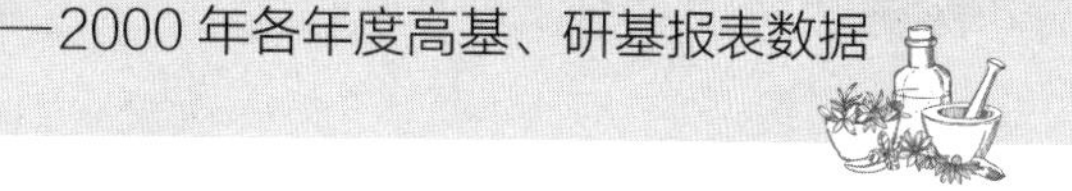

表2-20　本科、专科学生人数

项目	毕业生人数			招生人数			在校学生人数			预计毕业生人数		
	合计	本科	专科	合计	本科	专科	合计	本科	专科	合计	本科	专科
总计	1 047	—	1 047	464	464	—	2 054	1 500	554	554	—	554
医药	1 047	—	1 047	404	404	—	1 994	1 440	554	554	—	554
师范	—	—	—	60	60	—	60	60	—	—	—	—

另外有外国留学生21人。本表不包括进修生。

表2-21　教职工人数

项目	总计人数	校本部教职工人数					校办工厂、农（林）场职工人数	附设科研机构人员人数	其他附属机构人员人数
		合计	专任教师	教学辅助人员	行政人员	工勤人员			
	1	2	3	4	5	6	7	8	9
总计	1 530	1 305	625	149	243	288	—	76	149

①附设科研机构人员中，教授／人，副教授／人，讲师4人，教员／人，助教／人。②行政人员中，教授／人，副教授／人，讲师4人。③医科院校由卫生经费支付工资的附属医院职工2 676人。④聘请来校讲学的外国专家、学者／人。

表2-22　校舍情况

单位：m^2

校舍类别	合计面积	危房面积		校本部面积	分院（校）面积	1979年使用的新建校舍面积	备注
		一级	二级				
土地	350	—	—	308	42	—	—
校舍建筑	—	—	—	97 985	4 508	—	—
教学、科研用房	—	—	—	19 197	725	—	—
图书馆	—	—	—	3 318	—	—	—

续表 2-22

校舍类别	合计面积	危房面积		校本部面积	分院（校）面积	1979年使用的新建校舍面积	备注
		一级	二级				
办公用房	—	—	—	6 734	172	—	—
校办工厂、农场用房	—	—	—	2 185	—	—	—
生活用房	—	—	—	56 095	3 193	8 151	—
学生宿舍	—	—	—	18 215	1 297	4 620	—
学生食堂	—	—	—	3 096	334	—	—
教职工宿舍	—	—	—	33 890	1 274	3 531	—
教职工、学生食堂	—	—	—	894	288	—	—
风雨操场	—	—	—	359	—	—	—
附属用房	—	—	440	10 097	418	—	—

①各类用房均按当前使用的情况填列。②校舍建筑面积，填列目前已经使用的房屋，尚未竣工的在建工程均不统计。③被外单位长期占用、借用的校舍，一并统计在内，并在备注栏内说明。

七、1980年度各类统计数据

1980年度各类统计数据见表2-23—表2-27。

表2-23　本科、专科学生人数

项目	毕业生人数			招生人数			在校学生人数			预计毕业生人数		
	合计	本科	专科	合计	本科	专科	合计	本科	专科	合计	本科	专科
总计	553	—	553	456	456	—	1 951	1 951	—	—	—	—
医药	553	—	553	456	456	—	1 941	1 941	—	—	—	—
体育	—	—	—	—	—	—	10	10	—	—	—	—

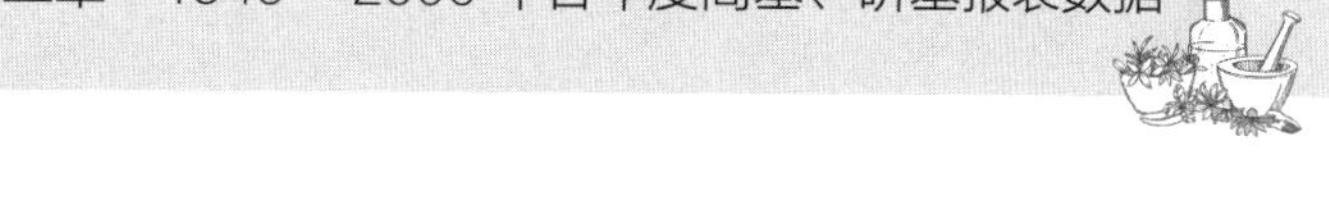

表2-24　教职工人数

项目	合计	校本部教职工人数					校办工厂、农（林）厂职工人数	附设科研机构人员人数	其他附设机构人员人数
		合计	专任教师	教学辅助人员	行政人员	工勤人员			
甲	1=2+7+8+9	2	3	4	5	6	7	8	9
总计	1 611	1 286	602	204	220	260	103	100	122

①行政人员中，政治工作人员113人。②除专任教师外，其他人员中，教授4人，副教授4人，讲师4人。

表2-25　专任教师中本学年内不担任教学工作的人数

项目	合计人数	教授人数	副教授人数	讲师人数	教员人数	助教人数
甲	1	2	3	4	5	6
总计	42	10	6	8	—	18
脱产进修	20	—	5	7	—	8
外借人员	1	—	—	1	—	—
因病休养	11	10	1	—	—	—
其他	10	—	—	—	—	10

表2-26　在校学生、教职工的政治情况及其他

项目	共产党员人数	共青团员人数	民主党派人数	女学生、女教职工人数	华侨人数	少数民族人数
甲	1	2	3	4	5	6
研究生	24	23	—	21	—	—
本科、专科学生	54	1 563	—	725	—	43
教职工	371	66	25	611	64	5
专任教师	144	16	24	220	30	2

教职工包括专任教师。

表2-27 校舍情况

单位：m^2

项目	校舍建筑总面积	被外单位长期借用、占用面积	危房面积	说明
总计	106 451	4 508	291	（1）我院连县分院房舍4 508 m^2全部借给韶关地区卫生局使用。 （2）砖木结构的临床教室291 m^2已停止使用。 （3）学校占地总面积包括连县分院占地面积39亩在内
教学、行政用房	32 940	897	291	
教室	4 098	229	291	
实验室	4 916	496	—	
科研用房	1 807	—	—	
图书馆	3 318	—	—	
体育馆	696	—	—	
工厂	1 739	—	—	
校、系行政用房	16 366	—	—	
生活及福利附属用房	73 511	3 611	—	
学生宿舍	18 506	1 297	—	
学生食堂	3 430	334	—	
教工及家属住宅	38 774	1 274	—	
福利及附属用房	1 182	288	—	
其他用房	11 619	418	—	

①学校占地面积347亩。②教学、行政用房含教室，实验室，科研用房，图书馆，体育馆，工厂，校、系行政用房。③生活及福利附属用房含学生宿舍、学生食堂、教工及家属住宅、福利及附属用房。

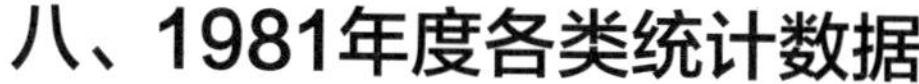

八、1981年度各类统计数据

1981年度各类统计数据见表2-28—表2-31。

表2-28　本科、专科学生人数

项目	招生人数			在校学生人数		
	合计	本科	专科	合计	本科	专科
总计	411	411	—	2 350	2 350	—
医药	411	411	—	2 340	2 340	—
体育	—	—	—	10	10	—

表2-29　教职工人数

项目	合计	校本部教职工人数					科研机构人员人数	校办工厂、农（林）场职工人数	其他附设机构人员人数
		合计	专任教师	教辅人员	行政人员	工勤人员			
甲	1=2+7+8+9	2	3	4	5	6	7	8	9
总计	1 617	1 333	604	221	238	270	115	89	80

另有带薪上学的教职工1人。

表2-30　非教学人员中有教师职称的人数

项目	总人数	有教师职称的人员人数				
		合计	教授	副教授	讲师	助教
合计	743	79	—	6	26	47
行政人员	238	1	—	—	—	1
科研机构人员	115	69	—	6	21	42
教辅人员	221	9	—	—	5	4
校办工厂、农场职工	89	—	—	—	—	—
其他附设机构人员	80	—	—	—	—	—

表2-31 校舍情况

项目	校舍建筑总面积/m²	被外单位长期借用、占用面积/m²	危房面积/m²	说明
总计	107 343	4 508	291	（1）我院连县分院房舍4 508 m²全部借给韶关地区卫生局使用。 （2）砖木结构的临床教室291 m²已停止使用。 （3）学校占地总面积包括连县分院占地面积39亩在内。 （4）其他用房1 957 m²，其中包括《新医学编辑部》用房1 241 m²，同位素医疗用房716 m²
教学、行政用房	32 713	897	291	
教室	4 156	229	291	
实验室	5 125	496	—	
科研用房	1 869	—	—	
图书馆	3 318	—	—	
体育馆	359	—	—	
工厂	1 739	—	—	
校、系行政用房	16 147	172	—	
生活及福利附属用房	72 673	3 611	—	
学生宿舍	19 723	1 297	—	
学生食堂	3 684	334	—	
教工及家属住宅	37 707	1 274	—	
教工食堂	1 168	288	—	
福利及附属用房	10 391	418	—	
其他用房	1 957	—	—	

①学校占地总面积347亩。②教学、行政用房含教室，实验室，科研用房，图书馆，体育馆，工厂，校、系行政用房。生活及福利附属用房含学生宿舍、学生食堂、教工及家属住宅、福利及附属用房。

九、1982年度各类统计数据

1982年度各类统计数据见表2-32—表2-36。

表2-32 本科、专科学生人数

项目	招生人数			在校学生人数			预计毕业生人数		
	合计	本科	专科	合计	本科	专科	合计	本科	专科
总计	392	392	—	2 823	2 727	96	1 123	1 027	96
医药	392	392	—	2 813	2 717	96	1 113	1 017	96
体育	—	—	—	10	10	—	10	10	—

表2-33　教职工人数

项目	合计	校本部教职工人数					科研机构人员人数	校办工厂、农场职工人数	其他附设机构人员人数
		合计	专任教师	教辅人员	行政人员	工勤人员			
总计	1 638	1 308	619	253	180	256	106	—	224

①聘请外国专家、教授32人。②行政人员中，政治工作人员92人。③其他附设机构：教材厂，职工43人；动物饲养场，职工20人；科仪厂，职工21人；幼儿园，职工60人；医务室，职工21人；新医学编辑出版室，职工24人；护士学校，职工35人。

表2-34　非教学人员中有教师职称的人数

项目	合计	教授人数	副教授人数	讲师人数	助教人数
总计	92	—	5	28	59
行政人员	3	—	—	1	2
科研机构人员	67	—	5	20	42
其他附设机构人员	22	—	—	7	15

表2-35　校舍情况

单位：m^2

项目	校舍建筑总面积	其中		说明
总计	114 587	4 508	291	（1）原连县分院用地39亩，房舍4 508 m^2全部借给韶关地区卫生局使用。 （2）临床课室291 m^2因属危房已停止使用。 （3）其他用房5 624 m^2，其中包括新医学编辑室用房1 241 m^2，同位素医疗用房766 m^2，杂物用房3 617 m^2。 （4）学院本部占地333亩，其中包括原连县分院占地面积39亩在内
教学、行政用房	34 972	897	291	
教室	4 395	229	291	
实验室	4 485	496	—	
科研用房	3 489	—	—	
图书馆	3 316	—	—	
体育馆	319	—	—	
工厂	1 364	—	—	

续表 2-35

项目	校舍建筑总面积	其中		说明
校、系行政用房	17 604	172	—	
生活及福利附属用房	73 991	3 611	—	
学生宿舍	18 426	1 297	—	
学生食堂	3 380	334	—	
教工及家属住宅	47 672	1 274	—	
教工食堂	1 288	288	—	
福利及附属用房	3 225	418	—	
其他用房	5 624	—	—	

①学校占地总面积333亩。②教学、行政用房含教室，实验室，科研用房，图书馆，体育馆，工厂，校、系行政用房。③生活及福利附属用房含学生宿舍、学生食堂、教工及家属住宅、教工食堂、福利及附属用房。

表2-36 分学科、分专业研究生人数

学科、专业全名称	攻读博士研究生人数		攻读硕士研究生人数			
	招生	在校研究生	招生	在校研究生	预计毕业生	
					合计	毕业时间（年、月）
总计	3	3	24	121	42	—
人体解剖学	—	—	—	4	—	—
生物化学	—	—	2	5	—	—
生理学	—	—	1	6	2	1982年10月
组织胚胎学	—	—	1	4	—	—
微生物学	—	—	2	7	2	1982年10月
寄生虫学	—	—	1	3	—	—
卫生学	—	—	2	6	3	1982年10月
药理学	2	2	—	8	4	1982年10月

续表 2-36

学科、专业全名称	攻读博士研究生人数		攻读硕士研究生人数			
	招生	在校研究生	招生	在校研究生	预计毕业生	
					合计	毕业时间（年、月）
法医学	—	—	1	8	4	1982年10月
病理生理学	—	—	—	10	7	1982年10月
病理学	—	—	—	2	—	—
病理解剖学	—	—	1	3	2	1982年10月
医学生物工程	—	—	2	2	—	—
肿瘤学	—	—	2	11	5	1982年10月
眼科学	—	—	1	3	1	1983年8月
传染病学	—	—	—	2	—	—
神经病学	—	—	2	5	2	1983年8月
内科学	1	1	2	13	5	1983年8月
外科学	—	—	4	18	5	1983年8月
妇科学	—	—	—	1	—	1983年8月

1982年2月以前毕业的研究生中，获硕士学位35人，其中，获医科硕士学位学生35人。

十、1983年度各类统计数据

1983年度各类统计数据见表2-37—表2-43。

表2-37　本科、专科学生人数

项目	毕业生人数			招生人数			在校学生人数			预计毕业生人数		
	合计	本科	专科	合计	本科	专科	合计	本科	专科	合计	本科	专科
总计	1 017	1 017	—	380	380	—	2 068	2 068	—	448	448	—
医药	1 008	1 008	—	380	380	—	2 068	2 068	—	448	448	—
体育	9	9	—	—	—	—	—	—	—	—	—	—

表2-38 教职工人数

项目	合计	校本部教职工人数					科研机构人员人数	校办工厂、农场职工人数	其他附设机构人员人数
		合计	专任教师	教辅人员	行政人员	工勤人员			
总计	1 763	1 435	684	268	217	266	114	—	214

其他附设机构：教材厂，职工34人；科仪厂，职工21人；新医学编辑室，职工27人；护士学校，职工40人；动物饲养坊，职工14人；幼儿园，职工57人；医务室，职工21人。

表2-39 教职工人数补充资料

项目	聘请外国专家、教授人数	行政人员中政治工作人员人数	由校办工厂、农场收入支付工资的固定职工人数	其他教职工人数			
				附属中学教职工	附属小学教职工	离休、退休人员	服务公司等集体所有制人员
人数	—	87	—	—	—	42	—

表2-40 校舍情况

项目	校舍建筑总面积/m^2	被外单位长期借用、占用面积/m^2	危房面积/m^2	说明
总计	120 947	—	291	（1）原连县分院用地39亩，房屋4 508 m^2全部借给韶关地区卫生局使用，未列入本表数字内。（2）其他用房291 m^2，原为临床课室，因属危房停止上课，改为杂务房使用。（3）其他用房3 594 m^2，其中包括新医学楼1 241 m^2，同位素医疗用房366 m^2，杂务用房5 587 m^2。（4）学院占地总面积294亩，学院内240亩，学院外54亩。（5）本表是1982年底统计数字，不包括附属医院和护士学校
教学、行政用房	35 711	—	—	
教室	3 983	—	—	
实验室	5 405	—	—	
科研用房	4 518	—	—	
图书馆	3 316	—	—	
体育馆	349	—	—	
工厂	1 364	—	—	
校、系行政用房	16 766	—	—	
生活及福利附属用房	77 642	—	—	
学生宿舍	18 426	—	—	

续表 2-40

项目	校舍建筑总面积/m²	被外单位长期借用、占用面积/m²	危房面积/m²	说明
学生食堂	3 380	—	—	—
教工及家属住宅	51 333	—	—	
教工食堂	1 288	—	—	
福利及附属用房	3 215	—	—	
其他用房	3 594	—	291	

①学校占地总面积294亩。②校舍建筑总面积含被外单位长期借用、占用面积和危房面积。③教学、行政用房含教室，实验室，科研用房，图书馆，体育馆，工厂，校、系行政用房。④生活及福利附属用房含学生宿舍、学生食堂、教工及家属住宅、教工食堂、福利及附属用房。

表2-41 在学研究生的政治情况及其他

项目	共产党员人数	共青团员人数	女研究生人数
总计	35	73	32
博士研究生	—	—	1
硕士研究生	35	73	31

表2-42 研究生人数变动情况

项目	上学年初报表在学研究生人数	增加学生人数			减少学生人数			本学年初报表在学研究生人数
		合计	本学年招生	1983年2月入学	合计	上学年毕业生	退学	
总计	124	84	62	22	44	42	2	164
博士研究生	3	—	—	—	—	—	—	3
硕士研究生	121	84	62	22	44	42	2	161

表2-43 休退学的主要原因

项目	总人数	出国人数
总计	2	2
硕士研究生	2	2

十一、1984年度各类统计数据

1984年度各类统计数据见表2-44—表2-50。

表2-44　本科、专科学生人数

项目	毕业生人数			招生人数			在校学生人数			预计毕业生人数		
	合计	本科	专科	合计	本科	专科	合计	本科	专科	合计	本科	专科
甲	1	2	3	4	5	6	7	8	9	10	11	12
总计	446	446	—	—	442	—	2 059	—	—	—	—	—
工科	—	—	—	—	—	—	—	—	—	—	—	—
农科	—	—	—	—	—	—	—	—	—	—	—	—
林科	—	—	—	—	—	—	—	—	—	—	—	—
医药	446	446	—	—	442	—	2 059	—	—	—	—	—
师范	—	—	—	—	—	—	—	—	—	—	—	—
文科	—	—	—	—	—	—	—	—	—	—	—	—
理科	—	—	—	—	—	—	—	—	—	—	—	—
财经	—	—	—	—	—	—	—	—	—	—	—	—
政法	—	—	—	—	—	—	—	—	—	—	—	—
体育	—	—	—	—	—	—	—	—	—	—	—	—
艺术	—	—	—	—	—	—	—	—	—	—	—	—

表2-45　分专业本、专科学生人数

系、专业全名称	专业编号	年制	毕业生人数		招生人数	在校学生人数							预计毕业生人数
			合计	被授予学位的人数		合计	一年级	二年级	三年级	四年级	五年级	六年级	
甲	乙	丙	1	2	3	4	5	6	7	8	9	10	11
总计	—	—	446	438	442	2 059	446	382	401	390	440	—	86.8*
女生	—	—	166	166	138	638	138	107	119	123	151	—	—
医学系	—	6	370	363	284	1 795	385	321	343	332	414	—	—
医学专业	040001	6	347	363	284	1 665	296	321	341	315	414	—	—
口腔系	—	—	—	—	—	—	—	—	—	—	—	—	—

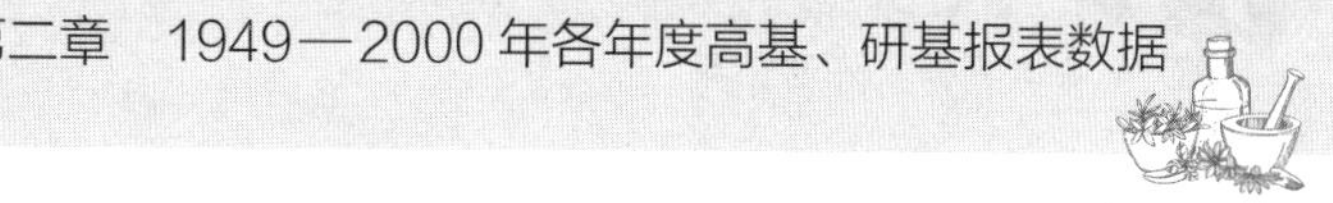

续表 2-45

系、专业全名称	专业编号	年制	毕业生人数		招生人数	在校学生人数							预计毕业生人数
			合计	被授予学位的人数		合计	一年级	二年级	三年级	四年级	五年级	六年级	
口腔专业	040005	6	29	29	30	145	31	32	27	29	26	—	—
卫生系	—	—	—	—	—	—	—	—	—	—	—	—	—
卫生专业	040007	6	30	30	30	119	30	29	31	29	—	—	—
法医专业	040008	6	17	16	31	71	30	—	2	17	—	—	—
放射医学	040009	6	—	—	30	30	30	—	—	—	—	—	—
麻醉专业	—	6	—	—	30	29	29	—	—	—	—	—	—

*含7名医学专业自费走读生。依照原表的数据照录。

表2-46　教职工人数

项目	合计	校本部教职工人数					科研机构人员人数	校办工厂、农（林）场职工人数	其他附设机构人员人数
		合计	专任教师	教辅人员	行政人员	工勤人员			
甲	1	2	3	4	5	6	7	8	9
总计	1 749	1 396	681	274	180	261	114	—	239
女教职工	711	510	191	107	68	144	37	—	164

其他附设机构：教材厂，职工45人；科仪厂，职工24人；新医学编辑室，职工27人；护士学校，职工40人；动物饲养坊，职工21人；幼儿园，职工61人；医务室，职工21人。

表2-47　教职工人数补充资料

项目	聘请国外专家、教授人数	行政人员中政治工作人员人数	由校办工厂、农场（林）收入支付工资的固定职工人数	附属中学教职工人数	另有其他教职工人数			
					附属小学教职工	离休、退休人员	服务公司等集体所有制人员	—
甲	1	2	3	4	5	6	7	8
人数	—	70	—	—	—	32	—	—

表2-48 校舍情况

项目	—	面积/m²	—	—	备注
总计	—	120 872	—	—	（1）原连县分院用地39亩，房屋4 508 m²，全部借给韶关地区卫生局使用，未列入表内数字。 （2）其他用房7 104 m²，其中包括新医学用房1 241 m²，同位素医疗用房766 m²，杂务用房5 079 m²。 （3）学院占地面积294亩，学院内240亩，学院外54亩。 （4）本表是1983年底统计数字，不包括附属医院和护士学校
教学、行政用房	01	35 971	—	—	
教室	02	3 983	—	—	
实验室	03	5 405	—	—	
科研用房	04	4 419	—	—	
图书馆	05	3 316	—	—	
体育场	06	359	—	—	
工厂	07	1 364	—	—	
校、系行政用房	08	17 125	—	—	
生活及福利附属用房	09	77 797	—	—	
学生宿舍	10	18 429	—	—	
学生食堂	11	3 380	—	—	
教工及家属住宅	12	51 485	—	—	
教工食堂	13	1 288	—	—	
福利及附属用房	14	3 215	—	—	
其他用房	15	7 104	—	—	

①学校占地总面积294亩。②教学、行政用房含教室，实验室，科研用房，图书馆，体育场，工厂，校、系行政用房。③生活及福利附属用房含学生宿舍、学生食堂、教工及家属住宅、教工食堂、福利及附属用房。

表2-49 研究生人数

项目	—	—	被授予学位人数	合计	被授予学位人数	招生人数	合计	1984级	1983级	1982级	1981级	合计	毕业时间（年、月）	教师人数
甲	乙	丙	1	2	3	4	5	6	7	8	9	10	11	12
总计	—	—	—	—	—	4	7	—	4	—	3	—	—	5

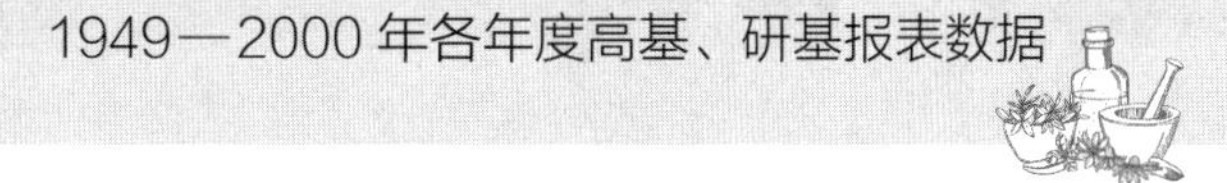

续表 2-49

项目	—	—	被授予学位人数	合计	被授予学位人数	招生人数	合计	1984级	1983级	1982级	1981级	合计	毕业时间（年、月）	教师人数
女生	—	—	—	—	—	1	2	—	1	—	1	—	—	—
寄生虫学	—	3	—	—	—	—	—	—	1	—	—	—	—	1
药理学	—	3	—	—	—	—	—	—	1	—	2	—	—	1
内科学	—	3	—	—	—	—	—	—	—	—	1	—	—	1
外科学	—	3	—	—	—	—	—	—	1	—	—	—	—	1
眼科学	—	3	—	—	—	—	—	—	1	—	—	—	—	1

表2-50　硕士研究生人数

专业全名称	专业编号	年制	前几届毕业生中被补授学位的人数	毕业生人数		招生人数	在学研究生人数					预计毕业生人数		
				合计	被授予学位的人数		合计	1984级	1983级	1982级	1981级	合计	毕业时间（年、月）	指导教师人数
甲	乙	丙	1	2	3	4	5	6	7	8	9	10	11	12
总计	—	—	3	23	21	88	221	89	57	43	32	32	—	101
女生	—	—	1	6	6	29	55	29	14	5	7	7	—	28
人体解剖学	100131	3	—	—	—	3	13	3	5	1	4	4	1985年4月	3
生物学	100101	3	—	—	—	3	5	3	2	—	—	—	—	2
微生物与免疫学	100108	3	2	—	—	2	16	2	4	7	3	3	—	3
生理学	100105	3	—	1	1	4	12	4	3	3	2	2	—	5
生物化学	100106	3	—	2	2	—	6	—	2	3	1	1	—	1
组织胚胎学	100104	3	—	1	—	—	3	—	—	1	2	2	—	2

续表2-50

专业全名称	专业编号	年制	前几届毕业生中被补授学位的人数	毕业生人数		招生人数	在学研究生人数					预计毕业生人数		
				合计	被授予学位的人数		合计	1984级	1983级	1982级	1981级	合计	毕业时间（年、月）	指导教师人数
药理学	100111	3	—	2	2	7	13	7	3	2	2	2	—	5
遗传学	—	3	—	—	—	1	4	1	2	1	—	—	—	1
病理生理学	100109	3	—	2	2	2	6	2	2	1	1	1	—	1
病理解剖学	100110	3	1	2	2	8	12	8	2	2	—	—	—	5
卫生系	—	3	—	—	—	5	19	5	8	5	1	1	—	4
肿瘤学	100207	3	—	3	2	1	9	1	4	3	1	1	—	3
法医学	100114	3	—	2	2	2	7	2	2	2	1	1	—	2
寄生虫学	100112	3	—	—	—	—	7	—	4	1	2	2	—	5
生物医学工程	100115	3	—	—	—	2	6	2	2	2	—	—	—	3
核医学	—	3	—	—	—	1	1	1	—	—	—	—	—	3
口腔医学	100203	3	—	—	—	1	2	1	1	—	—	—	—	1
内科学	100116	3	—	2	2	9	17	9	2	2	4	—	—	15
神经病学	100204	3	—	—	—	3	7	3	1	2	1	—	—	3
外科学	100117	3	—	4	4	13	22	13	—	4	5	—	—	11
妇产科学	100118	3	—	1	1	3	4	3	1	—	—	—	—	5
儿科学	100119	3	—	—	—	2	3	2	1	—	—	—	—	2
传染病学	100206	3	—	1	1	6	7	6	—	—	—	—	—	5
眼科学	100201	3	—	—	—	10	17	10	5	1	1	—	—	9
皮肤病学	100205	3	—	—	—	1	2	1	1	—	—	—	—	2

在学研究生人数中，在本校（所）边工作、边学习的攻读硕士学位的在职研究生21人。

十二、1985年度各类统计数据

1985年度各类统计数据见表2-51—表2-58。

表2-51　本科、专科学生人数

项目	毕业生人数			招生人数			在校学生人数			预计毕业生人数		
	合计	本科	专科	合计	本科	专科	合计	本科	专科	合计	本科	专科
总计	4	4	—	—	487	—	2 570	2 570	—	—	438	—
普通本专科	4	4	—	—	459	—	2 534	2 534	—	—	438	—
委托培养	—	—	—	—	19	—	19	19	—	—	—	—
干部专修班	—	—	—	—	—	—	—	—	—	—	—	—
教师本专科班	—	—	—	—	—	—	—	—	—	—	—	—
不包分配、收费走读班	—	—	—	—	9	—	17	17	—	—	—	—
医科	—	—	—	487	487	—	2 570	2 570	—	438	438	—

表2-52　分专业本科、专科学生人数

系、专业全名称	专业编号	年制	毕业生人数		招生人数	在校学生人数							预计毕业生人数
			合计	被授予学位的人数		合计	一年级	二年级	三年级	四年级	五年级	六年级	
总计	—	—	4	3	487	2 570	487	457	400	401	387	438	438
女生	—	—	—	—	196	848	196	152	107	120	123	150	150
普通本科、专科	—	—	—	—	459	2 534	459	449	400	401	387	438	—
医学	040001	6	—	—	329	2 033	329	299	337	342	314	412	—
口腔	040005	6	—	—	30	174	30	31	31	29	27	26	—
卫生	040007	6	—	—	30	151	30	30	32	30	29	—	—

续表 2-52

系、专业全名称	专业编号	年制	毕业生人数		招生人数	在校学生人数							预计毕业生人数
			合计	被授予学位的人数		合计	一年级	二年级	三年级	四年级	五年级	六年级	
法医	040008	6	—	—	40	87	40	30	—	—	17	—	—
放射	040009	6	—	—	—	30	—	30	—	—	—	—	—
麻醉	040001	6	—	—	—	29	—	29	—	—	—	—	—
高护	040011	4	—	—	15	15	15	—	—	—	—	—	—
临床营养	040001	6	—	—	15	15	15	—	—	—	—	—	—
总计	—	—	—	—	—	—	—	—	—	—	—	—	—
女生	—	—	—	—	—	—	—	—	—	—	—	—	—
委托代培养	—	—	—	—	19	19	19	—	—	—	—	—	—
医学	040001	6	—	—	11	—	—	—	—	—	—	—	—
口腔	040005	6	—	—	3	—	—	—	—	—	—	—	—
法医	040008	6	—	—	3	—	—	—	—	—	—	—	—
卫生	040007	6	—	—	2	—	—	—	—	—	—	—	—
自费走读	—	—	—	—	9	17	9	8	—	—	—	—	—
医学	—	—	—	—	9	17	9	8	—	—	—	—	—

表2-53 教职工人数

项目	合计	校本部教职工人数					科研机构人员人数	校办工厂、农（林）场职工人数	其他附设机构人员人数
		合计	专任教师	教辅人员	行政人员	工勤人员			
总计	1 857	1 463	688	272	246	257	125	—	269
女教职工	766	526	217	103	106	100	59	—	181

其他附设机构：教材厂，职工44人；科仪厂，职工24人；期刊编辑部，职工36人；动物饲养场，职工20人；医务所，职工22人；幼儿园，职工68人；护士学校，职工55人。

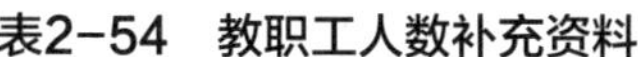

表2-54　教职工人数补充资料

项目	聘请外国专家、教授人数	行政人员中政治工作人员人数	由校办工厂、农场（林）收入支付工资的固定职工人数	另有其他教职工人数			
				附属中学教职工	附属小学教职工	离休、退休人员	服务公司等集体所有制人员
人数	5	71	—	—	—	90	43

表2-55　专任教师年龄情况

项目	合计	30岁以下人数	31～35岁人数	36～40岁人数	41～45岁人数	46～50岁人数	51～55岁人数	56～60岁人数	61岁以上人数
总计	688	102	58	90	86	102	101	80	69
教授	37	—	—	—	—	—	—	2	35
副教授	131	—	—	—	—	2	43	56	30
讲师	263	—	1	26	60	94	56	22	4
教员	11	4	1	2	2	1	1	—	—
助教	246	98	56	62	24	5	1	—	—

表2-56　专任教师学历情况

项目	合计	研究生毕业人数			高等学校本科毕业人数			高等学校专科毕业及本专科肄业二年以上人数	高等学校本专科肄业未满二年及以上人数
		博士人数	硕士人数	未被授予博士、硕士学位的人数	学士人数	研究生肄业人数	未被授予学士学位的人数		
总计	688	12	44	38	81	—	492	13	8
教授	37	9	1	1	1	—	24	1	—
副教授	131	1	—	5	4	—	120	1	—
讲师	263	2	1	14	3	—	235	5	3
教员	11	—	—	—	—	—	8	2	1
助教	246	—	42	18	73	—	105	4	4

表2-57　委托代培研究生分专业人数（硕士）

专业全名称	专业编号	年制	前几届毕业生中补授学位的人数	毕业生人数		招生人数	在学研究生人数					预计毕业生人数		指导教师人数
				合计	被授予学位的人数		合计	1985级	1984级	1983级	1982级	合计	毕业时间	—
总计	—	—	—	0	0	22	24	22	2	—	—	—	—	28
女学生人数	—	—	—	0	0	7	7	7	0	—	—	—	—	4
生物学	100101	3	—	—	—	2	2	2	—	—	—	—	—	2
医学遗传学	100102	3	—	—	—	—	1	—	1	—	—	—	—	1
人体解剖学	100103	3	—	—	—	1	1	1	—	—	—	—	—	1
生物化学	100106	3	—	—	—	1	1	1	—	—	—	—	—	1
微生物学与免疫学	100108	3	—	—	—	1	1	1	—	—	—	—	—	1
病理解剖学	100109	3	—	—	—	1	1	1	—	—	—	—	—	1
病理生理学	100110	3	—	—	—	2	2	2	—	—	—	—	—	2
病理学	100111	3	—	—	—	—	1	—	1	—	—	—	—	1
寄生虫学	100112	3	—	—	—	2	2	2	—	—	—	—	—	2
法医学	100114	3	—	—	—	2	2	2	—	—	—	—	—	2
内科学	100201	3	—	—	—	6	6	6	—	—	—	—	—	9
眼科学	100205	3	—	—	—	1	1	1	—	—	—	—	—	1
肿瘤学	100220	3	—	—	—	3	3	3	—	—	—	—	—	4

表2-58　博士研究生分专业人数

专业全名称	专业编号	年制	前几届毕业生中补授学位的人数	毕业生人数		招生人数	在学研究生人数					预计毕业生人数		指导教师人数
				合计	被授予学位的人数	—	合计	1985级	1984级	1983级	1982级	合计	毕业时间	—
总计	—	—	—	3	3	15	19	9	6	4	—	—	—	12
女学生人数	—	—	—	1	1	4	5	3	1	1	—	—	—	2
人体解剖学	100103	3	—	—	—	3	3	1	2	—	—	—	—	1
生理学	100105	3	—	—	—	1	1	1	—	—	—	—	—	1
微生物学与免疫学	100108	3	—	—	—	1	1	—	1	—	—	—	—	1
药理学	100111	3	—	2	2	2	3	1	1	1	—	—	—	2
寄生虫学	100112	3	—	—	—	—	1	—	—	1	—	—	—	1
内科学	100201	3	—	1	1	1	1	1	—	—	—	—	—	1
外科学	100202	3	—	—	—	—	1	—	—	1	—	—	—	1
眼科学	100205	3	—	—	—	6	7	5	1	1	—	—	—	3
传染病学	100211	3	—	—	—	1	1	—	1	—	—	—	—	1

在学研究生人数中，在本校（所）边工作、边学习的攻读博士学位的在职研究生8人。

十三、1986年度各类统计数据

1986年度各类统计数据见表2-59—表2-65。

表2-59　本科、专科学生人数

项目	毕业生人数			招生人数			在校学生人数			预计毕业生人数		
	合计	本科	专科	合计	本科	专科	合计	本科	专科	合计	本科	专科
总计	438	438	—	451	451	—	2 580	2 580	—	388	388	—
国家任务	438	438	—	404	404	—	2 491	2 491	—	388	388	—

续表 2-59

项目	毕业生人数			招生人数			在校学生人数			预计毕业生人数		
	合计	本科	专科	合计	本科	专科	合计	本科	专科	合计	本科	专科
委托培养	—	—	—	47	47	—	66	66	—	—	—	—
自费	—	—	—	—	—	—	17	17	—	—	—	—
干部专修班科	—	—	—	—	—	—	—	—	—	—	—	—
教师本专科	—	—	—	—	—	—	—	—	—	—	—	—
总计	—	—	—	—	—	—	—	—	—	—	—	—

表2-60 分专业本科、专科学生人数

项目	专业编号	年制	毕业生人数		招生人数	在校学生人数							预计毕业生人数
			合计	被授予学位的人数		合计	一年级	二年级	三年级	四年级	五年级	六年级	
总计	—	—	438	429	452	2 580	457	483	458	397	397	388	388
女生人数	—	—	150	147	150	820	150	187	140	104	118	121	129
普通本科、专科	医学系	6	412	403	285	1 906	290	326	301	335	339	314	314
普通本科、专科女生人数	—	—	—	—	—	797	150	180	135	104	110	118	118
普通本科、专科女生人数	放射班	6	—	—	—	30	—	—	30	—	—	—	—
普通本科、专科女生人数	麻醉班	6	—	—	—	29	—	—	29	—	—	—	—
普通本科、专科女生人数	高护班	4	—	—	—	15	—	—	15	—	—	—	—
普通本科、专科女生人数	营养班	6	—	—	—	15	—	—	15	—	—	—	—
普通本科、专科女生人数	口腔系	6	26	26	—	188	40	30	31	31	28	28	28
普通本科、专科女生人数	卫生系	6	—	—	—	191	40	31	30	31	30	29	—

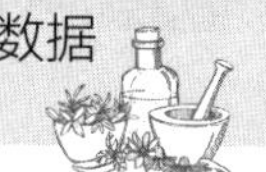

续表 2-60

项目	专业编号	年制	毕业生人数		招生人数	在校学生人数							预计毕业生人数
			合计	被授予学位的人数		合计	一年级	二年级	三年级	四年级	五年级	六年级	
普通本科、专科女生人数	法医系	6	—	—	—	88	40	41	30	—	—	17	—
委托代培人数	医学系	—	—	—	47	58	47	11	—	—	—	—	—
委托代培女生人数	—	—	—	—	—	5	—	5	—	—	—	—	—
总计	—	—	—	—	—	—	—	—	—	—	—	—	—
女生人数	—	—	—	—	—	—	—	—	—	—	—	—	—
女生人数	口腔系	6	—	—	—	3	—	3	—	—	—	—	—
女生人数	法医系	6	—	—	—	2	—	2	—	—	—	—	—
女生人数	卫生系	6	—	—	—	3	—	3	—	—	—	—	—
自费走读	医学系	6	—	—	—	17	—	9	8	—	—	—	—
自费走读女生人数	—	—	—	—	—	7	—	2	5	—	—	—	—

表2-61 教职工人数

项目	合计	校本部教职工人数					科研机构人员人数	校办工厂、农（林）场职工人数	其他附设机构人员人数
		合计	专任教师	教辅人员	行政人员	工勤人员	—	—	—
总计	1 939	1 557	728	305	265	259	101	—	281
女教职工	801	563	228	130	102	103	42	—	196

①其他附设机构：教材厂，职工45人；科仪厂，职工24人；期刊编辑部，职工39人；保健科，职工24人；卫校，职工64人；动物坊，职工16人；幼儿园，职工69人。②教职工总数中，包括经批准招收的合同制职工34人。

表2-62 教职工人数补充资料

项目	聘期1年以上的外国专家教授人数	行政人员中政治工作人员人数	由校办工厂、农场（林）收入支付工资的固定职工人数	另有其他教职工人数				
				附属中学教职工	附属小学教职工	离休、退休人员	服务公司等集体所有制人员	停薪留职人员
人数	1	77	—	—	—	109	—	10

表2-63 专任教师年龄情况

项目	合计	30岁以下人数	31～35岁人数	36～40岁人数	41～45岁人数	46～50岁人数	51～55岁人数	56～60岁人数	61岁及以上人数
总计	728	127	87	65	100	98	97	95	59
教授	103	—	—	—	—	—	10	45	48
副教授	116	—	—	—	1	21	46	37	11
讲师	197	—	—	18	56	70	41	12	—
教员	15	4	3	2	3	2	—	1	—
助教	297	123	84	45	40	5	—	—	—

表2-64 专任教师学历情况

项目	合计	研究生毕业人数			高等学校本科毕业人数			高等学校专科毕业及本专科肄业二年以上人数	高等学校本专科肄业未满二年及以上人数
		博士研究士人数	硕士研究士人数	未被授予博士、硕士学位的人数	学士人数	研究生肄业人数	未被授予学士学位的人数		
总计	728	7	55	64	84	—	451	58	9
教授	103	5	—	5	3	—	90	—	—
副教授	116	—	2	12	3	—	96	3	—
讲师	197	2	—	—	—	—	186	6	3
教员	15	—	—	1	—	—	6	6	2
助教	297	—	53	46	78	—	73	43	4

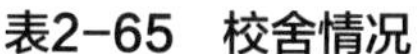

表2-65　校舍情况

单位：m^2

项目	校舍建筑总面积	其中		当年新增面积	施工面积	竣工时间
		被外单位长期借用、占用面积	危房面积			
总计	135 412	—	—	8 150	24 762	—
教学、行政用房	46 092	—	—	2 731	9 489	—
教室	5 758	—	—	—	2 156	1986年12月
实验室	5 923	—	—	—	2 300	1986年12月
科研用房	4 419	—	—	—	2 434	1986年12月
图书馆	7 436	—	—	—	—	—
体育馆	620	—	—	—	—	—
工厂	1 364	—	—	—	—	—
校、系行政用房	19 572	—	—	2 731	2 599	—
生活及福利附属用房	83 216	—	—	5 419	14 513	—
学生宿舍	20 834	—	—	2 405	3 762	1986年9月
学生食堂	3 380	—	—	—	—	—
教工及家属住宅	54 499	—	—	3 014	10 251	1987—1988年
教工食堂	1 288	—	—	—	—	—
福利及附属用房	3 215	—	—	—	500	1986年10月
其他用房	7 104	—	—	—	760	1986年12月

①学校占地总面积294亩。②教学、行政用房包括教室，实验室，科研用房，图书馆，体育馆，工厂，校、系行政用房。③生活及福利附属用房包括学生宿舍、学生食堂、教工及家属住宅、教工食堂、福利及附属用房。

十四、1987年度各类统计数据

1987年度各类统计数据见表2-66—表2-72。

表2-66　本科、专科学生人数

项目	毕业生人数			招生人数			在校学生人数			预计毕业生人数		
	合计	本科	专科	合计	本科	专科	合计	本科	专科	合计	本科	专科
总计	386	386	—	418	418	—	2 604	2 604	—	396	396	—
国家任务	386	386	—	411	411	—	2 517	2 517	—	396	396	—
委托培养	—	—	—	7	7	—	70	70	—	—	—	—
干部专修班	—	—	—	—	—	—	17	17	—	—	—	—
教师本专科班	—	—	—	—	—	—	—	—	—	—	—	—
医学科	312	312	—	274	274	—	2 009	2 009	—	339	339	—
口腔科	28	28	—	38	38	—	199	199	—	28	28	—
卫生科	29	29	—	40	40	—	201	201	—	29	29	—
法医科	17	17	—	38	38	—	152	152	—	—	—	—
护理科	—	—	—	28	28	—	43	43	—	—	—	—

表2-67　分专业本科、专科学生人数

系、专业全名称	专业编号	年制	毕业生人数		招生人数	在校学生人数							预计毕业生人数
			合计	被授予学位的人数		合计	一年级	二年级	三年级	四年级	五年级	六年级	
总计	—	—	386	375	418	2 604	—	—	—	—	—	—	—
女生	—	—	121	120	167	856	—	—	—	—	—	—	—

续表 2-67

系、专业全名称		专业编号	年制	毕业生人数		招生人数	在校学生人数							预计毕业生人数
				合计	被授予学位的人数		合计	一年级	二年级	三年级	四年级	五年级	六年级	
普通本、专科	医学	—	—	312	306	267	1 930	274	292	347	358	320	339	339
	口腔	—	—	28	26	38	196	38	39	30	32	29	28	28
	卫生	—	—	29	27	40	199	40	40	31	29	30	29	29
	法医	—	—	17	16	38	149	39	39	41	30	—	—	—
	护理	—	—	—	—	28	43	28	—	15	—	—	—	—
委托代培养	总计	—	—	—	—	—	—	—	—	—	—	—	—	—
	女生	—	—	—	—	—	—	—	—	—	—	—	—	—
	医学	—	—	—	—	7	62	7	47	8	—	—	—	—
	口腔	—	—	—	—	—	3	—	—	3	—	—	—	—
	法医	—	—	—	—	—	3	—	—	3	—	—	—	—
	卫生	—	—	—	—	—	2	—	—	2	—	—	—	—
自费走读	医学	—	—	—	—	—	17	—	2	7	8	—	—	—

表2-68　教职工人数

项目	合计	校本部教职工人数					科研机构人员人数	校办工厂、农（林）场职工人数	其他附设机构人员人数
		合计	专任教师	教辅人员	行政人员	工勤人员			
总计	1 933	1 539	740	295	290	214	106	0	288
女教职工	815	652	211	124	143	174	60	0	103

表2-69　教职工人数补充资料

项目	教职工总人数					其他人员人数					
	函授部、夜大学教职工		政治工作人员	由校办厂、场收入支付工资的员工	合同制职工	聘期一年以上的外国专家、教授	附属中学教职工	附属小学教职工	现有离休、退休人员	服务公司等集体所有制人员	停薪留职人员
	合计	专任教师									
人数	4	0	80	0	70	9	0	0	52	25	12

表2-70　分国家任务、委托培养研究生人数

项目	前几届毕业生中补授学位的人数	毕业生人数		招生人数	在学研究生人数					预计毕业生人数	指导教师人数
		合计	被授予学位的人数		合计	1987级	1986级	1985级	1984级		
总计	0	78	6	207	603	207	213	175	8	183	—
女生	0	22	1	40	151	40	61	48	2	50	—
博士研究生	0	2	0	14	50	14	25	6	5	11	—
硕士研究生	0	76	0	193	553	193	188	169	3	172	—
研究生班	0	0	0	0	0	0	0	0	0	0	—
国家任务研究生	0	76	6	185	544	185	198	153	8	161	—
国家任务研究生中的博士研究生	0	2	1	14	50	14	25	6	5	11	—
国家任务研究生中的硕士研究生	0	74	5	171	494	171	173	147	3	150	—
国家任务研究生中的研究生班	0	0	0	0	0	0	0	0	0	0	—
委托培养研究生	0	2	0	22	59	22	15	22	0	22	—
委托培养研究生中的博士研究生	0	0	0	0	0	0	0	0	0	0	—
委托培养研究生中的硕士研究生	0	2	0	22	59	22	15	22	0	22	—
委托培养研究生中的研究生班	0	0	0	0	0	0	0	0	0	0	—

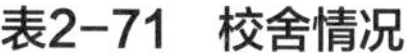

表2-71　校舍情况

单位：m^2

项目	校舍建筑总面积	其中		当年新增面积	正在施工面积
		被外单位长期借用、占用面积	危房面积		
总计	147 608	—	—	12 196	34 356
教学、行政用房	53 582	—	—	8 490	7 500
教室	7 764	—	—	2 006	800
实验室	8 312	—	—	2 389	2 500
科研用房	4 885	—	—	466	700
图书馆	7 436	—	—	—	—
体育馆	620	—	—	—	—
工厂	1 364	—	—	—	—
校、系行政用房	23 201	—	—	3 629	3 500
生活及福利附属用房	97 180	—	—	3 964	26 856
学生宿舍	24 695	—	—	3 861	6 545
学生食堂	3 380	—	—	—	—
教工及家属住宅	54 602	—	—	103	20 311
教工食堂	1 288	—	—	—	—
福利及附属用房	3 215	—	—	—	—
其他用房	6 846	—	—	258	—

①学校占地总面积296亩。②教学、行政用房包括教室，实验室，科研用房，图书馆，体育馆，工厂，校、系行政用房。③生活及福利附属用房包括学生宿舍、学生食堂、教工及家属住宅、教工食堂、福利及附属用房。

表2-72　校舍建筑面积分类情况

单位：m^2

项目	国家投资面积	代培费基建面积	华侨捐资基建面积	其他自筹基建面积
总计	143 043	405	—	4 160
教学、行政用房	52 382	—	—	1 200

续表 2-72

项目	国家投资面积	代培费基建面积	华侨捐资基建面积	其他自筹基建面积
教室	7 084	—	—	680
实验室	8 312	—	—	—
科研用房	4 885	—	—	—
图书馆	7 436	—	—	—
体育馆	620	—	—	—
工厂	844	—	—	520
校、系行政用房	23 201	—	—	—
生活及福利附属用房	93 815	405	—	2 960
学生宿舍	24 290	405	—	—
学生食堂	3 380	—	—	—
教工及家属住宅	52 642	—	—	1 960
教工食堂	1 288	—	—	—
福利及附属用房	2 215	—	—	1 000
其他用房	6 846	—	—	—

①教学、行政用房包括教室，实验室，科研用房，图书馆，体育馆，工厂，校、系行政用房。②生活及福利附属用房包括学生宿舍、学生食堂、教工及家属住宅、教工食堂、福利及附属用房。

十五、1988年度各类统计数据

1988年度各类统计数据见表2-73—表2-79。

表2-73 本、专科学生人数

项目	毕业生人数			招生人数			在校学生人数			预计毕业生人数		
	合计	本科	专科	合计	本科	专科	合计	本科	专科	合计	本科	专科
总计	392	392	—	434	434	—	2 615	2 615	—	395	395	—
国家任务	392	392	—	423	423	—	2 518	2 518	—	395	395	—
委托培养	—	0	—	6	6	—	75	75	—	—	0	—

续表 2-73

<table>
<tr><th rowspan="2">项目</th><th colspan="3">毕业生人数</th><th colspan="3">招生人数</th><th colspan="3">在校学生人数</th><th colspan="3">预计毕业生人数</th></tr>
<tr><th>合计</th><th>本科</th><th>专科</th><th>合计</th><th>本科</th><th>专科</th><th>合计</th><th>本科</th><th>专科</th><th>合计</th><th>本科</th><th>专科</th></tr>
<tr><td>自费</td><td>—</td><td>0</td><td>—</td><td>5</td><td>5</td><td>—</td><td>22</td><td>22</td><td>—</td><td>—</td><td>0</td><td>—</td></tr>
<tr><td>干部专修班</td><td>—</td><td>0</td><td>—</td><td>—</td><td>0</td><td>—</td><td>—</td><td>0</td><td>—</td><td>—</td><td>0</td><td>—</td></tr>
<tr><td>教师本专科班</td><td>—</td><td>0</td><td>—</td><td>—</td><td>0</td><td>—</td><td>—</td><td>0</td><td>—</td><td>—</td><td>0</td><td>—</td></tr>
<tr><td>医学科</td><td>392</td><td>392</td><td>—</td><td>434</td><td>434</td><td>—</td><td>2 615</td><td>2 615</td><td>—</td><td>395</td><td>395</td><td>—</td></tr>
<tr><td>口腔科</td><td>—</td><td>—</td><td>—</td><td>—</td><td>—</td><td>—</td><td>—</td><td>—</td><td>—</td><td>—</td><td>—</td><td>—</td></tr>
<tr><td>卫生科</td><td>—</td><td>—</td><td>—</td><td>—</td><td>—</td><td>—</td><td>—</td><td>—</td><td>—</td><td>—</td><td>—</td><td>—</td></tr>
<tr><td>法医科</td><td>—</td><td>—</td><td>—</td><td>—</td><td>—</td><td>—</td><td>—</td><td>—</td><td>—</td><td>—</td><td>—</td><td>—</td></tr>
<tr><td>护理科</td><td>—</td><td>—</td><td>—</td><td>—</td><td>—</td><td>—</td><td>—</td><td>—</td><td>—</td><td>—</td><td>—</td><td>—</td></tr>
</table>

表2-74　分专业本科、专科学生人数

<table>
<tr><th colspan="2" rowspan="2">系、专业全名称</th><th rowspan="2">专业编号</th><th rowspan="2">年制</th><th colspan="2">毕业生人数</th><th rowspan="2">招生人数</th><th colspan="7">在校学生人数</th><th rowspan="2">预计毕业生人数</th></tr>
<tr><th>合计</th><th>被授予学位的人数</th><th>合计</th><th>一年级</th><th>二年级</th><th>三年级</th><th>四年级</th><th>五年级</th><th>六年级</th></tr>
<tr><td colspan="2">总计</td><td>—</td><td>—</td><td>392</td><td>379</td><td>434</td><td>2 615</td><td>440</td><td>422</td><td>454</td><td>475</td><td>444</td><td>380</td><td>395</td></tr>
<tr><td colspan="2">女生</td><td>—</td><td>—</td><td>118</td><td>116</td><td>202</td><td>934</td><td>202</td><td>166</td><td>145</td><td>183</td><td>137</td><td>101</td><td>116</td></tr>
<tr><td rowspan="7">普通本、专科</td><td>临床医学</td><td>—</td><td>六</td><td>338</td><td>325</td><td>285</td><td>1 913</td><td>291</td><td>276</td><td>338</td><td>334</td><td>352</td><td>322</td><td>322</td></tr>
<tr><td>口腔医学</td><td>—</td><td>六</td><td>26</td><td>26</td><td>29</td><td>201</td><td>29</td><td>38</td><td>39</td><td>34</td><td>32</td><td>29</td><td>29</td></tr>
<tr><td>预防医学</td><td>—</td><td>六</td><td>28</td><td>28</td><td>30</td><td>202</td><td>30</td><td>40</td><td>40</td><td>33</td><td>30</td><td>29</td><td>29</td></tr>
<tr><td>法医学</td><td>—</td><td>六</td><td>0</td><td>0</td><td>30</td><td>181</td><td>30</td><td>40</td><td>37</td><td>44</td><td>30</td><td>0</td><td>0</td></tr>
<tr><td rowspan="2">护理医学</td><td>—</td><td>1985级（四）</td><td rowspan="2">0</td><td rowspan="2">0</td><td>—</td><td rowspan="2">73</td><td>—</td><td>—</td><td>—</td><td>15</td><td>0</td><td>0</td><td>15</td></tr>
<tr><td>—</td><td>五</td><td>30</td><td>30</td><td>28</td><td>0</td><td>—</td><td>—</td><td>—</td><td>—</td></tr>
<tr><td>医学营养学</td><td>—</td><td>六</td><td>0</td><td>0</td><td>30</td><td>45</td><td>30</td><td>0</td><td>0</td><td>15</td><td>0</td><td>0</td><td>0</td></tr>
</table>

续表 2-74

系、专业全名称		专业编号	年制	毕业生人数		招生人数	在校学生人数							预计毕业生人数
				合计	被授予学位的人数		合计	一年级	二年级	三年级	四年级	五年级	六年级	
委托代培	临床医学	—	—	—	—	6	67	6	6	47	8	—	—	—
	口腔医学	—	—	—	—	—	3	—	—	—	3	—	—	—
	预防医学	—	—	—	—	—	2	—	—	—	2	—	—	—
	法医学	—	—	—	—	—	3	—	—	—	3	—	—	—
自费走读	临床医学	—	—	—	—	5	22	5	—	2	7	8	—	—

表2-75　教职工人数

项目	合计	校本部教职工人数					科研机构人员人数	校办工厂、农（林）场职工人数	其他附设机构人员人数
		合计	专任教师	教辅人员	行政人员	工勤人员			
总计	2 036	1 632	770	321	314	227	102	—	302
女教职工	872	705	226	139	162	178	59	—	108

表2-76　教职工人数补充资料

项目	教职工总人数					另有其他教职工人数					
	函授部、夜大学教职工		政治工作人员	由校办厂、场收入支付工资的员工	合同制职工	聘期一年以上的外国专家、教授	附属中学教职工	附属小学教职工	离休、退休人员	服务公司等集体所有制人员	停薪留职人员
	合计	专任教师									
人数	3	—	81	—	77	7	—	—	22	24	10

表2-77　分国家任务、委托培养研究生人数

项目		前几届毕业生中补授学位的人数	毕业生人数		招生人数	在学研究生人数					预计毕业生人数	指导教师人数
			合计	被授予学位的人数		合计	1988级	1987级	1986级	1985级		
总计		0	160	0	209	623	195	220	200	8	187	275
女生		0	49	0	30	128	27	43	58	0	53	53
博士研究生		0	5	0	31	77	17	28	25	7	9	32
硕士研究生		0	155	0	178	546	178	192	175	1	178	243
研究生班		0	0	0	0	0	0	0	0	0	0	0
国家任务研究生	合计	0	138	0	183	561	169	198	186	8	173	275
	博士研究生	0	5	0	30	76	16	28	25	7	9	32
	硕士研究生	0	133	0	153	485	153	170	161	1	164	243
	研究生班	0	0	0	0	0	0	0	0	0	0	0
委托培养研究生	合计	0	22	0	26	62	26	22	14	0	14	62（其中女12人）
	博士研究生	0	0	0	1	1	1	0	0	0	0	1
	硕士研究生	0	22	0	25	61	25	22	14	0	14	61
	研究生班	0	0	0	0	0	0	0	0	0	0	0

表2-78　校办工厂、农（林）场及其他收入情况

项目	校办工厂		校办农（林）场				教学、科研及其他收入/万元				全部纯收入/万元
	总产值/万元	纯收入/万元	农场	林场	粮食总产量/万斤	农副业纯收入/万元	合计	教学服务收入	科研活动收入	其他收入	
总计	—	—	—	—	—	—	2.93	2.93	—	—	2.93

表2-79 校舍情况

单位：m^2

项目		校舍建筑总面积	其中		当年新增面积	正在施工面积
			被外单位长期借用、占用面积	危房面积		
总计		5 443	—	—	—	—
教学、行政用房	合计	3 052	—	—	—	—
	教室	1 305	—	—	—	—
	实验室	968	—	—	—	—
	图书馆	214	—	—	—	—
生活及福利附属用房	合计	2 175	—	—	—	—
	学生宿舍	1 543	—	—	—	—
	教职工宿舍	632	—	—	—	—
其他用房		216	—	—	—	—

学校占地总面积4.5亩。当前教育经费预算数45.8万元。

十六、1989年度各类统计数据

1989年度各类统计数据见表2-80—表2-85。

表2-80 本、专科学生人数

项目	毕业生人数			招生人数			在校学生人数			预计毕业生人数		
	合计	本科	专科	合计	本科	专科	合计	本科	专科	合计	本科	专科
总计	387	387	—	394	394	—	2 562	2 562	—	437	437	—
国家任务	387	387	—	376	376	—	2 457	2 457	—	427	427	—
委托培养	—	—	—	6	6	—	74	74	—	5	5	—
自费	—	—	—	12	12	—	31	31	—	5	5	—
干部专修班	—	—	—	—	—	—	—	—	—	—	—	—

续表 2-80

项目	毕业生人数			招生人数			在校学生人数			预计毕业生人数		
	合计	本科	专科	合计	本科	专科	合计	本科	专科	合计	本科	专科
教师本专科班	—	—	—	—	—	—	—	—	—	—	—	—
临床医学科	313	313	—	268	268	—	1 837	1 837	—	346	346	—
口腔医学科	30	30	—	29	29	—	199	199	—	32	32	—
预防医学科	29	30	—	25	25	—	196	196	—	30	30	—
法医学科	—	—	—	24	24	—	200	200	—	29	29	—
护理学科	15	15	—	15	15	—	45	45	—	—	—	—
医学营养学科	—	—	—	—	—	—	70	70	—	—	—	—
基础医学科	—	—	—	15	15	—	15	15	—	—	—	—

表2-81　分专业本、专科学生人数

系、专业全名称	专业编号	年制	毕业生人数		招生人数	在校学生人数							预计毕业生人数
			合计	被授予学位的人数		合计	一年级	二年级	三年级	四年级	五年级	六年级	
甲	乙	丙	1	2	3	4	5	6	7	8	9	10	11
总计	—	—	387	363	376	2 562	401	419	424	431	459	437	437
女生	—	—	113	108	155	956	155	184	162	147	187	121	121
医学系临床医学专业	—	6、5	313	294	268	1 837	288	278	284	316	324	346	346
口腔系口腔医学专业	—	6、5	30	28	29	199	32	28	36	38	33	32	32
卫生学院预防医学专业	—	6、5	29	26	25	196	25	29	40	39	33	30	30

续表 2-81

系、专业全名称	专业编号	年制	毕业生人数		招生人数	在校学生人数							预计毕业生人数
			合计	被授予学位的人数		合计	一年级	二年级	三年级	四年级	五年级	六年级	
法医系法医专业	—	6、5	—	—	24	200	27	25	38	38	44	29	29
营养医学营养专业	—	6、5	—	—	—	45	—	30	—	—	15	—	—
护理系护理专业	—	5	15	15	15	70	15	29	26	—	—	—	—
医学系基础医学专业	—	5	—	—	15	15	15	—	—	—	—	—	—

表2-82　教职工人数

项目	合计	校本部教职工人数					科研机构人员人数	校办工厂、农（林）场职工人数	其他附设机构人员人数
		合计	专任教师	教辅人员	行政人员	工勤人员			
总计	1 986	1 530	724	292	229	285	155	—	301
女教职工	864	614	220	137	116	141	72	—	178

表2-83　教职工人数补充资料

项目	教职工总人数					另有其他教职工人数					
	函授部、夜大学教职工		政治工作人员	由校办厂、场收入支付工资的员工	合同制职工	聘期一年以上的外国专家、教授	附属中学教职工	附属小学教职工	离休、退休人员	服务公司等集体所有制人员	停薪留职人员
	合计	专任教师									
人数	3	—	68	—	86	7	—	—	30	24	10

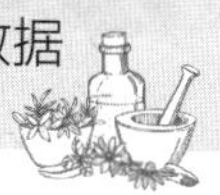

表2-84　分国家任务、委托培养研究生人数

项目		前几届毕业生中补授学位的人数	毕业生人数		招生人数	在学研究生人数					预计毕业生人数	指导教师人数
			合计	被授予学位的人数		合计	1989级	1988级	1987级	1986级		
总计		165	168	—	151	593	151	202	213	27	213	360
女生		48	52	—	34	113	33	33	42	5	44	83
博士研究生		9	5	—	15	93	15	25	28	25	26	32
硕士研究生		156	163	—	136	500	136	177	185	2	189	360
研究生班		—	—	—	—	—	—	—	—	—	—	—
国家任务研究生	合计	144	154	—	149	545	149	176	193	27	193	360
	博士研究生	9	5	—	15	92	15	24	28	25	26	32
	硕士研究生	135	149	—	134	453	134	152	165	2	167	360
	研究生班	—	—	—	—	—	—	—	—	—	—	—
委托培养研究生	合计	21	14	—	2	48	2	26	20	0	20	59
	博士研究生	0	0	—	0	1	0	1	0	0	0	1
	硕士研究生	21	14	—	2	47	2	25	20	0	20	59
	研究生班	—	—	—	—	—	—	—	—	—	—	—

表2-85 校舍情况

单位：m^2

项目		校舍建筑总面积	被外单位长期借用、占用面积	危房面积	当年新增面积	正在施工面积
总计		167 566	—	—	2 515	16 446
教学、行政用房	合计	58 362	—	—	—	5 400
	教室	7 883	—	—	—	—
	实验室	7 042	—	—	—	—
	科研用房	2 692	—	—	—	—
	图书馆	7 436	—	—	—	—
	体育馆	620	—	—	—	—
	工厂	1 364	—	—	—	—
	校、系行政用房	31 325	—	—	—	—
生活及福利附属用房	合计	104 696	—	—	—	11 046
	学生宿舍	32 064	—	—	—	—
	学生食堂	3 380	—	—	—	—
	教工及家属住宅	60 759	—	—	—	—
	教工食堂	1 288	—	—	—	—
	福利及附属用房	7 205	—	—	—	—
其他用房		4 508	—	—	—	—

①学校占地总面积294亩。②本表数字均保留整数。③教学、行政用房包括教室，实验室，科研用房，图书馆，体育馆，工厂，校、系行政用房。④生活及福利附属用房包括学生宿舍、学生食堂、教工及家属住宅、教工食堂、福利及附属用房。

十七、1990年度各类统计数据

1990年度各类统计数据见表2-86—表2-90。

表2-86　本科、专科学生人数

项目		毕业生人数			招生人数			在校学生人数			预计毕业生人数		
		合计	本科	专科	合计	本科	专科	合计	本科	专科	合计	本科	专科
总计		437	437	0	439	439	0	2 550	2 550	0	446	446	0
国家任务		432	432	0	416	416	0	2 436	2 436	0	432	432	0
委托培养		0	0	0	9	9	0	74	74	0	5	5	0
自费		5	5	0	14	14	0	40	40	0	9	9	0
干部专修班		0	0	0	0	0	0	0	0	0	0	0	0
教师本专科班		0	0	0	0	0	0	0	0	0	0	0	0
按专业科类分	工科	0	0	0	0	0	0	0	0	0	0	0	0
	农科	0	0	0	0	0	0	0	0	0	0	0	0
	林科	0	0	0	0	0	0	0	0	0	0	0	0
	医科	437	437	0	439	439	0	2 550	2 550	0	446	446	0
	师范	0	0	0	0	0	0	0	0	0	0	0	0
	文科	0	0	0	0	0	0	0	0	0	0	0	0
	理科	0	0	0	0	0	0	0	0	0	0	0	0
	财经	0	0	0	0	0	0	0	0	0	0	0	0
	政法	0	0	0	0	0	0	0	0	0	0	0	0
	体育	0	0	0	0	0	0	0	0	0	0	0	0
	艺术	0	0	0	0	0	0	0	0	0	0	0	0

表2-87 教职工人数

项目	合计	校本部教职工人数					科研机构人员人数	校办工厂、农（林）场职工人数	其他附设机构人员人数
		合计	专任教师	教辅人员	行政人员	工勤人员			
总计	1 906	1 612	718	301	215	378	55	0	239
女教职工	770	623	235	128	106	154	14	0	133

表2-88 教职工人数补充资料

项目	教职工总人数					另有其他教职工人数					
	函授部、夜大学教职工		政治工作人员	由校办厂、场收入支付工资的员工	合同制职工	聘期一年以上的外国专家、教授	附属中学教职工	附属小学教职工	离休、退休人员	服务公司等集体所有制人员	停薪留职人员
	合计	专任教师									
人数	0	0	70	0	87	9	0	0	364	7	9

表2-89 专任教师年龄情况

项目	编号	合计	30岁以下人数	31～35岁人数	36～40岁人数	41～45岁人数	46～50岁人数	51～55岁人数	56～60岁人数	61岁以上人数
总计	0	718	188	83	50	70	79	105	80	63
女生	1	235	71	30	16	20	30	27	23	18
教授	2	100	0	0	0	0	0	3	38	59
副教授	3	106	0	1	0	1	7	58	35	4
讲师	4	275	17	39	35	63	70	44	7	0
教员	5	0	0	0	0	0	0	0	0	0
助教	6	237	171	43	15	6	2	0	0	0

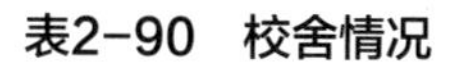

表2-90 校舍情况

单位：m^2

项目	校舍建筑总面积	其中		当年新增面积	正在施工面积
		被外单位长期借用、占用面积	危房面积		
总计	191 668	—	—	18 034	21 903
教学、行政用房	69 733	—	—	6 863	1 996
教室	8 773	—	—	890	615
实验室	11 550	—	—	—	—
科研用房	8 366	—	—	5 674	—
图书馆	7 436	—	—	—	—
体育馆	620	—	—	—	—
工厂	583	—	—	—	—
校、系行政用房	32 405	—	—	299	1 381
生活及福利附属用房	115 867	—	—	11 171	19 907
学生宿舍	32 064	—	—	—	820
学生食堂	3 380	—	—	—	205
教工及家属住宅	71 930	—	—	11 171	18 312
教工食堂	1 288	—	—	—	—
福利及附属用房	7 205	—	—	—	570
其他用房	6 068	—	—	—	—

①学校占地总面积295亩，学校图书50.9万册。②教学、行政用房包括教室，实验室，科研用房，图书馆，体育馆，工厂，校、系行政用房。③生活及福利附属用房包括学生宿舍、学生食堂、教工及家属住宅、教工食堂、福利及附属用房。

十八、1991年度各类统计数据

1991年度各类统计数据见表2-91—表2-96。

表2-91 国家任务研究生、委托培养研究生人数

项目		前几届毕业生中补授学位的人数	毕业生人数		招生人数	在学研究生人数					预计毕业生人数	指导教师人数
			合计	被授予学位的人数		合计	一年级	二年级	三年级	四年级		
总计		6	196	179	178	489	178	164	140	7	147	—
女生		0	33	30	38	107	38	37	31	1	32	—
博士研究生		2	29	23	46	95	46	22	20	7	27	—
硕士研究生		4	167	156	132	394	132	142	120	0	120	—
研究生班		—	—	—	—	—	—	—	—	—	—	—
国家任务研究生	合计	6	171	154	178	486	178	162	139	7	146	—
	博士研究生	2	28	22	46	94	46	21	20	7	27	—
	硕士研究生	4	143	132	132	392	132	141	119	0	119	—
	研究生班	—	—	—	—	—	—	—	—	—	—	—
委托培养研究生	合计	—	25	25	—	3	—	2	1	—	1	—
	博士研究生	—	1	1	—	1	—	1	—	—	—	—
	硕士研究生	—	24	24	—	2	—	1	1	—	1	—
	研究生班	—	—	—	—	—	—	—	—	—	—	—

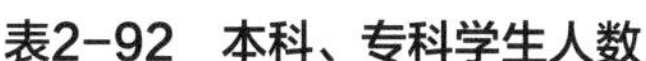

表2-92 本科、专科学生人数

项目	毕业生人数			招生人数			在校学生人数			毕业班学生人数		
	合计	本科	专科	合计	本科	专科	合计	本科	专科	合计	本科	专科
总计	479	435	44	450	—	—	2 554	2 532	22	468	446	22
国家任务	411	411	—	427	427	—	2 469	2 469	—	446	446	—
委托培养	32	16	16	23	23	—	34	32	2	2	—	2
自费	36	8	28	—	—	—	51	31	20	20	—	20
教师本专科班	—	—	—	—	—	—	—	—	—	—	—	—
医科	479	435	44	450	450	—	2 554	2 532	22	468	446	22
口腔科	—	—	—	—	—	—	—	—	—	—	—	—
卫生科	—	—	—	—	—	—	—	—	—	—	—	—
法医科	—	—	—	—	—	—	—	—	—	—	—	—
护理科	—	—	—	—	—	—	—	—	—	—	—	—

各总计人数中包括本科、专科生人数，历年将专科生列入成人教育中统计，今年已重新分别统计。

表2-93 专任教师变动情况

项目	上学年初报表专任教师人数	增加专任教师人数								减少专任教师人数				本年报专教人数
		合计	当年分配毕业生			外单位教师调入		校内外非教师调入		合计	离退休人员	调离教师岗位人员	其他	
			小计	博士、硕士毕业生	本科毕业生	小计	普通高校调入	小计	本校职工转为教师					
甲	1	2	3	4	5	6	7	8	9	10	11	12	13	14
教师	718	30	27	20	7	3	—	—	—	98	13	3	82	650

14=1+2−10，2=3+6+8，10=11+12+13，3≥4+5，6≥7，8≥9，10=11+12+13。

表2-94　学校其他情况

项目	学校占地面积/亩	学校藏书/万册	固定资产总额/万元		应开实验/小时	已开实验/小时	专业点数/个
			合计	2万元以上大型仪器设备			
合计	285.39	53.11	8 185.6	1 720.8	2 520	2 520	7

表2-95　校舍情况

单位：m^2

项目		编号	校舍建筑总面积	其中		当年新增面积	正在施工面积
				被外单位长期借用、占用面积	危房面积		
甲		乙	1	2	3	4	5
总计		01	189 640	1 245	3 634.35	—	22 457.79
教学、行政用房	合计	02	65 392.23	—	302	—	—
	教室	03	7 401.1	—	—	—	1 647.3
	实验室	04	18 799.4	—	—	—	1 298.86
	科研用房	05	7 562.89	—	302	—	158.3
	图书馆	06	7 553.61	—	—	—	—
	体育馆	07	950.5	—	—	—	—
	工厂	08	1 620.2	—	—	—	—
	校、系行政用房	09	21 504.63	—	—	—	634.7
生活及福利附属用房	合计	10	119 099.19	—	2 936.35	—	—
	学生宿舍	11	30 912.62	—	—	—	863.5
	学生食堂	12	3 705	—	—	—	216
	教工及家属住宅	13	72 876.61	1 245	2 866.35	3 844	14 746.79
	教工食堂	14	1 362	—	—	—	—
	福利及附属用房	15	10 242.96	—	70	—	2 892.34

续表 2-95

项目	编号	校舍建筑总面积	其中		当年新增面积	正在施工面积
			被外单位长期借用、占用面积	危房面积		
其他用房	16	5 148.42	—	396	—	—

①教学、行政用房包括教室，实验室，科研用房，图书馆，体育馆，工厂，校、系行政用房。②生活及福利附属用房包括学生宿舍、学生食堂、教工及家属住宅、教工食堂、福利及附属用房。③今年初重新较实校舍建筑面积。④1990年统计表191 668 m²中，3 090 m²宿舍应列入附属单位统计。⑤另拆建及计算误差面积2 782 m²，合计5 872 m²，故1990年修正面积应为185 796 m²。⑥1991年新增面积3 844 m²，故1991年校舍建筑总面积为189 640 m²。

表2-96　教职工人数

项目			合计	校本部教职工人数					科研机构人员人数	校办工厂、农（林）场职工人数	其他附设机构人员人数
				合计	专任教师	教辅人员	行政人员	工勤人员			
甲		乙	1	2	3	4	5	6	7	8	9
总计		–0	1 840	1 576	650	414	231	281	104	63	97
女教职工		–1	813	637	207	169	120	141	59	31	86
教师职称	小计	01	640	598	598	—	—	—	42	—	—
	教授	02	14	108	108	—	—	—	6	—	—
	副教授	03	75	72	72	—	—	—	3	—	—
	讲师	04	287	263	263	—	—	—	24	—	—
	助教	05	164	155	155	—	—	—	9	—	—
非教师职称	小计	06	664	542	14	396	108	24	53	11	58
	高级	07	7	4	2	1	1	—	3	—	—
	副高级	08	25	21	1	14	6	—	4	—	—
	中级	09	199	157	6	123	28	—	16	5	21
	初级	10	433	360	5	258	73	24	30	6	37
无职称		11	536	436	38	18	123	257	9	52	39

十九、1992年度各类统计数据

1992年度各类统计数据见表2-97—表2-102。

表2-97 国家任务研究生、委托培养研究生人数

项目	前几届毕业生中补授学位的人数	毕业生人数		招生人数	在校研究生人数					预计毕业生人数	指导教师人数
		合计	被授予学位的人数		合计	1990级	1989级	1988级	1987级		
总计	9	144	137	174	510	174	179	157	—	157	—
女生	0	31	29	50	125	50	38	37	—	37	—
博士研究生	2	24	20	40	109	40	47	22	—	22	—
硕士研究生	7	120	117	134	401	134	132	135	—	135	—
研究生班学生	—	—	—	—	—	—	—	—	—	—	—
国家任务研究生合计	9	143	136	172	506	172	179	155	—	155	—
国家任务研究生中的博士研究生	2	24	20	40	108	40	47	21	—	21	—
国家任务研究生中的硕士研究生	7	119	116	132	398	132	132	134	—	134	—
国家任务研究生中的研究生班学生	—	—	—	—	—	—	—	—	—	—	—
委托培养研究生合计	0	1	1	2	4	2	0	2	—	2	—
委托培养研究生中的博士研究生	0	0	0	0	1	0	0	1	—	1	—
委托培养研究生中的硕士研究生	0	1	1	2	3	2	0	1	—	1	—
研究生班学生	—	—	—	—	—	—	—	—	—	—	—

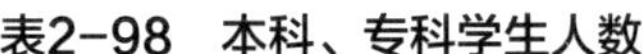

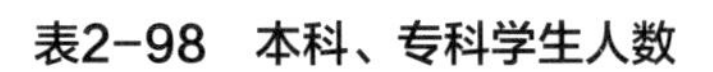

表2-98　本科、专科学生人数

项目	毕业生人数			招生人数			在校学生人数			毕业班学生人数		
	合计	本科	专科	合计	本科	专科	合计	本科	专科	合计	本科	专科
总计	466	444	22	502	502	—	2 554	2 554	—	754	754	—
国家任务	444	444	—	430	430	—	2 423	2 423	—	750	750	—
委托培养	2	—	2	34	34	—	64	64	—	—	—	—
自费	20	—	20	8	8	—	37	37	—	4	4	—
教师本专科班	—	—	—	30	30	—	30	30	—	—	—	—
医药科	466	444	22	502	502	—	2 554	2 554	—	754	754	—
口腔科	—	—	—	—	—	—	—	—	—	—	—	—
卫生科	—	—	—	—	—	—	—	—	—	—	—	—
法医科	—	—	—	—	—	—	—	—	—	—	—	—
护理科	—	—	—	—	—	—	—	—	—	—	—	—

表2-99　教职工人数

项目		合计	校本部教职工人数					科研机构人员人数	校办工厂、农（林）场职工人数	其他附设机构人员人数
			小计	专任教师	教辅人员	行政人员	工勤人员			
总计		1 769	1 525	624*	393	226	282	102	51	91
女教职工		777	613	195	157	118	143	58	26	80
教师职称	小计	596	557	556	1	—	—	39	—	—
	教授	109	103	103	—	—	—	6	—	—
	副教授	65	62	62	—	—	—	3	—	—
	讲师	271	249	248	1	—	—	22	—	—
	助教	151	143	143	—	—	—	8	—	—

续表 2-99

项目		合计	校本部教职工人数					科研机构人员人数	校办工厂、农（林）场职工人数	其他附设机构人员人数
			小计	专任教师	教辅人员	行政人员	工勤人员			
非教师职称	小计	621	505	13	367	102	23	51	10	55
	高级	15	4	2	1	1	—	3	—	8
	副高级	22	18	1	11	6	—	4	—	—
	中级	179	142	7	110	25	—	16	4	17
	初级	405	341	3	245	70	23	28	6	30
无职称		552	463	55	25	124	259	12	41	36

*不含医院编制的临床医师。

表2-100　专任教师变动情况

项目	上学年初报表专任教师人数	增加专任教师人数								减少专任教师人数				本年报专教人数
		合计	当年分配毕业生			外单位教师调入		校内外非教师调入		合计	离退休人员	调离教师岗位人员	其他	
			小计	博士、硕士毕业生	本科毕业生	小计	普通高校调入	小计	本校职工转为教师					
教师	650	20	14	7	7	4	—	2	—	46	16	—	30	624

表2-101　学校其他情况

项目	学校占地面积/亩	学校藏书/万册	固定资产总额/万元		应开实验/小时	已开实验/小时	专业点数/个
			合计	2万元以上大型仪器设备			
合计	190 000	54	8 954.96	1 809	2 420	2 420	7

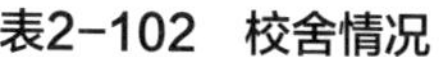

表2-102　校舍情况

单位：m^2

项目	校舍建筑总面积	其中		当年新增面积	正在施工面积
		被外单位长期借用、占用面积	危房面积		
总计	206 508	1 245	3 634	18 878	3 420
教学、行政用房	63 797	—	302	1 768	3 420
教室	6 232	—	—	189	—
实验室	19 213	—	—	1 141	—
科研用房	6 796	—	302	—	3 420
图书馆	7 351	—	—	—	—
体育馆	951	—	—	—	—
工厂	1 540	—	—	—	—
校、系行政用房	21 714	—	—	438	—
生活及福利附属用房	131 087	—	2 936	15 102	—
学生宿舍	28 728	—	—	—	—
学生食堂	3 101	—	—	—	—
教工及家属住宅	83 564	—	2 866	12 310	—
教工食堂	1 362	—	—	—	—
福利及附属用房	14 332	—	70	2 792	—
其他用房	11 624	1 245	396	2 008	—

①教学、行政用房包括教室，实验室，科研用房，图书馆，体育馆，工厂，校、系行政用房。
②生活及福利附属用房包括学生宿舍、学生食堂、教工及家属住宅、教工食堂、福利及附属用房。

二十、1993年度各类统计数据

1993年度各类统计数据见表2-103—表2-107。

表2-103　本科、专科学生人数

项目	毕业生人数			招生人数			在校学生人数			预计毕业生人数		
	合计	本科	专科	合计	本科	专科	合计	本科	专科	合计	本科	专科
总计	782	782	—	692	504	188*	2 459	2 271	188*	391	391	—
国家任务	778	778	—	474	460	14	2 118	2 104	14	350	350	—
委托培养	—	—	—	209	39	170	270	100	170	—	—	—
自费	4	4	—	9	5	4	41	37	4	11	11	—
教师本专科班	—	—	—	—	—	—	30	30	—	30	30	—
医药科	782	782	—	692	504	188*	2 459	2 271	188*	391	391	—
口腔科	—	—	—	—	—	—	—	—	—	—	—	—
卫生科	—	—	—	—	—	—	—	—	—	—	—	—
法医科	—	—	—	—	—	—	—	—	—	—	—	—
护理科	—	—	—	—	—	—	—	—	—	—	—	—

*含联合办学专科生86人。

表2-104　教职工人数

项目	合计	校本部教职工人数					科研机构人员人数	校办工厂、农（林）场职工人数	其他附设机构人员人数
		小计	专任教师	教辅人员	行政人员	工勤人员			
总计	1 696	1 458	619*	371	209	259	99	50	89
女教职工	749	591	195	157	110	129	56	23	79

续表 2-104

项目		合计	校本部教职工人数					科研机构人员人数	校办工厂、农（林）场职工人数	其他附设机构人员人数
			小计	专任教师	教辅人员	行政人员	工勤人员			
教师职称	小计	576	551	547	—	4	—	24	1	—
	教授	115	109	109	—	—	—	6	—	—
	副教授	112	110	110	—	—	—	2	—	—
	讲师	213	201	201	—	—	—	11	1	—
	助教	136	131	127	—	4	—	5	—	—
非教师职称	小计	681	549	50	365	124	10	65	10	57
	高级	15	9	3	3	3	—	6	—	—
	副高级	91	71	29	32	10	—	18	1	1
	中级	209	168	14	115	39	—	17	4	20
	初级	366	301	4	215	72	10	24	5	36
无职称		439	358	22	6	81	249	10	39	32

*另有属各附院编制的教师337人。

表2-105　专任教师变动情况

项目	上学年初报表专任教师人数	增加专任教师人数								减少专任教师人数				本学年初报表专教人数
		合计	当年分配毕业生			外单位教师调入		校内外非教师调入		合计	离退休人员	调离教师岗位人员	其他	
			小计	博士、硕士毕业生	本科毕业生	小计	普通高校调入	小计	本校职工转为教师					
教师	624	28	14	11	3	5	3	9	9	33	13	7	3	619

14=1+2-10，2=3+6+8，3≥4+5，6≥7，8≥9，10=11+12+13。

表2-106　学校其他情况

项目	学校占地面积/m²	学校藏书/万册	固定资产总额/万元		应开实验/小时	已开实验/小时	专业点数/个
			合计	2万元以上大型仪器设备			
合计	190 000	49	10 251.62	2 142.45	2 418	2 415	7*

*另有专科专业（临床医学、预防医学、医学检验、医学工程）4个。

表2-107　校舍情况

单位：m²

项目	校舍建筑总面积	其中		当年新增面积	正在施工面积
		被外单位长期借用、占用面积	危房面积		
总计	207 411	1 245	1 184	1 424	31 699
教学、行政用房	64 432	—	302	1 196	15 674
教室	6 372	—	—	152	—
实验室	19 782	—	—	588	—
科研用房	6 948	—	302	152	—
图书馆	7 351	—	—	—	—
体育馆	951	—	—	—	—
工厂	1 540	—	—	—	—
校、系行政用房	21 488	—	—	304	—
生活及福利附属用房	131 987	—	726	—	16 025
学生宿舍	28 629	—	—	—	—
学生食堂	3 101	—	—	—	—
教工及家属住宅	83 580	—	726	—	16 025
教工食堂	1 362	—	—	—	—
福利及附属用房	15 315	—	—	—	—
其他用房	10 992	—	156	228	—

①教学、行政用房包括教室，实验室，科研用房，图书馆，体育馆，工厂，校、系行政用房。
②生活及福利附属用房包括学生宿舍、学生食堂、教工及家属住宅、教工食堂、福利及附属用房。

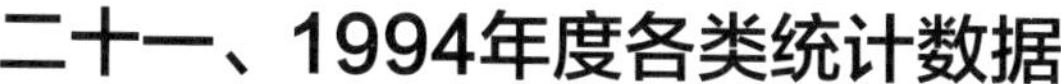

二十一、1994年度各类统计数据

1994年度各类统计数据见表2-108—表2-111。

表2-108　本科、专科学生人数

项目	毕业生人数			招生人数			在校学生人数			毕业班学生人数		
	合计	本科	专科	合计	本科	专科	合计	本科	专科	合计	本科	专科
总计	413	413	—	538	502	36	2 562	2 340	222	431	431	—
国家任务	374	374	—	499	499	—	2 219	2 205	14	413	413	—
委托培养	—	—	—	36	—	36	302	98	204	7	7	—
自费	9	9	—	3	3	—	41	37	4	11	11	—
教师本专科班	30	30	—	—	—	—	—	—	—	—	—	—
医学科	413	413	—	538	502	36	2 562	2 340	222	431	431	—
口腔科	—	—	—	—	—	—	—	—	—	—	—	—
卫生科	—	—	—	—	—	—	—	—	—	—	—	—
法医科	—	—	—	—	—	—	—	—	—	—	—	—
护理科	—	—	—	—	—	—	—	—	—	—	—	—

表2-109　教职工人数

项目		合计	校本部教职工人数					科研机构人员人数	校办工厂、农（林）场职工人数	其他附设机构人员人数
			合计	专任教师	教辅人员	行政人员	工勤人员			
总计		1 622	1 401	588	377	226	210	90	48	83
女教职工		723	578	188	168	118	104	51	21	73
教师职称	小计	523	507	505	2	—	—	15	1	—
	教授	100	96	96	—	—	—	4	—	—
	副教授	116	114	113	1	—	—	2	—	—
	讲师	206	198	197	1	—	—	7	1	—
	助教	101	99	99	—	—	—	2	—	—

续表 2-109

项目		合计	校本部教职工人数					科研机构人员人数	校办工厂、农（林）场职工人数	其他附设机构人员人数
			合计	专任教师	教辅人员	行政人员	工勤人员			
非教师职称	小计	654	528	54	347	127	—	63	12	51
	高级	16	11	5	4	2	—	5	—	—
	副高级	99	77	31	34	12	—	19	1	2
	中级	220	182	15	119	48	—	20	3	15
	初级	319	258	3	190	65	—	19	8	34
无职称		445	366	29	28	99	210	12	35	32

另有各附院编制的教师269人。（原表表格内无，但表注有*，故保留表注的*。）

表2-110　学校其他情况

项目	学校占地面积/亩	学校藏书/万册	固定资产总额/万元	
			合计	2万元以上大型仪器设备
合计	190 000	38.95*	10 893.75	3 375.73

*1993年底清产核资及进行计算机管理，清理旧书、残书，1994年较1993年减少10万多册藏书。

表2-111　校舍情况

单位：m^2

项目	校舍建筑总面积	被外单位长期借用、占用面积	危房面积	当年新增面积	正在施工面积
总计	204 442	1 245	390	2 985	24 973
教学、行政用房	57 832	—	—	1 906	13 000
教室	6 372	—	—	—	—
图书馆	7 351	—	—	—	—
实验室、实习场所及附属用房	41 963	—	—	1 906	13 000

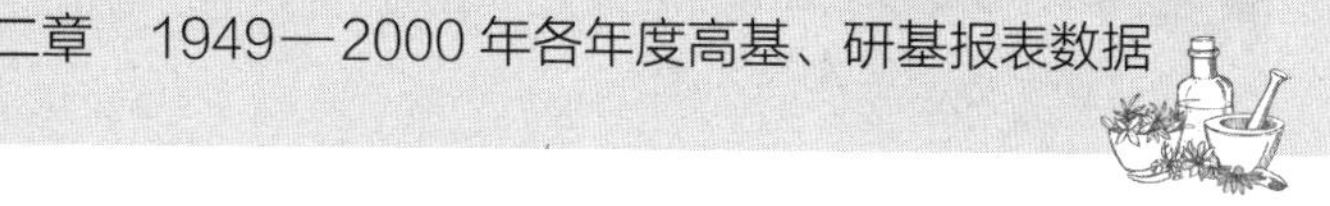

续表 2-111

项目	校舍建筑总面积	被外单位长期借用、占用面积	危房面积	当年新增面积	正在施工面积
风雨操场	0	—	—	—	—
会堂	2 146	—	—	—	—
行政办公用房	20 871	—	—	—	—
生活用房	125 739	1 245	390	1 079	11 973
学生宿舍	26 077	—	—	—	—
学生食堂	1 444	—	—	—	—
教工单身宿舍	4 481	—	—	—	—
教工住宅	79 870	1 245	390	1 079	7 964
教工食堂	1 362	—	—	—	—
生活福利及附属用房	12 505	—	—	—	4 009

①教学、行政用房包括教室，图书馆，实验室、实习场所及附属用房，风雨操场，会堂。②生活用房包括学生宿舍、学生食堂、教工单身宿舍、教工住宅、教工食堂、生活福利及附属用房。③拆 5 954 m^2。

二十二、1995年度各类统计数据

1995年度各类统计数据见表2-112—表2-115。

表2-112　本科、专科学生人数

项目	毕业生人数			招生人数			在校学生人数			毕业班学生人数		
	合计	本科	专科	合计	本科	专科	合计	本科	专科	合计	本科	专科
总计	420	420	0	512	512	0	2 634	2 411	223	610	428	182
国家任务	404	404	0	506	506	0	2 303	2 289	14	417	403	14
委托培养	5	5	0	0	0	0	295	90	205	184	19	165
自费	11	11	0	6	6	0	36	32	4	9	6	3

续表 2-112

项目	毕业生人数			招生人数			在校学生人数			毕业班学生人数		
	合计	本科	专科	合计	本科	专科	合计	本科	专科	合计	本科	专科
教师本专科班	—	—	—	—	—	—	—	—	—	—	—	—
医学科	420	420	0	512	512	0	2 364	2 411	223	610	428	182
口腔科	—	—	—	—	—	—	—	—	—	—	—	—
卫生科	—	—	—	—	—	—	—	—	—	—	—	—
法医科	—	—	—	—	—	—	—	—	—	—	—	—
护理科	—	—	—	—	—	—	—	—	—	—	—	—

表2-113 教职工人数

项目		合计	校本部教职工人数					科研机构人员人数	校办工厂、农（林）场职工人数	其他附设机构人员人数
			小计	专任教师	教辅人员	行政人员	工勤人员			
总计		1 640	1 407	585	395	225	202	102	47	84
女教职工		739	589	194	180	116	99	57	20	73
教师职称	小计	515	496	492	3	1	0	17	2	0
	教授	101	96	96	0	0	0	5	0	0
	副教授	115	112	111	1	0	0	3	0	0
	讲师	221	211	209	1	1	0	8	2	0
	助教	78	77	76	1	0	0	1	0	0
非教师职称	小计	672	548	59	355	134	0	62	11	51
	高级	16	11	5	4	2	0	5	0	0
	副高级	97	76	30	32	14	0	18	1	2
	中级	238	195	19	126	50	0	22	3	18
	初级	321	266	5	193	68	0	17	7	31
无职称		453	363	34	37	90	202	23	34	33

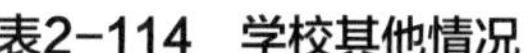

表2-114　学校其他情况

项目	学校占地面积/亩	学校藏书/万册	固定资产总额/万元	
			小计	2万元以上大型仪器设备
合计	192 542	39.9	11 270.00	4 988.31

表2-115　校舍情况

单位：m^2

项目	校舍建筑总面积	被外单位长期借用、占用面积	危房面积	当年新增面积	正在施工面积
总计	236 468	2 054	390	29 784	24 452
教学、行政用房	60 640	0	0	14 574	9 600
教室	6 372	0	0	0	0
图书馆	7 351	0	0	0	0
实验室、实习场所及附属用房	44 771	0	0	14 574	9 600
风雨操场	0	0	0	0	0
会堂	2 146	0	0	0	0
行政办公用房	20 871	0	0	0	0
生活用房	154 957	2 054	390	15 210	14 852
学生宿舍	30 561	0	0	2 242	7 000
学生食堂	1 444	0	0	0	7 852
教工单身宿舍	4 481	0	0	0	0
教工住宅	88 829	2 054	390	8 959	0
教工食堂	1 362	0	0	0	0
生活福利及其他附属用房	28 280	0	0	4 009	0

①教学、行政用房包括教室，图书馆，实验室、实习场所及附属用房，风雨操场，会堂。②生活用房包括学生宿舍、学生食堂、教工单身宿舍、教工住宅、教工食堂、生活福利及其他附属用房。

二十三、1996年度各类统计数据

1996年度各类统计数据见表2-116—表2-121。

表2-116　学校基本情况

序号	项目	数据	备注
1	全校教职工总人数（含学校直接领导的附属医院）	7 212	1-1
	1.1　校本部教职工总人数	1 647	—
2	全校正在国外学习人数（含学校直接领导的附属医院）	41	1-2
	2.1　全校回国在编人员总数（含学校直接领导的附属医院）	375	1-3
3	校本部仪器设备总值/万元	5 906.98	1-4
	3.1　校本部单价在5万元以上（含5万元）的仪器设备总值/万元	1 939.45	—
	3.2　校本部单价在5万元以上（含5万元）的仪器设备/台	137	—
	3.3　校本部单价在200～5万元的仪器设备总值/万元	3 967.53	—
	3.4　校本部单价在200～5万元的仪器设备/台	13 797	—
	3.5　校本部教学科研仪器设备总值/万元	4 407.80	—
	3.5.1　校本部主要用于本、专科教学的仪器设备总值/万元	2 850.34	1-5
4	校本部处级单位数	38	—
	4.1　校本部使用计算机管理的处级单位数	22	—
5	校本部微机/台	440	1-6
	5.1　用于校系两级教学管理的微机/台	24	—
	5.2　用于CAI（计算机辅助教学）微机/台	60	—
	5.3　能用多媒体教学的课程/门	7	—
	5.4　用于计算机基础课程教学的微机/台	204	—
	5.4.1　其中386型以上（含386型）的微机/台	178	—
	5.4.2　其他型微机/台	26	—

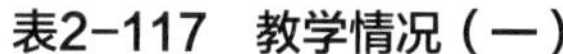

表2-117　教学情况（一）

序号	项目	数据	备注
1	在校本科生人数	2 575	2-1
	1.1 其中自费生人数	1 111	2-1
2	在校专科生人数	41	2-1
	2.1 其中自费生人数	41	2-1
3	在校成人本科生人数	0	2-1
4	在校成人专科生人数	41	2-1
5	在校七年制学生人数	58	2-1
6	七年制毕业生人数	53	—
7	学习时间在一年以上的港澳台学生在校人数	23	2-2
8	学习时间在一年以上的外国留学人员在校人数	39	2-2
9	专科专业数	3	—
10	本科专业数	7	2-3
11	七年制专业数	1	—
12	1995—1996学年度各专业本科生必修课程总学时数	4 286	—
	12.1 本科生必修课程由副教授及其以上教师授理论课总学时数	2 657	—
	12.2 本科生各专业必修课程任课教师总数	489	—
13	1995—1996学年度各专业专科生必修课程总学时数	2 016	—
	13.1 专科生必修课程由副教授及其以上教师授理论课总学时数	1 008	—
	13.2 专科生各专业必修课程任课教师总数	106	—

表2-118　教学情况（二）

序号	项目	数据	备注
1	在校博士研究生人数	204	3-1
2	在校硕士研究生人数	430	3-1
3	国家重点学科数	3	—

续表 2-118

序号	项目	数据	备注
4	省级重点学科数	2	—
5	博士后流动站数	2	3-2
6	博士点数	25	3-3
7	硕士点数	50	3-3
8	博士研究生导师人数（含附属医院）	88	3-4
	8.1 45岁以下博士研究生导师数（含附属医院）	4	—
9	开设硕士研究生学位课程及选修课总门数	130	—
	9.1 以授课方式开设的硕士研究生选修课门数	37	3-5
	9.2 以授课方式开设的硕士研究生选修课的总学时数	1 879	—
10	硕士研究生学位课总学时数	4 867	3-6
	10.1 教授授课总学时数	935	—
	10.2 副教授授课总学时数	2 932	—

表2-119　高等医学院校基本条件情况

序号	项目	数据	备注
1	学校图书馆阅览室座位总数	582	—
2	校本部图书馆是否建立了国际联机检索终端	是	9-1
3	校本部图书馆是否为省市以上部门确认的科技查新站	是	9-1
4	校本部图书馆图书借还是否实行计算机管理	是	9-1
5	校本部图书馆馆藏图书/万册	39.2	9-2
6	校本部图书馆馆藏期刊种数	2 116	—
	6.1 自然科学类中文期刊种数	1 246	—
	6.2 自然科学类外文期刊种数	870	—
7	1996年度校本部图书馆所订现刊种数	2 058	—

表2-120　院校自养实验动物的等级和品系情况

序号	项目	数据	备注
1	一级普通动物品系数	3	10-1
2	二级清洁动物品系数	4	10-1
3	三级无特定病原体动物品系数	2	10-1
4	四级无菌动物品系数	0	10-1

表2-121　校本部建筑面积情况

项目	数据/m^2	备注
占地面积	192 542	—
建筑总面积	234 376	—
教室总面积	6 646	—
实验室总面积	41 825	含专职科研3 805 m^2
图书馆总面积	7 351	—
运动场总面积	476	另有室外面积12 567 m^2，室内面积1 751 m^2
学生宿舍总面积	28 319	—
学生食堂总面积	1 444	—
校行政用房总面积	7 279	—
系行政用房总面积	13 591	—
会堂总面积	2 146	—
教工食堂总面积	1 362	—
生活福利及其他附属用房总面积	30 627	—
其他建筑总面积	93 310	11-1

二十四、1997年度各类统计数据

1997年度各类统计数据见表2-122—表2-125。

表2-122 本科、专科学生人数

项目		编号	毕业生人数			招生人数			在校学生人数			毕业班学生人数		
			合计	本科	专科	合计	本科	专科	合计	本科	专科	合计	本科	专科
甲		—	1	2	3	4	5	6	7	8	9	10	11	12
总计		01	476	476	0	605	605	0	2 741	2 741	0	485	485	0
按办学形式分	国家任务	02	436	436	0	605	605	0	2 646	2 646	0	445	445	0
	委托培养	03	30	30	0	0	0	0	79	79	0	34	34	0
	自费	04	10	10	0	0	0	0	16	16	0	6	6	0
	教师本科、专科	05	0	0	0	0	0	0	0	0	0	0	0	0
按学科门类分	医学科	15	476	476	0	605	605	0	2 741	2 741	0	485	485	0

表2-123 教职工人数

项目	编号	合计	校本部教职工人数					科研机构人员人数	校办工厂、农（林）场职工人数	其他附设机构人员人数
			小计	专任教师	教辅人员	行政人员	工勤人员			
甲	乙	1	2	3	4	5	6	7	8	9
总计	01	1 605	1 395	511	404	276	204	102	26	82
女教职工	02	751	617	180	193	149	95	50	12	72

续表 2-123

项目		编号	合计	校本部教职工人数					科研机构人员人数	校办工厂、农（林）场职工人数	其他附设机构人员人数
				小计	专任教师	教辅人员	行政人员	工勤人员			
教师职称	小计	03	420	403	385	10	8	0	17	0	0
	教授	04	68	64	63	1	0	0	4	0	0
	副教授	05	118	110	106	4	0	0	8	0	0
	讲师	06	178	173	169	3	1	0	5	0	0
	助教	07	56	56	47	2	7	0	0	0	0
非教师职称	小计	08	698	570	54	330	182	4	69	10	49
	高级	09	17	14	6	5	3	0	3	0	0
	副高级	10	108	79	24	42	13	0	26	1	2
	中级	11	253	202	20	123	59	0	28	3	20
	初级	12	320	275	4	160	107	4	12	6	27
无职称		13	487	422	72	64	86	200	16	16	33

表2-124 学校其他情况

项目	编号	学校占地面积/m^2	学校藏书/万册	固定资产值/万元	
				合计	教学仪器设备资产值
甲	乙	1	2	3	4
总计	01	192 542	40.00	13 667.00	3 710.75

表2-125　校舍情况

单位：m^2

项目	编号	校舍建筑总面积	外单位借用面积	危房面积	当年新增面积	正在施工面积	借、租用校舍面积
甲	乙	1	2	3	4	5	6
总计	01	261 439	2 054	922	16 912	0	0
教学、行政用房	02	84 887	0	0	10 082	0	0
教室	03	6 646	0	0	0	0	0
图书馆	04	7 351	0	0	0	0	0
实验室、实习场所及附属用房	05	66 993	0	0	10 082	0	0
风雨操场	06	1 751	0	0	0	0	0
会堂	07	2 146	0	0	0	0	0
行政办公用房	08	21 707	0	0	0	0	0
生活用房	09	154 845	2 054	922	6 830	0	0
学生宿舍	10	33 437	0	0	0	0	0
学生食堂	11	4 026	0	0	0	0	0
教工单身宿舍	12	6 917	0	0	0	0	0
教工住宅	13	85 459	2 054	922	5 484	0	0
教工食堂	14	1 362	0	0	0	0	0
生活福利及附属用房	15	23 644	0	0	1 346	0	0

①教学、行政用房包括教室，图书馆，实验室、实习场所及附属用房，风雨操场，会堂。②生活用房包括学生宿舍、学生食堂、教工单身宿舍、教工住宅、教工食堂、生活福利及附属用房。

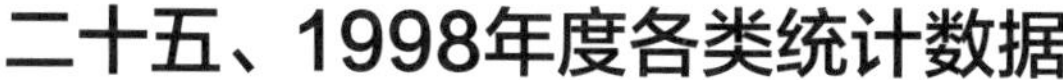

二十五、1998年度各类统计数据

1998年度各类统计数据见表2-126—表2-133。

表2-126　教师队伍

全校教职工		专任教师	教授	副教授	讲师	助教	其他	博士后	博士	硕士	本科	专科	其他
年龄结构		60岁以上	29	6	3	—	1	—	2	4	26	—	7
		50～59岁	16	51	26	1	1	—	2	17	71	5	—
		40～49岁	8	38	26	6	5	1	14	30	17	12	9
		39岁以下	2	20	105	92	45	4	12	132	85	2	29
		返聘教师	—					—					
"同一学缘"的教师*	"千百十"工程	"千"	"百"	"十"	获特殊津贴	国务院	省政府	本学年度获政治思想或工作领域里的先进奖		国家级		省部级	
	72	1	7	64	286	286	—	8个	8人次	1个	1人次	7人	7人次

*"同一学缘"的教师：指教师获最后学历的学校与工作单位为同一学校者。

表2-127　主讲教师

本学年度本科开课								本学年度专科开课						
必修课/门	选修课/门	主讲教师/人	教授/人	副教授/人	讲师/人	其他/人	博士学位/人	必修课/门	选修课/门	主讲教师/人	副教授以上/人	讲师/人	助教/人	硕士以上/人
127	40	332	64	97	160	11	67	24	17	33	8	19	6	5

表2-128　统测成绩（一）

届别	非外语专业本科毕业生/人	大学英语四级		大学英语六级		非外语专业专科毕业生/人	大学英语二级	
		通过率/%	优秀率/%	通过率/%	优秀率/%		通过率/%	优秀率/%
1997届	476	90.7	29.8	31.1	8.9	—	—	—

表2-129　统测成绩（二）

非计算机专业计算机应用水平统考										
届别	本科文科学生/人	应用基础一级		本科理科学生/人	应用基础一级		应用基础二级		专科生/人	应用基础一级	
		通过率/%	优秀率/%		通过率/%	优秀率/%	通过率/%	优秀率/%		通过率/%	优秀率/%
1997届	—	—	—	476	100	—	73	—	—	—	—

表2-130　统测成绩（三）

本科毕业生报考研究生						其他统考科目	统考年级	统考时间	报考人数	通过率	优秀率
届别	毕业生/人	报考研究生/人	报考率/%	被录取为研究生/人	录取率/%						
1997届	487	57（8人免试）	11.7	9（7人免试）	15.8	—	—	—	—	—	—

表2-131　教学设备（一）

图书馆现有藏书总数（含附属医院）/万册	现有期刊总数			馆内计算机		馆内教师阅览室		馆内学生阅览室	
	合计	中文期刊/种	外文期刊/种	用于管理/台	检索终端/台	数量/个	座位数/个	数量/个	座位/个
61.03	2 026	1 126	900	32	41	1	20	2	350

馆内电子图书/件	馆内藏缩微胶片/种	馆内自建数据库数据量/GB	外购数据库数据量/GB	馆内联机数据库数据量/GB
20	150	2个0.55+0.6	8个51.7	4个17.35

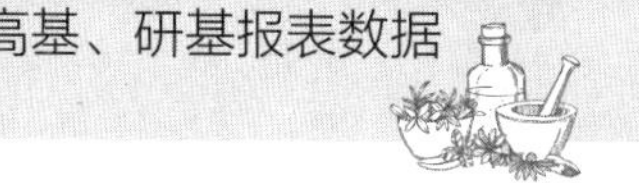

表2-132　教学设备（二）

单位：台

校现有计算机总数						教学管理用机		校园联网	
	学生用于实习实践	教师用于科研	部处用于管理	院系用于管理	用于其他	教务处教学管理	院系教学管理	服务器	挂接终端
770	191	143	239	18	179	8	15	16	504

表2-133　教学场所

单位：m^2

学校占地面积	校建筑总面积	合计	教学用房建筑面积				校图书馆建筑面积	专业实习或实践广场面积	学生宿舍建筑面积	学生食堂建筑面积	室内体育场建筑面积	露天体育场建筑面积
			课室	实验室	语音室	多媒体和CAI室						
159 849	151 832	40 258	6 646	32 794	360	458	7 351	—	33 438	4 026	1 751	—

二十六、1999年度各类统计数据

1999年度各类统计数据见表2-134—表2-137。

表2-134　本科、专科学生人数

甲		编号	毕业生人数			招生人数			在校学生人数			毕业班学生人数		
		—	合计	本科	专科	合计	本科	专科	合计	本科	专科	合计	本科	专科
			1	2	3	4	5	6	7	8	9	10	11	12
总计		01	485	485	0	944	788	156	3 357	3 130	227	515	515	0
按招生计划形式分	国家任务	02	482	482	0	944	788	156	3 347	3 120	227	506	506	0
	委托培养	03	2	2	0	0	0	0	2	2	0	1	1	0
	自费	04	1	1	0	0	0	0	8	8	0	8	8	0
	教师本专科	05	0	0	0	0	0	0	0	0	0	0	0	0
	新高职生	45	0	0	0	0	0	0	0	0	0	0	0	0

续表 2-134

甲		编号	毕业生人数			招生人数			在校学生人数			毕业班学生人数		
			合计	本科	专科	合计	本科	专科	合计	本科	专科	合计	本科	专科
		—	1	2	3	4	5	6	7	8	9	10	11	12
按学科门类分	医学科	16	485	485	0	907	788	119	3 320	3 130	190	515	515	0
	工学科	14	0	0	0	37	0	37	37	0	37	0	0	0

表2-135 教职工人数

项目		编号	合计	校本部教职工人数					科研机构人员人数	校办工厂、农（林）场职工人数	其他附设机构人员人数
				合计	专任教师	教辅人员	行政人员	工勤人员			
甲		乙	1	2	3	4	5	6	7	8	9
总计		01	1 511	1 380	459	505	225	191	14	37	80
女教职工		02	732	644	179	260	111	94	4	13	71
教师职称	小计	03	451	445	432	6	7	0	6	0	0
	教授	04	54	51	51	0	0	0	3	0	0
	副教授	05	111	108	108	0	0	0	3	0	0
	讲师	06	189	189	182	1	6	0	0	0	0
	助教	07	97	97	91	5	1	0	0	0	0
非教师职称	小计	08	704	631	7	465	148	11	8	14	51
	高级	09	16	16	0	11	5	0	0	0	0
	副高级	10	92	82	1	58	23	0	6	0	4
	中级	11	262	237	3	170	64	0	2	4	19
	初级	12	334	296	3	226	56	11	0	10	28
无职称		13	356	304	20	34	70	180	0	23	29

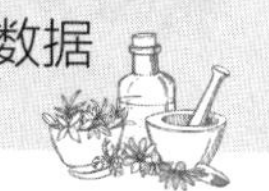

表2-136　学校其他情况

项目	编号	学校占地面积/m^2	学校藏书/万册	固定资产值/万元	
				合计	教学仪器设备资产值
甲	乙	1	2	3	4
总计	01	193 550	41.91	19 079	5 770

表2-137　校舍情况

单位：m^2

项目	编号	校舍建筑总面积	外单位借用面积	危房面积	当年新增面积	正在施工面积	借、租用校舍面积
甲	乙	1	2	3	4	5	6
总计	01	269 508	2 054	922	9 514	10 900	0
教学、行政用房	02	82 277	0	0	0	0	0
教室	03	6 646	0	0	0	0	0
图书馆	04	7 351	0	0	0	0	0
实验室、实习场所及附属用房	05	64 383	0	0	0	0	0
体育馆	06	1 751	0	0	0	0	0
会堂	07	2 146	0	0	0	0	0
行政办公用房	08	21 707	0	0	0	0	0
生活用房	09	165 524	2 054	922	9 514	10 900	0
学生宿舍	10	39 159	0	0	5 721	0	0
学生食堂	11	4 026	0	0	0	0	0
教工单身宿舍	12	6 917	0	0	0	0	0
教工住宅	13	86 511	2 054	922	2 014	9 800	0
教工食堂	14	1 362	0	0	0	0	0
生活福利及其他附属用房	15	27 549	0	0	1 779	1 100	0

①教学、行政用房包括教室，图书馆，实验室、实习场所及附属用房，体育馆，会堂。②生活用房包括学生宿舍、学生食堂、教工单身宿舍、教工住宅、教工食堂、生活福利及其他附属用房。

二十七、2000年度各类统计数据

2000年度各类统计数据见表2-138—表2-141。

表2-138　本科、专科学生人数

项目		编号	毕业生人数			招生人数			在校学生人数			毕业班学生人数		
		—	合计	本科	专科	合计	本科	专科	合计	本科	专科	合计	本科	专科
甲		—	1	2	3	4	5	6	7	8	9	10	11	12
总计		01	513	513	—	959	805	154	3 794	3 417	377	655	587	68
按招生计划形式分	国家任务	02	505	505	—	959	805	154	3 793	3 416	377	654	586	68
	委托培养	03	1	1	—	—	—	—	1	1	0	1	1	0
	自费	04	7	7	—	—	—	—	0	0	0	0	0	0
	教师本科、专科	05	—	—	—	—	—	—	—	—	—	—	—	—
	—	—	—	—	—	—	—	—	—	—	—	—	—	—
按学科门类分	医科	16	513	513	—	928	805	123	3 728	3 417	311	655	587	68
	工科	13	0	0	—	31	0	31	66	0	66	0	0	0

学校门类代码顺序：06哲学，07经济学，08法学，09教育学，10文学，11历史学，12理学，13工学，14农学，15医学。

表2-139　教职工人数

项目	编号	合计	校本部教职工人数					科研机构人员人数	校办工厂、农（林）场职工人数	其他附设机构人员人数
			小计	专任教师	教辅人员	行政人员	工勤人员			
甲	乙	1	2	3	4	5	6	7	8	9
总计	01	1 472	1 343	436	473	244	190	14	36	79
女教职工	02	718	632	178	246	123	85	4	12	70

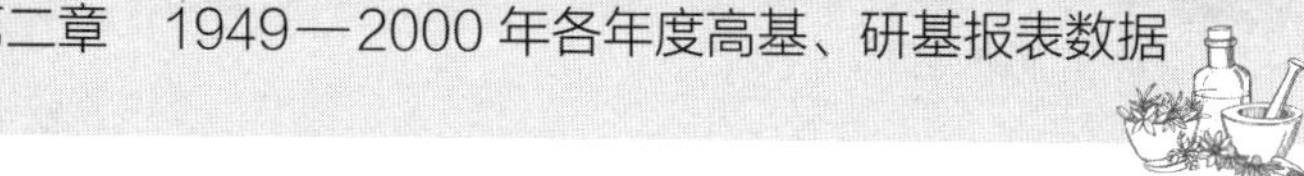

续表 2-139

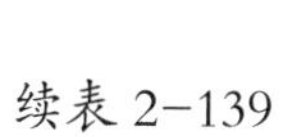

项目		编号	合计	校本部教职工人数					科研机构人员人数	校办工厂、农（林）场职工人数	其他附设机构人员人数
				小计	专任教师	教辅人员	行政人员	工勤人员			
教师职称	小计	03	437	431	411	8	12	0	6	0	0
	教授	04	54	51	50	0	1	0	3	0	0
	副教授	05	116	113	111	1	1	0	3	0	0
	讲师	06	190	190	180	5	5	0	0	0	0
	助教	07	77	77	70	2	5	0	0	0	0
非教师职称	小计	08	747	670	18	455	184	13	8	16	53
	高级	09	15	15	0	11	4	0	0	0	0
	副高级	10	108	95	4	60	31	0	6	1	6
	中级	11	271	248	7	172	69	0	2	2	19
	初级	12	353	312	7	212	80	13	0	13	28
无职称		13	288	242	7	10	48	177	0	20	26

表2-140　学校其他情况

项目	编号	学校占地面积/m²	学校藏书/万册	固定资产值/万元	
				合计	教学、科研仪器设备资产值
甲	乙	1	2	3	4
总计	01	193 550	52.6	22 970	6 250

表2-141 校舍情况

单位：m^2

项目	编号	校舍建筑总面积	被外单位借、占用面积	危房面积	当年新增面积	正在施工面积	借、租用校舍面积
甲	乙	1	2	3	4	5	6
总计	01	277 537	2 054	922	15 432	13 545	0
教学及辅助用房	02	55 914	0	0	0	0	0
教室	03	6 646	0	0	0	0	0
图书馆	04	7 351	0	0	0	0	0
实验室、实习场所及附属用房	05	38 020	0	0	0	0	0
体育馆	06	1 751	0	0	0	0	0
会堂	07	2 146	0	0	0	0	0
行政办公用房	08	21 707	0	0	0	0	0
生活用房	09	199 916	2 054	922	15 432	13 545	0
学生宿舍	10	33 493	0	0	0	13 545	0
学生食堂	11	4 026	0	0	0	0	0
教工单身宿舍	12	6 917	0	0	0	0	0
教工住宅	13	98 946	2 054	922	14 232	0	0
教工食堂	14	1 362	0	0	0	0	0
生活福利及其他附属用房	15	（含口腔）55 172	0	0	1 200	0	0

①教学及辅助用房包括教室，图书馆，实验室、实习场所及附属用房，体育馆，会堂。②生活用房包括学生宿舍、学生食堂、教工单身宿舍、教工住宅、教工食堂、生活福利及其他附属用房。③折7 462.67 m^2。

第三章　三院将要合并时的基本情况

本章收录了中山大学医学院、岭南大学医学院、光华医学院将要合并时三院的基本情况及筹组新校的文件原件的扫描件，不附加主观评价及文字说明。这些资料合成了三院在合并前几年的客观真实概貌，也展现华南医学院刚由三院合并时较为客观真实的原貌。

本章按开展合并工作的先后顺序分列中山大学医学院、岭南大学医学院、光华医学院的资料，再兼顾类别和时序来排列资料。收录的资料包括三院将要合并时各院的教职员工名册、组织机构文件、制度章程、教学计划及课程安排、呈交上级机关的公文和上级机关下发的公文。这些文件在一定程度上反映三院合并前几年各自的真实情况、合并工作进行过程和院校性质的改变，展现华南医学院创立的基础，显现华南医学院初创时所面对的客观条件及复杂情况，也反映三院合并工作的复杂与艰巨。本章收录的文件呈现三院的各自特色，包括不同的建校模式、办学条件、教学方法、医疗及临床教育水平和科研能力等，显现华南医学院创建时的丰富多样性。这种丰富多样性成为接下来长达半个世纪的院校特色，为华南医学院到中山医科大学的全面发展夯实基础。

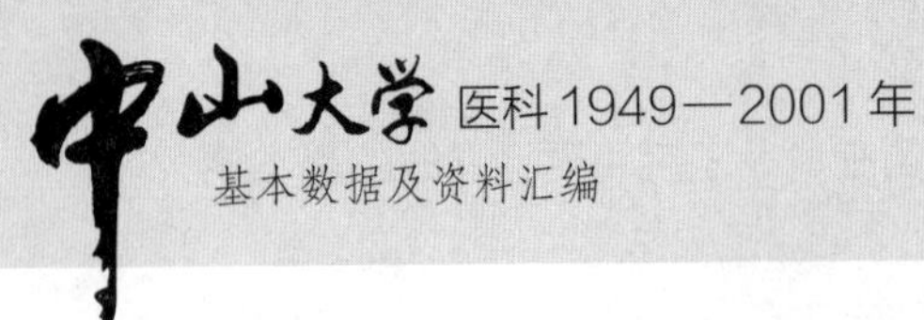

一、中山大学医学院组织系统

中山大学医学院组织系统见图3-1—图3-5。

中大医学院 通知

醫秘字第六四八号 年九月廿四日

关于我院改隶中央卫生部直接领导后之组织系统问题，经于本年八月卅日本年度上学期第一次院务会议议决，成立本院组织系统研究委员会，并推定王副院长季甫及罗潜、梁仲谋、梁煜晧、郑惠国四位教授负责草拟表式，分发各单位研究在案。兹据教授讲师等票署意见统计，以同意罗潜教授所拟之组织系统表者占十四票，同意梁煜晧教授所拟者十票，梁仲谋教授者五票，郑惠国教授者两票。现以罗潜教授所拟者为根据，经过院行政方面的考虑，拟成我院今后组织系统表（另附）。至或将来有些增删调动，仍须视我院现实环境之需要。合并附上现定组织系统表乙份，希查照是荷。此致

教授
讲师
代表
附属医院

院长 柯麟（公出）
副院长 王季甫 李士梅

图3-1　中山大学医学院通知

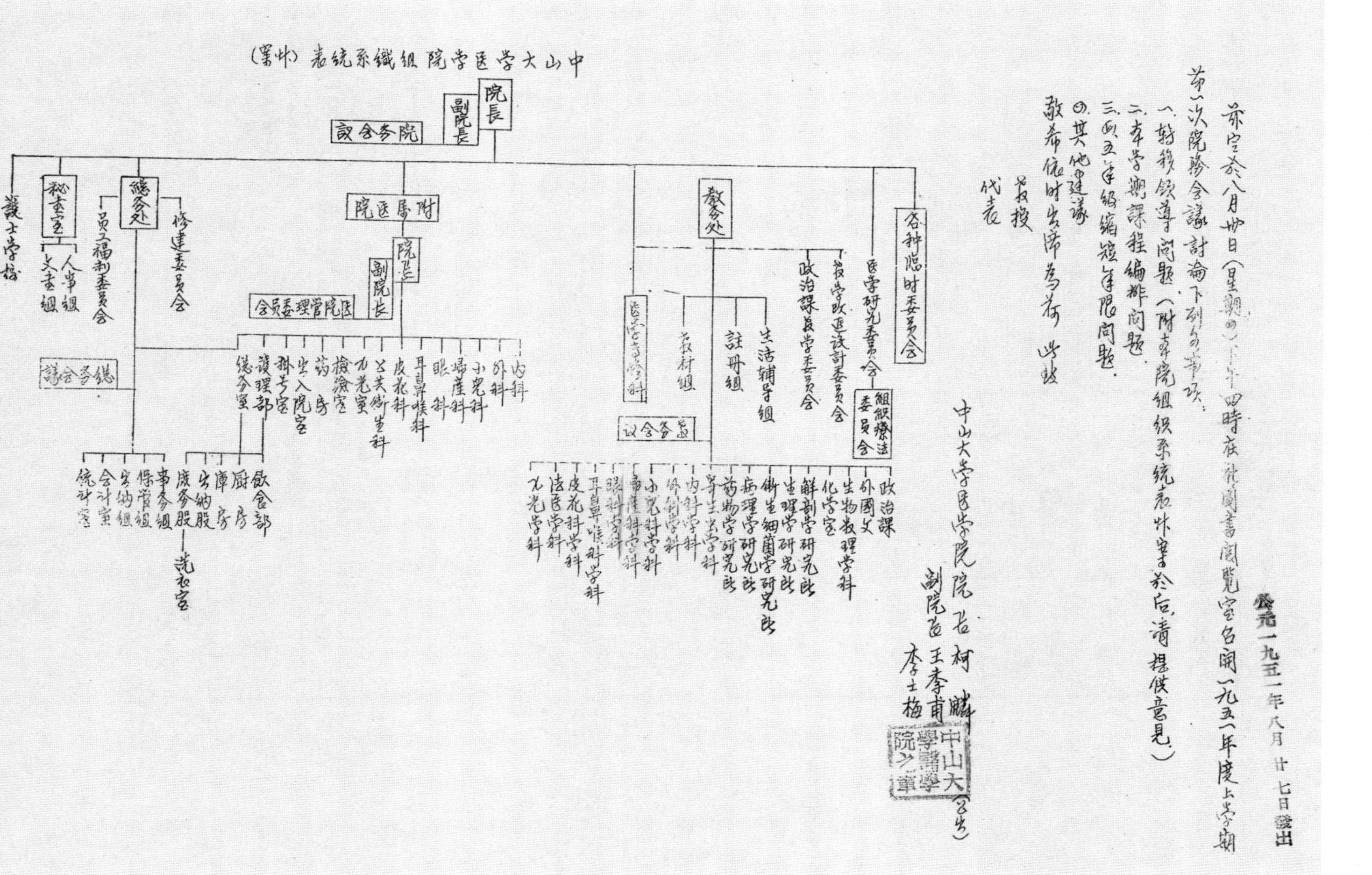

001

中山大学医学院组織系統表（草案）

兹定於八月卅日（星期四）下午四時在新圖書館閱覽室召開一九五一年度上学期第一次院務会議討論下列各事項：
一、教務領導問題（附本院组织系统表草案於后，请提供意見）
二、本学期课程編排问题
三、五年级缩短年限问题
四、其他建议
敬希依时出席为荷　此致
教授
代表

中山大学医学院院长　柯麟
副院长　王季甫
李士梅

公元一九五一年八月廿七日發出

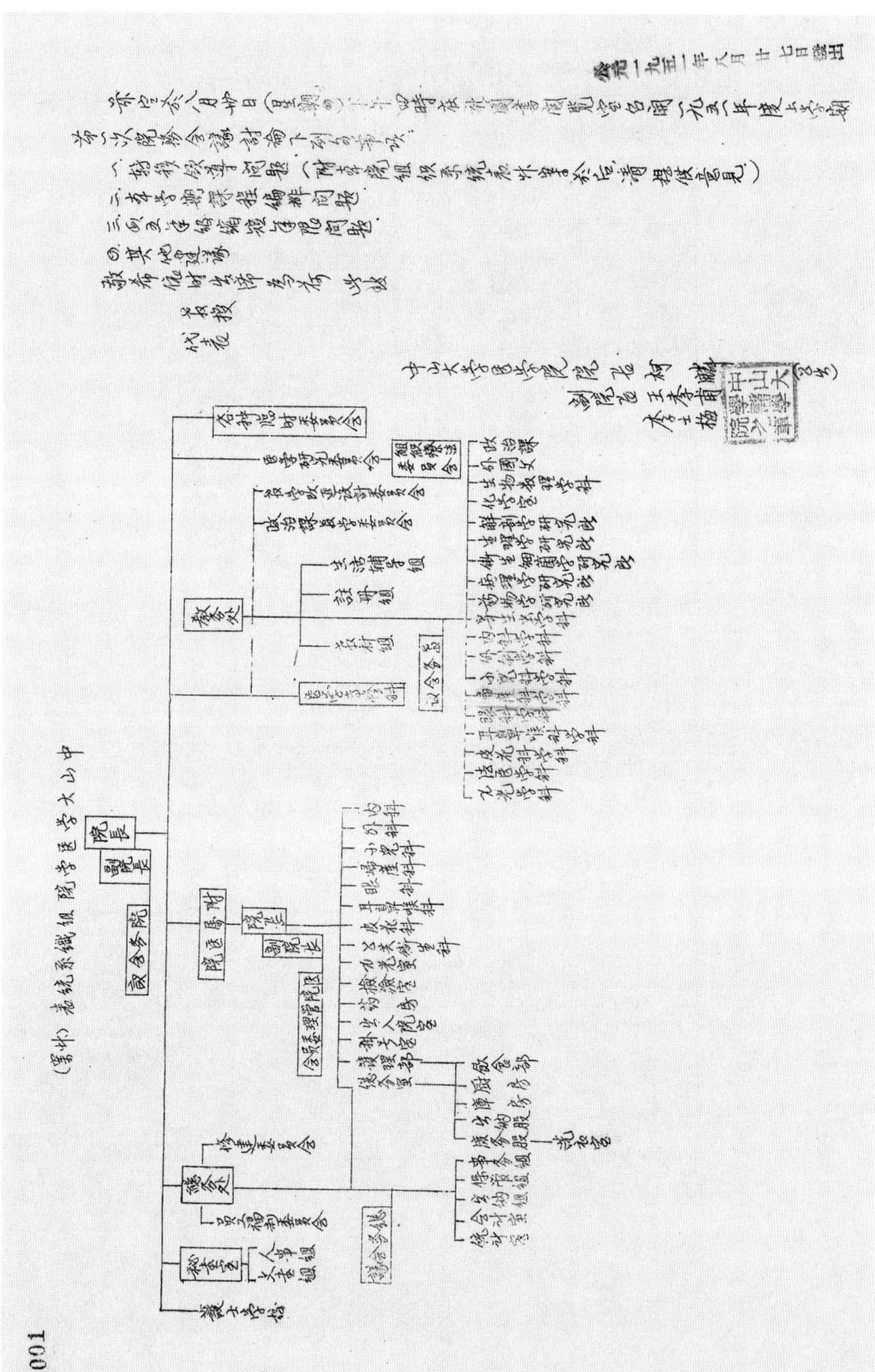

图3-2　中山大学医学院组织系统

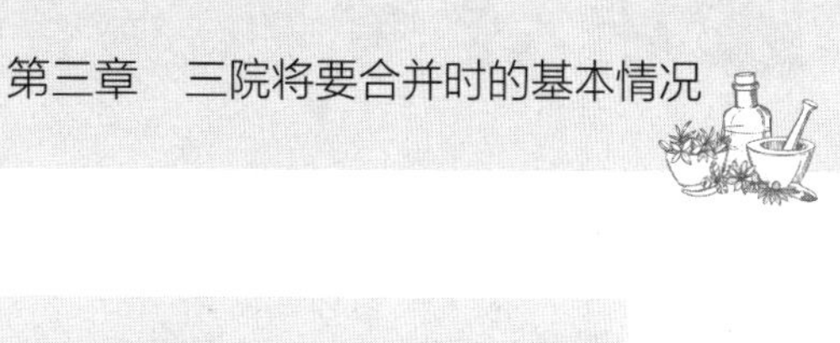

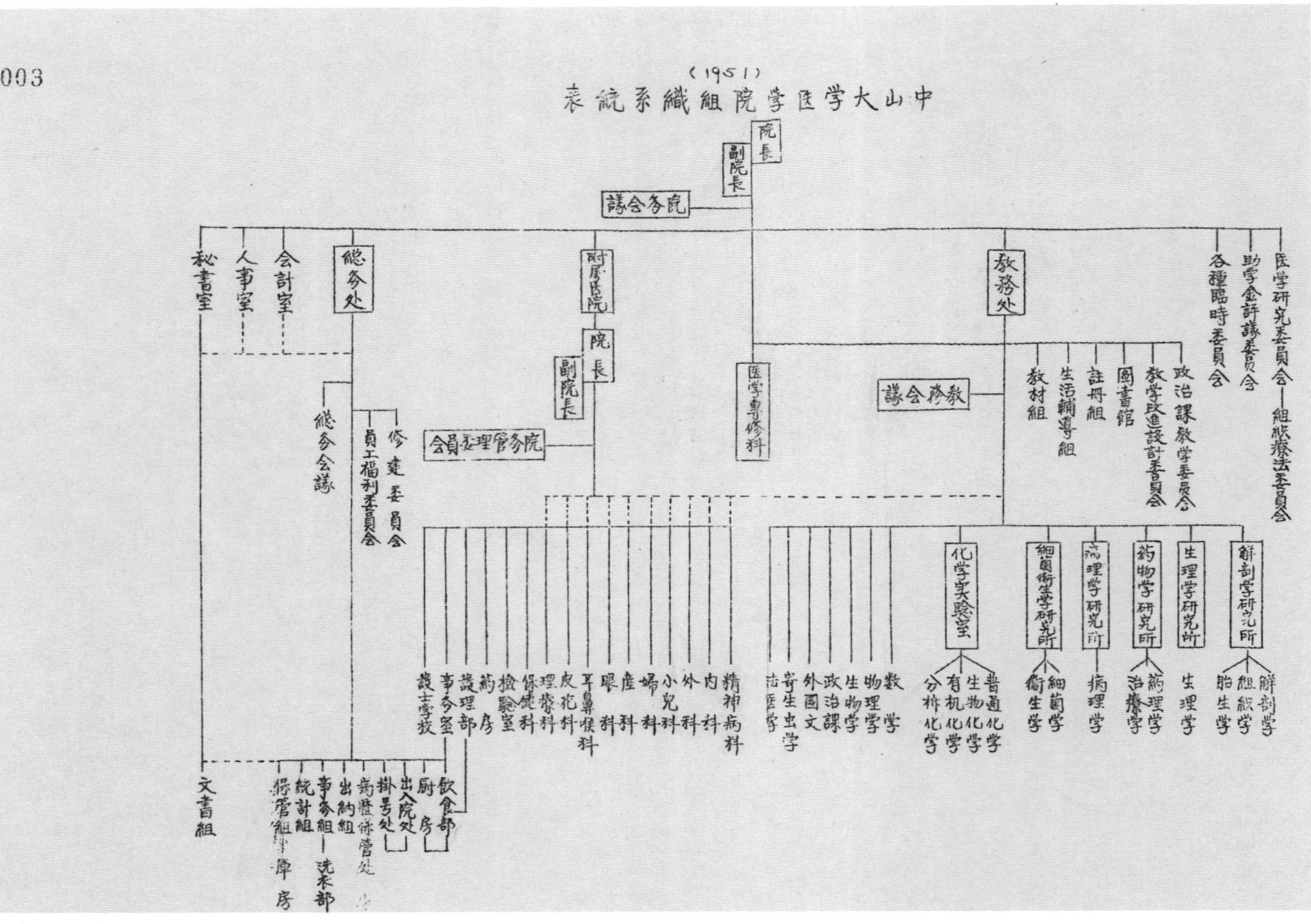

图3-3 中山大学医学院组织系统表（1951年）

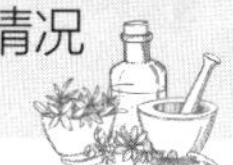

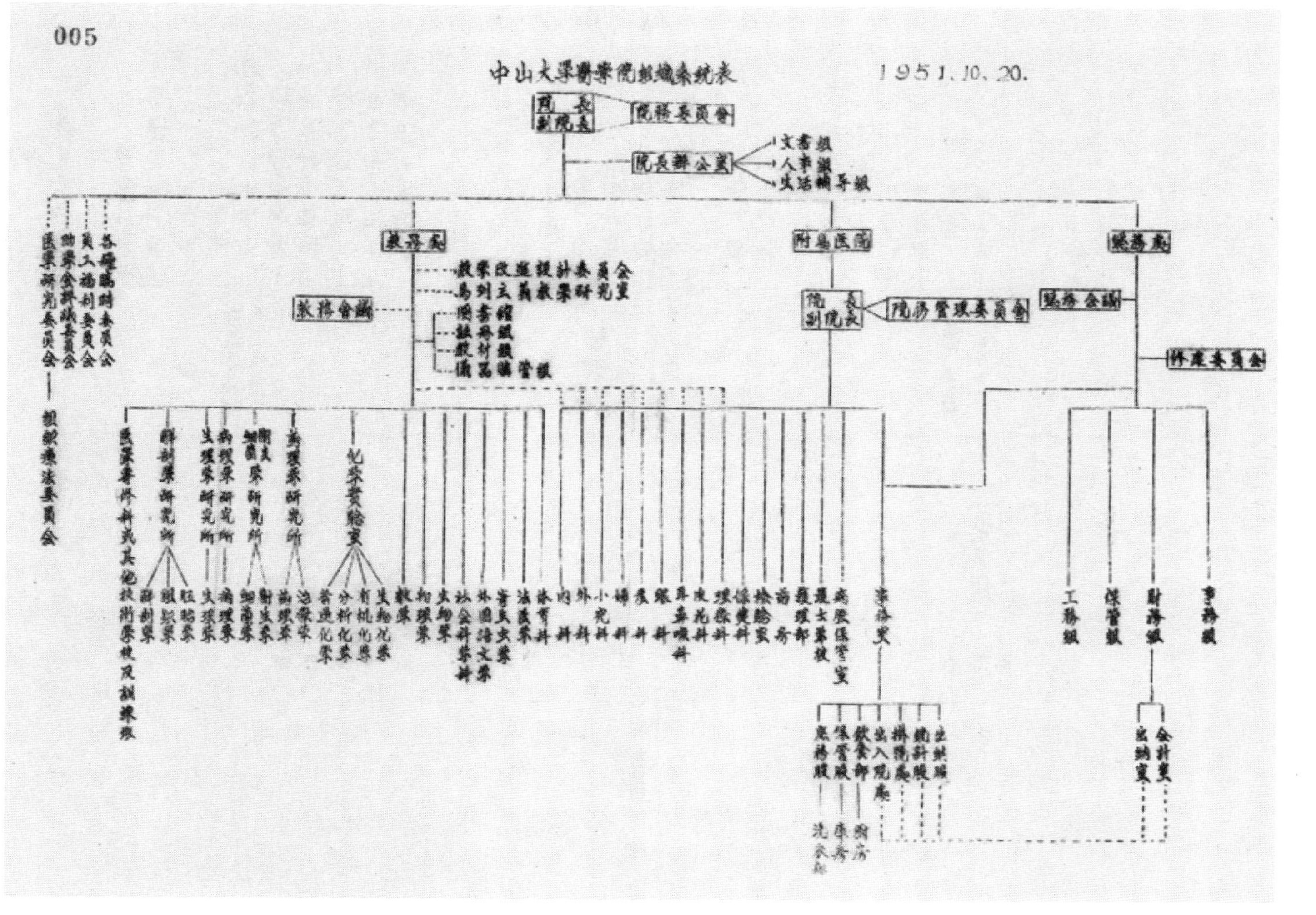

图3-4　中山大学医学院组织系统表（1951年10月20日）

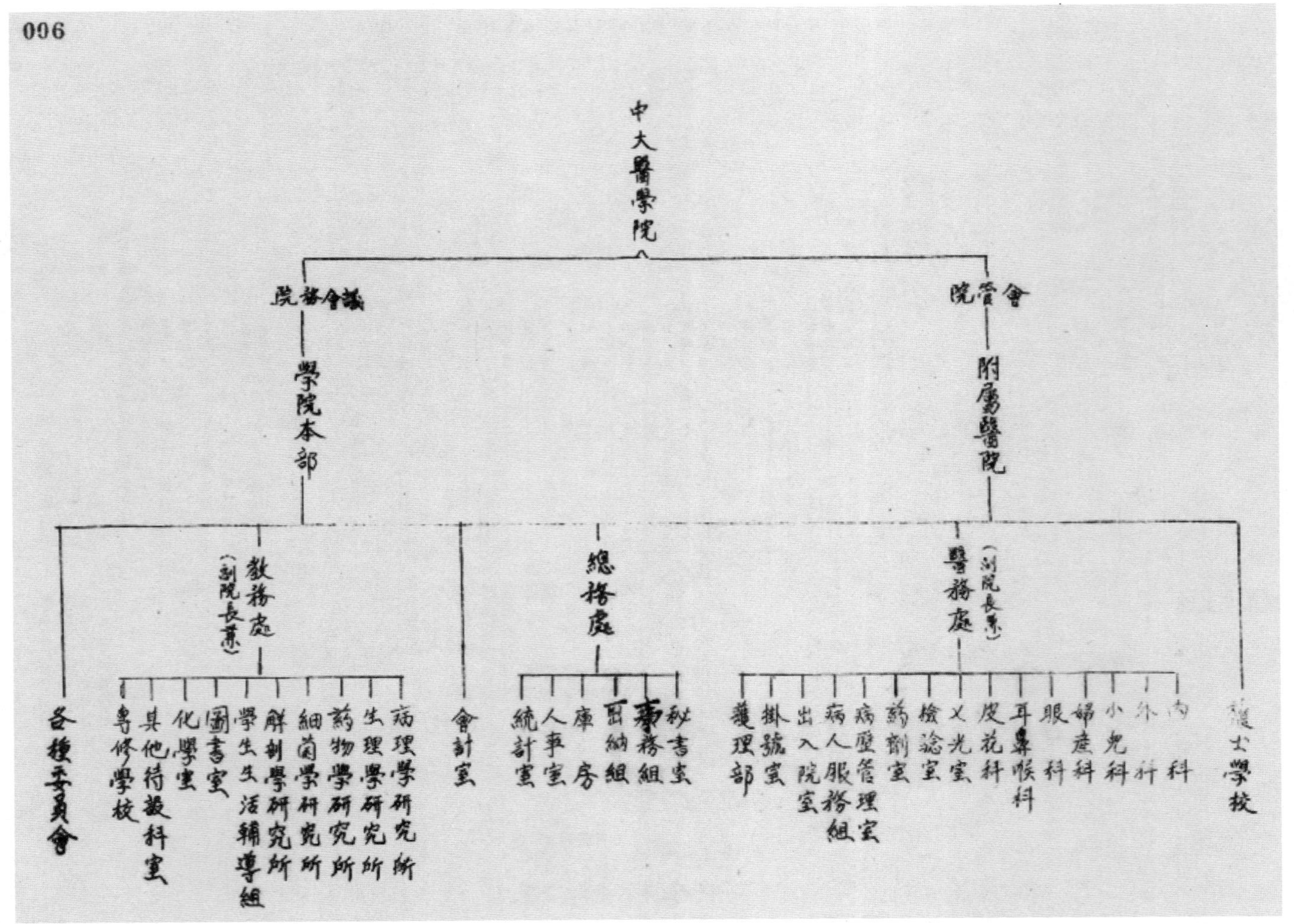

图3–5 中山大学医学院组织架构

二、中山大学医学院组织规程草案

中山大学医学院组织规程草案见图3–6。

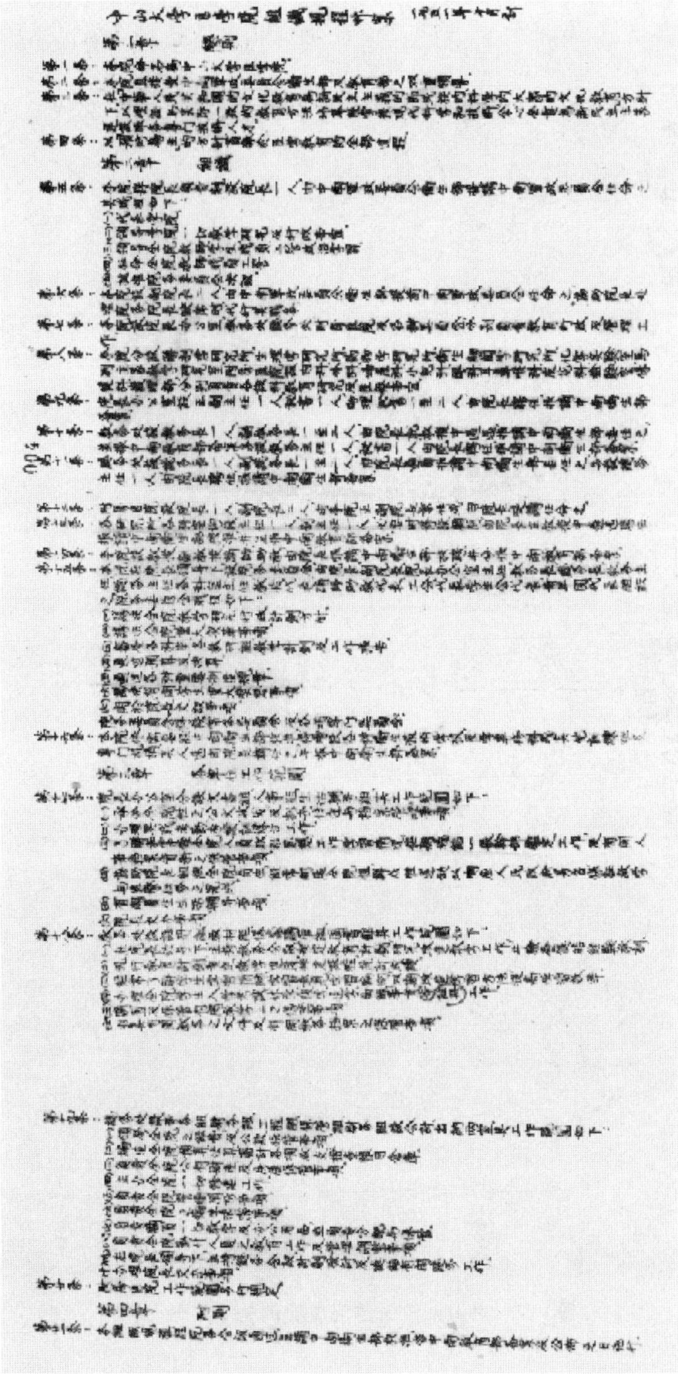

图3–6　中山大学医学院组织规程草案

三、中山大学医学院工资调整后名册及附件

中山大学医学院工资调整后名册及附件见图3-7—图3-37。

中山大學醫學院工資調整後名册

图3-7　中山大学医学院工资调整后名册-1

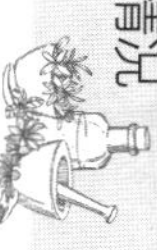

中山大學醫學院工資調整後名冊

職別	姓名	原工資 米斤	原工資 工資分	調整數 米斤	調整數 工資分	調整後工資 米斤	調整後工資 工資分	備考
院長	柯麟	1050	519	150	74	1200	593	
副院長	王季甫	1000	494	141	70	1141	564	
教授	梁伯強	1059	523	530	262	1589	785	
	羅潜	1016	502	508	251	1524	753	
	李挺	1016	502	508	251	1524	753	
	葉少芙	1016	502	508	251	1524	753	
	吴道鈞	1016	502	508	251	1524	753	
	朱師晦	1016	502	508	251	1524	753	
	湯子庸	1016	502	508	251	1524	753	
	梁煜皓	999	494	500	247	1499	741	
	葉錫棠	999	494	500	247	1499	741	
	黄明一	999	494	500	247	1499	741	
	梁仲謀	1016	502	144	71	1160	573	
	[illegible]恩文	1016	502	144	71	1160	573	
	楊簡	1016	502	144	71	1160	573	
	朱志和	1016	502	144	71	1160	573	
	沈毅	1016	502	144	71	1160	573	
	葉鹿鳴	1016	502	144	71	1160	573	

图3-8　中山大学医学院工资调整后名册-2

教授	何凯宣	977	494	141	69	1140 ~~1086~~	563 ~~539~~
	鄺公道	935	464	130	64	1069	528
	曾立勝	897	444	122	59	1019	503
	鄭惠國	939	464	130	64	1069	528
副教授兼副院長	李士梅	923	456	415	205	1338	661
副教授	羅致桓	906	447	408	201	1314	648
	蔡纪粮	880	435	396	196	1276	631
	李瑛	880	435	396	196	1276	631
	梁業珊	880	435	396	196	1276	631
	鄺賀齡	860	421	383	189	1233	610
講師	曾甫	837	443	377	186	1214	599
	何碧芬	800	396	360	178	1160	574
	鍾之英	700	346	315	156	1015	502 610
	羅肅蒼	665	329	266	132	931	461
	李國材	665	329	266	132	931	461
	黄伯俊	665	329	266	132	931	461
	張居仁	619	305	248	122	867	427
	吳秀荣	610	301	244	120	854	421
	古桓興	601	298	240	119	841	417
	陳自儉	560	277	224	111	784	388

图3-9 中山大学医学院工资调整后名册-3

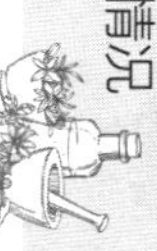

講師	閔惠連	548	271	219	111	767	379
	徐斗成	523	259	209	102	732	361
	高出平	514	264	206	102	720	356
助教	廖適生	491	241	147	72	638	313
	李新華	481	238	168	83	649	321
	陳式姝	481	238	144	71	625	309
	張德明	481	238	144	71	625	309
	吳遠徽	481	238	144	71	625	309
	張森泉	481	238	144	71	625	309
	杜念祖	481	238	144	71	625	309
	余幗靜	481	238	144	71	625	309
	趙汝泰	481	238	144	71	625	309
	鍾恩桂	462	229	139	69	601	298
	吳秀錦	462	229	139	69	601	298
	張釗笑	481	238	120	60	601	298
	吳曉芬	462	229	116	57	578	286
	王鍾儀	453	224	113	56	566	280
	湯湘琦	453	224	113	56	566	280
	潘國權	453	224	113	56	566	280
	李振寰	453	224	113	56	566	280

图3-10　中山大学医学院工资调整后名册—4

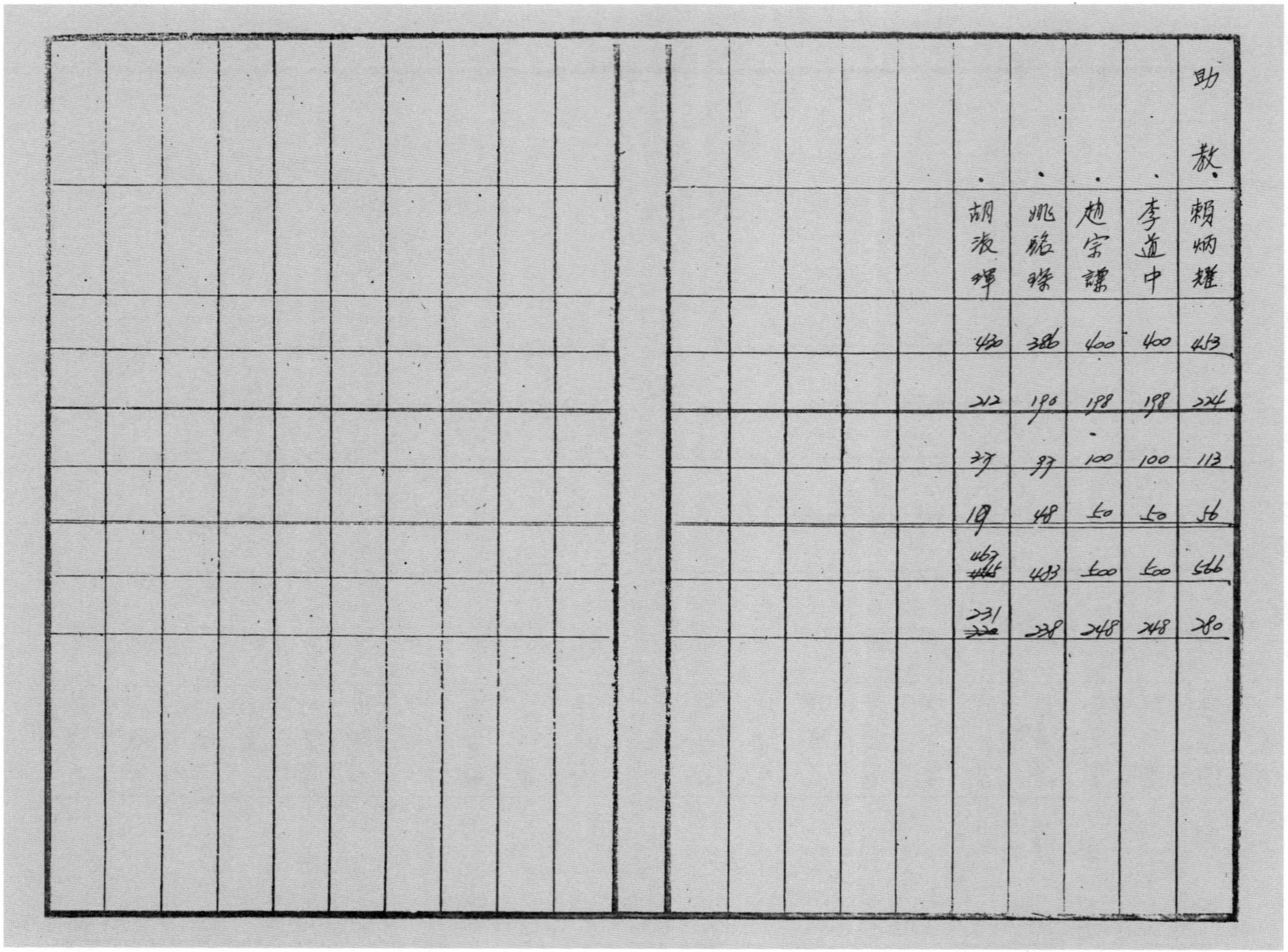

助教						
赖炳耀	453	224	113	56	566	280
李道中	400	198	100	50	500	248
赵宗谟	400	198	100	50	500	248
姚航琛	386	190	97	48	483	238
胡液辉	430	212	[illegible]	[illegible]	467	231

图3-11　中山大学医学院工资调整后名册-5

	技術員	技士		绘图員	圖書管理員	教材組員	註冊組員		文牘員	出納員	會計佐理員	主辦會計	庫房主任	药房主任	護士長	護士主任	事务主任	總務主任	秘書
余紹娥	鍾恩育	凌啟琳	李康瑗	羅蕃評	黃純懿	黃勵勤	江卓明	黃婉真	黃維立	曾志波	蕭学紀	黃揚凱	鄭士文	蕭樹年	何淑貞	周佩容	林友梅	江映奐	廖之毅
443	462	481	386	408	405	350	396	400	512	453	420	440	462	462	550	440	500	500	528
220	229	238	190	201	198	173	196	198	256	224	207	217	229	229	274	218	248	248	260
40	42	44	34	36	36	33	35	36	55	41	37	43	42	42	59	43	46	46	50
18	20	21	18	19	19	16	17	17	24	20	19	20	20	20	27	20	22	22	26
483	504	525	420	444	441	383	431	436	567	494	457	483	504	504	609	483	546	546	578
238	249	259	208	220	217	189	213	215	280	244	226	238	249	249	301	238	270	270	286
			226 225	228 226				225				285 285				285 285	285 285	290	300

图3-12　中山大学医学院工资调整后名册-6

职别	姓名						
技術員	金秀琼	443	220	40	18	483	238
	蔡倫芳	424	209	38	19	462	228
	金秀萍	424	209	38	19	462	228
	何双娟	386	190	34	18	420	208
	崔元梅	386	190	34	18	420	208
事務員	羅樹杉	386	190	34	18	420	208
	房灏孙	320	159	27	12	347	171 180
	萬義之	410	203	33	17	443	220
練習生	江海祥	262	129	22	11	284	140
	鍾德坤	150	74			150	74

图3-13 中山大学医学院工资调整后名册-7

中山大學醫學院工資調整後名冊

職別	姓名	原工資 米斤	原工資 工資分	調整數 米斤	調整數 工資分	調整後工資 米斤	調整後工資 工資分	備考
技工	吳標	320	159	27	12	347	171	176
〃〃	曾妙生	330	164	27	12	347	176	
工友	黄源海	210	104	18	8	228	112	
〃〃	伍堅	260	128	21	13	281	141	
〃〃	房子鎌	230	114	19	9	249	123	
〃〃	曾建勳	230	114	19	9	249	123	
〃〃	張仲容	230	114	19	9	249	123	
	余慶	230	114	19	9	249	123	
工友	李蔭	230	114	19	9	249	123	
〃〃	劉二妹	230	114	19	9	249	123	
〃〃	羅宗祥	210	104	18	8	228	112	
〃〃	吳文英	210	104	18	8	228	112	
〃〃	陳耀佳	210	104	18	8	228	112	
〃〃	朱家效	210	104	18	8	228	112	
〃〃	區嚴友	230	114	19	9	249	123	
〃〃	張偉雄	230	114	19	9	249	123	
糾察隊長	何居利	280	139	24	11	304	150	
糾察隊員	賴永昌	270	134	23	11	293	145	

图3–14　中山大学医学院工资调整后名册–8

糾察隊員	吴明益	270	134	23	11	293	145
〃	周灼容	270	134	23	11	293	145
〃	陳林	270	134	23	11	293	145
〃	楊煥溪	270	134	23	11	293	145
〃	閔賡熙	270	134	23	11	293	145
技工	梁民昭	310	153	26	13	336	166
工友	吴旭	210	104	18	8	228	112
〃	簡窩	282	129	22	11	284	140
〃	楊明	242	120	21	10	263	130
〃	馬添	242	120	21	10	263	130
工友	李蓮	242	120	21	10	263	130
〃	房根娣	230	114	19	9	249	123
〃	萬茂娣	230	114	19	9	249	123
〃	雷根東	230	114	19	9	249	123
〃	葉利	230	114	19	9	249	123
〃	丘琴	220	109	18	9	238	118
〃	何健	210	104	18	8	228	112
技工	伍就	290	143	24	12	314	155
〃	梁義	290	143	24	12	314	155
〃	李勝喬	273	136	24	11	296	147

图3-15　中山大学医学院工资调整后名册-9

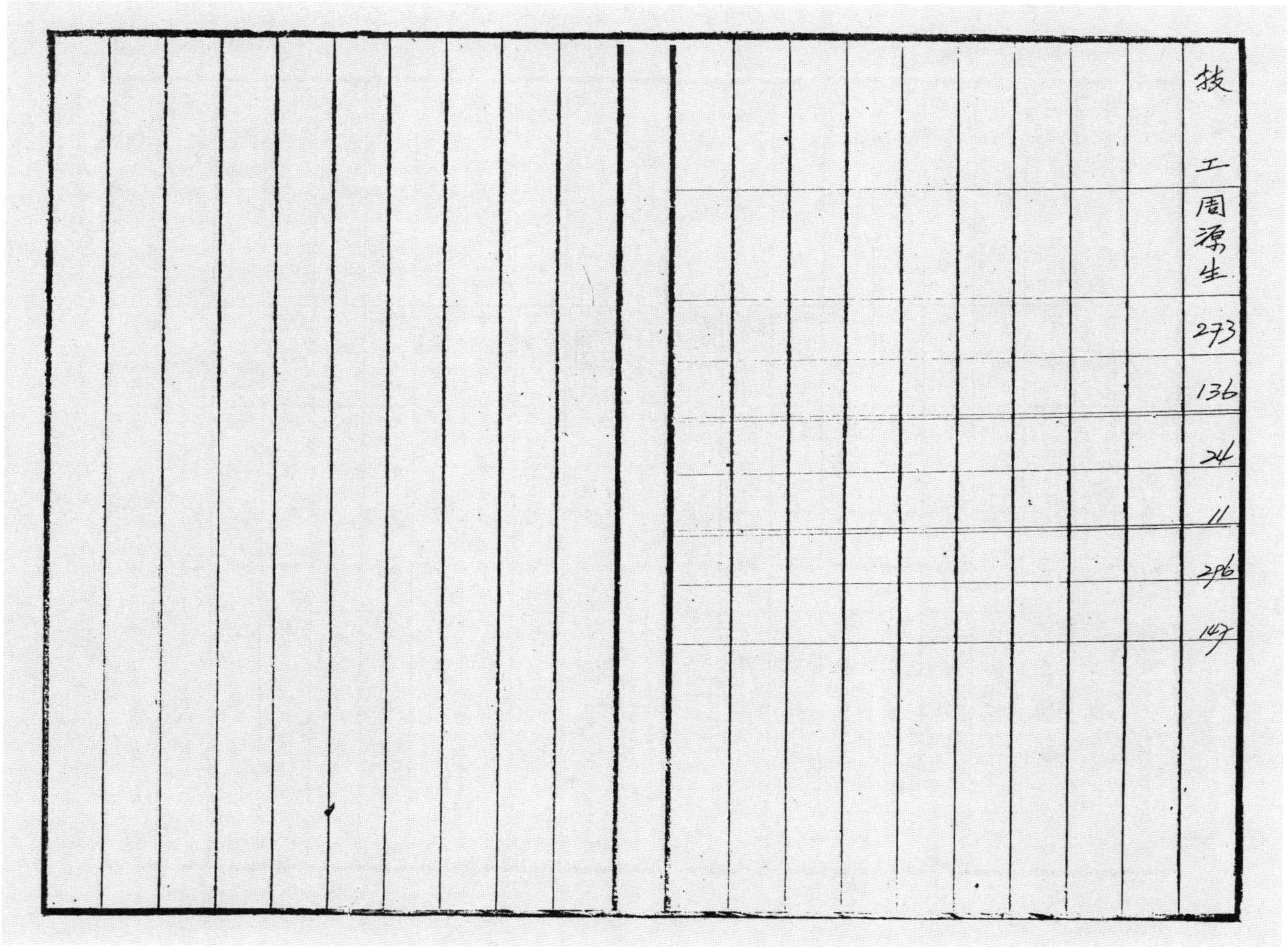

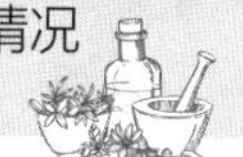

技工	周泽生	273	136	水	11	296	147

图3-16　中山大学医学院工资调整后名册-10

中山大学医学院附属医院工资调整后名册

职别	姓名	原工资 米斤	原工资 工资分	调整数 米斤	调整数 工资分	调整后工资 米斤	调整后工资 工资分	备考
助教	湯契布	462	225分	116	57	578	286	
·	張葵恳	453	224	113	56	566	280	
·	沈振黄	400	198	100	50	500	248	
·	周良樾	400	198	100	50	500	248	
·	古建鵬	400	198	100	50	500	248	
·	鄭曉華	400	198	100	50	500	248	
·	梁懿章	400	198	100	50	500	248	
·	倪安青	400	198	100	50	500	248	
·	余同長	400	198	100	50	500	248	
·	張志英	400	198	100	50	500	248	
·	湯存智	400	198	100	50	500	248	
·	沃樑信	400	198	100	50	500	248	
繪圖員	葉毓馨	380	188	[illegible]	[illegible]	[illegible]	[illegible]	
·	鄧紫琴	420	207	37	19	457	226	
·	李 波	420	207	37	19	457	226	
教材组员	黄鶴鳴	350	173	33	16	383	189	
	莫 遠	350	173	33	16	383	189	
助理員	譚華安	300	148	26	13	326	161	

周慶桐 248 25

图3-17　中山大学医学院工资调整后名册-11

药剂師	杜汉奎	434	215	39	17	473	234	
	何事英	300	148	26	13	326	161	
	丘慕霞	320	158	27	13	347	171	
	廖灵芝	386	190	34	18	420	208	
检验员	刘定章	386	190	34	18	420	208	
	倪寓生	408	201	36	18	444	219	
技術员	刘志慈	443	220	40	18	483	238	
司機	馬仕欽	443	220	40	18	483	238	240
	范少瑛	386	190	34	18	420	208	
會計员	黄裕珍	434	215	39	17	473	234	240
出纳员	黄建勋	405	199	35	18	441	217	
庶務员	郑炳铭	405	199	35	18	441	217	
	陳陵	386	190	34	18	420	208	
	姚鸿椿	386	190	34	18	420	208	
	凌鹰奎	386	190	34	18	420	208	
	李英贺	386	190	34	18	420	208	
	陳哲輝	386	190	34	18	420	208	
	梁绮霞	386	190	34	18	420	208	
事務员	张绮琴	386	190	34	18	420	208	
助理员	骆國根	300	148	26	13	326	161	

图3-18　中山大学医学院工资调整后名册-12

药剂师	姚士建	405	199	35	18	441	217	
药剂员	廿海成	386	190	34	18	420	208	
	黄岩瓦	360	173	33	16	383	189	200
	吴惠霞	300	148	26	13	326	161	
副护士主任	林瑞芳	420	207	37	19	459	206	260
护长	陈瑞	434	215	39	19	473	234	
	张岱瑛	415	206	37	18	452	204	
	~~蔡[illegible]~~	~~415~~	~~206~~	~~37~~	~~18~~	~~452~~	~~224~~	
	周勤芳	386	190	34	18	420	208	224
	郑广梓	386	190	34	18	420	208	220
高级护士	丁逢鸿	462	229	42	20	504	249	
	宋润梅	393	195	38	17	431	212	~~220~~
	黄慧芳	424	209	38	19	462	208	
助产士	钟松真	405	199	35	18	441	217	~~220~~
	张粟芳	396	196	35	16	431	212	224
	詹俊萍	386	190	34	18	420	208	
	陈紫琦	386	190	34	18	420	208	
	廖瑞英	386	190	34	18	420	208	
~~护士~~	~~蔡[illegible]~~	~~415~~	~~206~~	~~37~~	~~18~~	~~462~~	~~224~~	
	欧阳焕光	405	199 ~~206~~	35	18	441	217	

图3-19 中山大学医学院工资调整后名册-13

姓名							
闵碧霞	386	190	34	18	420	208	護士
蔡瑞琼	386	190	34	18	420	208	
吴梅珍	386	190	34	18	420	208	220
黄淑婧	386	190	34	18	420	208	
伍灵益	386	190	34	18	420	208	
郑宝琴	386	190	34	18	420	208	
颜亭香	386	190	34	18	420	208	
刘凤群	386	190	34	18	420	208	
刘惠珍	386	190	34	18	420	208	
麦桂珍	386	190	34	18	420	208	
谭宝婷	386	190	34	18	420	208	
容翠芳	386	190	34	18	420	208	
郑次龄	386	190	34	18	420	208	
卷金平	386	190	34	18	420	208	
黄维新	386	190	34	18	420	208	
邓倚芬	386	190	34	18	420	208	
冯佩璇	386	190	34	18	420	208	
黄惠贞	386	190	34	18	420	208	22廿
张淑芳	386	190	34	18	420	208	220
黄捷礼	386	190	34	18	420	208	

图3-20　中山大学医学院工资调整后名册-14

職別	姓名						
助護	黎笑芳	250	124			250	124
	韋志文	250	124			250	124
	黃惠文	250	124			250	124
	鍾郁青	250	124			250	124
	陳卓桂	250	124			250	124
	覃惠芬	250	124			250	124
	吳玉儀	250	124			250	124
	鄧杏如	250	124			250	124
	譚美秋	250	124			250	124
	商秀娟	250	124			250	124
護士	張紹儀	386	190	34	18	420	208
事務員	鄧蓮華	386	190	34	18	420	208
	劉浣珍	386	190	34	18	420	208
	桂摩馨	350	173	33	16	383	189
教務員	陳露芬	350	173	33	16	383	189
練習生	盧宏明	150	74			150	74
	蔡來俊	150	74			150	74
	劉惠梅	150	74			150	74

图3-21 中山大学医学院工资调整后名册-15

小儿科病室	何惠霞	230	114	19	9	249	123	
小儿科门诊	吴玉婵	230	114	19	9	249	123	
	蔡海生	230	114	19	9	249	123	
	卢友	230	114	19	9	249	123	[illegible] 130 [illegible]
外科病室	韦珍	230	114	19	9	249	123	130 120
外科门诊	萧伦	230	114	19	9	249	123	130 [illegible]
	黄丽影	230	114	19	9	249	123	
	何苏	230	114	19	9	249	123	
内科病室	尹激芳	230	114	19	9	249	123	
目科门诊室	张兴	230	114	19	9	249	123	130 [illegible] 130
药库室工友	姚钊	230	114	19	9	249	123	
手术室工友	李志成	230	114	19	9	249	123	[illegible]
检验室工友	罗鸿基	230	114	19	9	249	123	
耳鼻喉科工友	潘伯淳	230	114	19	9	249	123	
	陈廷晋	230	114	19	9	249	123	
急诊室工友	苏贵	230	114	19	9	249	123	
挂号处工友	李晃	230	114	19	9	249	123	
传达	张杰	210	104	18	8	228	112	123
	叶敬	230	114	19	9	249	123	
解剖厅工友	陈清泉	230	114	19	9	249	123	130

图3-22　中山大学医学院工资调整后名册-16

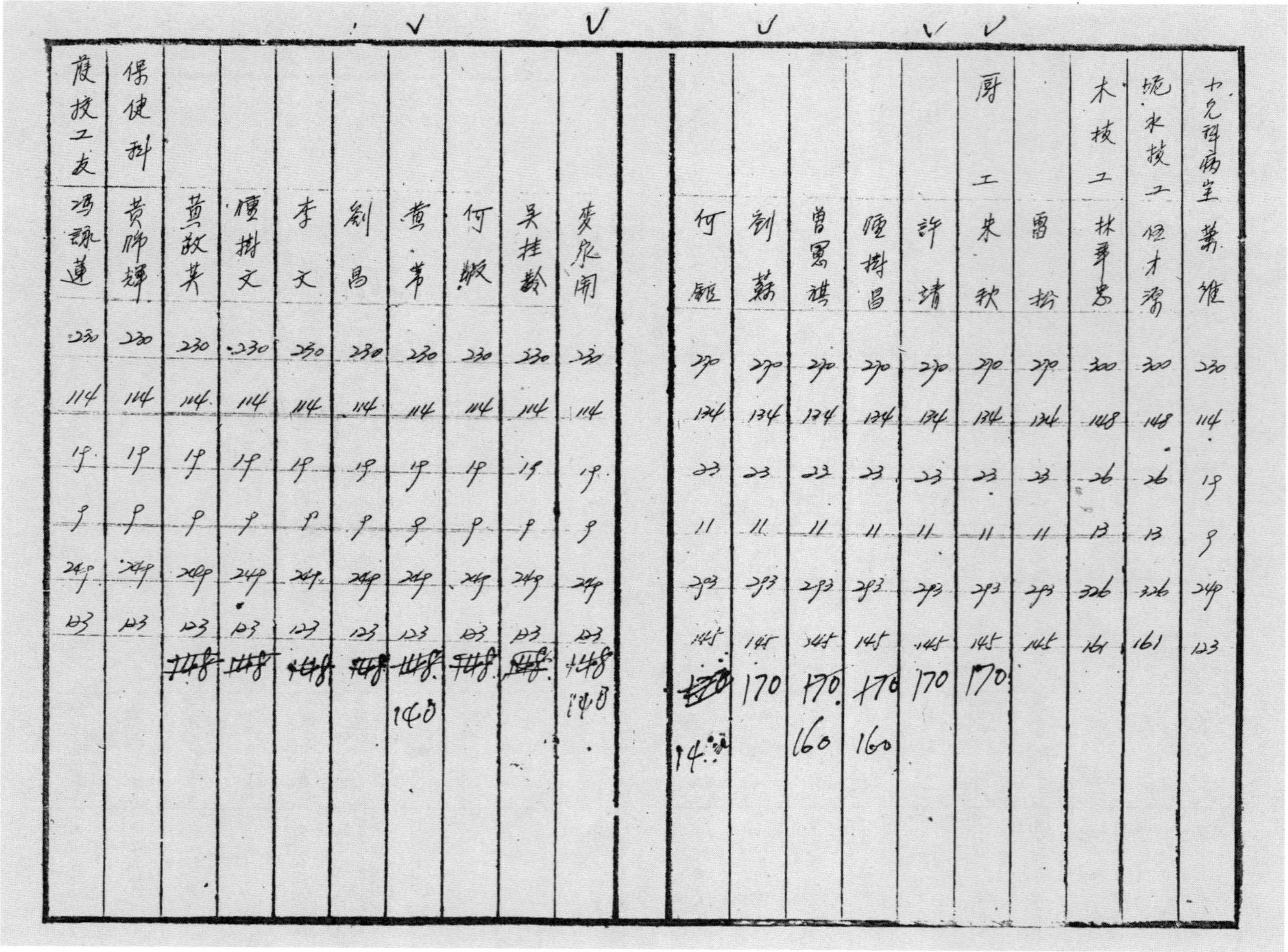

度技工友	冯[illegible]莲	230	114	19	9	249	123		
保健科	黄[illegible]辉	230	114	19	9	249	123		
	黄[illegible]英	230	114	19	9	249	123	~~148~~	
	[illegible]树文	230	114	19	9	249	123	~~148~~	
	李文	230	114	19	9	249	123	~~148~~	
	刘昌	230	114	19	9	249	123	~~148~~	
	黄[illegible]	230	114	19	9	249	123	~~148~~	140
	何[illegible]	230	114	19	9	249	123	~~148~~	
	吴桂龄	230	114	19	9	249	123	~~148~~	
	[illegible]泉开	230	114	19	9	249	123	148	140
	何[illegible]	270	134	23	11	293	145	~~170~~	14[illegible]
	刘[illegible]	270	134	23	11	293	145	170	
	曾[illegible]祺	270	134	23	11	293	145	170	160
	[illegible]树昌	270	134	23	11	293	145	170	160
	许靖	270	134	23	11	293	145	170	
厨工	宋秋	270	134	23	11	293	145	170	
	雷[illegible]	270	134	23	11	293	145		
木技工	林[illegible]	300	148	26	13	326	161		
泥水技工	[illegible]才[illegible]	300	148	26	13	326	161		
十九科病室	[illegible]维	230	114	19	9	249	123		

图3-23　中山大学医学院工资调整后名册-17

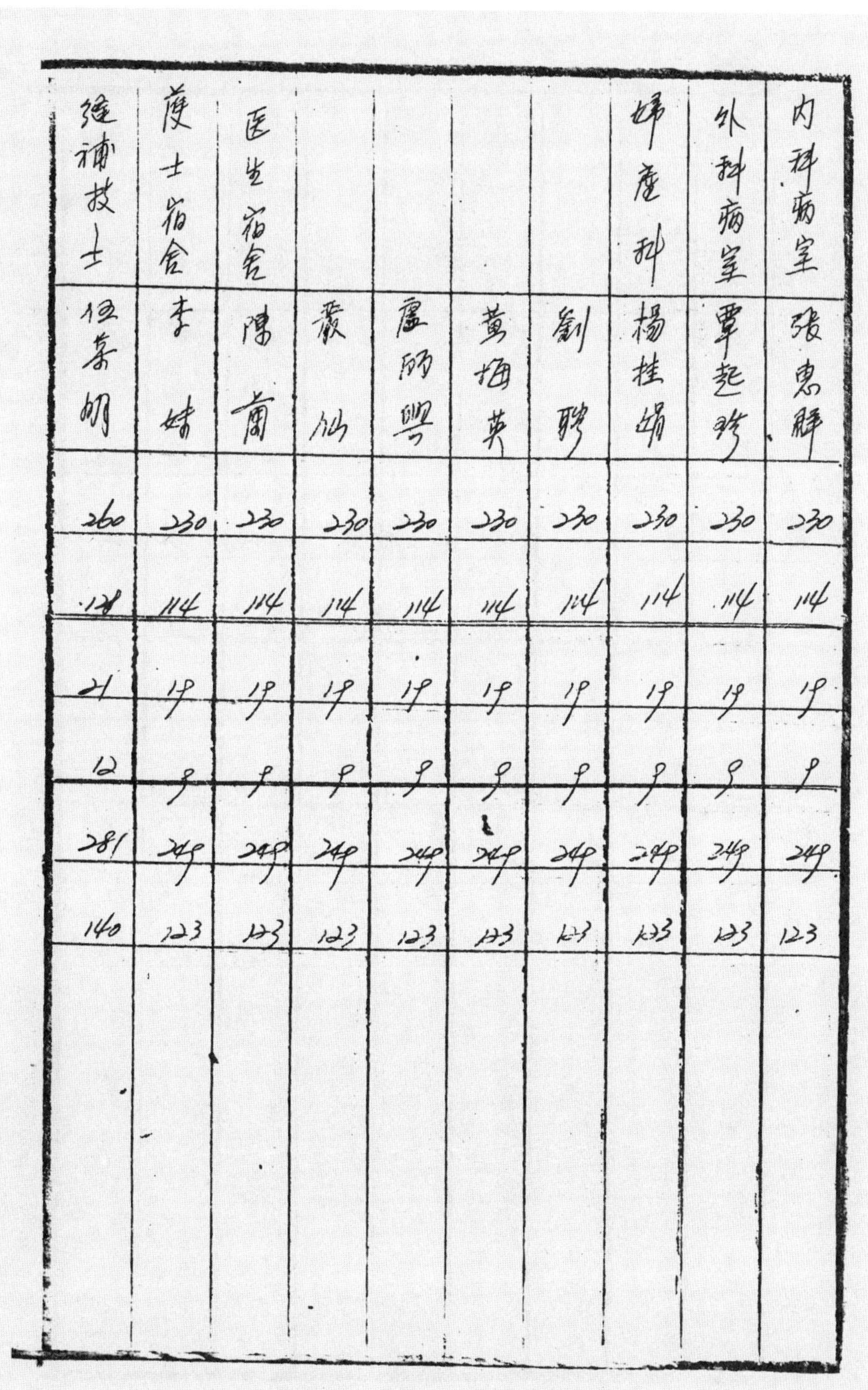

内科病室	張惠群	230	114	19	9	249	123
外科病室	覃起珍	230	114	19	9	249	123
婦產科	楊桂娟	230	114	19	9	249	123
	劉聘	230	114	19	9	249	123
	黃梅英	230	114	19	9	249	123
	盧勵嬰	230	114	19	9	249	123
	叢仙	230	114	19	9	249	123
医生宿舍	陳蘭	230	114	19	9	249	123
護士宿舍	李婧	230	114	19	9	249	123
縫補技士	伍榮明	260	128	21	12	281	140

图3-24　中山大学医学院工资调整后名册-18

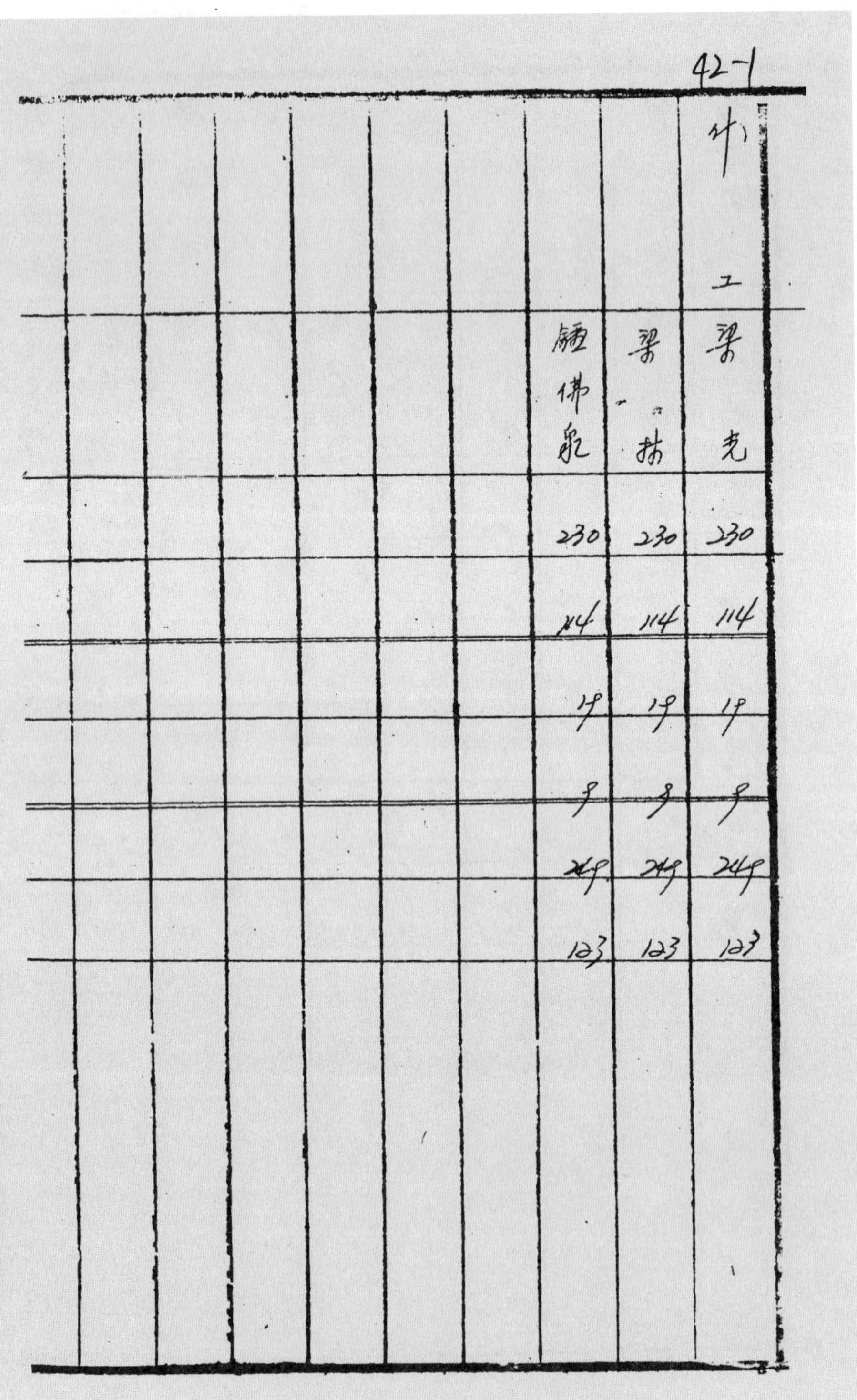

42-1

外 工							
	梁光	230	114	19	9	249	123
	梁林	230	114	19	9	249	123
	鍾佛泉	230	114	19	9	249	123

图3-25　中山大学医学院工资调整后名册-19

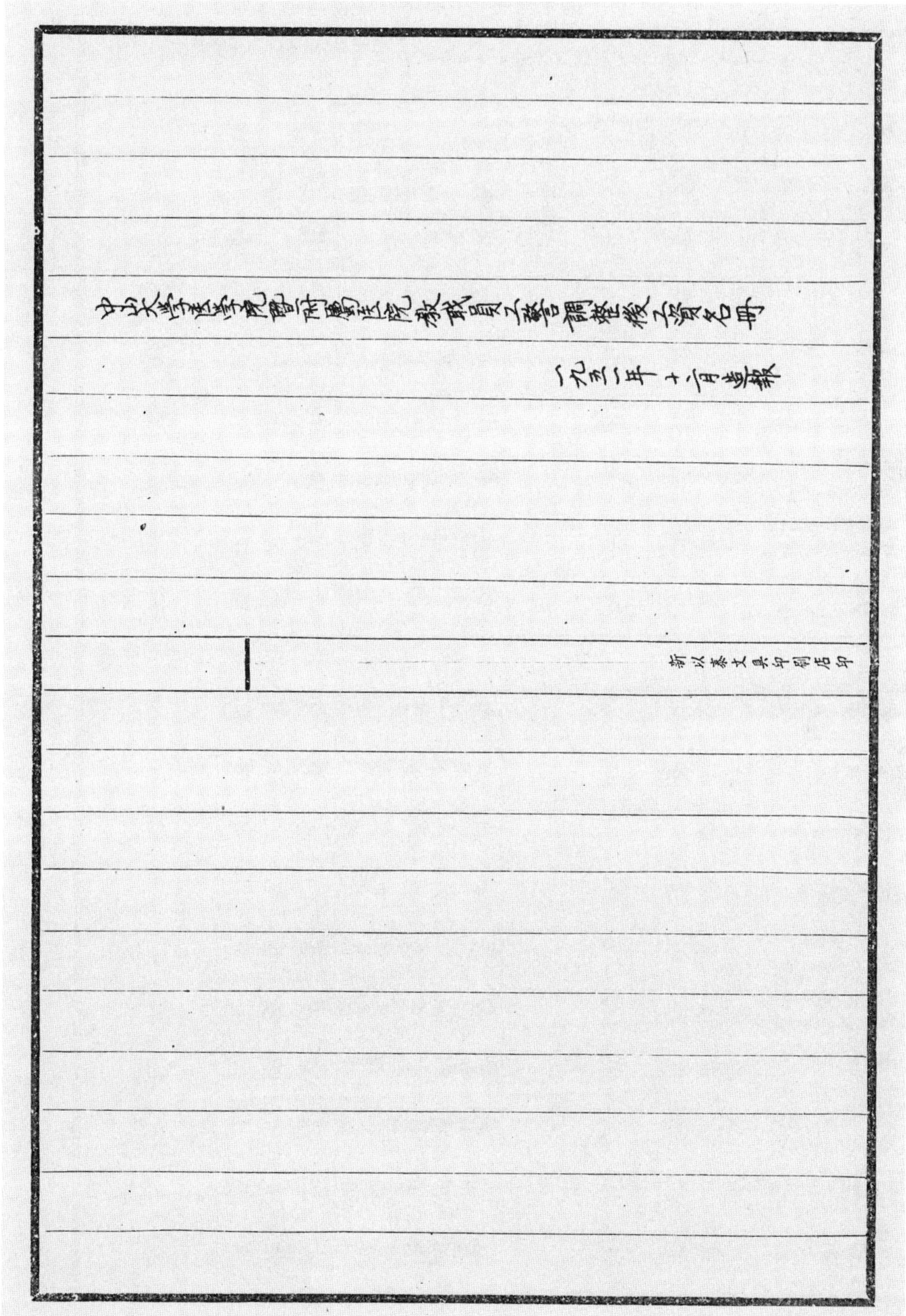

中山大学医学院暨附属医院教职员之薪资调整后之资名册

一九五一年十二月造报

新以泰文具印刷店印

图3-26　中山大学医学院工资调整后名册—20

中山大学医学院教职员工调整後工資名册　一九五一年十二月造报

职别	姓名	調整後資分
院长	柯麟	779
副院长	王季甫	741
〃	李士梅	741
教授兼病理学研究所主任	梁伯强	785
教授兼药理学研究所主任	罗潜	753
教授兼微生细菌研究所主任	李挺	753
教授兼生理学研究所主任	梁仲谋	753
教授兼解剖学研究所主任	何凯宣	741
教授兼小儿科主任	梁恨皓	741
教授兼妇产科主任	叶锡荣	741
教授兼皮花科主任	黄明一	741
教授兼外科主任	邝公道	696
教授兼妇产科主治医师	郑惠国	696
教授兼小儿科主治医师	曾立滕	666
副教授兼小儿科主治医师	罗致桓	648
副教授兼外科主治医师	蔡纪韬	631
病理学副教授	李瑛	631
化学副教授	梁荣珊	631

职别	姓名	調整後資分
教授兼化学实验室主任	汤子章	753
病理学教授	杨简	753
教授兼内科顾问	叶少芙	753
教授兼内科主任	朱师晦	753
教授兼内科主治医师	吴道钧	753
教授兼眼科主任医师	沈毅	753
教授兼耳鼻喉科主任	朱志和	753
解剖学教授	叶鹿鸣	753
副教授兼检验室主任	邝贺龄	610
细菌学副教授	钟子英	610
德文副教授	曾省	599
内科副教授	何碧芬	574
内科讲师兼住院医师	罗肃容	461
外科讲师兼住院医师	李国材	461
公共卫生学讲师	黄伯俊	461
儿科讲师兼住院医师	张居仁	427
药理学讲师	吴素荣	421
内科讲师兼住院医师	古樾奥	417

新以泰文具印刷店印

图3-27　中山大学医学院工资调整后名册-21

职务	姓名	工资
妇产科講師兼住院医师	陈自俭	388
生物化学講師	閔惠運	379
耳鼻喉科講師兼住院医师	高生平	356
内科助教兼医师	廖適生	313
小儿科助教兼医师	陈式珠	309
〃	張劍笑	298
放射科助教兼医师	張德明	309
内科助教兼医师	吴遠徽	309
〃	張森泉	309
眼科助教兼医师	杜念祖	309

职务	姓名	工资
衛生细菌学助教	李永年	321
妇产科助教兼医师	余佩静	309
外科助教兼医师	趙次泰	309
解剖学助教	鍾恩桂	298
生理学助教	吴秀锦	298
妇产科助教兼医师	吴曉芬	286
内科助教兼医师	王鍾儀	280
外科助教兼医师	譚湘琦	280
妇产科助教兼医师	潘國權	280
皮花科助教兼医师	李振康	280

（二）　新以泰文具印刷店印

职务	姓名	工资
外科助教兼医师	賴炳耀	280
生理学助教	胡濟理	265
衛生细菌学助教	李道中	248
内科助教兼医师	周慶均	258
外科助教兼医师	趙宗謙	248
小儿科助教兼医师	温存智	248
妇科助教兼医师	張志英	248
外科助教兼医师	余同長	248
耳鼻喉科助教兼医师	汪謙信	248
化学助教	伍雲香	248

职务	姓名	工资
药理学助教	湯聖希	286
解剖学助教	張癸息	280
〃	郭曉華	240
病理学助教	古建鼎	248
〃	周良樾	248
衛生细菌学助教兼医学院秘书	沈振黄	248
衛生细菌学助教	梁懿章	248
化学助教	姚銘深	238
医学院秘书	房之龍	300
総务主任	江錦泉	290

图3-28　中山大学医学院工资调整后名册—22

医学院文牍	黄婉真	225
出纳员	曾志波	244
注册组员	江卓明	213
庶务员	黄蒙之	220
事务员	房添和	180
绘图员	李波	226
〃	邓乐琴	226
〃	罗蕃祥	226
〃	黎广缘	226
〃	蓝毓馨	205
卫生细菌研究所技术员	钟恩育	249
〃	梁伦芳	228
药理研究所技术员	崔沅梅	208
解剖研究所练习生	钟德坤	74
卫生细菌研究所练习员	江海祥	140
化学实验室助理员	骆国根	161
水电技工	吴标	176
土木技工	曾妙生	176
花园技工	梁茂昭	166
生理研究所技工	伍就	155

药材组组员	黄鹤鸣	189
〃	黄远	189
〃	黄励勤	189
图书馆馆员	黄纯懿	217
解剖研究所技术员	金麦莲	228
〃	何双鹄	208
生理研究所技术员	明华生	161
病理研究所技士	凌启波	259
技术员	余绍娥	238
〃	金圭珍	238
解剖研究所技工	李胜春	147
〃	周原生	147
病理研究所技工	梁义	155
工友	简寓	140
卫生细菌研究所工友	伍坚	141
〃	房子谦	123
药理研究所工友	丘琴	118
〃	罗宗祥	112
生理研究所工友	张仲容	123
化学实验室工友	何健	112

(三) 新以泰文具印刷店印

图3-29 中山大学医学院工资调整后名册-23

中山大学医学院附属医院职员工警调整后工资名册　一九五一年十二月造报

职别	姓名	调整后工资分
事务主任	林友梅	285
文牍	黄维正	280
主办会计	黄杨凯	285
会计员	黄裕珍	240
会计佐理员	萧学礼	226
〃	范甘瑛	208
出纳员	黄建勋	217
庶务员	郑鼎铭	217

职别	姓名	调整后工资分
药房主任	萧树年	249
药剂师	杜泽奎	234
〃	姚士建	217
药剂员	甘海成	208
〃	黄志民	200
药房助理员	吴惠霞	161
练习员	区严友	123
练习生	卢安明	74

（四）　新以泰文具印刷店印

职别	姓名	调整后工资分
办公厅工友	杨昭	130
〃	李荫	123
教材组工友	余庆	123
〃	曾建勋	123
男学生宿舍工友	李莲	130
女学生宿舍工友	刘二妹	123
医学宿舍工友	吴文英	112
传达	萧利	123
学生厨房工友	房根保	123
〃	黄戊娣	123

职别	姓名	调整后工资分
学生厨房工友	吴旭	112
〃	黄原海	112
〃	张伟雄	123
〃	陈耀佳	112
〃	朱家欢	112
〃	雷根东	123
图书馆工友	马添	130

图3-30　中山大学医学院工资调整后名册-24

職別	姓名	工資
庫房主任	姚士文	249
事務員	姚鴻楷	208
〃	張綺琴	208
檢驗室技術員	劉志慈	228
化光室技術員	倪寅生	219
檢驗員	劉定章	208
〃	鄧美芝	208
檢驗助理員	丘慕霞	171
〃	何專英	161
檢驗室練習生	劉惠梅	74
化光室練習生	蔡秀復	74
辦公廳事務員	李榮賀	208
出入院處事務員	畢綺霏	208
〃	陳哲輝	208
〃	程群馨	189
掛號處事務員	陳·陵	208
〃	張應奎	208
〃	劉洸珍	208
病歷管理員	鄧惠華	208
飲食部事務員	羅樹松	208

(五) 新以泰文具印刷店印

職別	姓名	工資
飲食部事務員	楊健華	189
護士學校校務員	陳露芳	189
司機	馬仕敬	240
護理部主任	周佩棠	285
副主任	林瑞芳	260
護士長	何淑貞	301
〃	陳瑞	224
〃	張嫆瑛	224
〃	周勤芳	224
〃	鄭廣儀	220
護士長	黃惠貞	208
〃	王淑琮	248
高級護士	宋潤梅	212
〃	丁選鴻	249
〃	黃慧芳	228
助產士	鍾松真	217
〃	張翠芳	224
〃	詹俊萍	208
〃	陳紫榆	208
〃	廖瑞英	208

图3-31　中山大学医学院工资调整后名册-25

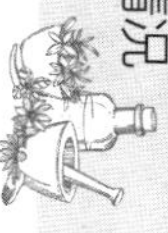

职别	姓名	工资
護士	張淑芳	220
〃	吳梅珍	220
〃	黃啟晴	208
〃	劉鳳影	208
〃	劉惠玲	208
〃	譚宝婷	208
〃	麥桂珍	208
〃	歐陽美光	208
〃	伍灵犀	208
〃	蔡[illegible]持	208
護士	閔碧霞	208
〃	容翠芳	208
〃	馮佩瑤	208
〃	鄧綺芬	208
〃	鄭次玲	208
〃	黃維新	208
〃	容金子	208
〃	郭雪琴	208
〃	鍾寧香	208
〃	黃璧莊	208
護士	張幼儀	208
〃	黃振礼	208
助理護士	蔡笑芳	124
〃	韋志文	124
〃	黃惠文	124
〃	鍾郁青	124
〃	陈卓君	124
〃	常惠芬	124
〃	吳玉儀	124
〃	鄔杏如	124
助理護士	譚美英	124
〃	商素娟	124
办公厅工友	陈清泉	130
〃	葉聚	123
侍達	張傑	123
掛号处工友	李晃	123
急诊室工友	蘇貴	123
〃	孫瑞曾	123
耳鼻喉科工友	潘伯淳	123
檢驗室工友	羅鴻基	123

新以泰文具印刷店印

图3-32　中山大学医学院工资调整后名册-26

职别	姓名	工资
手術室工友	李志成	123
藥庫房工友	姚 訓	123
内科门诊工友	張 典	130
内科病室工友	尹視芳	123
〃	何 蘇	123
〃	黄麗影	123
外科门诊工友	黄 倫	140
外科病室工友	韋 珍	140
〃	盧 友	123
〃	蔡梅生	123
小兒科门诊工友	吴玉嬋	123
小兒科病室工友	何惠霞	123
〃	蕭 維	123
泥水技工	伍才源	161
木技工	林華忠	161
〃	雷 松	145
厨工	朱 秋	170
〃	許 靖	170
〃	鍾樹昌	160
〃	曾憲祺	160

(七)

新以泰文具印刷店印

职别	姓名	工资
厨工	劉 蘇	170
〃	何 鉅	140
〃	麥家開	140
〃	黄 带	140
〃	吴桂齡	123
〃	何 蝦	123
〃	劉 昌	123
〃	李 文	123
〃	鍾樹文	123
〃	黄敬英	123
保健科工友	黄錦輝	123
護士学校工友	馮詠逵	123
内科病室工友	張惠群	123
外科病室工友	覃起珍	123
婦產科室工友	楊桂娟	123
〃	劉 聘	123
〃	黄梅英	123
〃	盧麗典	123
〃	嚴 仙	123
医生宿舍工友	陈 蘭	123

图3-33 中山大学医学院工资调整后名册-27

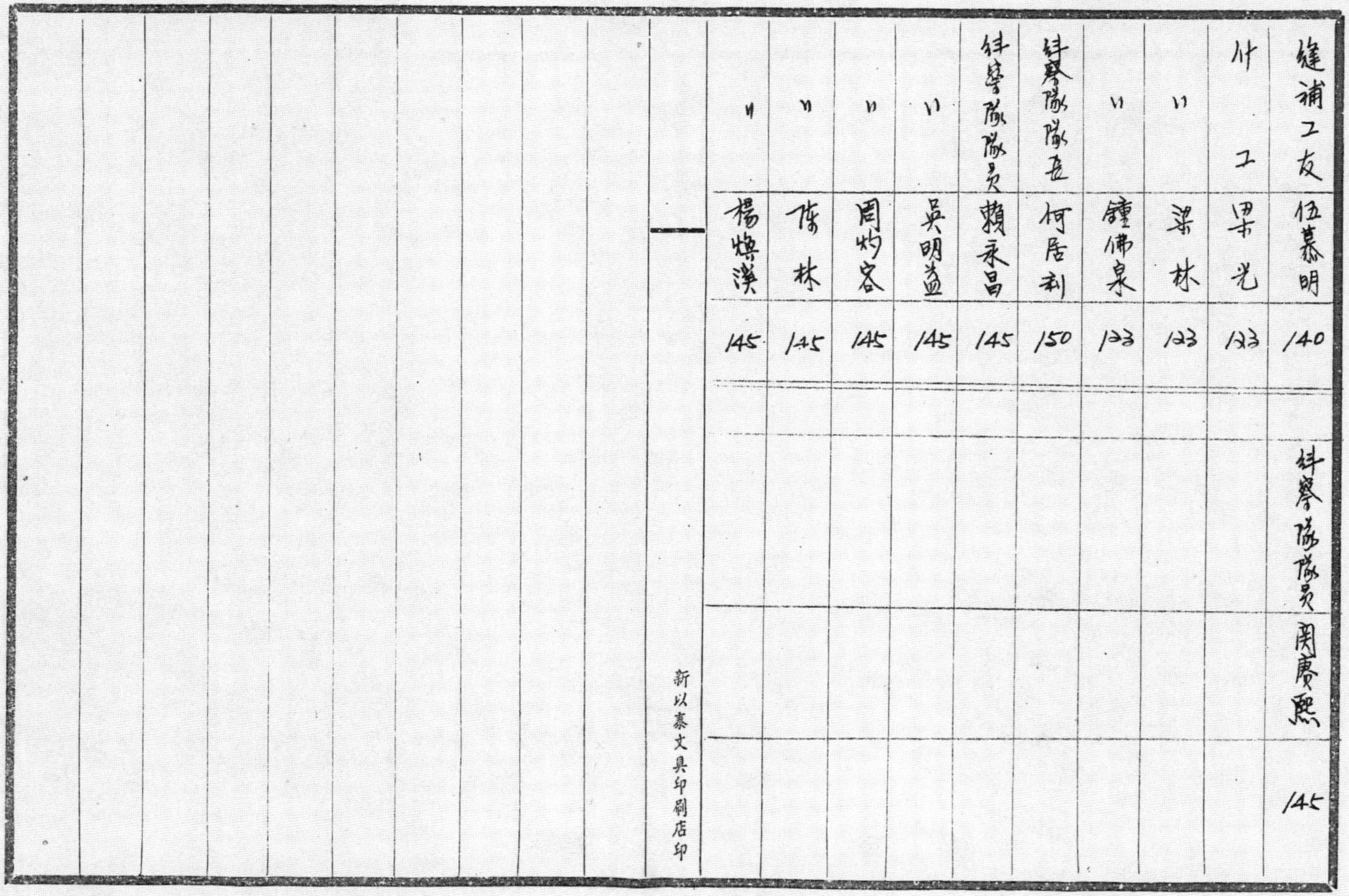

职务	姓名	工资
縫補工友	伍慕明	140
什工	畢光	133
〃	梁林	133
〃	鍾佛泉	133
糾察隊隊長	何居利	150
糾察隊隊員	賴永昌	145
〃	吳明益	145
〃	周灼容	145
〃	陈林	145
〃	楊煥漢	145
糾察隊隊員	周庚熙	145

新以泰文具印刷店印

图3-34　中山大学医学院工资调整后名册-28

中山大学医学院暨附属医院院長 柯麟

副院長王季甫

李士梅

一九五一年十二月六日

新以泰文具印刷店印

图3-35　中山大学医学院工资调整后名册-29

中南軍政委員會衛生部（通知）(52)人字第2609號

事由：爲轉發中央工資津貼評定標準希遵照辦理由

附件：中央政務院評資標準乙份
中央衛生部評資標準一份
全國各級學校教職員工工資標準乙份
中南評資委員會司機技工工資標準乙份
各種工資統計表共八種

主送機關：湘雅醫學院
中山醫學院

抄送機關：

擬辦：

批示：

收文　字第　號一九五　年　月　日　時收

图3-36　中南军政委员会卫生部为转发中央工资津贴评定标准的通知-1

一、此次評定工資津貼標準，一般行政人員（包括會計人員）按中央政務院標準評定，一般衞技人員按中央衞生部標準評定。一般非衞生技術敎學人員按全國各級學校敎職員工工資標準評定，司機技工按中南評資委員會規定標準評定。

二、各種統計表其塡寫份數如下：

工資津貼評定表：處級幹部每人塡三份，科級幹部每人塡二份，按技術標準全國各級學校敎職員工標準評爲三等九級以上者每人塡四份，其他人員每人塡一份（本單位留底在外）。核定工資津貼名册：處長級塡三份，科級塡二份，按衞生技術標準全國各級學校敎職員工工資標準評定者，三等九級以上塡四份，其他人員塡一份，其他統計表各送部一份。

三、附寄之表樣，希你處按表翻印，認眞統計（不得放大或縮小）於九月廿日以前報部，希知照。

中南軍政委員會衞生部

541

图3-37 中南军政委员会卫生部为转发中央工资津贴评定标准的通知-2

四、中山大学医学院1951年度第二学期教学人员调查

中山大学医学院1951年度第二学期教学人员调查见图3-38—图3-42。

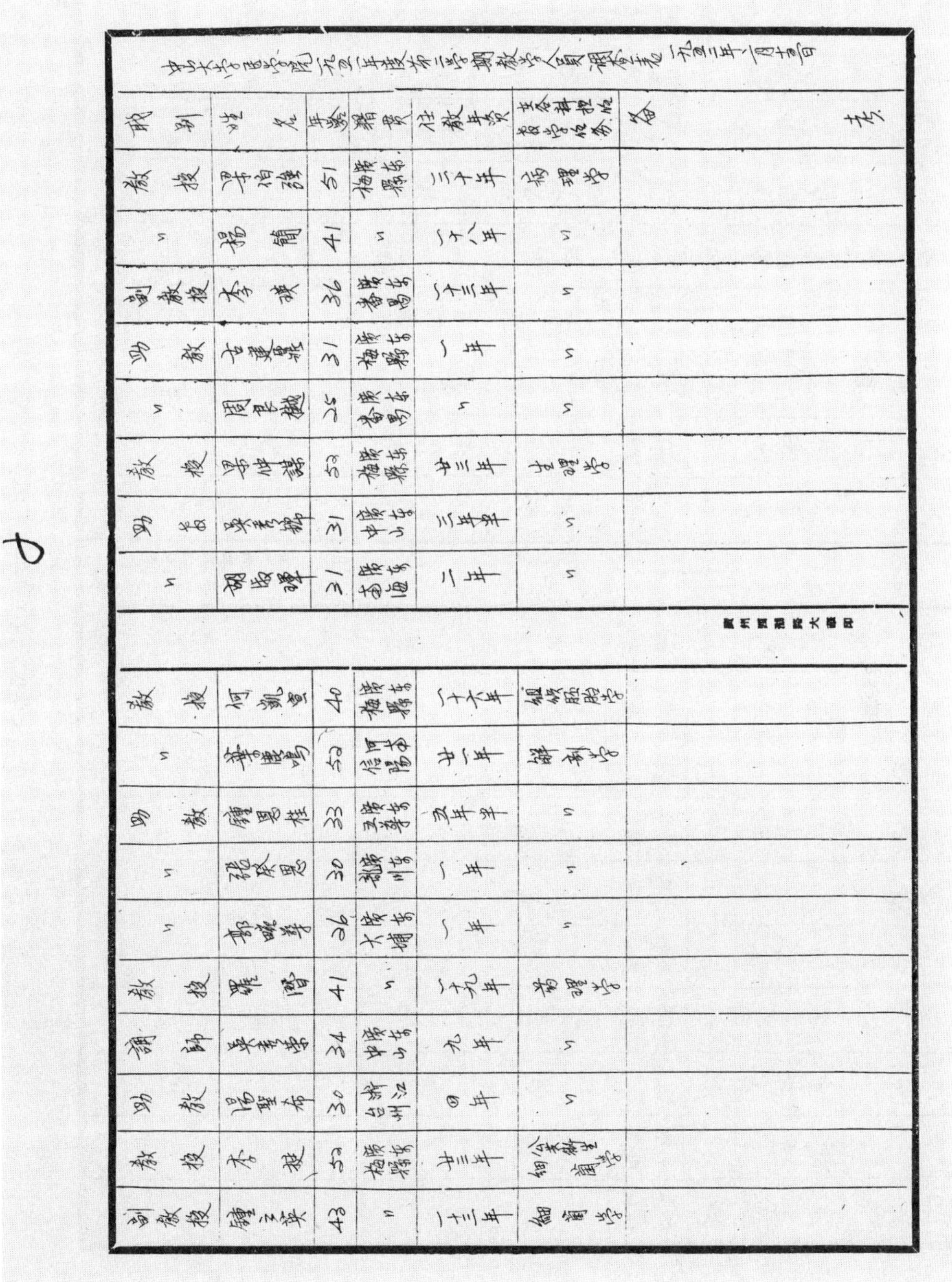

中山大學醫學院一九五一年度第二學期教學人員調查表　一九五二年一月十二日

職別	姓名	年齡	籍貫	任教年資	在本科擔任的教學任務	備考
教授	梁伯強	51	廣東梅縣	三十年	病理學	
〃	楊簡	41	〃	一十八年	〃	
副教授	李瑛	36	廣東番禺	一十三年	〃	
助教	古建累	31	廣東梅縣	一年	〃	
〃	周良樾	25	廣東番禺	〃	〃	
教授	梁仲謀	52	廣東梅縣	廿三年	生理學	
助教	吳秀錦	31	廣東中山	三年半	〃	
〃	胡展理	31	廣東南海	二年	〃	
教授	何凱寅	40	廣東梅縣	一十六年	組織胚胎學	
〃	葉鹿鳴	52	河南信陽	廿一年	解剖學	
助教	鍾恩桂	33	廣東五華	五年半	〃	
〃	張癸恩	30	廣東龍川	一年	〃	
〃	鄧曉華	26	廣東大埔	一年	〃	
教授	羅潛	41	〃	一十九年	藥理學	
講師	吳孝棠	34	廣東中山	九年	〃	
助教	湯聖希	30	浙江台州	四年	〃	
教授	李挺	52	廣東梅縣	廿三年	細菌學 公共衛生	
副教授	鍾之英	43	〃	一十三年	細菌學	

图3-38　中山大学医学院1951年度第二学期教学人员调查-1

助教	李彩章	32	广东梅县	六年	细菌学	
〃	李道中	29	广东五华	二年	〃	
〃	畢懋章	29	广东梅县	半年	〃	
兼主任副教授	王兆霖	47	广东东莞	六年	公共卫生学	
講師	黄伯俊	39	广东台山	七年	〃	
助教	沈抗黄	27	江苏盐城	一年	〃	
教授	馮子章	47	广东南海	廿年	药物化学	
副教授	畢紫珊	41	广东顺德	一十八年	普通有机化学	
講師	周惠連	31	广东开平	六年	生物化学	
助教	伍雲香	25	广东台山	一年	化学	
助教	姚錦深	25	广东番禺	一年半	化学	
教授	葉少芙	51	广东梅县	二十年	内科学	
〃	朱師晦	46	广东丰顺	一十六年	〃	
〃	吳道鈞	47	广东梅县	一十五年	〃	
副教授	鄺賀齡	41	广东南海	一十一年	〃	
〃	何碧芬	32	广东五华	七年	〃	
講師	羅肅容	39	广东兴宁	一十三年	〃	
〃	古樞亮	38	广东梅县	八年	〃	
助教	廖適生	30	广东大埔	四年半	〃	
〃	吳遠徽	30	广东合浦	〃	〃	

第二页

廣州西湖路大華印

图3-39　中山大学医学院1951年度第二学期教学人员调查-2

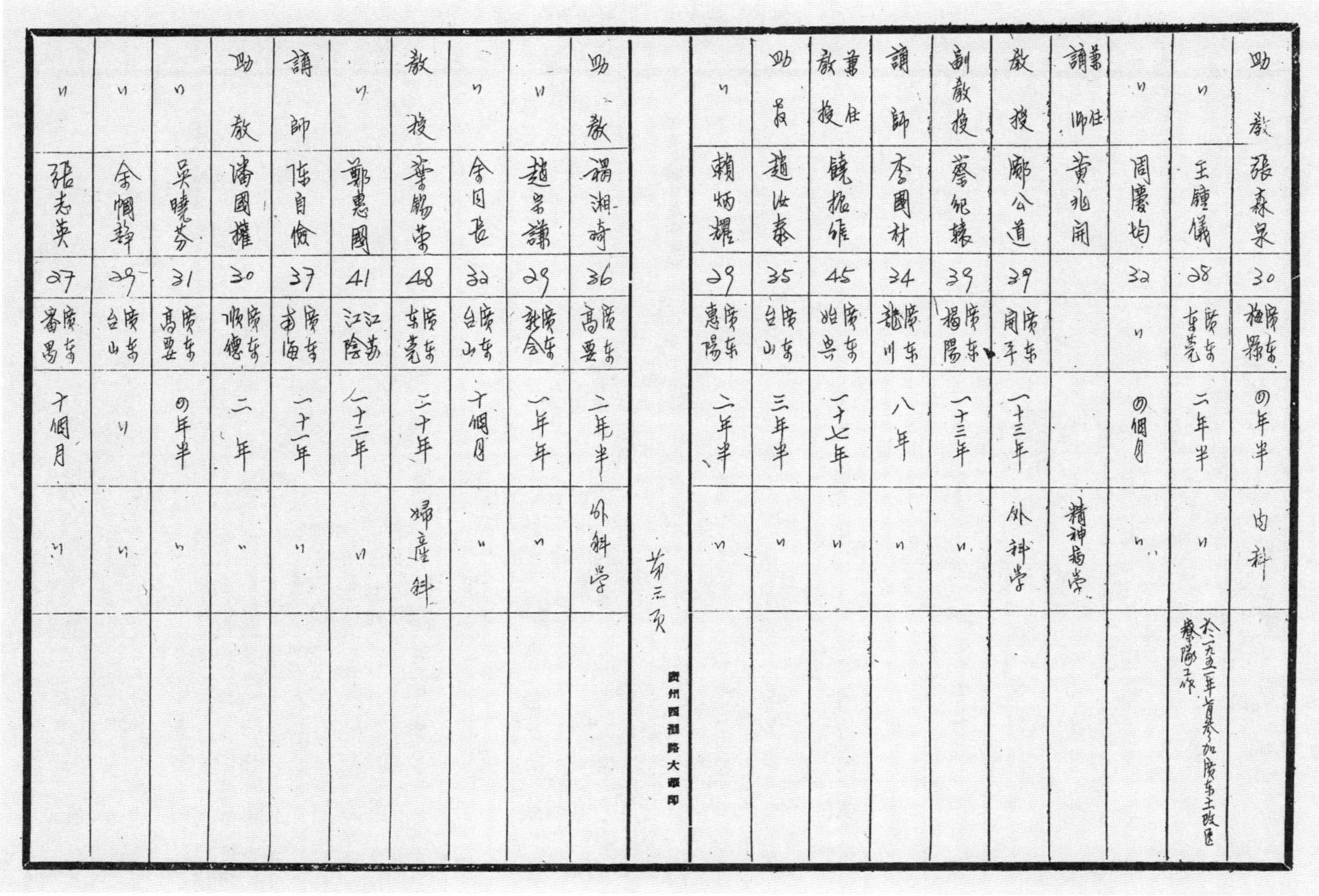

助教	張森泉	30	廣東梅縣	四年半	内科	
〃	王鍾儀	28	廣東東莞	二年半	〃	於一九五一年曾參加廣東土改医療隊工作
〃	周慶均	32	〃	四個月	〃	
講師兼主任	黄兆開				精神病学	
教授	鄺公道	39	廣東開平	一十三年	外科学	
副教授	蔡紀[illegible]	39	廣東揭陽	一十三年	〃	
講師	李國材	34	廣東龍川	八年	〃	
教授兼主任	饒栢維	45	廣東始興	一十七年	〃	
助教	趙汝泰	35	廣東台山	三年半	〃	
〃	賴炳耀	29	廣東惠陽	二年半	〃	
助教	禤湘濤	36	廣東高要	二年半	外科学	
〃	趙宗謙	29	廣東新會	一年半	〃	
〃	余日長	32	廣東台山	十個月	〃	
教授	龔錫棠	48	廣東東莞	三十年	婦產科	
〃	鄭惠國	41	江蘇江陰	一十二年	〃	
講師	陈自儉	37	廣東南海	一十一年	〃	
助教	潘國權	30	廣東順德	二年	〃	
〃	吳曉芬	31	廣東高要	四年半	〃	
〃	余惆靜	29	廣東台山	〃	〃	
〃	張志英	27	廣東番禺	十個月	〃	

第三頁

廣州西湖路大華印

图3-40　中山大学医学院1951年度第二学期教学人员调查—3

教授	沈毅	49	福建南靖	一十八年	眼科学	
助教	杜念祖	31	广东顺德	四年半	〃	
教授	朱志和	45	广东曲江	廿一年	耳鼻喉科	
講師	高生平	30	安徽蕪湖	六年	〃	
助教	汪謙信	27	江西貴溪	八個月	〃	
教授	黄明一	42	广东順德	八年	皮花科	
助教	李振康	33	广东梅县	二年半	〃	
教授	梁焜皓	43	〃	一十八年	小兒科	
副教授	羅致桓	39	广东岑溪	一十四年	〃	
教授	曾文勝	41	广东五華	九年	〃	
講師	張居仁	40	广东五華	一十二年	小兒科	
助教	陈式姝	32	广东东莞	六年	〃	
〃	張劍英	31	广东開平	五年	〃	
〃	温存智	31	广东鶴山	十個月	〃	
兼主任教授	李生光	39	平原内黄	一十三年	放射科	
助教	張德昭	36	广东高要	六年	〃	
兼主任教授	陈安良	44	广东宝安	一十八年	法医学	
兼主任講師	鍾建鼎	37			俄文	本校中苏友協主办之職工俄文補習班課程
兼主任教授	林倫彦				政治課	
兼主任輔導員	何志謙	28	广东中山	八個月	〃	

第四頁

廣州西湖路大華印

图3-41 中山大学医学院1951年度第二学期教学人员调查-4

副教授	曾有	47	廣東五華	二十八年	德文
兼任教員	林仲偉	37	廣東東莞	一十六年	体育

廣州西湖路大華印

图3-42 中山大学医学院1951年度第二学期教学人员调查-5

五、中山大学医学院暨附属医院新录用人员名册

中山大学医学院暨附属医院新录用人员名册见图3-43—图3-48。

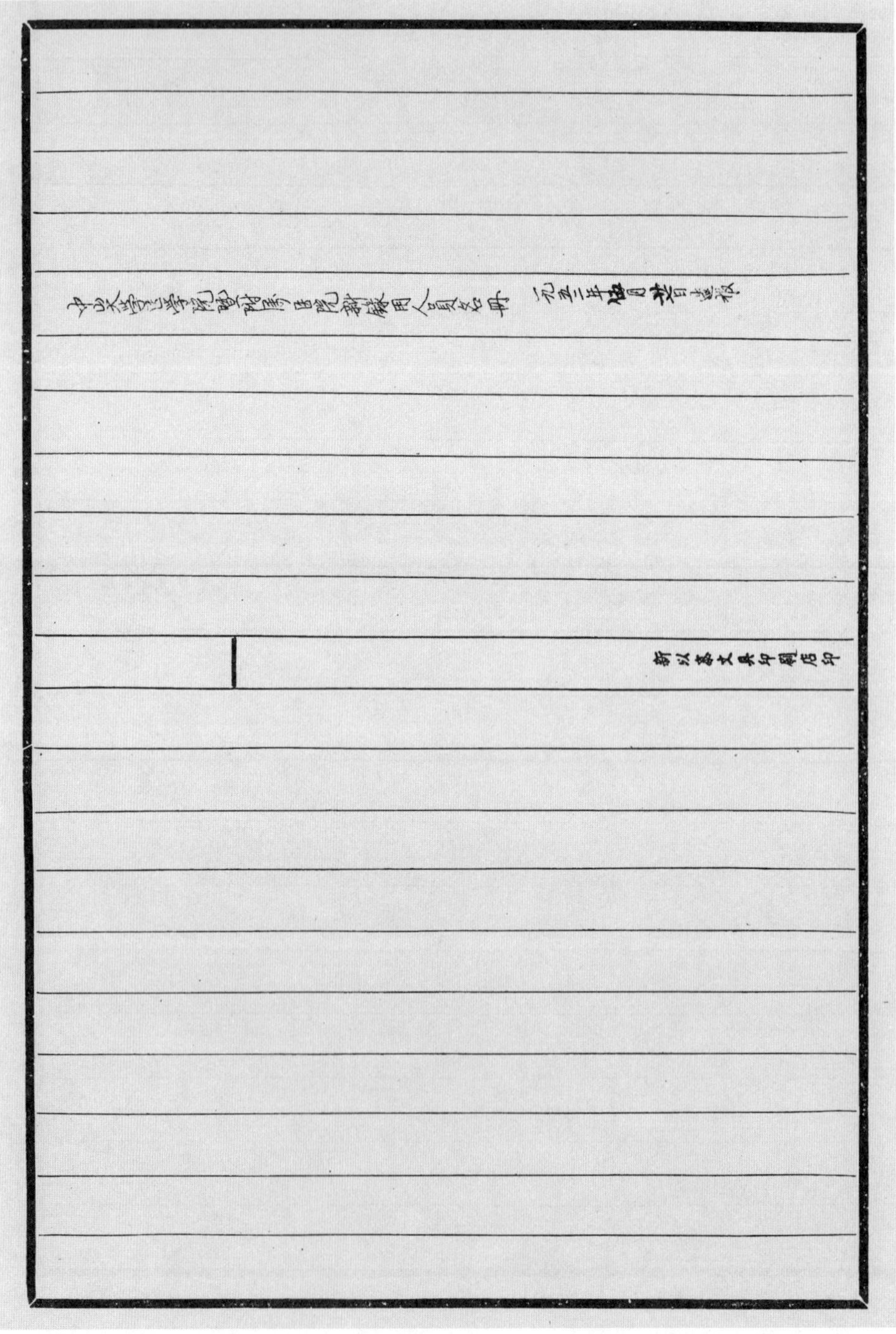

中山大学医学院暨附属医院新录用人员名册　一九五二年四月起　月　日止

新以嘉文具印刷店印

图3-43　中山大学医学院暨附属医院新录用人员名册—1

中山大学医学院新录用人员一览表　一九五二年四月卅日造报

姓名	年龄	性别	籍贯	现任职务	到职日期	检送材料	我院意见：试用或正式任用	我院意见：拟给工资分	备攷
羅逸濱	29	男	广东大埔	教材组组员	一九五一年九月十五日	秘示表、保证书、自传各一、履历表二、体格检查表一、	正式任用	188	
鍾德坤	28	男	梅县	解剖学研究所练习生	一九五一、九月八日	〃	〃	74	
陳蓮愛	30	女	台山	眼科助教	一九五二年一月廿八日	〃	试用助教	247	
曹武生	24	男	大埔	教务员	一九五二、二月十四日	〃	试用	173	
梁荃泉	32	女	新会	教材组组员	〃	〃	〃	173	
阮輝能	20	男	广西[illegible]	〃	〃	〃	〃	173	
鄧學鉉	28	男	广东大埔	教材组绘图练习生	一九五二、三月十日	〃	〃	74	
鄭蘭	43	女	江苏江阴	教材组助理绘图员	一九五二、四、四、	〃	〃	99	
郭立光	22	男	广东龍川	药理研究所助理技术员	一九五二、三、廿五、	〃	试用	120	
黄婉貞	23	女	海丰	细菌研究所练习生	一九五二、三、廿、	〃	〃	74	
黄雄	16	男	顺德	化学实验室工友	一九五二、三、一、	〃	〃	90	
魏尚	29	男	五华	木工	一九五一、十二、一、	〃	正式任用	161	自传及健康检查表容后补送

新以泰文具印刷店印

图3-44　中山大学医学院暨附属医院新录用人员名册-2

中山大学医学院附属医院新录用人员一览表　一九五二年四月廿日造报

姓名	年龄	性别	籍贯	现任职务	到职日期	检送材料	我院意见：试用或正式任用	拟给工资分	备攷
詹宝文	44	女	广东遂溪	事务员	一九五二年三月一日	秘书表、保证书、自传、体格检查表各一，履历表二	正式任用	208	由市妇联调来
杨铁生	39	男	大埔	〃	一九五二年三月十三日	〃		188	由华南分局统战部介绍来
卢安明	18	男	中山	药剂助理员	一九五二年一月十六日	〃	正式任用	161	
胡文雅	19	男	开平	药剂练习生	一九五一年十月廿日	〃	〃	74	
余锦兰	30	女	五华	〃	一九五一年十月十五日	〃	〃	74	
郑锡滢	18	男	中山	检验室练习生	一九五二年四月廿八日	〃	试用	74	
饶高诗	27	男	大埔	事务员	一九五二年四月十七日	〃	〃		由华南分局统战部
黄晓健	19	女	海丰	护士	一九五二年一月四日	〃	正式任用	195	团调至华南分局工作，健康检查表容后补送
易颖芳	47	女	广东南海	高级护士	一九五二年三月四日	〃	正式任用	208	
高瑞莲	20	女	新会	护士	一九五二年三月十五日	〃	〃	139	
余群雁	17	女	台山	〃	〃	〃	〃	〃	
黄仲芬	20	女	南海	〃	〃	〃	〃	〃	
黄秀桢	21	女	番禺	〃	〃	〃	〃	〃	
韩国秋	18	女	北京	〃	〃	〃	〃	〃	
邓赋瑞	18	女	广东番禺	〃	〃	〃	〃	〃	
余传芬	20	女	南京	〃	〃	〃	〃	〃	
黄彩美	17	女	广东梅县	〃	〃	〃	〃	〃	
罗璋斯	24	女	新会	〃	〃	〃	〃	〃	

新以泰文具印刷店印

图3-45　中山大学医学院暨附属医院新录用人员名册-3

張芥時	21	女	福建連城	護士	一九五二年二月十五日	〃	〃	179	
陈惠芬	21	女	广东三水	〃	〃	〃	〃	〃	
陈馨宛	[illegible]	女	福建厦门	〃	〃	〃	〃	〃	
李宇萍	19	女	广东新会	〃	〃	〃	〃	〃	
何俊英	20	女	[illegible]	〃	〃	〃	〃	〃	
張蓉馨	20	女	安徽太平	〃	〃	〃	〃	〃	
陈慧娴	21	女	广东新会	〃	一九五二年四月七日	〃	〃	〃	
陈佑玲	23	女	中山	〃	〃	〃	〃	〃	
温潔文	21	女	〃	〃	〃	〃	〃	〃	
關鑾金	21	女	南海	〃	〃	〃	〃	〃	
									新以泰文具印刷店印
梁奕珍	20	女	广东南海	護士	一九五二年四月七日	〃	〃	179	
馬惠貞	21	女	海豐	〃	〃	〃	〃	〃	健康檢查表容後補上
林月玲	21	女	新会	〃	〃	〃	〃	〃	
吳明浩	22	男	恩平	种花工友	一九五二年十二月	〃	正式任用	123	自傳及體格檢查表容後補送
李滙福		男		水電技工	一九五二年	〃	試用	161	仝右
程月琴	25	女	福建建陽	兒科工友	一九五二年四月九日	〃	〃	110	
張友燊	20	男	[illegible]	工友	一九五二年三月廿九日	〃	〃	110	
劉鹿容	22	女	增城	工友	一九五二年三月廿三日	〃	〃	〃	
駱群	26	女	惠陽	工友	一九五二年三月廿四日	〃	〃	〃	
韓炳堯	20	男	博羅	急診室工友	一九五二年三月十八日	〃	〃	〃	

图3-46　中山大学医学院暨附属医院新录用人员名册-4

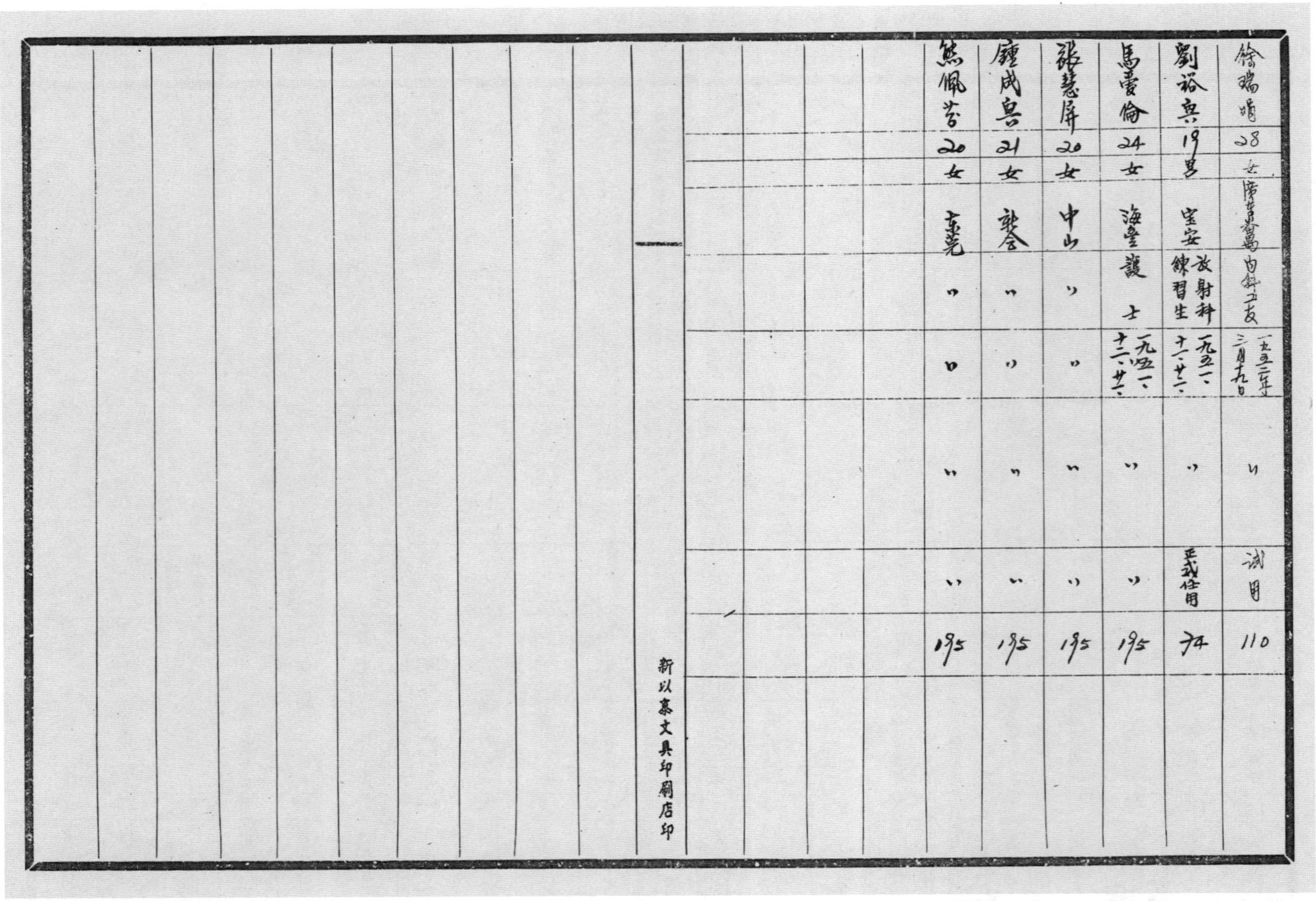

徐瑞鳴	28	女	廣東番禺	內科工友	一九五二年三月九日	〃	試用	110
劉裕興	19	男	宝安	放射科練習生	一九五一、十二、廿二	〃	正式任用	74
馬靄倫	24	女	海豐	護士	一九五一、十二、廿二	〃	〃	195
張慧屏	20	女	中山	〃	〃	〃	〃	195
鍾成喜	21	女	新會	〃	〃	〃	〃	195
熊佩芬	20	女	東莞	〃	〃	〃	〃	195

新以泰文具印刷店印

图3-47　中山大学医学院暨附属医院新录用人员名册-5

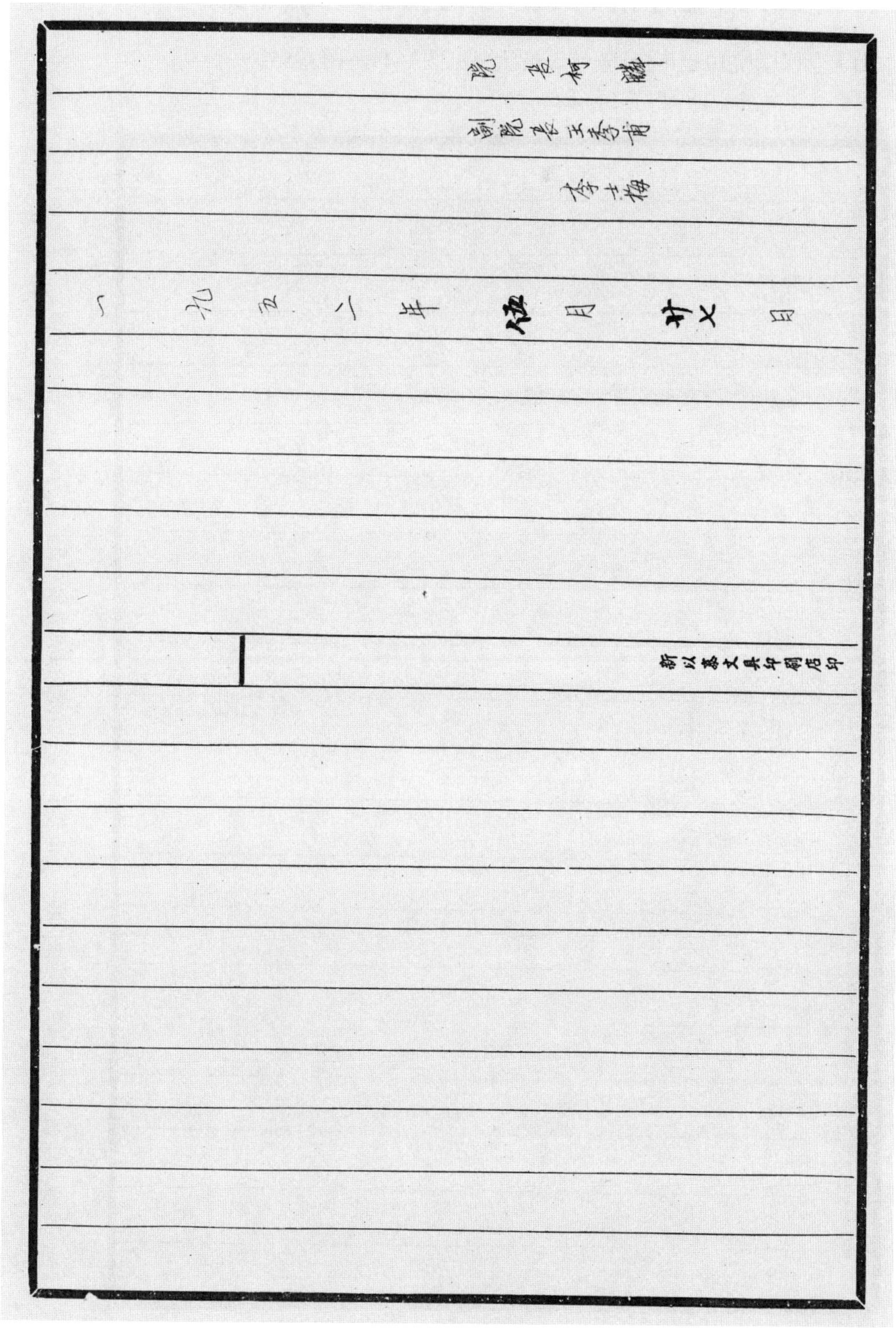

院长柯麟

副院长王季甫

李士梅

新以基文具印刷店印

图3-48　中山大学医学院暨附属医院新录用人员名册-6

六、中山大学医学院1952年6月教学人员状况

中山大学医学院1952年6月教学人员状况见图3-49—图3-55。

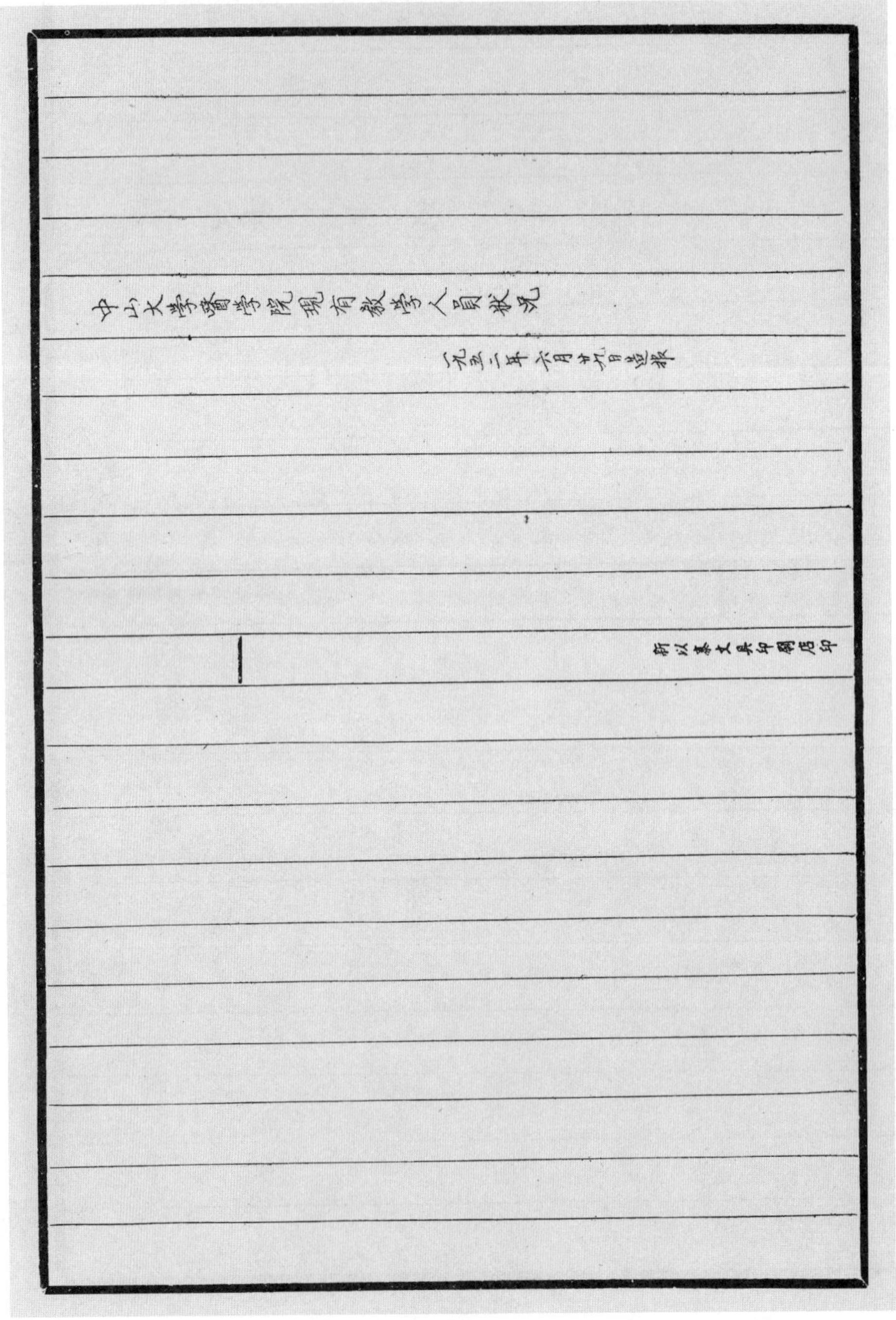

中山大學醫學院現有教學人員狀況

一九五二年六月廿九日造報

新以泰文具印刷店印

图3-49　中山大学医学院1952年6月教学人员状况-1

中山大学医学院现有教学人员状况　一九五二年六月廿九日造报

职别	姓名	性别	年龄	籍贯	资历	毕业以后工作年数	在院服务年数	备考
药理学研究所主任兼教授	罗潜	男	41	广东大埔	德国汉堡大学医学博士，曾任中山大学医学院院长、教授。	19	19	
病理学研究所主任兼教授	梁伯强	〃	52	广东梅县	同济大学医学院毕业，德国明兴大学医学博士，曾任同济大学副教授、中大医学院院长。	30	21	
卫生细菌学研究所主任兼教授	李挺	〃	52	〃	同济大学医学院毕业，德国医学博士，曾任中大医学院院长、教授，江西医专教授	23	19	
生理学研究所主任兼教授	梁仲谋	〃	52	〃	同济大学医学院毕业，德国汉堡大学医学博士，中大医学院教授。	23	23	
解剖学研究所代主任兼教授	何凯宣	〃	40	〃	中山大学医学院毕业，曾任广州军医学校副教官、广西省立医学院教授兼科主任。	16	6	
化学实验室主任兼教授	冯子章	〃	47	广东南海	日本东京帝国大学农学部毕业，曾任中山大学农学院教授兼农化系主任。	25	3	
病理学教授	杨简	〃	41	广东梅县	中山大学医学院毕业，美国宾省大学病理学研究院、美国端拿氏基金会癌瘤研究员。	18	18	
寄生虫学教授	汪民视	〃	47	安徽歙县	同济大学医学院毕业，德国汉堡大学进修，上海宝隆医院医师，江苏医学院、大连医学院教授。	21	半年	借聘[illegible]教授

第一页　新以泰文具印刷店印

职别	姓名	性别	年龄	籍贯	资历	毕业以后工作年数	在院服务年数	备考
解剖学教授	李赋京	男	53	陕西	德国哥庭根大学博士，同济大学教授	24	半年	借聘同济[illegible]学院[illegible]
〃	叶鹿鸣	〃	52	河南信阳	美国芝加哥西北大学医学博士，曾任齐鲁大学医学院、湖北省立医学院教授	21	2	
内科顾问兼教授	叶少芙	〃	51	广东梅县	德国汉堡大学医学博士，柏林大学内科研究院研究员，曾任中大医学院教授、内科主任。	20	15	
内科主任教授	朱师晦	〃	46	广东[illegible]顺	中山大学医学院毕业，法国科伦大学医学博士，曾任第六十二陆军医院内科主任	19	6	
内科教授	吴道钧	〃	47	广东梅县	德国蒂宾根大学医学博士，曾任乐昌地方医院院长、曲江战区司令部卫生处军医主任、中央医院内科主任	15	12	
外科教授	邝公道	〃	39	广东开平	德国柏林大学医学博士，曾任柏林东北钢厂联合医院主治医师及代院长	13	5	
〃	饶振维	〃	45	广东始兴	中山大学医学院毕业，曾任第六十二医院军医、广州方便医院外科主任	17	5	兼任
妇产科主任教授	叶锡荣	〃	48	广东东莞	中山大学医学院毕业，曾任中大医学院教授、广东省立医院妇产科主任	20	17	
妇产科教授	郑惠国	〃	41	江苏江阴	中山大学医学院毕业，曾任广西平乐省立医院妇产科主任，河北大学医学院、西北大学医学院教授	18	6	
儿科主任教授	梁怀皓	〃	43	广东梅县	中大医学院毕业，德国维尔茨堡大学医学博士，曾任战区卫生部检验所主任、广西柳州医院院长。	18	3	

图3-50　中山大学医学院1952年6月教学人员状况-2

小儿科助教	曾立胜	男	40	广东五华	中山大学医学院毕业，瑞士伯尔尼大学医学博士，曾任上海安生医院儿科主任、瑞士苏黎世及博恩大学医师	18	3	
眼科主任教授	沈毅	〃	49	福建南靖	日本帝国大学医学博士，广西医学院教授、广东省立第一医院眼科主任	18	4	
耳鼻喉科主任教授	朱志和	〃	46	广东曲江	日本帝国大学、奥京维也纳大学医学博士，曾任江西医学院教授	21	8	
皮花科主任教授	黄明一	〃	42	广东顺德	德国柏林大学医学博士，曾任柏林大学医院主治医师	8	3	
X光室主任教授	李生光	〃	39	平京内黄	美国[illegible]医学院九期毕业，曾任国防医学院教授、徐州总医院、第六十二陆军医院理疗科、放射科主任	13	4	兼任
法医学教授	陈安良	〃	44	广东宝安	德国[illegible]大学医学博士，广州方便医院院长	18	7	兼任
检验室主任、诊断学副教授	邝贺龄	〃	41	广东南海	中山大学医学院毕业，曾任广西桂林医院、柳州军医院内科主任	11	1	
内科副教授	何碧芬	女	33	广东五华	中山大学医学院毕业、德国汉堡大学医学博士，现任中大医学院助教、讲师	7	5	
〃	李士梅	男	44	广东梅县	中山大学医学院毕业，现任中大医学院检验室主任、副院长	16	10	
外科副教授	蔡纪棣	〃	39	广东揭阳	中大医学院毕业，中大医学院助教、讲师、副教授	13	13	
第二页								新以泰文具印刷店印
小儿科副教授	罗致桓	男	39	广西岑溪	中大医学院毕业，曾任湖北省立医学院副教授	14	12	
病理学副教授	李瑛	女	36	广东番禺	中山大学医学院毕业，中大医学院助教、讲师、副教授	13	13	
化学副教授	梁棠珊	女	41	广东顺德	中山大学理学院毕业，中大农学院、理学院、医学院副教授	18	4	
细菌学副教授	钟之英	男	43	广东梅县	上海东南医学院毕业，卫生署公共卫生训练班毕业，曾任南京中央医院细菌室主任、陕西医专教授	13	2	
德文副教授	曾省	〃	47	广东五华	厦门大学文学院毕业，厦门大学文学院讲师	18	8	
公共卫生学副教授	王兆霖	〃			中山大学医学院毕业，广州市卫生局惠福卫生实验区副主任	10	1	兼任
内科讲师	罗甫荣	〃	39	广东兴宁	中大医学院毕业，中大医学院助教、讲师	13	13	
〃	古枢兴	〃	38	广东梅县	中大医学院毕业，曾任[illegible]医师、第二方面军卫生处医师	8	3	
内科医师	谭雍甫	〃	53	广东台山	广东公医专门学校毕业，曾任台山县立医院院长	20	半年	係附属医院专任医师，不负责教学工作，故不计在教学人数内
外科讲师	李国材	〃	34	广东龙川	国防医学院毕业，曾任国防医学院讲师、澳门镜湖医院医师	8	3	

图3-51　中山大学医学院1952年6月教学人员状况-3

小儿科講師	張居仁	男	40	广东五華	中山大学医学院畢業 曾任广东省立第一医院主任医师	12	4	
妇産科講师	陈自俭	女	37	广东南海	上海医学院畢業 曾任贵州省立医院、武昌同仁医院、广州市立医院妇産科医师	11	1	
耳鼻喉科講师	高生平	男	30	安徽蕪湖	中山大学医学院畢業 中大医学院助教、講师	7	7	
生物化学講师	閔惠連	女	31	广东開平	中山大学農学院畢業、留学加拿大U.B.C. 台北省農業試驗所技士、中大農学院講师	6	2	
药理学講师	吴香宗	〃	34	广东中山	中大医学院畢業 中大医学院助教、講师	10	10	
公共卫生学講师	黄伯俊	男	39	广东台山	军医大学畢業 國防医学院講师	7	1	
精神病学講师	黄兆開	〃			華西大学医学院畢業 岭南大学医学院副院长		2	兼任（本年8月起不受薪）
俄文講师	鍾建鼎	〃	37		中山大学文学院講师		1	兼任
体育教員	林仲偉	〃	37	广东东莞	广东省立体育專科学校畢業 广东省立一中体育主任、吉林省立体育专科学校	16	1	
内科助教	廖適生	〃	30	广东大埔	中大医学院畢業 中大医学院助教	5	5	
第三〇新以泰文具印刷店印								
内科助教	張森泉	男	30	广东梅縣	中大医学院畢業 曾任西廣浸信会医院医师	5	4	
〃	吴遠巍	〃	30	广东合浦	中大医学院畢業 中大医学院助教	5	5	
〃	王鍾儀	女	28	广东东莞	〃	3	3	
〃	周慶均	男	32	〃	〃	1	1	
外科助教	趙汝泰	〃	35	广东台山	〃	4	4	
〃	賴炳耀	〃	29	广东惠陽	中大医学院畢業 曾任中山侨立医院医师	3	3	
〃	温湘琦	〃	36	广东高要	中大医学院畢業 中大医学院助教	3	3	
〃	趙宗謙	〃	29	广东新会	〃	2	2	
〃	余円長	〃	32	广东台山	〃	1	1	
小儿科助教	陈式姝	女	32	广东东莞	中大医学院畢業 曾任伤善救济总署第一防疫大隊第一防疫医院医师	6	6	

图3-52　中山大学医学院1952年6月教学人员状况-4

小儿科助教	張劍笑	女	31	廣东开平	中大医学院畢業 曾任第二桥立中学私立達勝文学院校医	5	3	
〃	温存智	〃	31	廣东鶴山	中大医学院畢業	1	1	
〃	馬翠薇	〃	27	廣东台山	中大医学院畢業 中南空軍后勤卫生部医師	1	半年	
〃	何建芳	〃	28	廣西藤縣	廣西医学院畢業 廣西革命大学暑期研究班畢業 请中南空军医院医師	1	/	
婦產科助教	潘國權	男	30	廣东順德	中山大学医学院畢業 中大医学院助教	3	3	
〃	余惆静	女	29	廣东台山	〃	5	5	
〃	吳曉芬	〃	31	廣东高要	中大医学院畢業 方便医院贊育医院医師	5	2	
〃	張志英	〃	27	廣东番禺	中大医学院畢業 中大医学院助教	1	1	
眼科助教	杜念祖	男	31	廣东順德	中大医学院畢業 台湾大学医学院助教	5	4	
〃	陈蓮愛	女	30	廣东台山	中大医学院畢業	/	四個月	
廣州市新以泰文具印刷店印								
内科助教	曾蘭珍	女	26	廣东揭陽	中大医学院畢業 曾任第六十二陆军医院第四军医学院附属医院医師	1	/	
耳鼻喉科助教	汪謙信	男	26	江西貴溪	中大医学院畢業 中大医学院助教	1	1	
皮花科助教	李振康	〃	33	廣东梅縣	〃	3	3	
放射科助教	張德明	〃	36	廣东高要	中大医学院畢業 曾任偽救济署海南島医防大隊医師	6	6	
解剖学助教	鍾恩桂	〃	32	廣东五華	中大医学院畢業 曾任偽軍政部疗護第七团及學兵總隊步兵团上尉軍医	6	4	
〃	張琴恩	〃	30	廣东龍川	中大医学院畢業 中大医学院助教	2	2	
〃	鄺毓華	女	25	廣东大埔	〃	1	1	
〃	彭慶康	男	29	廣东化縣	同济大学医学院畢業 同济大学医学院助教	2	半年	借聘同济医学院助教已於本年六月底期满回济
生理学助教	吳秀錦	女	31	廣东中山	中大医学院畢業 中大医学院助教	4	4	
〃	胡啟輝	〃	31	廣东南海	〃	2	2	

图3-53　中山大学医学院1952年6月教学人员状况-5

病理学助教	古建鼎	男	31	廣东梅縣	中大医学院畢業 曾任偽暫二軍少尉見習及排長	1	1	
〃	周良樾	〃	25	廣东番禺	中大医学院畢業 中大医学院助教	1	1	
〃	鄔立天	〃	27	廣东龍川	中大医学院畢業 曾任中國人民解放軍第四軍医学院助教	1	半年	
細菌学助教	李秋幸	〃	32	廣东梅縣	中大医学院畢業 中大医学院助教	7	7	
〃	李道中	〃	29	廣东五華	國防医学院畢業 廣州第六十一陸軍医院、梅縣軍分区医師	2	1	
〃	梁懿章	女	29	廣东梅縣	中大医学院畢業	1	1	
公共衛生学助教	沈振黄	男	27	江苏塩城	中大医学院畢業 中大医学院助教兼秘書	1	1	
寄生虫学助教	陳維竟	〃	35	廣东台山	中大医学院畢業 曾任偽重慶總医院医師	8	半年	
〃	姜藤真	〃	25	山東	関东医学院畢業 大連医学院助教	2.	半年	借聘大連医学院助教
〃	張克勤	〃	27	浙江寧波	苏州东吴大学生物系畢業	1	〃	〃
第五分行以泰文具印刷店印								
寄生虫学助教	鄭思民	男	26	廣东潮陽	嶺南学院農科畜牧獸医系畢業	2	半年	借聘大連医学院助教
药理学助教	湯聖希	〃	30	浙江台州	中大医学院畢業 台州医院中國医院医師	5	2	
化学助教	姚銘深	〃	25	廣东番禺	中山大学農学院畢業 中大農学院助教	2	2	
〃	伍雲香	女	25	廣东台山	〃	2	2	
合計	八十九名（其中專任教授19名，兼任教授3名；專任副教授9名，兼任副教授1名；專任講師9名，兼任講師2名；助教41名，其他1名；借聘教授1名，借聘助教3名）							

图3-54　中山大学医学院1952年6月教学人员状况-6

中山大学医学院院长柯麟

副院长王季甫

李士梅

一九五二年六月　日

新以泰文具印刷店印

图3-55　中山大学医学院1952年6月教学人员状况-7

七、中山大学医学院1952年11月教学人员状况

中山大学医学院1952年11月教学人员状况见图3-56—图3-62。

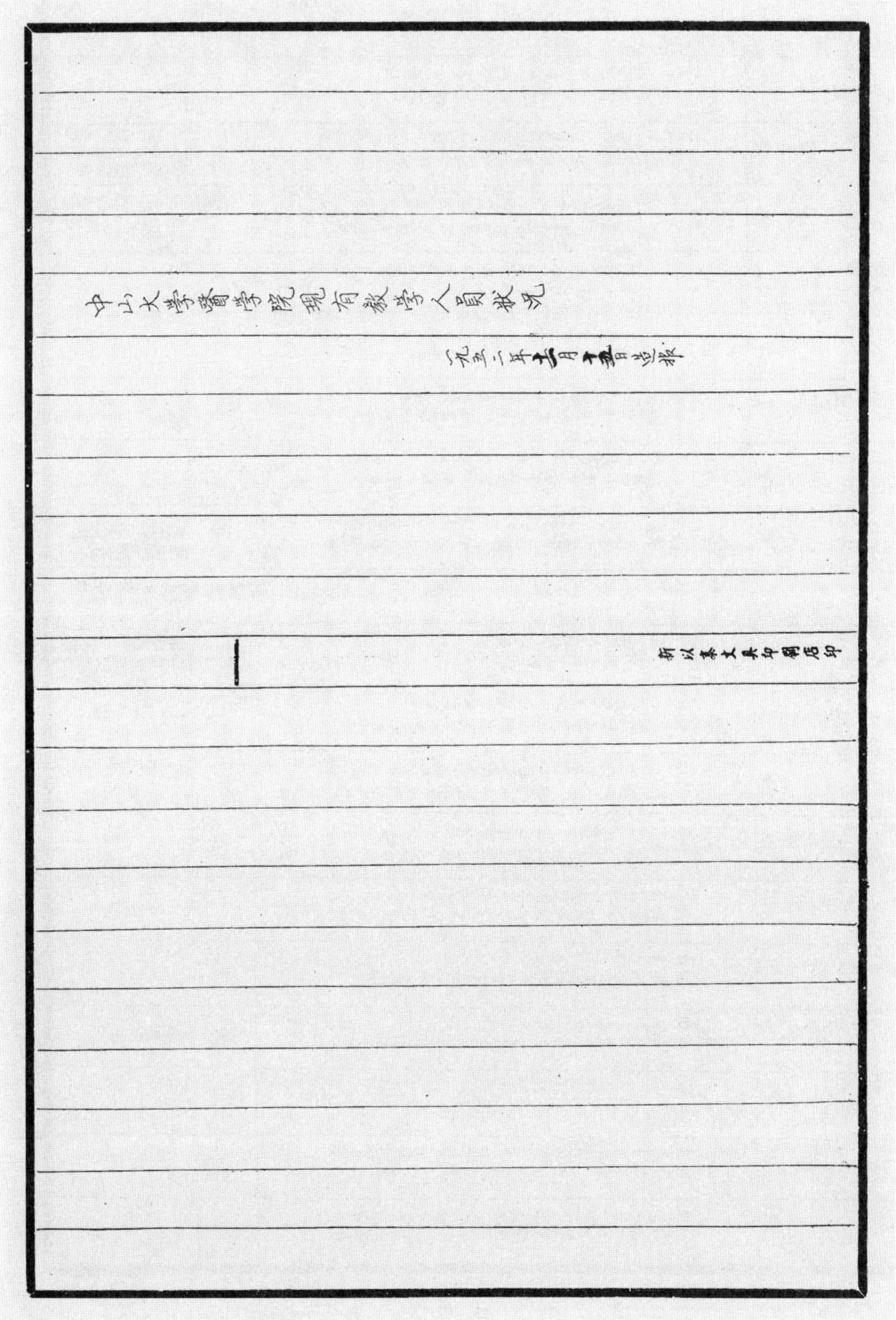

中山大學醫學院現有教學人員狀況

一九五二年十一月十五日造報

新以泰文具印刷店印

图3-56　中山大学医学院1952年11月教学人员状况-1

中山大学医学院現有教学人員狀況　一九五二年十一月十五日造报

職別	姓名	性別	年齡	籍貫	資歷	畢業後工作年數	在院服務年數	備考
药理学研究所主任兼教授	羅潛	男	41	廣东大埔	德國漢堡大学、柏林大学医学博士，曾任中山大学医学院院長、教授。	19	19	
病理学研究所主任兼教授	梁伯强	〃	52	廣东梅縣	同济大学医学院畢業，德國明興大学医学博士，曾任同济大学副教授，中大医学院院長。	30	21	
卫生细菌学研究所主任兼教授	李挺	〃	52	〃	同济大学医学院畢業，德国医学博士，曾任中大医学院院長、教授，江西医專教授	23	19	已奉调赴华东分院，应注销。
生理学研究所主任兼教授	梁仲謀	〃	52	〃	同济大学医学院畢業，德國漢堡大学医学博士，中大医学院教授。	23	23	
解剖学研究所代主任兼教授	何凱宣	〃	40	〃	中山大学医学院畢業，曾任廣州軍医学校副教官，廣西省立医学院教授兼科主任。	16	6	
化学实验室主任兼教授	馮子章	〃	47	廣东南海	日本东京帝國大学農学部畢業，曾任中山大学農学院教授兼農化系主任。	25	3	
病理学教授	楊簡	〃	41	廣东梅縣	中山大学医学院畢業，美國宾省大学病理学研究院，美國端拿氏基金会癌瘤研究員。	18	18	
寄生虫学教授	汪民視	〃	47	安徽歙縣	同济大学医学院畢業，德國漢堡大学進修，上海宝隆医院医师，江苏医学院、大连医学院教授。	21	半年	[illegible]注销。
解剖学教授	李賦京	男	53	陕西	德國葛庭根大学博士，同济大学教授	24	半年	[illegible]
〃	葉鹿鳴	〃	52	河南信陽	美國芝加哥西北大学医学博士，曾任齐鲁大学医学院、湖北省立医学院教授	21	2	[illegible]授。
内科顾问兼教授	葉少芙	〃	51	廣东梅縣	法國漢堡大学医学博士，柏林大学内科研究院研究员，曾任中大医学院长、教授、内科主任。	20	15	
内科主任教授	朱師晦	〃	46	廣东順德	中山大学医学院畢業，法國科倫大学医学博士，曾任第六十二陸軍医院内科主任。	16	6	
内科教授	吳道鈞	〃	47	廣东梅縣	法國弗賴堡大学医学博士，曾任乐昌收容医院院長，曲江戰區司令部卫生处军医主任，中央医院内科主任	15	12	
外科教授	鄺公道	〃	39	廣东開平	德國柏林大学医学博士，曾任錦林东北鋼廠联合医院主治医师及代院長	13	5	
〃	饒振維	〃	45	廣东始興	中山大学医学院畢業，曾任第六十二医院军医、廣州方便医院外科主任	17	5	[illegible]
婦產科主任教授	葉錫榮	〃	48	廣东东莞	中山大学医学院畢業，曾任中大医学院教授、廣东省立医院婦產科主任	20	17	
婦產科教授	鄭惠國	〃	41	江苏江陰	中山大学医学院畢業，曾任廣西平乐省立医院婦產科主任、河南大学医学院、西北大学医学院教授	12	6	
兒科主任教授	梁焜皓	〃	43	廣东梅縣	中大医学院畢業，法國蒙彼里大学医学博士，曾任四战区衛生部檢驗所主任、廣西梧州医院院長。	18	3	

第一页

新以泰文具印刷店印

图3-57　中山大学医学院1952年11月教学人员状况-2

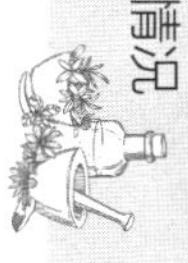

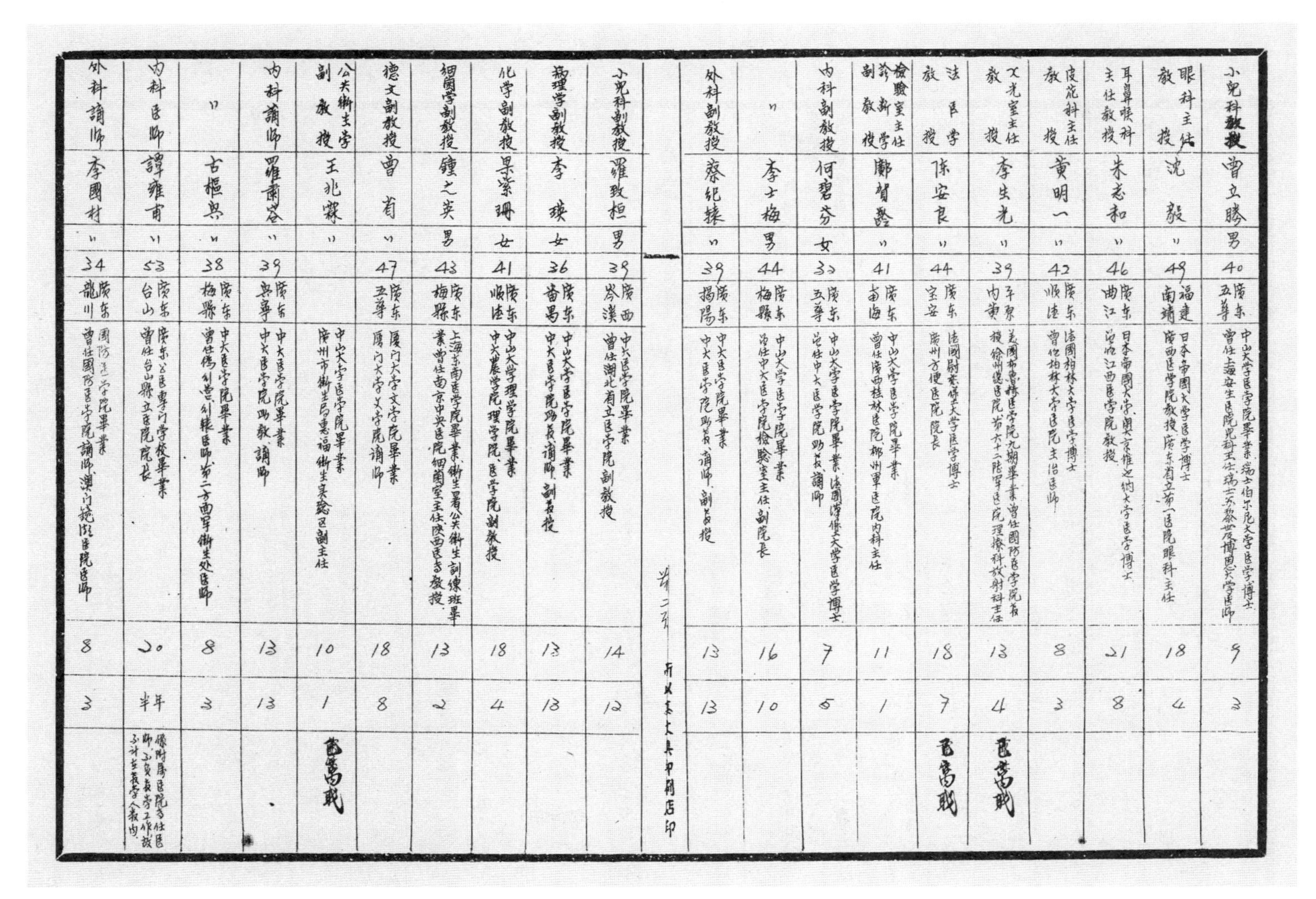

小儿科教授	曾立勝	男	40	广东五華	中山大学医学院毕业、瑞士伯尔尼大学医学博士；曾任上海安生医院儿科主任、瑞士苏黎世厚博恩大学医师	9	3	
眼科主任教授	沈毅	〃	49	福建南靖	日本帝国大学医学博士；广西医学院教授、广东省立第一医院眼科主任	18	4	
耳鼻喉科主任教授	朱志和	〃	46	广东曲江	日本帝国大学、奥京维也纳大学医学博士；曾任江西医学院教授	21	8	
皮花科主任教授	黄明一	〃	42	广东顺德	德国柏林大学医学博士；曾任柏林大学医院主治医师	8	3	
X光室主任教授	李生光	〃	39	平泉内黄	美国布鲁林医学院九期毕业、曾任国防医学院教授、徐州总医院第六十二陆军医院理疗科、放射科主任	13	4	医高职
法医学教授	陈安良	〃	44	广东宝安	德国尉森堡大学医学博士；广州方便医院院长	18	7	医高职
检验室主任 诊断学副教授	鄺智齡	〃	41	广东南海	中山大学医学院毕业；曾任广西桂林医院、郴州军医院内科主任	11	1	
内科副教授	何碧芬	女	33	广东五華	中山大学医学院毕业、德国汉堡大学医学博士；曾任中大医学院助教、讲师	7	5	
〃	李士梅	男	44	广东梅县	中山大学医学院毕业；曾任中大医学院检验室主任、副院长	16	10	
外科副教授	蔡纪棣	〃	39	广东揭阳	中大医学院毕业；中大医学院助教、讲师、副教授	13	13	
第二页								市义李大昌印刷店印
小儿科副教授	羅致桓	男	39	广西岑溪	中大医学院毕业；曾任湖北省立医学院副教授	14	12	
病理学副教授	李瑛	女	36	广东番禺	中山大学医学院毕业；中大医学院助教、讲师、副教授	13	13	
化学副教授	梁棠珊	女	41	广东顺德	中山大学理学院毕业；中大农学院、理学院、医学院副教授	18	4	
细菌学副教授	鍾之英	男	43	广东梅县	上海东南医学院毕业、卫生署公共卫生训练班毕业；曾任南京中央医院细菌室主任、陕西医专教授	13	2	
德文副教授	曾肯	〃	47	广东五華	厦门大学文学院毕业；厦门大学文学院讲师	18	8	
公共卫生学副教授	王兆霖	〃			中山大学医学院毕业；广州市卫生局惠福卫生实验区副主任	10	1	医高职
内科讲师	羅甫容	〃	39	广东兴宁	中大医学院毕业；中大医学院助教、讲师	13	13	
〃	古樞興	〃	38	广东梅县	中大医学院毕业；曾任伪[illegible]、[illegible]医师、第二方面军卫生处医师	8	3	
内科医师	譚維甫	〃	53	广东台山	广东公医专门学校毕业；曾任台山县立医院院长	20	半年	係附属医院医师，不负教学工作，故不计在教学人数内
外科讲师	李國材	〃	34	广东龍川	国防医学院毕业；曾任国防医学院讲师、澳门镜湖医院医师	8	3	

图3-58　中山大学医学院1952年11月教学人员状况-3

小儿科讲师	張居仁	男	40	廣东五華	中山大学医学院畢業 曾任廣东省立第一医院主治医师	12	4	
妇產科講师	陈自俭	女	37	廣东南海	上海医学院畢業 曾任貴州省立医院、武昌同仁医院、廣州市立医院妇產科医师	11	1	
耳鼻喉科講师	高生平	男	30	安徽巢湖	中山大学医学院畢業 中大医学院助教、講师	7	7	
生物化学講师	周惠連	女	31	廣东開平	中大農学院畢業，留学加拿大U.B.C 台北省農業試驗所技士、中大農学院講师	6	2	
药理学講师	吴秀棠	〃	34	廣东中山	中大医学院畢業 中大医学院助教、講师	10	10	
公共衛生学講师	黄伯俊	男	39	廣东台山	軍医大学畢業 國防医学院講师	7	1	
精神病学講师	黄兆開	〃			華西大学医学院畢業 嶺南大学医学院副院長		2	兼任（本年四月起至受聘）
俄文副教授	李[illegible]							
俄文講师	鍾建鼎	〃	37		中山大学文学院講师		1	[illegible]
〃助教	張湖生	〃	27					[illegible]（新調來学院）
体育講师	李福[illegible]	〃	37	廣东东莞	廣东省立体育專科学校畢業 廣东省立一中体育主任、吉林省立体育專科学校	16	1	新調到学院
内科助教	廖適生	〃	30	廣东大埔	中大医学院畢業 中大医学院助教	5	5	
内科助教	張森泉	男	30	廣东梅縣	中大医学院畢業 曾任西營浸信會医院医师	5	4	
〃	吴遠徽	〃	30	廣东合浦	中大医学院畢業 中大医学院助教	5	5	
〃	王鍾儀	女	28	廣东东莞	〃	3	3	
〃	周慶均	男	32	〃	〃	1	1	
外科助教	趙汝泰	〃	35	廣东台山	〃	4	4	
〃	賴炳耀	〃	29	廣东惠陽	中大医学院畢業 曾任中山僑立医院医师	3	3	
〃	馮湘琦	〃	36	廣东高要	中大医学院畢業 中大医学院助教	3	3	
〃	趙宗謙	〃	29	廣东新會	〃	2	2	
〃	余日長	〃	32	廣东台山	〃	1	1	
小兒科助教	陈式姝	女	32	廣东东莞	中大医学院畢業 曾任善後救濟總署第一防疫大隊第一防疫医院医师	6	6	

第三[illegible]新以泰文具印刷店印

图3-59　中山大学医学院1952年11月教学人员状况-4

小兒科助教	張劍笑	女	31	廣东開平	中大医学院毕业 曾任第二桥立中学私立逢瞻文学院校医	5	3	
〃	温存智	〃	31	廣东鶴山	中大医学院毕业	1	1	
〃	馬翠薇	〃	27	廣东台山	中大医学院毕业 中南空軍后勤卫生部医师	1	半年	
〃	何璉芳 辛淸英	〃	28	廣西藤县	廣西医学院毕业 廣西革命大学暑期研究班毕业 済中南空军医院医师	1	／	
婦產科助教	潘國權 康宗銘男	男	30	廣东順德	中山大学医学院毕业 中大医学院助教	3	3	
〃	余惆詩 梁洁珍	女	29	廣东台山	〃	5	5	
〃	吴曉芬 吴康宁	〃	31	廣东高要	中大医学院毕业 方便医院妇产科医师	5	2	
〃	張志英 张春俊男	〃	27	廣东番禺	中大医学院毕业 中大医学院助教	1	1	
眼科助教	杜念祖	男	31	廣东順德	中大医学院毕业 台湾大学医学院助教	5	4	
〃	陳蓮鑾	女	30	廣东台山	中大医学院毕业	／	四個月	
内科助教	曾蘭珍	女	26	廣东揭陽	中大医学院毕业 曾任第六十二陆军医院、西南军医学院附属医院医师	1	／	
耳鼻喉科助教	汪謙信	男	26	江西婺源	中大医学院毕业 中大医学院助教	1	1	
皮花科助教	李振康	〃	33	廣东梅县	〃	3	3	
放射科助教	張德明	〃	36	廣东高要	中大医学院毕业 曾任善后救济署海南島医防大隊医师	6	6	
解剖学助教	鍾恩桂	〃	32	廣东五華	中大医学院毕业 曾任偽军政部监護第×团及学兵總隊步兵团上尉军医	6	4	
〃	張癸恩	〃	30	廣东龍川	中大医学院毕业 中大医学院助教	2	2	
〃	鄭昭華 曾治安男	女	25	廣东大埔	〃	1	1	
〃	彭慶康 陈建樵男	男	29	廣东化县	同济大学医学院毕业 同济大学医学院助教	2	半年	
生理学助教	吴秀錦	女	31	廣东中山	中大医学院毕业 中大医学院助教	4	4	
〃	胡淑娜	〃	31	廣东南海	〃	2	2	

革命新以来大兵印刷店印

图3-60　中山大学医学院1952年11月教学人员状况-5

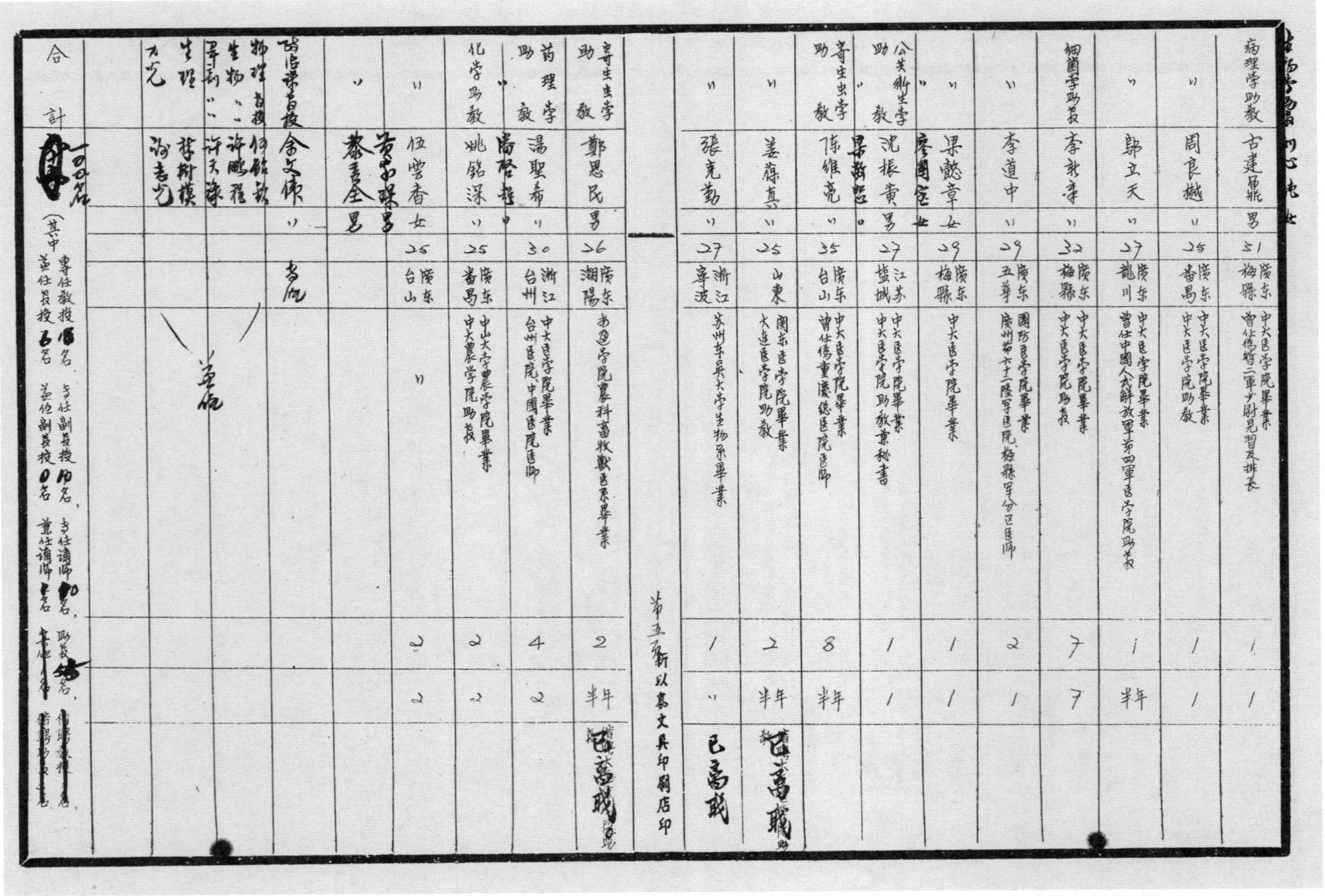

病理学助教	古建鼎	男	31	广东梅县	中大医学院毕业；曾任伪第二军少尉見習及排長	1	1	
〃	周良樾	〃	25	广东番禺	中大医学院毕业；中大医学院助教	1	1	
〃	邬立天	〃	27	广东龍川	中大医学院毕业；曾任中国人民解放軍第四軍医学院助教	1	半年	
细菌学助教	李新康	〃	32	广东梅县	中大医学院毕业；中大医学院助教	7	7	
〃	李道中	〃	29	广东五华	国防医学院毕业；广州第十二陸军医院、梅县军分区医师	2	1	
〃	梁懿章	女	29	广东梅县	中大医学院毕业	1	1	
〃	廖国筠	女						
公共卫生学助教	沈振黄	男	27	江苏盐城	中大医学院毕业；中大医学院助教兼秘书	1	1	
〃	梁敬熙	〃						
寄生虫学助教	陈维亮	〃	35	广东台山	中大医学院毕业；曾任伪重庆总医院医师	8	半年	
〃	姜篠真	〃	25	山东	关东医学院毕业；大连医学院助教	2	半年	已离职
〃	张克勤	〃	27	浙江宁波	苏州东吴大学生物系毕业	1	〃	已离职
第五页新以泰文具印刷店印								
寄生虫学助教	郑思民	男	26	广东潮阳	南通学院农科畜牧兽医系毕业	2	半年	已离职
药理学助教	汤聖希	〃	30	浙江台州	中大医学院毕业；台州医院、中国医院医师	4	2	
〃	[illegible]	〃						
化学助教	姚铭深	〃	25	广东番禺	中山大学农学院毕业；中大农学院助教	2	2	
〃	伍雪香	女	25	广东台山	〃	2	2	
〃	[illegible]	男						
〃	蔡彥全	男						
临床课兼任教授	余文倩	〃		[illegible]				
物理兼任教授	何铭钦							
生物〃〃	许鹏程							
寄生〃〃	许天禄							
生理	郑树模							
方光	游吉光							
合計	[illegible]名（其中專任教授[illegible]名，兼任教授[illegible]名，專任副教授[illegible]名，兼任副教授0名，專任講師[illegible]名，兼任講師[illegible]名，助教[illegible]名，兼任助教[illegible]名）							

图3-61　中山大学医学院1952年11月教学人员状况-6

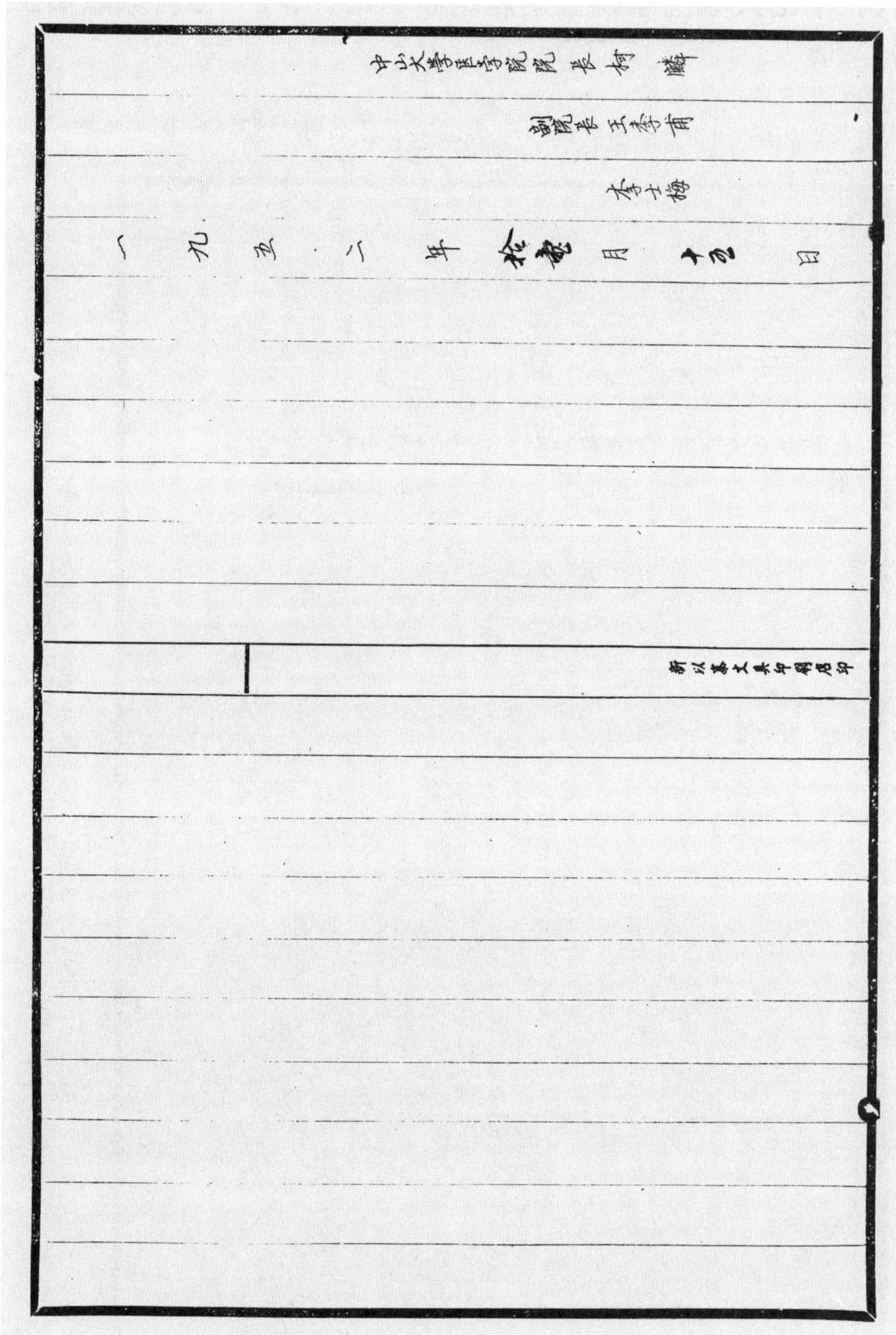

中山大学医学院院长 柯麟

副院长 王季甫

李士梅

一九五二年拾壹月十五日

新以泰文具印刷局印

图3-62　中山大学医学院1952年11月教学人员状况-7

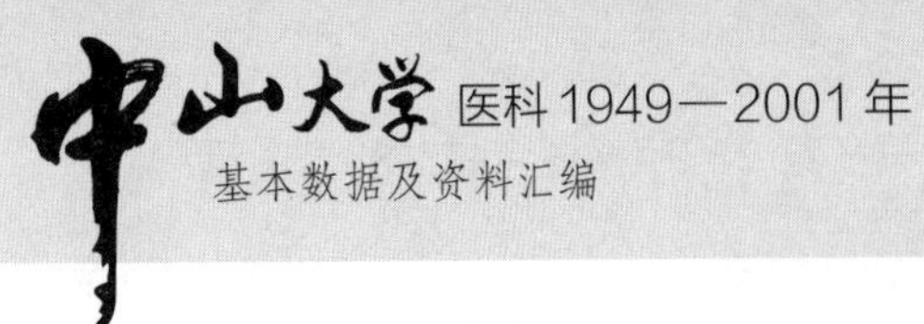

八、中山大学医学院暨附属医院1952年1—6月教职员工名册

中山大学医学院暨附属医院1952年1—6月教职员工名册见图3-63—图3-86。

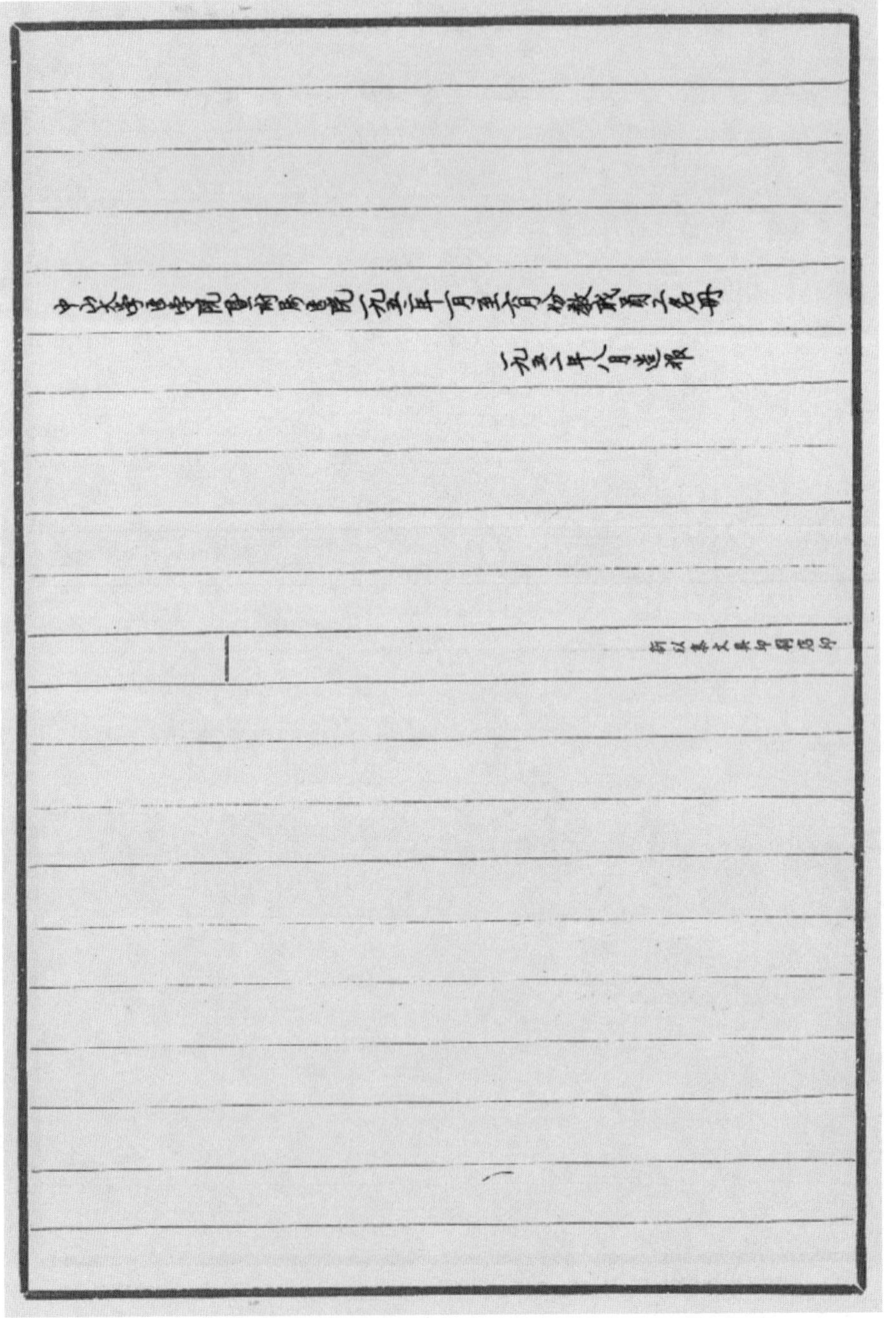

中山大学医学院暨附属医院一九五二年一月至六月份教职员工名册

一九五二年八月造报

图3-63 中山大学医学院暨附属医院1952年1—6月教职员工名册-1

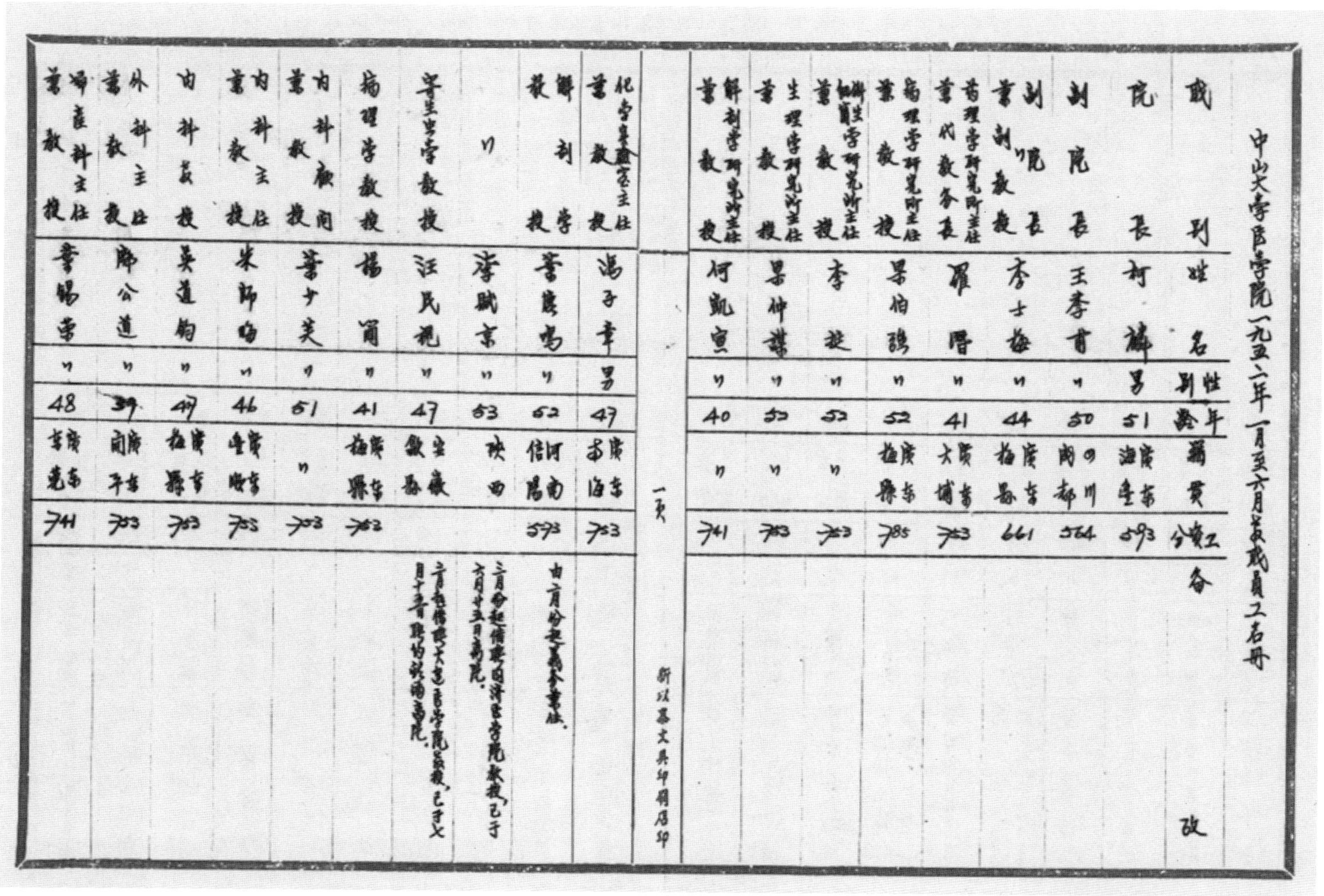

中山大学医学院一九五二年一月至六月教职员工名册

职别	姓名	性别	年龄	籍贯	工资分	备改
院长	柯麟	男	51	广东海丰	593	
副院长	王季青	〃	50	四川[illegible]	564	
副院长兼副教授	李士梅	〃	44	广东梅县	661	
药理学研究所主任兼代教务长	罗潜	〃	41	广东大埔	753	
病理学研究所主任兼教授	梁伯鸿	〃	52	广东梅县	785	
细菌学研究所主任兼教授	李挺	〃	52	〃	753	
生理学研究所主任兼教授	梁仲谋	〃	52	〃	753	
解剖学研究所主任兼教授	何凯宣	〃	40	〃	741	
化学实验室主任兼教授	汤子章	男	47	广东南海	753	
解剖学教授	叶鹿鸣	〃	62	河南信阳	593	由二月份起[illegible]。
〃	李赋京	〃	53	陕西		二月份起借聘自河医学院教授，已于六月十五日离院。
寄生虫学教授	汪民视	〃	47	安徽歙县		二月份借聘自大连医学院教授，已于六月十三日聘约期满离院。
病理学教授	杨简	〃	41	广东梅县	753	
内科顾问兼教授	叶少芙	〃	51	〃	753	
内科主任兼教授	朱师晦	〃	46	广东[illegible]	753	
内科教授	吴道钧	〃	47	广东梅县	753	
外科主任兼教授	陈公道	〃	39	广东开平	753	
妇产科主任兼教授	[illegible]锡[illegible]	〃	48	广东惠阳	741	

一页

新以慕文具印刷局印

图3-64　中山大学医学院暨附属医院1952年1—6月教职员工名册-2

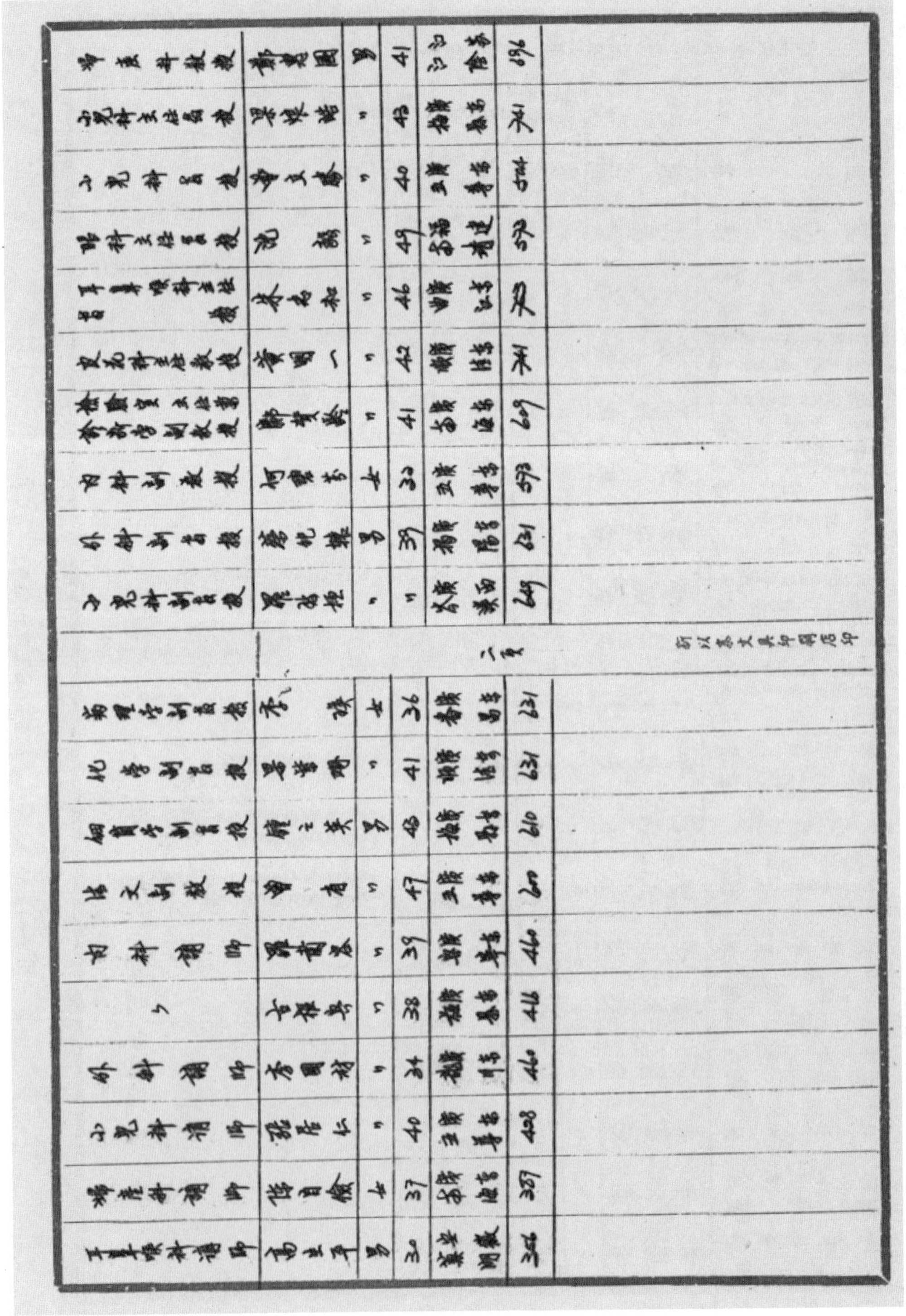

職別	姓名	性別	年齡	籍貫	薪額
婦產科教授	鄺惠國	男	41	江蘇江陰	696
小兒科主任教授	梁煥浩	〃	43	廣東梅縣	741
小兒科教授	曾文騰	〃	40	廣東五華	504
眼科主任教授	沈 韶	〃	49	福建南靖	573
耳鼻喉科主任教授	朱志和	〃	46	廣東曲江	723
皮花科主任教授	黃國一	〃	42	廣東順德	741
檢驗室主任兼診斷學副教授	鄺贊齡	〃	41	廣東南海	609
內科副教授	何碧芳	女	33	廣東五華	573
外科副教授	廖鈍根	男	39	廣東揭陽	631
小兒科副教授	羅孫楨	〃	〃	廣西蒼梧	649
病理學副教授	李 瑛	女	36	廣東番禺	631
化學副教授	吳紫珊	〃	41	廣東順德	631
細菌學副教授	鍾之英	男	43	廣東梅縣	610
法文副教授	曾 有	〃	47	廣東五華	600
內科講師	羅蕭容	〃	39	廣東興寧	460
〃	古振英	〃	38	廣東梅縣	416
外科講師	李國材	〃	34	廣東順德	460
小兒科講師	張居仁	〃	40	廣東五華	428
婦產科講師	陳自儉	女	37	廣東南海	387
耳鼻喉科講師	高生平	男	30	安徽巢縣	356

二頁

新以泰文具印刷店印

图3-65 中山大学医学院暨附属医院1952年1—6月教职员工名册-3

职别	姓名	性别	年龄	籍贯	薪	备注
生物化学講師	関惠連	女	31	广东开平	379	
药理学講師	吴秀荣	〃	34	广东中山	422	
公共卫生学講師	黄伯俊	男	39	广东台山	460	
内科助教	康道生	〃	30	广东大埔	316	
〃	張森泉	〃	〃	广东梅县	309	
〃	吴達徵	〃	〃	广东合浦	309	
〃	王鍾瓏	女	28	广东东莞	280	
〃	周罄均	男	32	〃	259	
外科助教	趙汝泰	〃	35	广东台山	309	
〃	謝炳權	〃	29	广东惠阳	280	
三页						新以来文具印刷店印
外科助教	潘湘琦	男	36	广东高要	280	
〃	趙秉譚	〃	29	广东[illegible]	247	
〃	余日古	〃	32	广东台山	247	
内科助教	曾甸珍	女	26	广东揭阳	247	育半百亲助
小儿科助教	陈式棣	〃	32	广东东莞	309	
〃	張劍英	〃	31	广东开平	297	
〃	温存智	〃	〃	广东鹤山	247	
〃	葛肇藏	〃	27	广东台山	247	育六百亲助
〃	何建寺	〃	28	广西藤县	247	育半百亲助
妇产科助教	潘国权	男	30	广东陆丰	280	

图3-66　中山大学医学院暨附属医院1952年1—6月教职员工名册-4

职别	姓名	性别	年龄	籍贯	
〃	佘[illegible]静	女	29	广东台山	309
〃	吴晓[illegible]	〃	31	广东高要	286
〃	张志英	〃	27	广东番禺	247
眼科助教	杜念祖	男	31	广东[illegible]	309
〃	陈[illegible]	女	30	广东台山	247
耳鼻喉科助教	汪[illegible]信	男	26	江西贵溪	247
皮花科助教	李振权	男	33	广东梅县	280
放射科助教	张[illegible]	〃	36	广东高要	309
解剖学助教	[illegible]	〃	32	广东五华	297
〃	张[illegible]	〃	30	广东龙川	280
解剖学助教	郭[illegible]	女	25	广东大埔	247
〃	彭广康	男	29	广东[illegible]	
生理学助教	吴[illegible]	女	31	广东中山	297
〃	胡[illegible]	〃	〃	广东南海	265
病理学助教	古[illegible]	男	〃	广东梅县	247
〃	周[illegible]	〃	25	广东[illegible]	247
细菌学助教	李[illegible]	〃	32	广东梅县	247
〃	李[illegible]中	〃	29	广东五华	247
〃	吴[illegible]	女	29	广东[illegible]	247
公共卫生学助教	沈[illegible]	男	27	江西[illegible]	247

9页

新以泰文具印刷店印

图3-67 中山大学医学院暨附属医院1952年1—6月教职员工名册-5

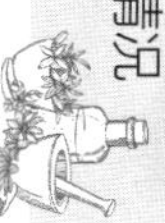

寄生虫学助教	陈佛亮	男	35	广东台山	290	育善斟酌。
〃	姜藩美	〃	25	山东		係前齐大医学院助教，[illegible]
〃	张克勤	〃	27	浙江宁波		〃
〃	郑恩民	〃	26	广东潮阳		〃
药理学助教	汤圣希	〃	30	浙江台州	286	
化学助员	任宝香	女	25	广东台山	247	
〃	姚铭深	男	〃	广东番禺	239	
X光室兼任主任教授	李宗光	〃	39	山东黄县		义务兼任
外科学兼任教授	饶耀锵	〃	46	广东梅县		
[illegible]学兼任副教授	陈安良	〃	44	广东宝安		
			五页			新以泰文具印刷店印
生物学兼任教授	黄婍文	女	48	广东番禺		由前任聘，因兼该科功课，已停聘。
物理学兼任教授	苏能望	男	42	广东顺德		〃
数学兼任教授	黄述武	〃	41	广东梅县		〃
德文兼任教授	黄家达	〃	45	广东台山		〃
〃	张嘉谋	〃	37	广东五华		〃
寄生虫学兼任教授	熊大仁	〃	40	江西南昌		〃
政治课兼任教授	俞文伟	〃	50	江苏六合		由前任聘，不兼本院教学职。
〃	郑启拔	〃				前任斟酌，义务兼任。
公共卫生兼任教授	王永宁	〃	40	广东		
精神病学兼任教授	莫淦明	〃	37	广东东莞		由前任聘，已停聘。

图3-68　中山大学医学院暨附属医院1952年1—6月教职员工名册-6

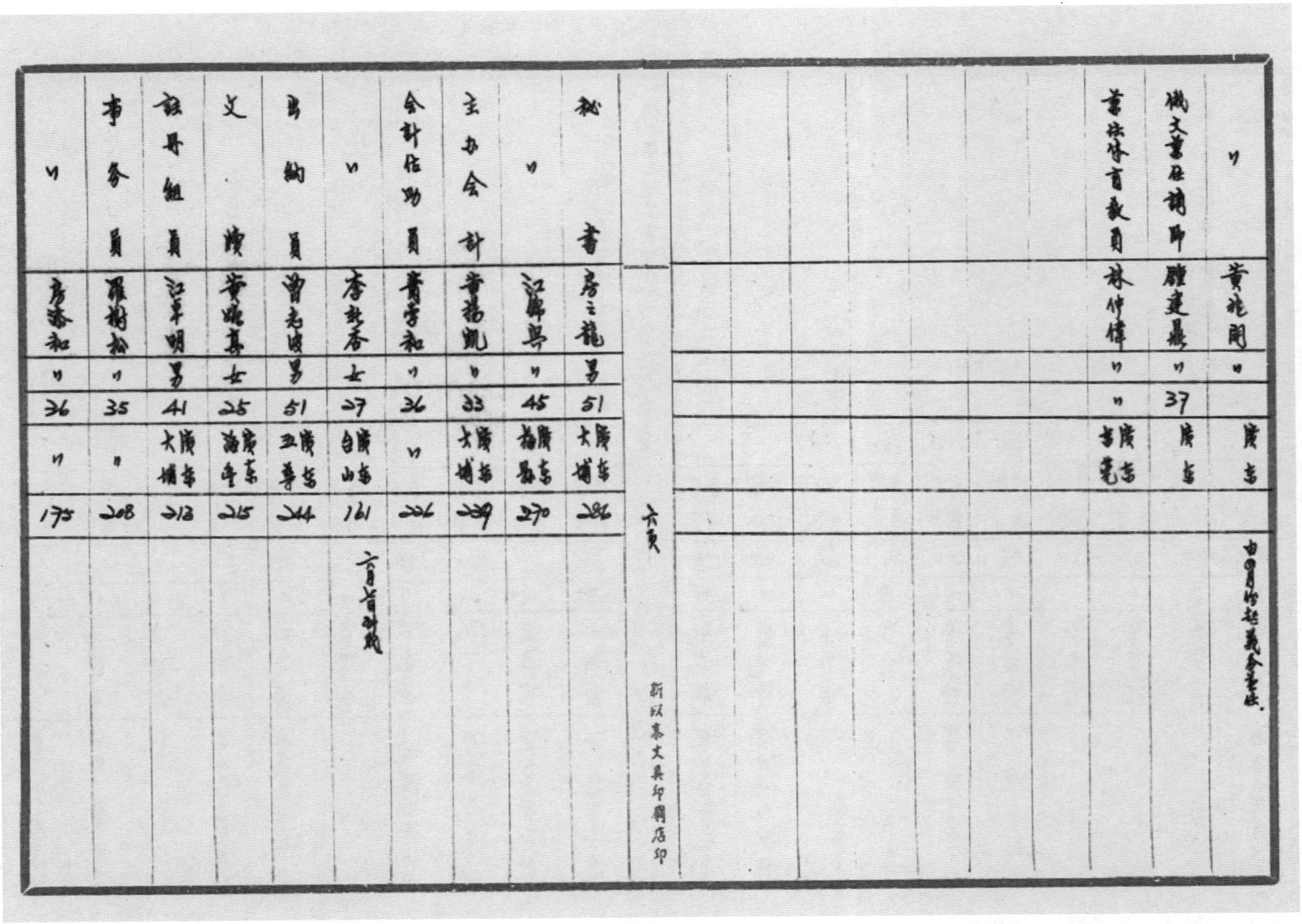

〃	黄兆開	〃		廣东		由四月份起義务兼職.
代文書兼講師	簡建鼎	〃	37	廣东		
兼体育教員	林仲偉	〃	〃	廣东東莞		
秘書	房之龍	男	51	廣东大埔	286	
〃	江錦昇	〃	45	廣东梅县	270	
主办会計	黄錫凱	〃	33	廣东大埔	239	
会計佐理員	黄学和	〃	36	〃	226	
〃	李秋香	女	27	廣东台山	161	六月份辭職
出納員	曾兆波	男	51	廣东五華	244	
文牘	黄婉真	女	25	廣东潮安	215	
註冊組員	江平明	男	41	廣东大埔	213	
事务員	羅樹松	〃	35	〃	208	
〃	房添和	〃	36	〃	175	

六頁

新以泰文具印刷店印

图3-69 中山大学医学院暨附属医院1952年1—6月教职员工名册-7

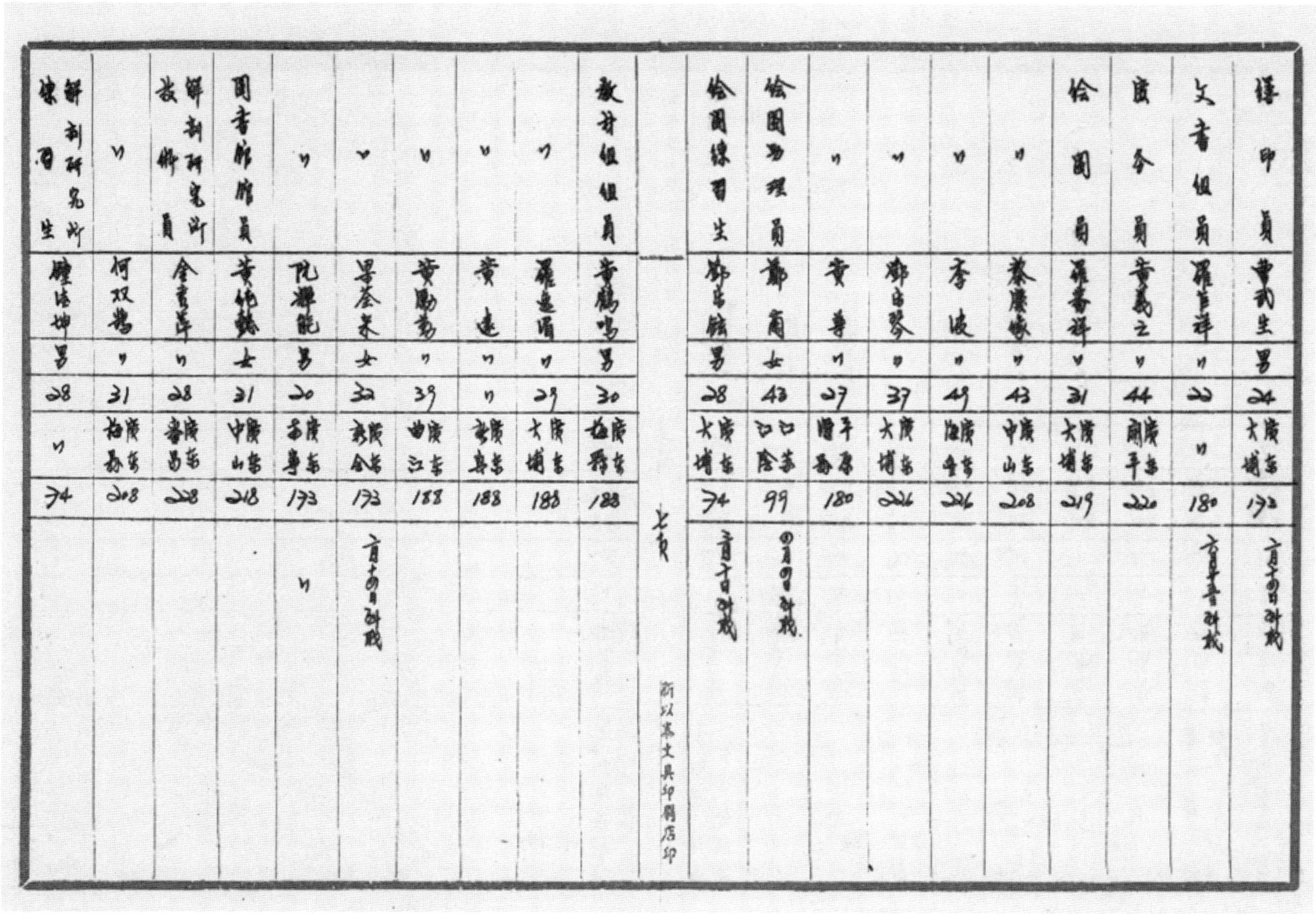

缮印员	曾武生	男	24	广东大埔	172	六月十四日辞职
文书组员	罗普祥	〃	22	〃	180	六月十五日辞职
庶务员	黄义之	〃	44	广东开平	220	
绘图员	罗蕃祥	〃	31	广东大埔	219	
〃	蔡广怀	〃	43	广东中山	208	
〃	李波	〃	49	广东[illegible]	226	
〃	郑白琴	〃	37	广东大埔	226	
〃	黄尊	〃	27	[illegible]	180	
绘图助理员	郑甫	女	43	江苏江阴	99	四月四日辞职
绘图练习生	郑步钺	男	28	广东大埔	74	六月十日辞职
七页						商以本文具印刷店印
教材组组员	黄鹤鸣	男	30	广东梅县	188	
〃	罗达涌	〃	29	广东大埔	188	
〃	黄达	〃	〃	广东新兴	188	
〃	黄励勤	〃	39	广东曲江	188	
〃	吴荃来	女	32	广东新会	173	六月十五日辞职
〃	阮灿能	男	20	广东番禺	173	〃
图书馆馆员	黄佩銮	女	31	广东中山	218	
解剖研究所技术员	金秀萍	〃	28	广东番禺	228	
〃	何双鹊	〃	31	广东梅县	208	
解剖研究所练习生	钟德坤	男	28	〃	74	

图3-70　中山大学医学院暨附属医院1952年1—6月教职员工名册-8

生理研究所技术员	周宰生	男	19	广东清远	161	
病理学研究所技术员	凌启波	〃	26	广东番禺	269	
〃	余绍娥	女	36	广东梅县	239	
〃	金秀珍	〃	〃	广东番禺	239	
卫生细菌研究所技术员	钟恩育	男	38	广东五华	249	
〃	吴伦芳	〃	26	广东梅县	228	
卫生细菌研究所练习生	江海祥	〃	32	广东大埔	140	
〃	黄婉贞	女	24	广东海丰	74	青年计职
〃	李永泰	男		广东	74	青年计职
药理学研究所技术助理员	郑文光	〃	23	广东龙川	120	青年计职
此页						新以泰文具印刷店印
化学室助理员	路国根	〃	26	广东台山	161	

图3-71　中山大学医学院暨附属医院1952年1—6月教职员工名册-9

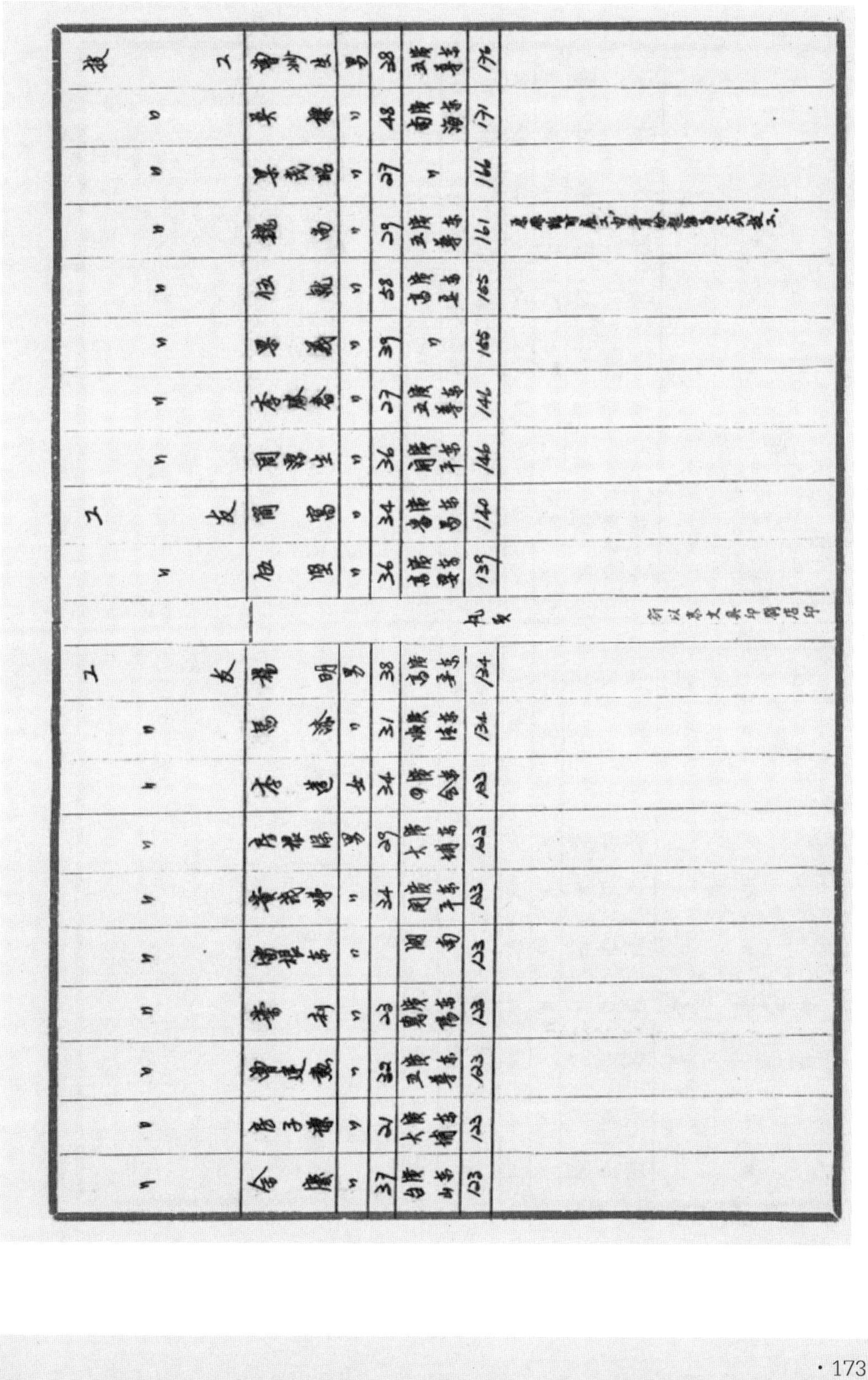

职别	姓名	性别	年龄	籍贯	薪额	备注
〃	佘廉	〃	37	广东台山	123	
〃	房子谦	〃	21	广东大埔	123	
〃	曾建勲	〃	32	广东五华	123	
〃	曹利	〃	23	广东惠阳	123	
〃	曾根东	〃		湖南	123	
〃	黄武婷	〃	34	广东開平	123	
〃	房根保	男	29	广东大埔	123	
〃	李莲	女	34	广东四会	123	
〃	葛添	〃	31	广东[illegible]	134	
工友	杨明	男	38	广东高要	134	
〃	伍坚	〃	36	广东高要	139	
工友	简富	〃	34	广东番禺	140	
〃	周露生	〃	36	广东開平	146	
〃	李胜春	〃	27	广东五华	146	
〃	吴义	〃	39	〃	165	
〃	伍魁	〃	58	广东高要	165	
〃	魏南	〃	29	广东五华	161	[illegible]
〃	吴武昭	〃	27	〃	166	
〃	吴标	〃	48	广东南海	171	
技工	曾少生	男	28	广东五华	176	

丸页　[illegible]文具印务店印

图3-72　中山大学医学院暨附属医院1952年1—6月教职员工名册-10

职别	姓名	性别	年龄	籍贯	薪额	备注
工友	李鏖	男	35	广东曲江	123	
〃	刘三妹	女	38	广东番禺	123	
〃	丘琴	〃	24	广东大埔	118	
〃	何建	〃	〃	广东番禺	112	
〃	吴旭	男	42	广东恩平	112	
〃	黄源海	〃	33	广东大埔	112	
〃	罗容祥	〃	30	〃	112	
〃	吴文英	女	35	广东茂名	112	
〃	陈耀佳	男	24	广东顺德	112	
〃	朱家欢	〃	43	广东东莞	112	
工友	房伴材	男	17	广东大埔	112	
〃	陈超	〃	35	广东鹤山	90	
〃	黄飛	〃	16	广东顺德	90	育言训戒
〃	陈昆铿	〃	27	广东番禺	110	育言训戒
〃	陈佑中	〃	24	〃	110	〃
〃	何杏鳞	女	28	〃	110	育言训戒
针医院〃长	何居利	男	45	广东连县	150	
针医院〃员	赖永昌	〃	24	广东茂名	145	
〃	杨峻汉	〃	21	〃	145	
〃	周景熙	〃	28	〃	145	

十页

新以泰文具印刷店印

图3-73 中山大学医学院暨附属医院1952年1—6月教职员工名册-11

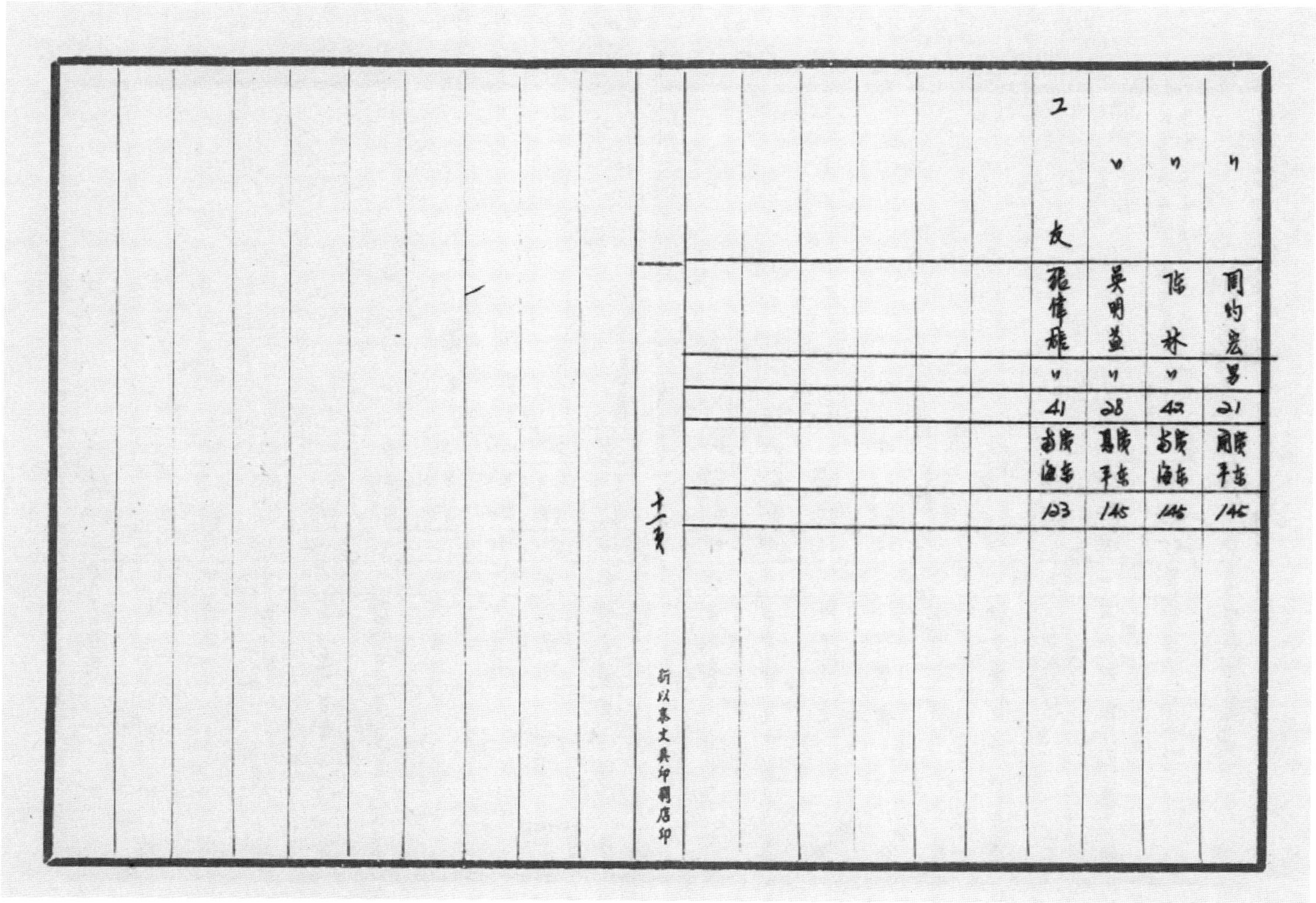

〃	周约宏	男	21	广东开平	145
〃	陈林	〃	42	广东南海	145
〃	吴明益	〃	28	广东恩平	145
工友	张伟雄	〃	41	广东南海	123

十一页

新以泰文具印刷店印

图3-74　中山大学医学院暨附属医院1952年1—6月教职员工名册-12

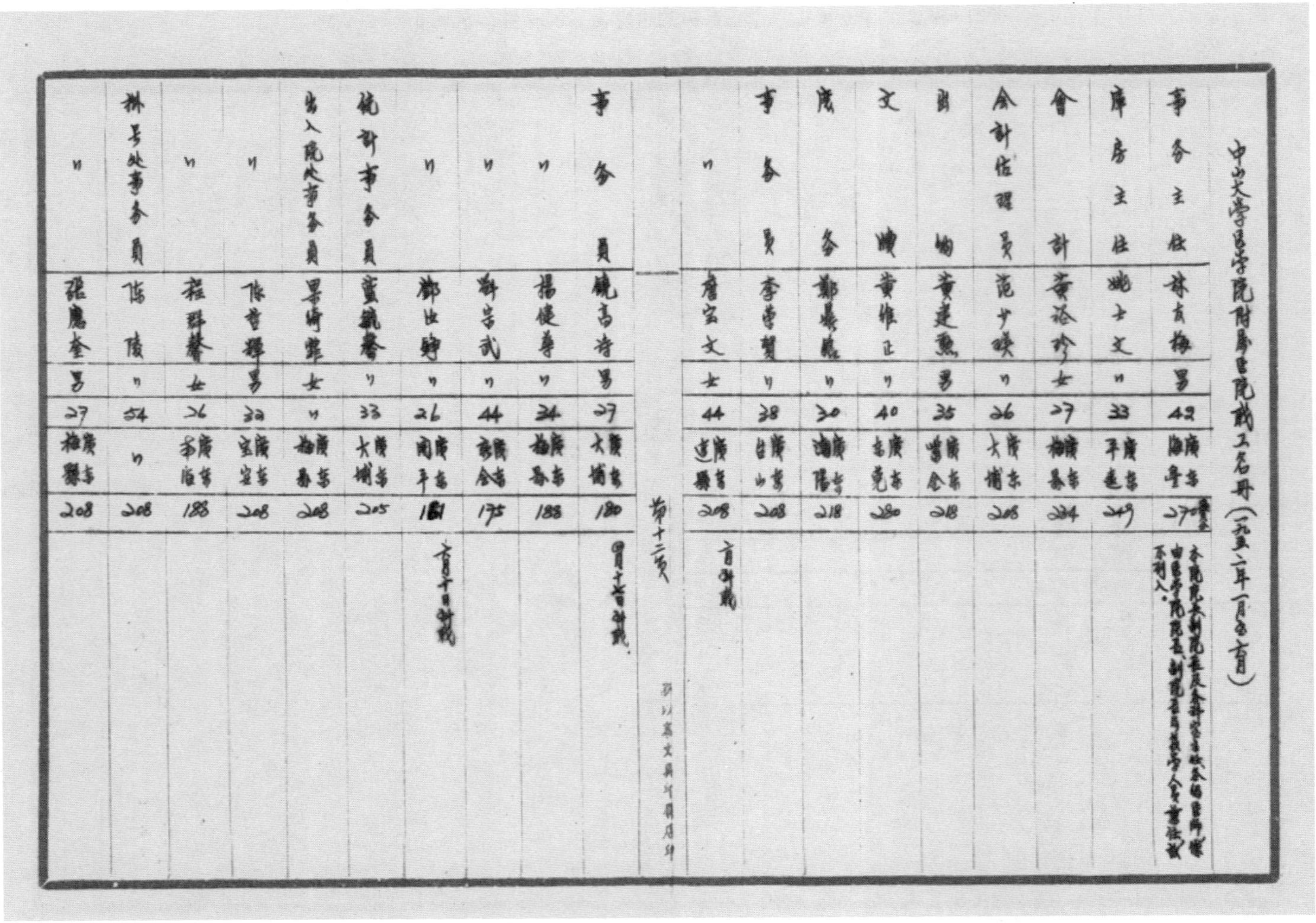

中山大学医学院附属医院职工名册（一九五二年一月至六月）

事务主任	林友梅	男	42	广东海丰	270	本院院长副院长及会计室主任系由医学院院长、副院长与会计人员兼任故不列入。
库房主任	姚士文	〃	33	广东平远	249	
会计	黄浴珍	女	27	广东梅县	234	
会计助理员	范少瑛	〃	26	广东大埔	208	
司物	黄建勲	男	35	广东曾会	218	
文牍	黄作正	〃	40	广东东莞	280	
庶务	郑慕飏	〃	30	广东潮阳	218	
事务员	李学贤	〃	38	广东台山	208	
〃	詹宏文	女	44	广东连县	208	[illegible]辞職
第十二页						
事务员	饒高诗	男	27	广东大埔	180	[illegible]辞職
〃	杨健尊	〃	34	广东梅县	188	
〃	邓宗武	〃	44	广东新会	175	
〃	郑汝婷	〃	26	广东开平	181	[illegible]辞職
统计事务员	黄毓馨	〃	33	广东大埔	205	
出入院处事务员	罗琦辉	女	〃	广东梅县	208	
〃	张哲辉	男	32	广东宝安	208	
〃	程群馨	女	26	广东番禺	188	
挂号处事务员	陈陵	〃	54	〃	208	
〃	张惠奎	男	27	广东梅县	208	

图3-75　中山大学医学院暨附属医院1952年1—6月教职员工名册-13

职别	姓名	性别	年龄	籍贯	薪额	备注
事务员	刘观珍	女	43	广东梅县	208	
病历室事务员	邓秀華	〃	38	广东鹤山	208	
药房主任	翁澍年	男	43	广东梅县	249	
药剂师	杜浦銮	〃	50	广东梅县	224	
药剂员	黄忠民	〃	24	广东台山	188	
〃	甘海成	〃	31	广西桂平	208	
助理药剂员	吴惠霞	女	22	广东新会	161	
〃	卢安明	男	18	广东中山	161	
药房练习生	胡文雅	〃	19	广东开平	74	
〃	区庆友	〃	22	广东新会	74	
十三页						
药房练习生	余锦兰	女	30	广东五华	74	
检验室技术员	刘志鸾	男	33	广东蕉岭	239	
检验员	刘宝章	〃	28	广东梅县	208	
〃	邓灵云	女	32	广东台山	208	
检验助理员	丘慕霞	〃	33	广东蕉岭	171	
〃	何寿英	〃	36	广东大埔	161	
检验室练习生	苏淑芳	〃	25	广东中山	74	七月廿日辞职
〃	郑锡隆	男	18	〃	74	四月廿八日辞职
药库药剂师	姚士建	〃	32	广东平远	218	
储藏库事务员	姚鸿樑	〃	29	〃	208	

新以良文具印刷店印

图3-76　中山大学医学院暨附属医院1952年1—6月教职员工名册-14

藥物庫事务員	張倚琴	女	28	廣東番禺	208	
司機	馬仕徽	男	45	廣州	239	
X光室技術員	饒寅生	〃	23	浙江平陽	219	
X光室練習生	劉裕宗	〃	19	廣東寶安	74	
〃	蔡來復	女	18	廣東台山	74	
檢驗室練習生	劉惠梅	〃	19	廣東潮州	72	已於六月離職
內科醫師	譚雍甫	男	53	廣東台山	350	
護理部主任	周佩雲	女	36	廣東南海	235	
護理部副主任	林瑞芳	〃	25	廣東中山	226	
護士長	何淑貞	〃	43	廣東花縣	301	
常吉貴						新以泰文具印刷店印
護士長	偉　瑞	女	41	廣東新會	234	
〃	黃惠貞	〃	43	廣東順德	208	
〃	張秀瓊	〃	36	廣東惠陽	223	
〃	周菊芳	〃	27	廣東番禺	208	
〃	王淑珠	〃	41	福建福州	226	
〃	鄭慶修	〃	24	廣東中山	208	
〃	張淑芳	〃	28	廣東南海	208	
高級護士	丁運鴻	〃	41	廣東東莞	249	
〃	黃慧芳	〃	42	廣東番禺	228	
〃	宋潤梅	〃	32	廣東鶴山	213	

图3-77　中山大学医学院暨附属医院1952年1—6月教职员工名册-15

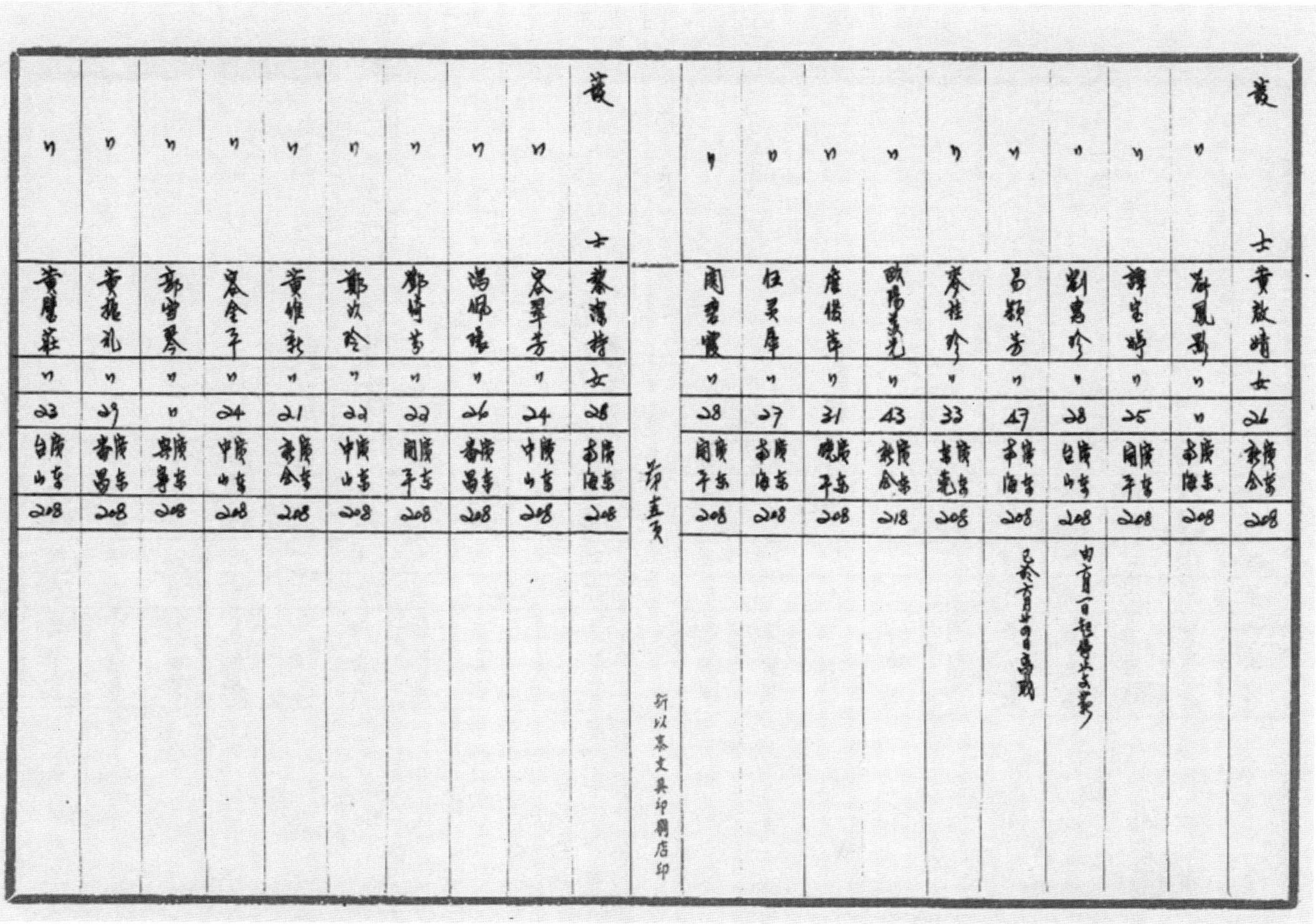

護士	黃啟晴	女	26	廣東新會	208	
〃	蔣鳳影	〃	〃	廣東南海	208	
〃	譚寶婷	〃	25	廣東開平	208	
〃	劉惠珍	〃	28	廣東台山	208	由[illegible]月一日起[illegible]
〃	呂穎芳	〃	47	廣東南海	208	已於[illegible]月[illegible]日[illegible]
〃	麥桂珍	〃	33	廣東東莞	208	
〃	歐陽美光	〃	43	廣東新會	218	
〃	詹[illegible]萍	〃	31	廣東開平	208	
〃	任[illegible][illegible]	〃	27	廣東南海	208	
〃	周碧霞	〃	28	廣東開平	208	

第五頁

新以泰文具印刷店印

護士	蔡潔[illegible]	女	28	廣東南海	208
〃	容翠芳	〃	24	廣東中山	208
〃	馮佩瑤	〃	26	廣東番禺	208
〃	鄧[illegible][illegible]	〃	22	廣東開平	208
〃	鄭次玲	〃	22	廣東中山	208
〃	黃惟新	〃	21	廣東新會	208
〃	容金平	〃	24	廣東中山	208
〃	郭雪琴	〃	〃	廣東[illegible]	208
〃	黃[illegible]礼	〃	29	廣東番禺	208
〃	黃[illegible][illegible]	〃	23	廣東台山	208

图3-78　中山大学医学院暨附属医院1952年1—6月教职员工名册-16

職別	姓名	性別	年齡	籍貫	薪額	備註
護士	張白儀	女	42	四川成都	208	
〃	黃秀禎	〃	21	廣東番禺	179	
〃	鄭友賢	〃	27	廣東番禺	195	一月六日辭職
〃	馮雪瑜	〃	24	廣東臺山	195	
〃	黃婉健	〃	19	〃	195	一月四日辭職
〃	張慧群	〃	21	廣東中山	195	
〃	熊佩芳	〃	〃	〃	195	
〃	侯佑玲	〃	23	〃	179	四月廿日辭職
〃	温潔文	〃	21	〃	179	仝右
〃	周瑞金	〃	〃	廣東南海	179	仝右

第十六頁

新以泰文具印刷店印

職別	姓名	性別	年齡	籍貫	薪額	備註
護士	吳爽玲	女	20	廣東南海	179	四月廿日辭職
〃	馮惠貞	〃	21	廣東臺山	179	〃
〃	陳慧嫻	〃	〃	廣東新會	179	〃
〃	鍾鳳嬰	〃	〃	〃	195	一月辭職
〃	林月玲	〃	〃	〃	179	四月廿日辭職
〃	高瑞蓮	〃	20	〃	179	一月十六日辭職
〃	黃仲華	〃	〃	廣東南海	179	〃
〃	韓國秋	〃	18	北京	179	〃
〃	余綺芬	〃	20	南京	179	〃
〃	羅梓新	〃	24	廣東新會	179	〃

图3-79 中山大学医学院暨附属医院1952年1—6月教职员工名册-17

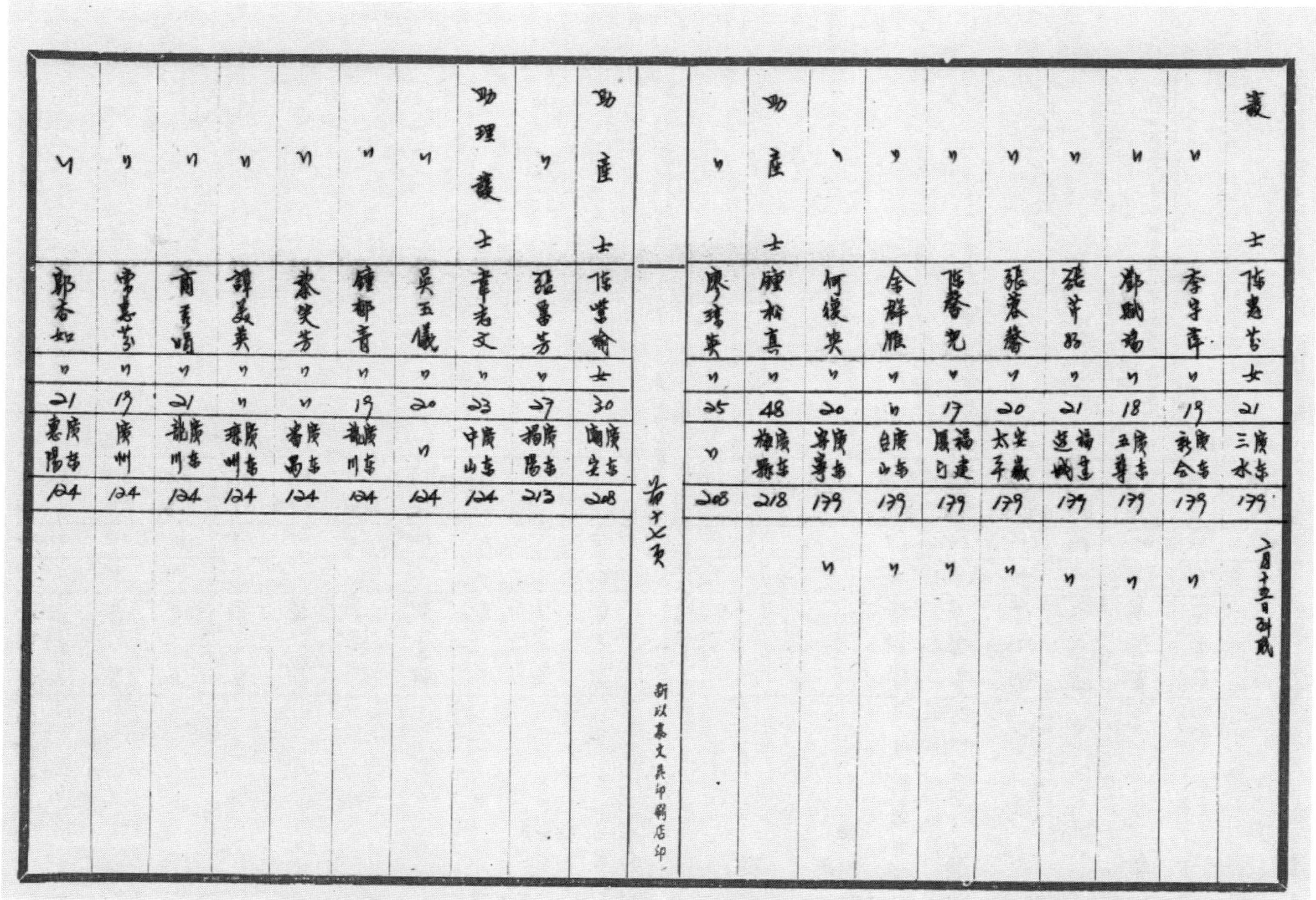

護士	陈惠芳	女	21	廣東三水	179	一月十五日到職
〃	李宇萍	〃	19	廣東新會	179	〃
〃	鄧珮瑤	〃	18	廣東五華	179	〃
〃	張芊路	〃	21	福建連城	179	〃
〃	張綮馨	〃	20	安徽太平	179	〃
〃	陈馨光	〃	17	福建厦门	179	〃
〃	金群雁	〃	〃	廣東台山	179	〃
〃	何俊英	〃	20	廣東寧寺	179	〃
助產士	鍾松真	〃	48	廣東梅縣	218	
〃	康瑞英	〃	25	〃	208	
助產士	陈業瑜	女	30	廣東海安	208	
〃	張藝芳	〃	27	廣東揭陽	213	
助理護士	韋志文	〃	23	廣東中山	124	
〃	吳玉儀	〃	20	〃	124	
〃	鍾郁青	〃	19	廣東龍川	124	
〃	黎笑芳	〃	〃	廣東番禺	124	
〃	譚美英	〃	〃	廣東瓊州	124	
〃	商秀娟	〃	21	廣東龍川	124	
〃	曾惠芬	〃	19	廣州	124	
〃	郭杏如	〃	21	廣東惠陽	124	

第十七頁

新以泰文具印刷店印

图3-80　中山大学医学院暨附属医院1952年1—6月教职员工名册-18

职别	姓名	性别	年龄	籍贯	工资	备注
助理、護士	黄惠文	女	19	廣東台山	124	
〃	陈卓君	〃	23	廣東順德	124	
護士	吴梅珍	〃	24	廣東新會	208	胃肠科調任護士学校事務員，工資改由護校支付。
〃	鍾寧香	〃	23	廣東五華	208	仝右
〃	黄秀美	〃	17	廣東梅縣	199	
護士学校教務員	陈露芳	〃	32	廣東順德	188	二月份起由護士学校支付工資。
洗衣部事務員	楊鉄生	男	39	廣東大埔	188	

第十八頁

新以泰文具印刷店印

职别	姓名	性别	年龄	籍贯	工资	备注
工友	伍才源	男	32	廣東台山	161	
〃	林尊志	〃	34	〃	161	
〃	曾松	〃	27	廣東四會	145	
〃	任嘉明	女	26	廣東順德	139	
〃	陈清泉	男	27	廣東台山	123	
〃	黄黎	〃	19	廣東惠陽	123	
〃	張傑	〃	45	廣東海豐	123	
〃	李晃	〃	19	廣東中山	123	
〃	[illegible]贵	〃	41	廣東番禺	123	
〃	黄锦辉	〃	25	廣東大埔	123	

图3-81 中山大学医学院暨附属医院1952年1—6月教职员工名册-19

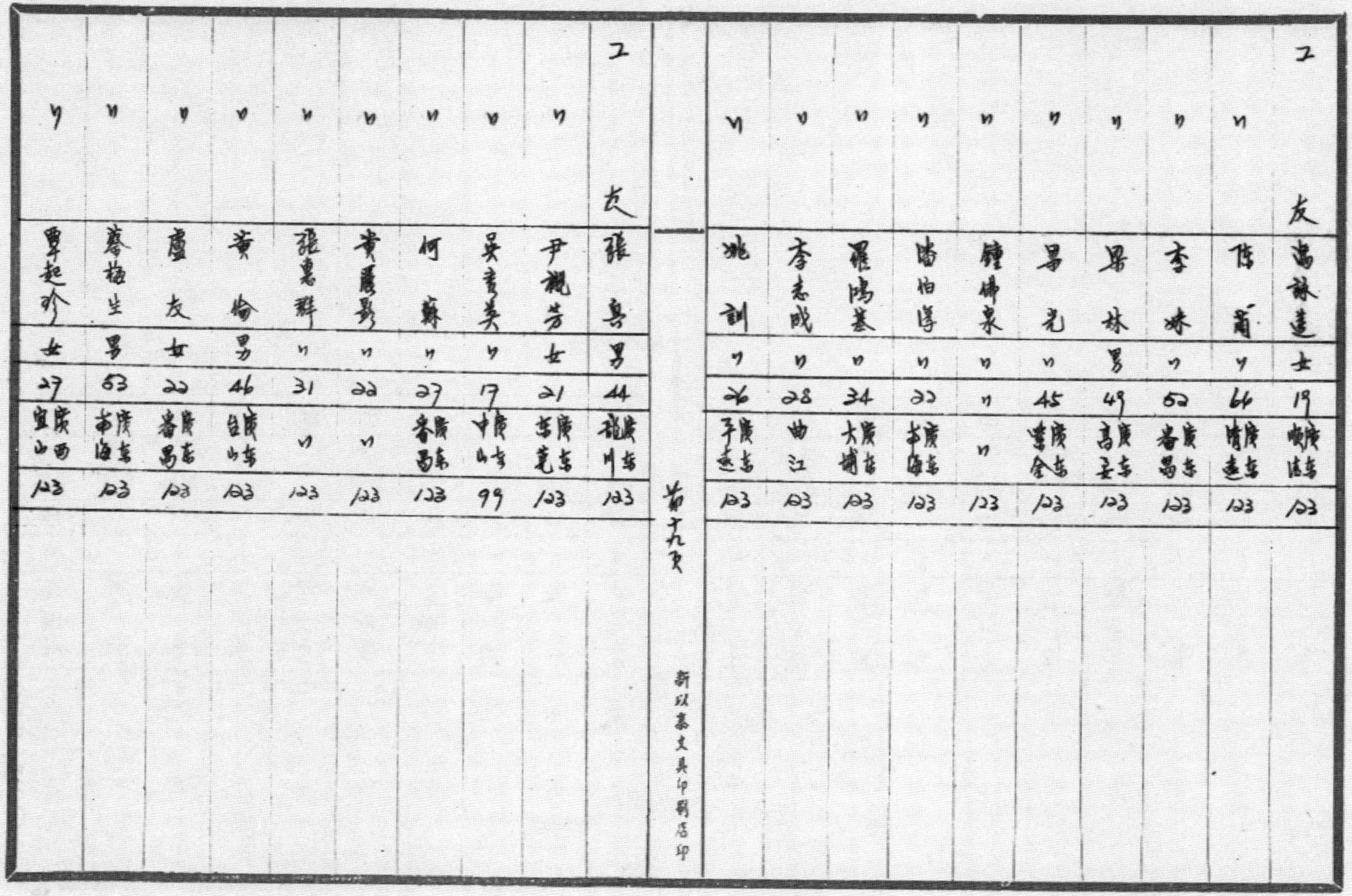

工友	湯詠蓮	女	19	廣東順德	123
〃	陳蕭	〃	66	廣東清遠	123
〃	李嬌	〃	52	廣東番禺	123
〃	吳林	男	49	廣東高要	123
〃	吳光	〃	45	廣東[illegible]	123
〃	鍾佛泉	〃	〃	〃	123
〃	潘伯淳	〃	22	廣東南海	123
〃	羅鴻基	〃	34	廣東大埔	123
〃	李志成	〃	28	曲江	123
〃	姚訓	〃	26	廣東平遠	123

第十九頁

新以泰文具印刷店印

工友	張易	男	44	廣東龍川	123
〃	尹觀芳	女	21	廣東東莞	123
〃	吳言美	〃	17	廣東中山	99
〃	何蘇	〃	27	廣東番禺	123
〃	黃麗影	〃	22	〃	123
〃	張惠群	〃	31	〃	123
〃	黃倫	男	46	廣東台山	123
〃	盧友	女	22	廣東番禺	123
〃	蔡梅生	男	53	廣東南海	123
〃	覃起珍	女	27	廣西宜山	123

图3-82　中山大学医学院暨附属医院1952年1—6月教职员工名册-20

工友	黎霞	女	38	廣東南海	123
〃	盧影卿	〃	33	廣東化縣	123
〃	嚴仙	〃	35	廣東雲浮	123
〃	楊桂娟	〃	21	湖南武岡	123
〃	劉鴻	〃	41	廣東番禺	123
〃	黃植英	〃	23	廣東韶州	123
〃	許靖	男	68	廣東羅定	145
〃	鍾樹昌	〃	28	廣東惠陽	145
〃	曾憲棋	〃	25	廣東博羅	145
〃	劉苏	〃	47	廣東[illegible]	145

第廿頁

新以嘉文具印刷店印

工友	朱叙	男	36	廣東台山	145
〃	何能	〃	35	廣東順德	123
〃	何燦	〃	25	〃	123
〃	朱炳炎	〃	37	廣東台山	124
〃	麥家開	〃	22	廣東南海	123
〃	吳桂鑾	〃	19	〃	123
〃	李文	〃	23	〃	123
〃	黃帶	〃	22	廣東博羅	123
〃	劉昌	〃	33	廣東番禺	123
〃	鍾樹文	〃	21	廣東惠陽	123

图3-83　中山大学医学院暨附属医院1952年1—6月教职员工名册-21

职别	姓名	性别	年龄	籍贯	薪点	备注
工友	黄敬英	女	37	广东花县	123	
〃	崔添	男	51		114	
〃	华寿群	女	26		114	
〃	黄惟	〃	51	广东[illegible]	123	
〃	吴玉[illegible]	〃	29	广东鹤山	123	
〃	何惠霞	〃	33	广东番禺	123	
〃	韦珍	〃	36	广东顺德	123	
〃	韩炳尧	男	20	广东博罗	110	三月六日辞职
〃	徐瑞娟	女	27		110	三月九日辞职
〃	骆群	〃	26		110	三月廿四日辞职
第廿一页						
工友	刘丽容	女	22		110	三月廿三日辞职
〃	张友荣	男	18	广东[illegible]	110	三月廿九日辞职
〃	周玉棠	〃	16		74	三月辞职
〃	邓三妹	女	15	广东南海	74	〃
〃	吴明浩	男	22	广东恩平	123	四月辞职
〃	李荣福	〃	45		161	〃
〃	莫二妹	女	33	广东南海	110	四月廿七日辞职
〃	程月琴	〃	25		110	四月廿日辞职
洗衣部工友	郑庄	〃	46	广东博罗	123	三月辞职
〃	韩清	男	63	〃	161	〃

新以嘉文具印刷店印

图3-84　中山大学医学院暨附属医院1952年1—6月教职员工名册-22

〃	鄧[illegible]	男	53	廣東[illegible]	145	[illegible]
〃	蘇錫華	〃	23	〃	161	〃
〃	[illegible]大甯	〃	28	〃	123	〃
〃	韓炳忠	〃	22	〃	161	〃
〃	鄭文瑞	〃	20	〃	161	〃
〃	沈廣達	〃	39	廣東鶴山	145	〃
〃	劉初	〃	49	廣東從化	161	〃
〃	嚴好	女	33	廣東[illegible]	123	〃
〃	吳玉珍	〃	27	廣東[illegible]	123	〃
〃	彭鳳琼	〃	23	廣東南海	123	[illegible]
洗衣部工友	譚[illegible]	男			123	[illegible]
工友	孫[illegible]	〃			123	
〃	劉[illegible]	女			99	已於三月離職.

第廿三頁

新以泰文具印刷店印

图3-85　中山大学医学院暨附属医院1952年1—6月教职员工名册-23

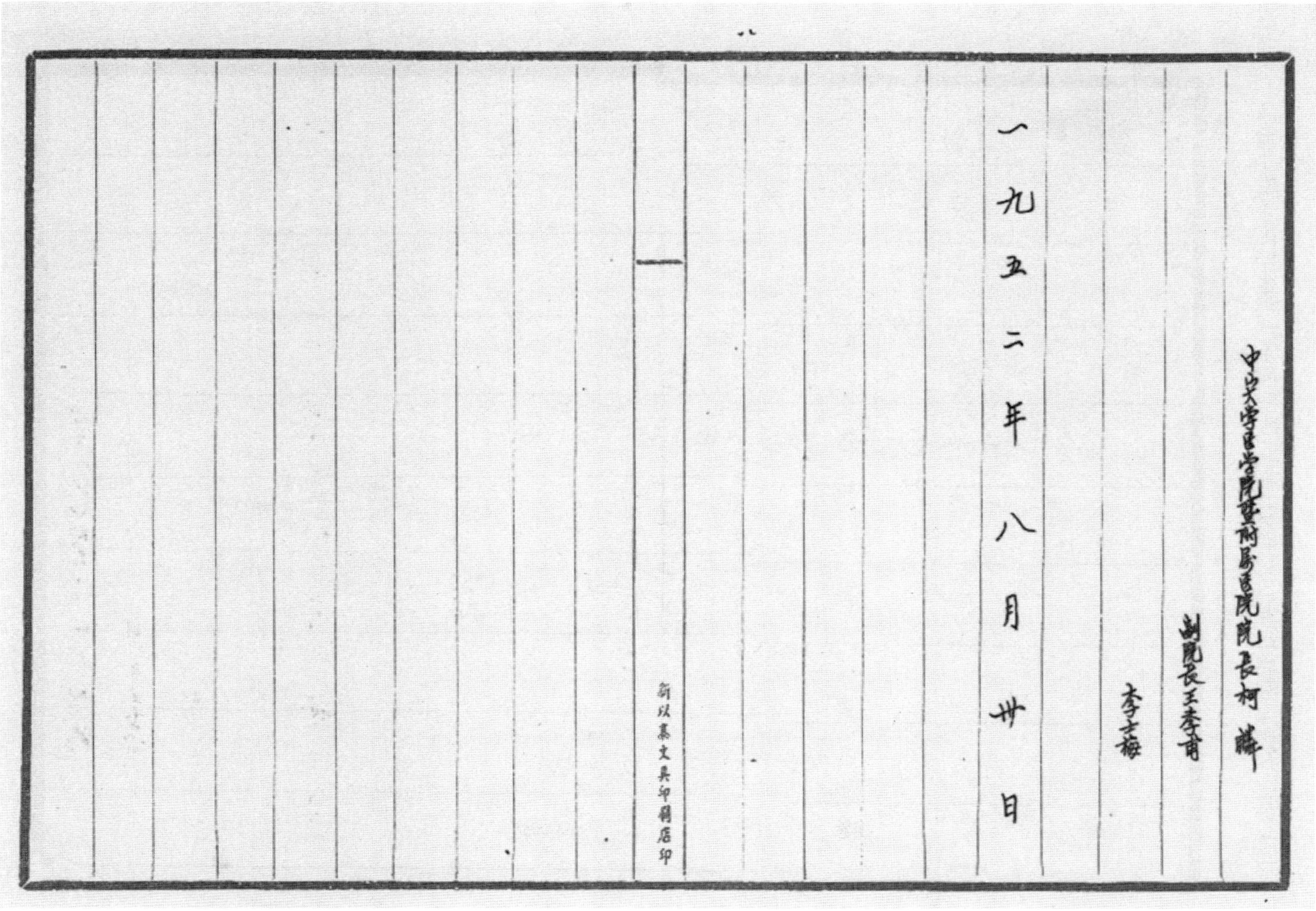

中山大学医学院暨附属医院院长 柯麟

副院长 王季甫

李士梅

一九五二年八月卅日

图3-86　中山大学医学院暨附属医院1952年1—6月教职员工名册-24

九、中山大学医学院暨附属医院1952年9月教职员工名册

中山大学医学院暨附属医院1952年9月教职员工名册见图3-87—图3-110。

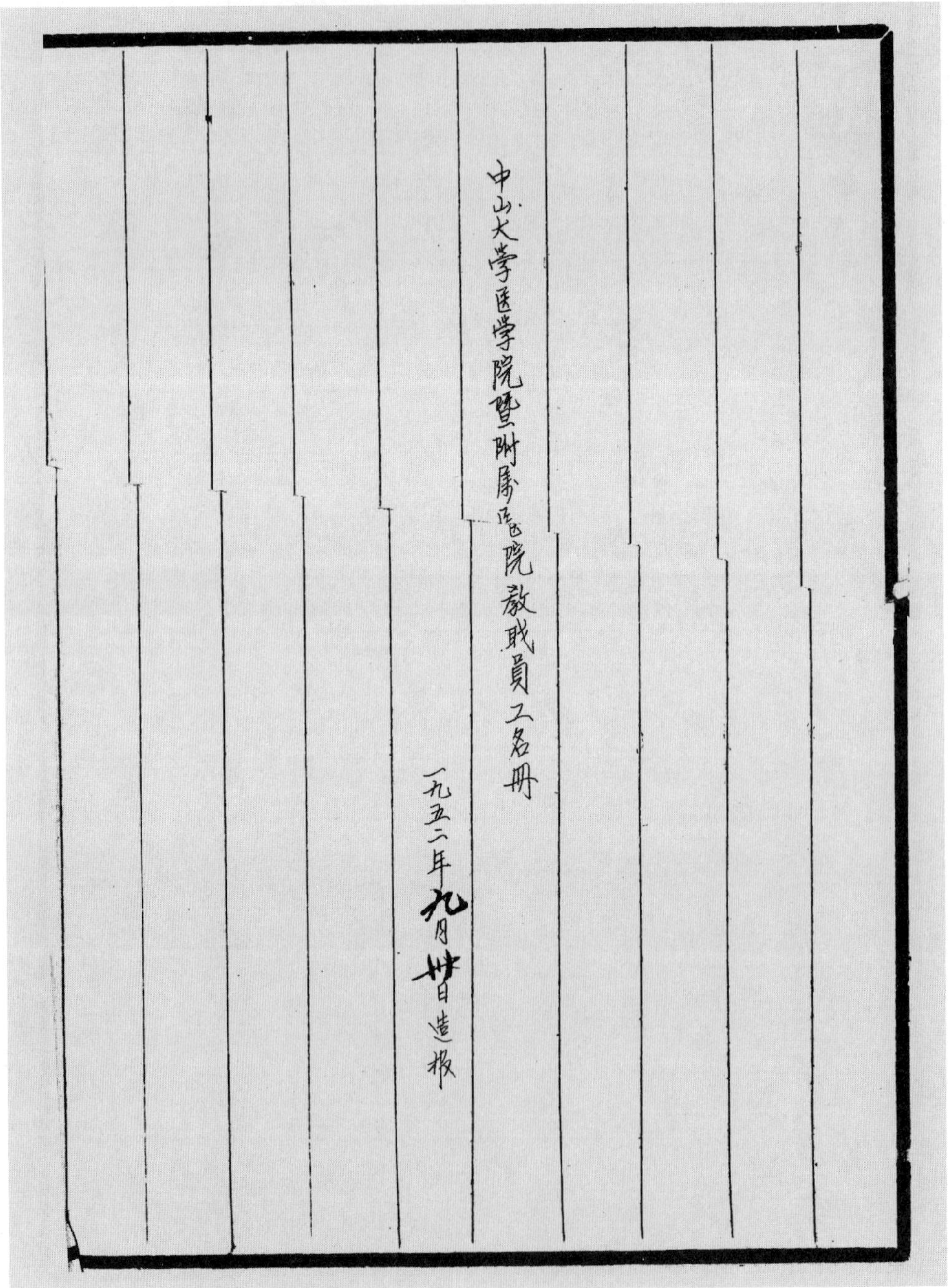

中山大学医学院暨附属医院教職員工名册

一九五二年九月卅日造报

图3-87　中山大学医学院暨附属医院1952年9月教职员工名册-1

中山大學医學院暨附屬医院教職員工名冊　一九五二年八月六日造報

院別	職別	姓名	性別	年齡	籍貫	文化程度	工資分	備攷
医學院	院長	柯麟	男	51	廣東海豐	大學	593	
〃	副院長	王季甫	〃	50	四川成都	〃	564	
〃	副院長兼副教授	李士梅	〃	44	廣東梅縣	〃	661	
〃	藥理學研究所主任兼代教務長	羅潛	〃	41	廣東大埔	〃	753	
〃	病理學研究所主任兼教授	梁伯強	〃	52	廣東梅縣	〃	785	
〃	微生細菌學研究所主任兼教授	李挺	〃	52	〃	〃	753	
〃	生理學研究所主任兼教授	梁仲謀	〃	52	〃	〃	753	
〃	解剖學研究所代主任兼教授	何凱寅	〃	40	〃	〃	741	
医學院	化學實驗室主任兼教授	馮子章	男	47	廣東南海	大學	753	
〃	病理學教授	楊簡	〃	41	廣東梅縣	〃	753	
〃	內科顧問兼教授	葉少芙	〃	51	〃	〃	753	
〃	內科主任教授	朱師晦	〃	46	廣東豐順	〃	753	
〃	內科教授	吳道鈞	〃	47	廣東梅縣	〃	753	
〃	外科教授	鄺公道	〃	39	廣東開平	〃	730	
〃	婦產科主任教授	葉錫榮	〃	48	廣東東莞	〃	741	
〃	婦產科教授	鄭惠國	〃	41	江蘇江陰	〃	696	
〃	小兒科主任教授	梁烺皓	〃	43	廣東梅縣	〃	741	
〃	小兒科教授	曾文勝	〃	40	廣東文華	〃	504	

第一頁

新以豪文具印刷店印

图3-88　中山大学医学院暨附属医院1952年9月教职员工名册-2

教授26人

醫學院	眼科主任教授	沈毅	男	49	福建南靖	大學	573
〃	耳鼻喉科主任教授	朱志和	〃	46	廣東曲江	〃	753
〃	皮花科主任教授	黃明一	〃	42	廣東順德	〃	741
〃	檢驗室主任診斷學副教授	鄭賀齡	〃	41	廣東南海	〃	609
〃	內科副教授	何碧芬	女	32	廣東五華	〃	573
〃	外科副教授	蔡紀[illegible]	男	39	廣東揭陽	〃	631
〃	小兒科副教授	羅致[illegible]	〃	39	廣西岑溪	〃	649
〃	病理學副教授	李瑛	女	36	廣東番禺	〃	631
〃	化學副教授	梁紫[illegible]	〃	41	廣東順德	〃	631
〃	細菌學副教授	鍾之英	男	43	廣東梅縣	〃	610

第八頁

新以泰文具印刷店印

醫學院	德文副教授	曾宥	男	47	廣東五華	大學	600
〃	內科講師	羅肅容	〃	39	廣東興寧	〃	460
〃	〃	古振興	〃	38	廣東梅縣	〃	416
〃	外科講師	李國材	〃	34	廣東龍川	〃	460
〃	小兒科講師	張居仁	〃	40	廣東五華	〃	428
〃	婦產科講師	陳自儉	女	37	廣東南海	〃	387
〃	耳鼻喉科講師	高生平	男	30	安徽蕪湖	〃	356
〃	生物化學講師	閔惠連	女	31	廣東開平	〃	379
〃	藥理學講師	吳秀榮	〃	34	廣東中山	〃	422
〃	公共衛生學講師	黃伯俊	男	39	廣東台山	〃	460

图3-89　中山大学医学院暨附属医院1952年9月教职员工名册—3

医学院	内科助教	廖适生	男	30	广东大埔	大学	315
〃	〃	张森泉	〃	30	广东梅县		309
〃	〃	吴达微	〃	30	广东合浦	〃	309
〃	〃	王馥仪	女	28	广东东莞	〃	280
〃	〃	周庆均	男	32	〃	〃	259
〃	外科助教	赵汝泰	〃	35	广东台山	〃	309
〃	〃	赖炳耀	〃	29	广东惠阳	〃	280
〃	〃	禤湘琦	〃	36	广东高要	〃	280
〃	〃	赵宗谦	〃	29	广东新会	〃	247
〃	〃	余同长	〃	32	广东台山	〃	247
第五页							新以泰文具印刷店印
医学院	小儿科助教	陈式姝	女	32	广东东莞	大学	309
〃	〃	张剑英	〃	31	广东开平	〃	297
〃	〃	汤本智	〃	31	广东鹤山	〃	247
〃	〃	马翠薇	〃	27	广东台山	〃	247
〃	〃	何健芳（廖学能）	〃（男）	28（27）	广西藤县	〃	247（210）
〃	妇产科助教	潘国权	男	30	广东顺德	〃	280
〃	〃	余烱静	女	29	广东中山	〃	309
〃	〃	吴晓芬（吴肇雪）	〃	31	广东高要	〃	286（230）
〃	〃	张志英（孙秀俊）	〃（男）	27（25）	广东番禺	〃	247（210）
〃	眼科助教	杜念祖	男	31	广东顺德	〃	309

图3-90　中山大学医学院暨附属医院1952年9月教职员工名册-4

单位	职别	姓名	性别	年龄	籍贯	学历	薪	备注
医学院	眼科助教	陈莲爱	女	30	广东台山	大学	247	
〃	内科助教	曾蔺玲	〃	26	广东[illegible]	〃	247	
〃	耳鼻喉科助教	[illegible]	男	26	江西贵溪	〃	247	
〃	皮花科助教	李振康	〃	33	广东梅县	〃	280	
〃	放射科助教	谢德明	〃	36	广东高要	〃	[illegible]	
〃	解剖学助教	钱恩枝	〃	32	广东五华	〃	297	
〃	〃	林[illegible]	〃	30	广东[illegible]	〃	280	
〃	〃	郭畹华	女	25	广东大埔	〃	247	
〃	生理学助教	吴秀锦	〃	31	广东中山	〃	297	
〃	〃	[illegible]（改写）	〃	33	[illegible]	〃	310	
〃	〃	胡淑琳	〃	31	广东南海	〃	265	
	解剖学助教（添写）	罗[illegible]	男	[illegible]	[illegible]	〃	247	[illegible]
医学院	病理学助教	古建丽	男	31	广东梅县	大学	247	
〃	〃	周良樾	〃	25	广东番禺	〃	247	
〃	〃	郭文天	〃	27	广东[illegible]	〃	247	
〃	细菌学助教	李新华	〃	32	广东梅县	〃	247	
〃	〃	李道中	〃	29	广东五华	〃	247	
〃	〃	梁懿华	女	29	广东梅县	〃	247	
〃	〃	廖国[illegible]（改写）	〃	26		〃	247	
〃	公共卫生学助教	沈振黄	男	27	江苏[illegible]	〃	247	
〃	〃	[illegible]（改写）	〃	27	[illegible]	〃	210	
〃	寄生虫学助教	陈焕尧	〃	35	广东台山	〃	290	
〃	药理学助教	汤实希	〃	30	浙江[illegible]	〃	286	
〃	化学助教	姚铭源	〃	25	广东番禺	〃	239	

图3-91　中山大学医学院暨附属医院1952年9月教职员工名册-5

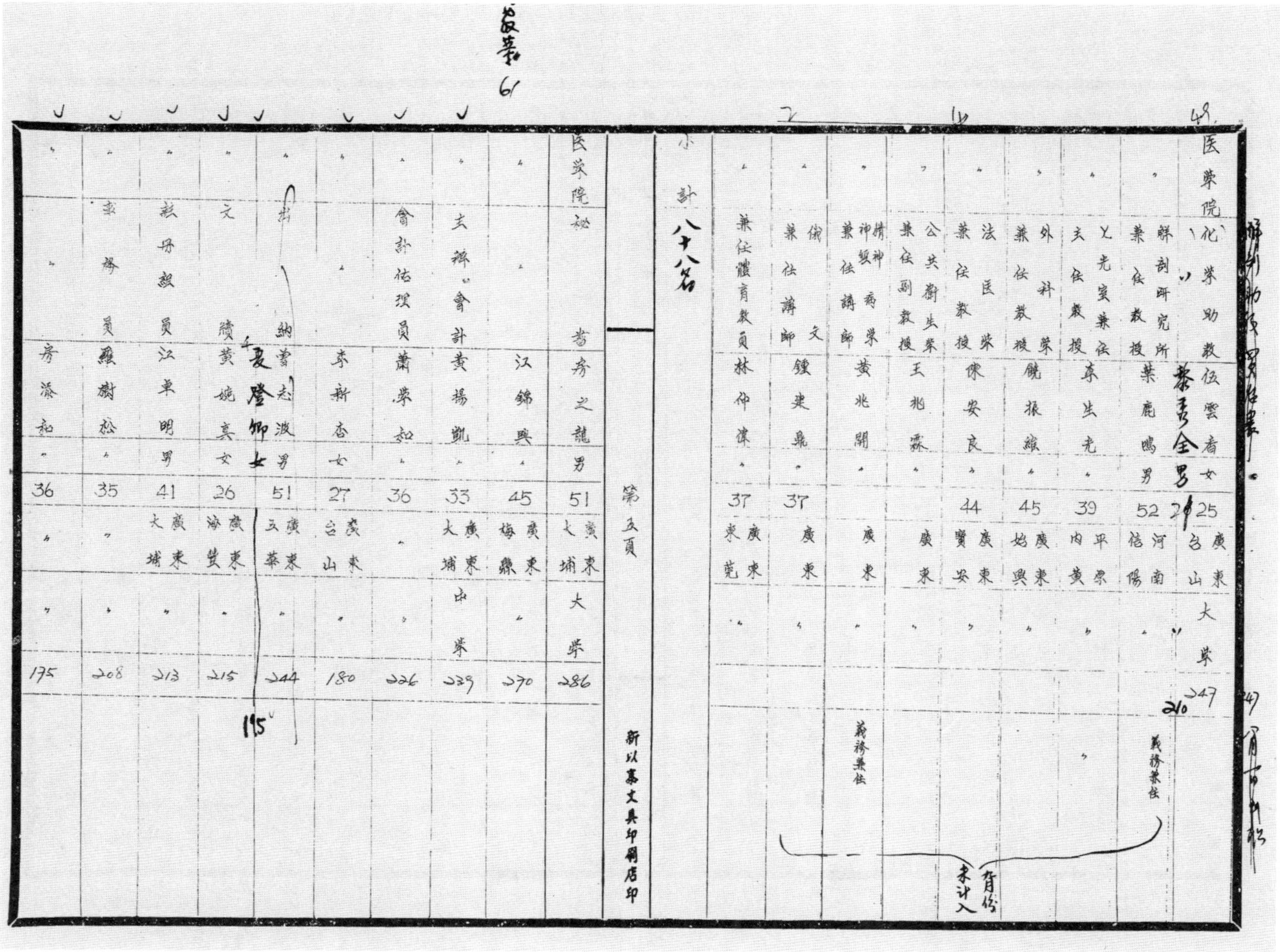

医学院	化学助教	伍雲看	女	25	廣東台山	大学	247 210
〃	解剖研究所兼任教授	葉鹿鳴 蔡秀全	男	52	河南信陽	〃	
〃	乂光實兼任主任教授	李生元	〃	39	平原内黄	〃	
〃	外科兼任教授	饒振綸	〃	45	廣東始興	〃	
〃	法医兼任教授	陳安良	〃	44	廣東寶安	〃	
〃	公共衛生兼任副教授	王兆霖	〃		廣東	〃	
〃	精神神經病学兼任講師	黃兆開	〃		廣東	〃	義務兼任
〃	俄文兼任講師	鍾建鼎	〃	37	廣東	〃	
〃	兼任體育教員	林仲康	〃	37	廣東東莞	〃	

小計 八十八名

義務兼任 [illegible] 未計入

第五頁

医学院	秘書	方之龍	男	51	廣東大埔	大学	286
〃	〃	江錦興	〃	45	廣東梅縣	〃	270
〃	主辦會計	黃揚凱	〃	33	廣東大埔	中学	239
〃	會計佐理員	蕭榮初	〃	36	〃	〃	226
〃	〃	李新杏	女	27	廣東台山	〃	180
〃	出納	雷志波 吳燈卿	男 女	51	廣東五華	〃	244 115
〃	文牘	黃婉真	女	26	廣東海豐	〃	215
〃	註冊組員	江卓明	男	41	廣東大埔	〃	213
〃	事務員	羅樹松	〃	35	〃	〃	208
〃	〃	房添和	〃	36	〃	〃	175

新以慕文具印刷店印

图3-92 中山大学医学院暨附属医院1952年9月教职员工名册-6

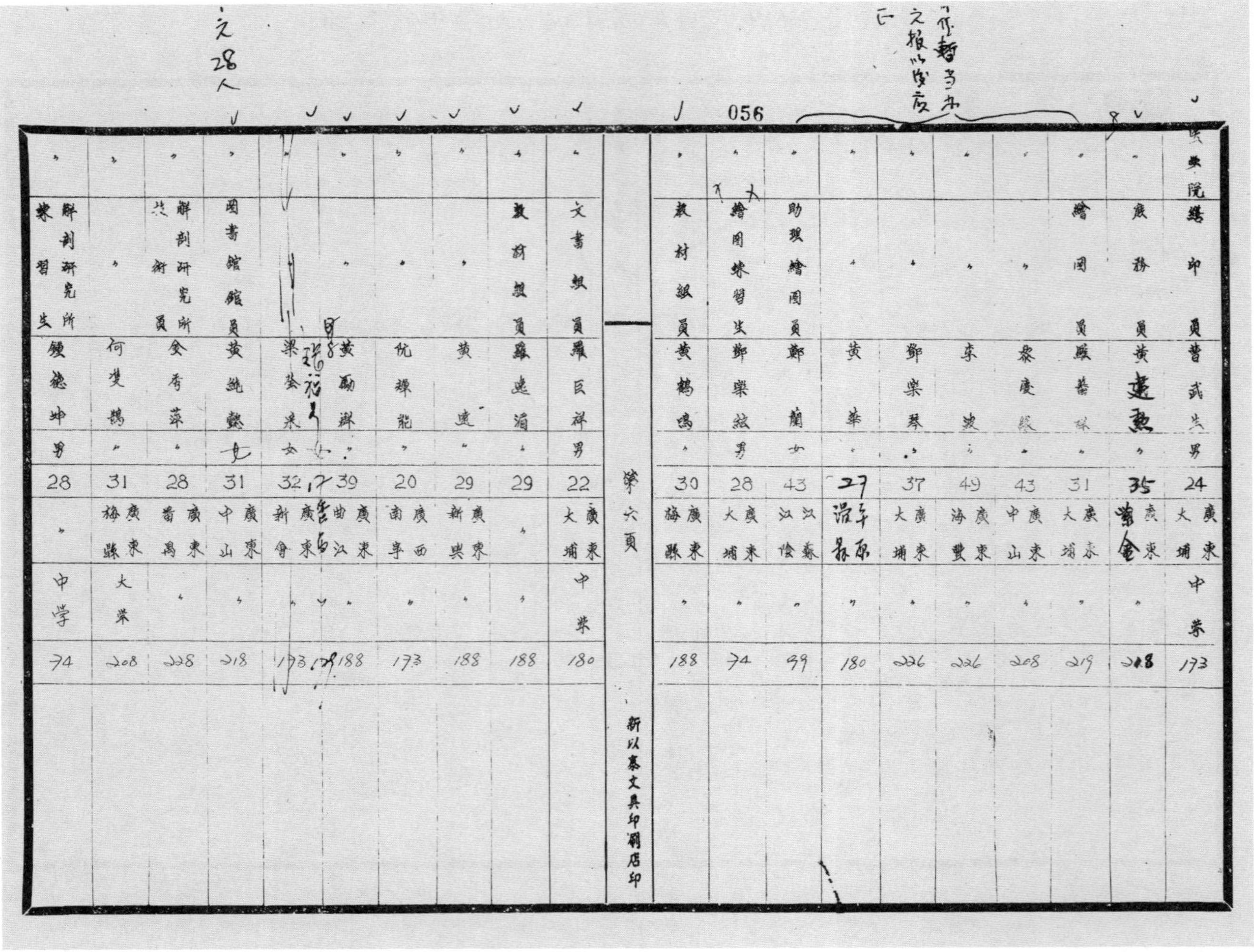

醫學院	繕印員	曹武先	男	24	廣東大埔	中學	173
〃	庶務員	黃建勳	〃	35	廣東紫金	〃	218
〃	繪圖員	嚴蕃[illegible]	〃	31	廣東大埔	〃	219
〃	〃	黎慶[illegible]	〃	43	廣東中山	〃	208
〃	〃	李波	〃	49	廣東海豐	〃	226
〃	〃	鄧樂琴	〃	37	廣東大埔	〃	226
〃	〃	黃華	〃	27	[illegible]	〃	180
〃	助理繪圖員	鄭蘭	女	43	江蘇江陰	〃	99
〃	繪圖練習生	鄧樂紘	男	28	廣東大埔	〃	74
〃	教材組員	黃鶴鳴	〃	30	廣東梅縣	〃	188
〃	文書組員	羅巨祥	男	22	廣東大埔	中學	180
〃	教材組員	羅遠涵	〃	29	〃	〃	188
〃	〃	黃遠	〃	29	廣東新興	〃	188
〃	〃	伍棣能	〃	20	廣西南寧	〃	173
〃	〃	黃勵群	〃	39	廣東曲江	〃	188
〃	〃	梁荃來	女	32	廣東新會	〃	173
〃	圖書館館員	黃純懿	女	31	廣東中山	〃	218
〃	解剖研究所技術員	余秀萍	〃	28	廣東番禺	〃	228
〃	〃	何叟鵠	〃	31	廣東梅縣	大學	208
〃	解剖研究所練習生	鍾德坤	男	28	〃	中學	74

第六頁

新以泰文具印刷店印

图3-93　中山大学医学院暨附属医院1952年9月教职员工名册-7

单位	职别	姓名	性别	年龄	籍贯	学历	薪额
医学院	生理研究所技術員	明華生	男	19	廣東清遠	中業	161
〃	病理研究所技術員	凌啟波	〃	26	廣東番禺	〃	259
〃	〃	余紹娥	女	36	廣東梅縣	大業	239
〃	練習生	田宗光	男	[illegible]	大埔	中學	74
〃	技術員	金秀珍	〃	36	廣東番禺	大學	239
〃	練習生	温欲怡	男	[illegible]	[illegible]	中學	74
〃	細菌研究所技術員	鍾恩高	男	38	廣東五華	〃	249
〃	〃	梁倫芳	〃	26	廣東梅縣	中業	228
〃	細菌研究所技術員	江海祥	〃	32	廣東大埔	〃	161
〃	細菌研究所練習生	黃娩貞	女	24	廣東海豐	〃	74
〃	〃	李承蔭 / 周小梅	男 / 女	18	開平	〃	74
〃	藥理研究所技術員	鄔立光	〃	23	廣東龍川	〃	120
医学院	化學實驗室助理員	駱國根	男	25	廣東台山	中業	161
〃	藥材組組員	李慧	〃	44	〃	〃	226
〃	藥材組練習生	李樹匡	〃	17	〃	小學	74
化究所	技師兼副所長	唐雪華	女	24	廣東南海	中學	200
〃	助理技師	李婉美	〃	37	廣東梅縣	〃	127
〃	保育員	伍維摩	〃	30	廣東南海	〃	110
医学院	建築工程師	畢學礼	男			大學	360
〃	建築工程繪圖員	林欽	男	33	廣東南海	大學	290
小計	五十二名（五十二名）						

第七頁

新以泰文具印刷店印

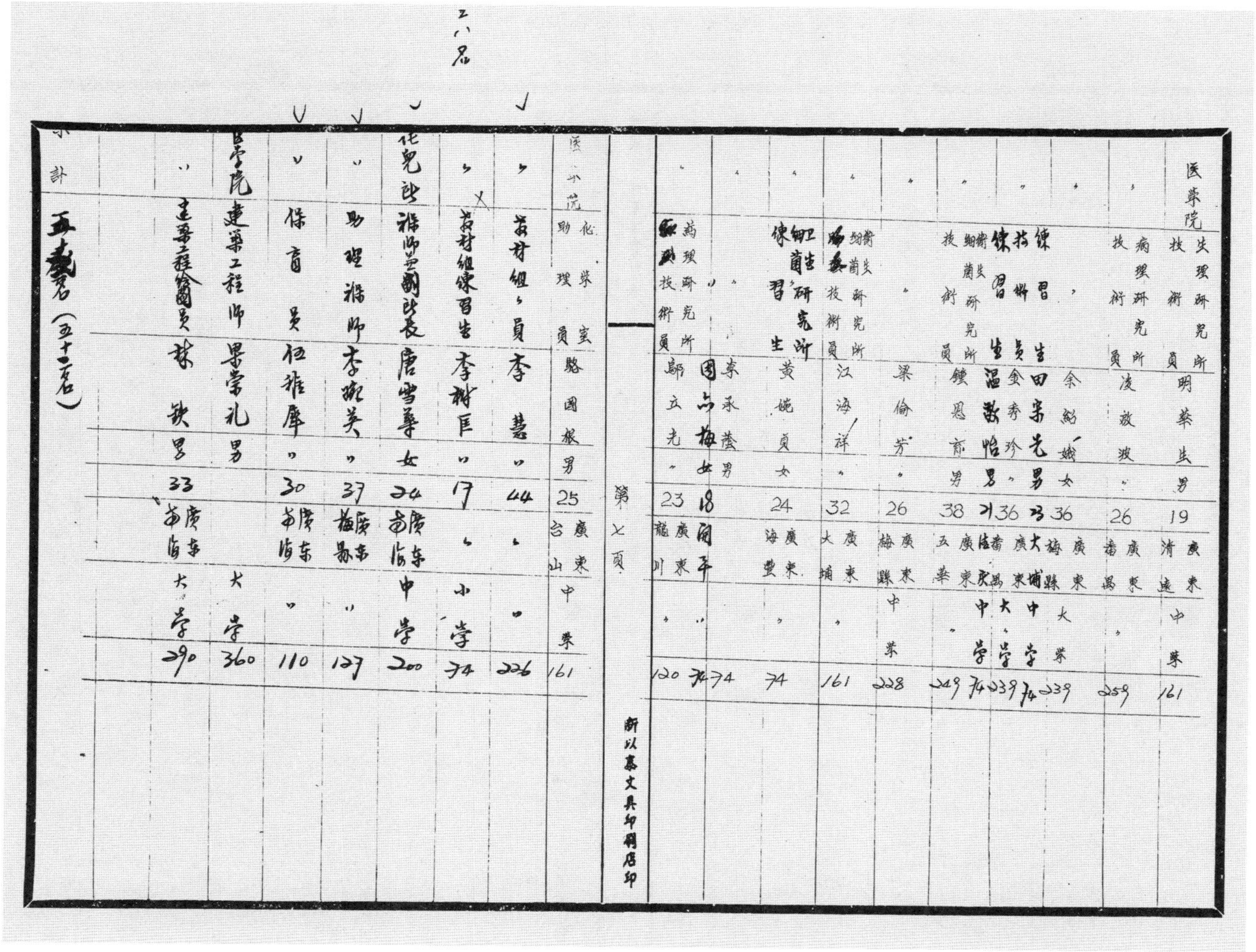

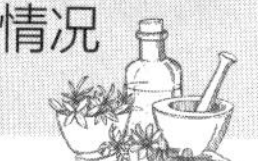

图3-94　中山大学医学院暨附属医院1952年9月教职员工名册-8

醫學院	技	工	曾妙生	男	38	廣東五華	小學	176
〃		〃	吳樑	〃	48	廣東南海	〃	171
〃		〃	梁茂昭	〃	27	〃	〃	166
〃		〃	魏尚	〃	29	廣東五華	〃	161
〃		〃	伍就	〃	58	廣東高要	〃	155
〃		〃	梁義	〃	39	〃	文盲	155
〃		〃	李勝喬	〃	27	廣東五華	小學	146
〃		〃	周源生	〃	36	廣東開平	〃	146
〃	工	友	簡富	〃	34	廣東鶴山	〃	140
〃		〃	伍堅	〃	36	廣東高要	〃	139

第八頁

新以泰文具印刷店印

醫學院	工	友	楊明	男	38	廣東高要	小學	134
〃		〃	馬添	〃	31	廣東順德	中學	134
〃		〃	李蓮	女	34	廣東四會	文盲	123
〃		〃	房根深	男	29	廣東大埔	小學	123
〃		〃	黃茂妍	〃	34	廣東開平	〃	123
〃		〃	雷根來	〃		湖南	〃	123
〃		〃	葉利	〃	23	廣東惠陽	〃	123
〃		〃	曾建勳	〃	32	廣東五華	中學	123
〃		〃	房子謙	〃	21	廣東大埔	小學	123
〃		〃	余慶	〃	37	廣東台山	〃	123

图3-95 中山大学医学院暨附属医院1952年9月教职员工名册-9

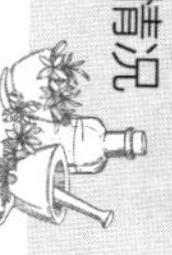

医学院	工友	李蔭	男	35	廣東曲江	文盲	123
〃	〃	劉二妹	女	38	廣東番禺	〃	123
〃	〃	丘琴	〃	24	廣東大埔	小學	118
〃	〃	何建	〃	24	廣東番禺	〃	112
〃	〃	吳炮	男	42	廣東恩平	〃	112
〃	〃	黃添海	〃	33	廣東大埔	〃	112
〃	〃	羅宗祥	〃	30	〃	中學	112
〃	〃	吳文英	女	35	廣東茂名	文盲	112
〃	〃	陳[illegible]佳	男	24	廣東順德	〃	112
〃	〃	朱家歡	〃	43	廣東東莞	小學	112

第九頁

新以泰文具印刷店印

医学院	工友	房伸村	男	17	廣東大埔	小學	112
〃	〃	陳起	男	35	廣東鶴山	〃	90
〃	〃	黃雄	〃	16	廣東順德	〃	90
〃	〃	陳銘駿	〃	27	廣東番禺	〃	110
〃	糾察隊隊長	01 何居利	〃	45	廣東建縣	〃	150
〃	糾察隊隊員	02 賴永昌	〃	24	廣東茂名	〃	145
〃	〃	03 吳明益	〃	28	廣東恩平	〃	145
〃	〃	04 周灼宏	〃	21	廣東開平	〃	145
〃	〃	07 陳林	〃	42	廣東南海	〃	145
〃	〃	楊[illegible]漢	〃	21	廣東茂名	〃	145

图3-96　中山大学医学院暨附属医院1952年9月教职员工名册-10

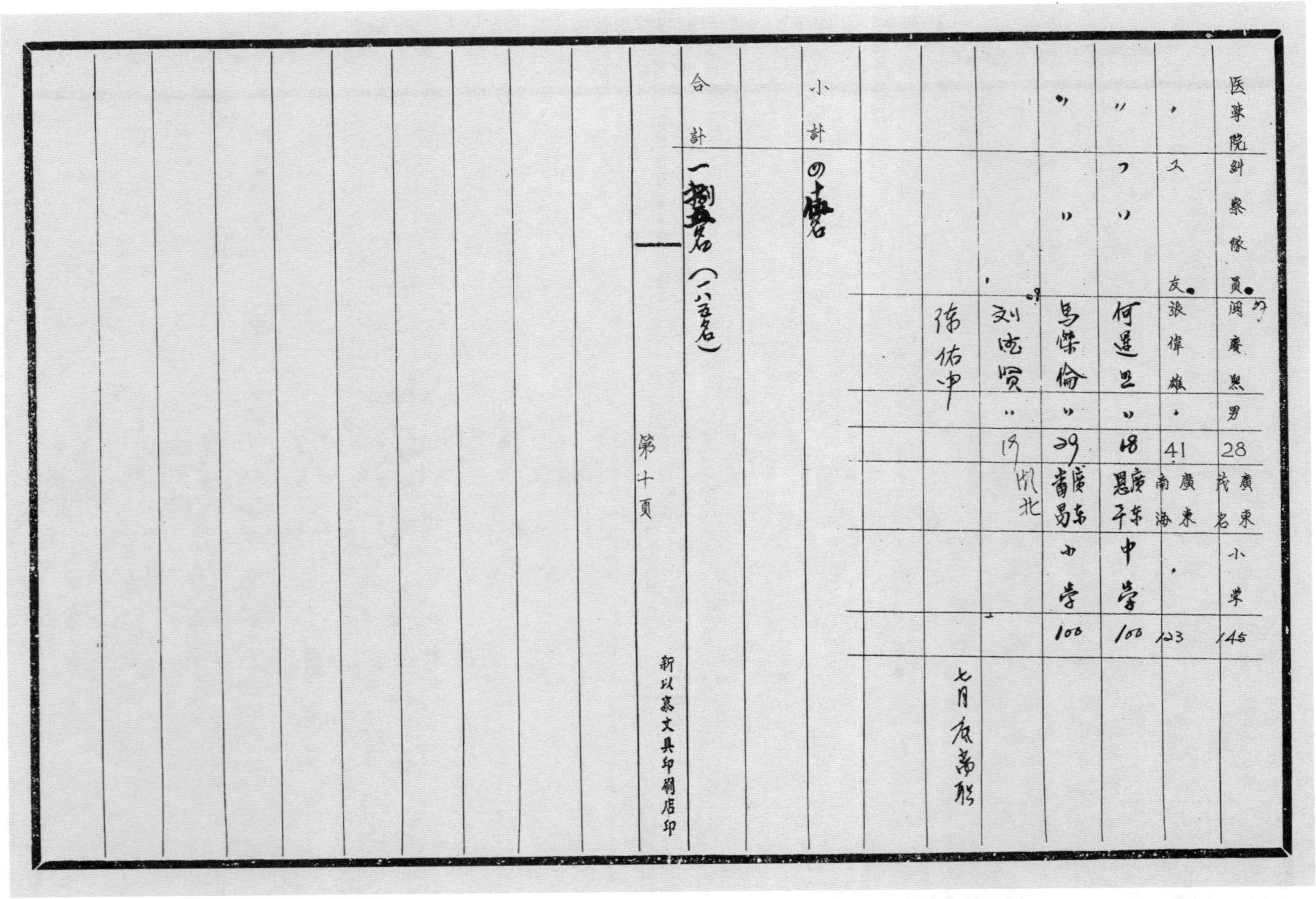

医学院	斜象缘员	周廣熙	男	28	廣東茂名	小学	145	
〃	又	張偉雄	〃	41	廣東南海	〃	123	
〃	〃	何運旦	〃	18	廣东恩平	中学	100	
〃		馬榮倫	〃	29	廣东番禺	中学	100	
		刘沁贤	〃	19	湖北			
		陈佑申						七月底离职
小計	四十[illegible]名							
合計	一[illegible]五名（一六五名）							

第十頁

新以家文具印刷店印

图3-97　中山大学医学院暨附属医院1952年9月教职员工名册-11

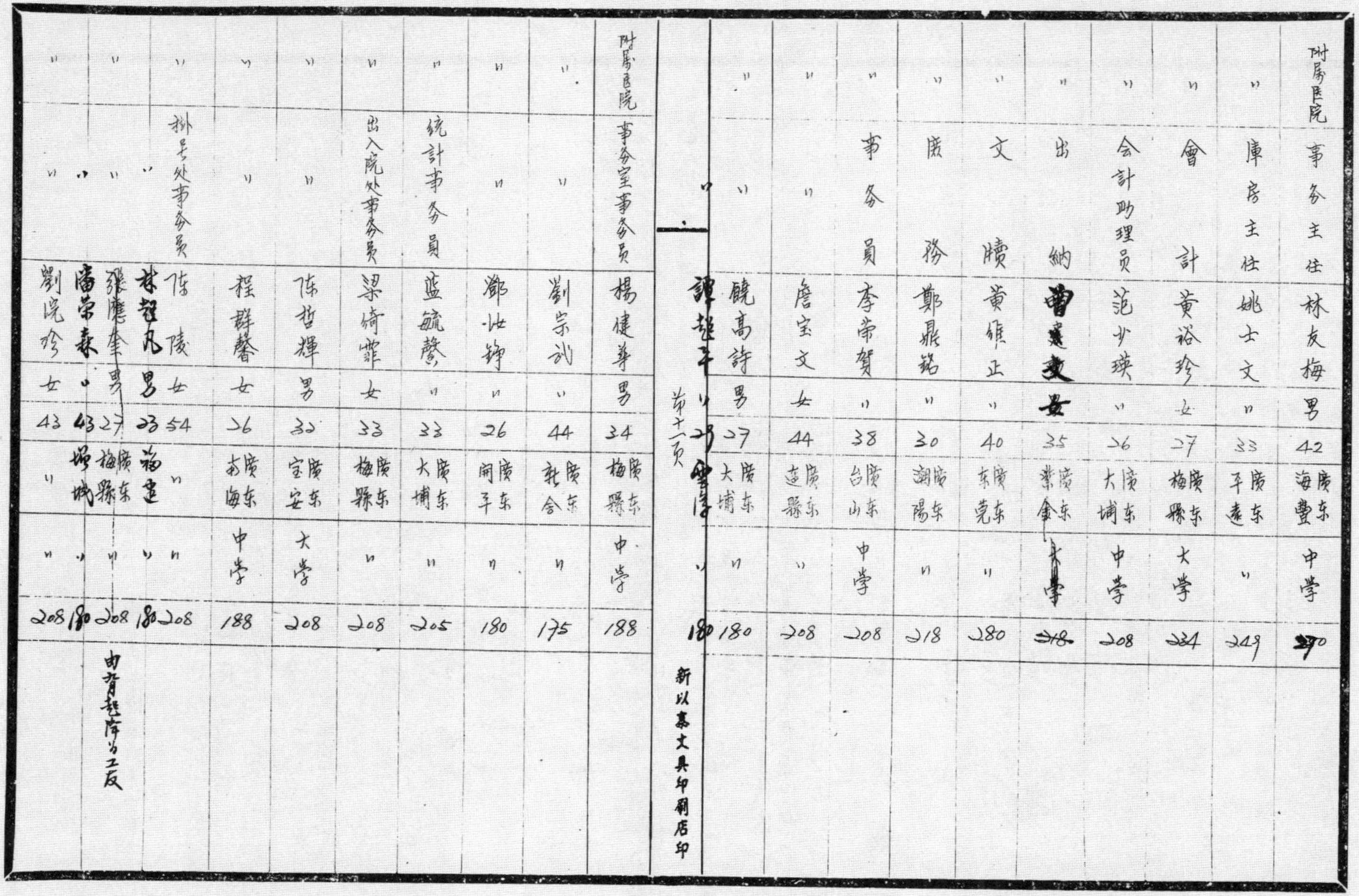

附属医院	事务主任	林友梅	男	42	广东海丰	中学	270
〃	库房主任	姚士文	〃	33	广东平遠	〃	249
〃	會計	黄裕玲	女	27	广东梅縣	大学	234
〃	会計助理员	范少瑛	〃	26	广东大埔	中学	208
〃	出納	曾[illegible]	女	35	广东紫金	大学	218
〃	文牘	黄[illegible]正	〃	40	广东东莞	〃	280
〃	庶務	鄭鼎銘	〃	30	广东潮陽	〃	218
〃	事务员	李常賀	〃	38	广东台山	中学	208
〃	〃	詹宝文	女	44	广东連縣	〃	208
〃	〃	饒高詩	男	27	广东大埔	〃	180
〃		譚超平	〃	27	[illegible]	〃	180
附属医院	事务室事务员	楊健尊	男	34	广东梅縣	中学	188
〃	〃	劉宗訊	〃	44	广东新会	〃	175
〃	〃	鄭壮錚	〃	26	广东開平	〃	180
〃	統計事务員	蓝毓馨	〃	33	广东大埔	〃	205
〃	出入院处事务员	梁綺霏	女	33	广东梅縣	〃	208
〃	〃	陈哲輝	男	32	广东宝安	大学	208
〃	〃	程群馨	女	26	广东南海	中学	188
〃	掛号处事务员	陈陵	女	54	〃	〃	208
〃	〃	林超凡	男	23	福建	〃	180
〃	〃	張應奎	男	27	广东梅縣	〃	208
〃	〃	潘常森	〃	43	揭城	〃	180
〃	〃	劉浣珍	女	43	〃	〃	208

第十一页

新以泰文具印刷店印

由[illegible]超降为工友

图3-98　中山大学医学院暨附属医院1952年9月教职员工名册-12

单位	职别	姓名	性别	年龄	籍贯	学历	薪金
附属医院	药历室事务员	邓梦华	女	38	广东鹤山	中学	208
		[illegible]	女	32	[illegible]	[illegible]	173
〃	药房主任	萧树年	男	43	广东东莞	〃	249
〃	药剂师（士）	杜泽荃	〃	50	广东梅县	〃	224
〃	药剂员	甘海成	〃	31	广西桂平	〃	208
〃	〃	黄忠武	〃	24	广东台山	〃	188
	〃	郑倚儂(?)	女	21	顺德	〃	160
〃	药剂员	吴惠霞	女	22	广东紫金	〃	161
〃	〃	卢安明	男	18	广东中山	〃	161
〃	〃	胡文雅	〃	19	广东开平	〃	161
〃	〃	区严友(?)	〃	22	广东新会	〃	161
〃	药房实习生	吴雪莲	女	37	梅县	〃	89
〃	药房实习生	徐锦甯	女	30	广东五华	〃	89
〃		陈伯诚	男	22	花县		89
〃	〃	刘秉强	〃	33(?)	番禺	〃	89
附属医院	检验室技术员	刘志慈	女	33	广东东莞	中学	239
〃	检验员	刘定章	男	28	广东梅县	〃	208
〃	〃	邝灵芝	女	32	广东台山	〃	208
	〃	鹿[illegible]蘭(?)	〃	34	浙江	〃	200
〃	检验员	丘慕霞	〃	33	广东蕉岭	〃	171
〃	〃	何專英	〃	36	广东大埔	〃	161
〃	检验室练习生	容淑芳	〃	25	广东中山	〃	74
	〃	苏彦雲	〃	20	揭阳	〃	74
〃	〃	郑赐澄(?)	男	18	中山	〃	74
	〃	杜颖嫦	女	21	南海	〃	〃
〃	药库药剂师	姚士建	〃	32	广东平远	〃	218
〃	被服库事务员	姚鸿椿	〃	29	〃	〃	208
〃	什物库事务员	张绮琴	女	28	广东番禺	〃	208

新以泰文具印刷店印

图3-99　中山大学医学院暨附属医院1952年9月教职员工名册-13

附屬醫院	司機	馬仕敬	男	45	廣東廣州	小學	239
〃	文光室技術員	傀寅生	〃	23	浙江平陽	中學	219
〃	練習生	何孟儀	女	18	南海	〃	70
〃	文光室練習生	劉裕興	〃	19	廣東寶安	〃	74
〃	〃	黃建德	〃	20	開平	〃	70
〃	内科醫師	譚雍甫	〃	53	廣東台山	大學	350
〃	護理部主任	周佩棠	女	36	廣東南海	中學	238
〃	護理部副主任	林瑞芳	〃	25	廣東中山	〃	226
〃	護士長	何淑貞	〃	43	廣東花縣	〃	301
〃	〃	陈瑞	〃	41	廣東新會	〃	234
〃	〃	黄惠貞	〃	43	廣東順德	〃	208
〃	〃	張鳌瑛	〃	36	廣東惠陽	〃	223

第十三页

新以豪文具印刷店印

附屬醫院	護士長	周勤芳	女	27	廣東番禺	中學	208
〃	〃	王淑珠	〃	41	福建福州	〃	226
〃	〃	鄭慶鏡	〃	24	廣東中山	〃	208
〃	副護士長	張淑芳	〃	28	廣東南陽	〃	208
〃	高級護士	丁運鴻	〃	41	廣東東莞	〃	249
〃	〃	黄慧芳	〃	42	廣東南海	〃	228
〃	〃	宋潤梅	〃	32	廣東鶴山	〃	213
〃	護士	黄啟晴	〃	26	廣東新會	〃	208
〃	〃	劉鳳影	〃	26	廣東南海	〃	208
〃	〃	譚宝婷	〃	25	廣東開平	〃	208

图3-100　中山大学医学院暨附属医院1952年9月教职员工名册-14

附属医院	护士	刘友贤	女	27	广东中山	中学	195
〃	〃	周金玉	〃	21	浙江	〃	179
〃	〃	黄婉健	〃	19	广东海丰	〃	195
〃	〃	马蔼伦	〃	24	〃	〃	195
〃	〃	陈佑玲	〃	23	广东中山	〃	179
〃	〃	関添金	〃	21	广东台山	〃	179
〃	〃	马惠贞	〃	21	广东海皇	〃	179
〃	〃	张慧屏	〃	21	广东中山	〃	195
〃	〃	熊佩芸	〃	21	〃	〃	195
〃	〃	陈慧娴	〃	〃	广东新会	〃	179
〃	〃	温洁文	〃	〃	广东中山	〃	179

第十四页

新以泰文具印刷局印

附属医院	护士	梁奕珍	女	20	广东南海	中学	179
〃	〃	钟战兴	〃	21	广东新会	〃	195
〃	〃	林月玲	〃	〃	〃	〃	179
〃	〃	高瑞莲	〃	20	〃	〃	179
〃	〃	黄仲尊	〃	〃	广东南海	〃	179
〃	〃	韩国秋	〃	18	北京	〃	179
〃	〃	余传苏	〃	20	南京	〃	179
〃	〃	罗伟斯	〃	24	广东新会	〃	179
〃	〃	陈惠芳	〃	21	广东三水	〃	179
〃	〃	李宇萍	〃	19	广东新会	〃	179

图3-101　中山大学医学院暨附属医院1952年9月教职员工名册—15

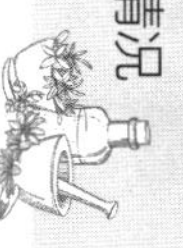

附属医院	护士	麦桂珍	女	33	广东东莞	中学	208
〃	〃	欧阳淑光	〃	43	广东新会	〃	208
〃	〃	詹俊萍	〃	31	广东饶平	〃	208
〃	〃	伍灵犀	〃	27	广东南海	〃	208
〃	〃	关碧霞	〃	28	广东开平	〃	208
〃	〃	蔡洁持	〃	26	广东南海	〃	208
〃	〃	容翠芳	〃	24	广东中山	〃	208
〃	〃	冯佩璇	〃	26	广东番禺	〃	208
〃	〃	邓倚芬	〃	22	广东开平	〃	208
〃	〃	郑次珍	〃	22	广东中山	〃	208

第十五页

新以泰文具印刷店印

附属医院	护士	黄维新	女	21	广东新会	中学	208
〃	〃	容金平	〃	24	广东中山	〃	208
〃	〃	郭曾琴	〃	24	广东恩平	〃	208
〃	〃	黄拖礼	〃	29	广东番禺	〃	208
〃	〃	黄壁莊	〃	23	广东台山	〃	208
〃	〃	张幼仪	〃	42	四川成都	〃	208
〃	〃	黄秀桢	〃	21	广东番禺	〃	179
〃	〃	邓赋端	〃	18	广东五华	〃	179
〃	〃	张芹好	〃	21	福建连城	〃	179
〃	〃	陈馨儿	〃	17	福建厦门	〃	179

图3-102　中山大学医学院暨附属医院1952年9月教职员工名册-16

附屬医院	護士	張蓉馨	女	20	安徽太平	中学	179
〃	〃	余群雁	〃	17	廣东台山	〃	179
〃	〃	何浚英	〃	20	廣东[illegible]寧	〃	179
〃	〃	陈淑雲	〃	18	廣东番禺	〃	179
〃	〃	楊曼雲	〃	19	〃	〃	179
〃	〃	金 康	〃	18	〃	〃	179
〃	〃	梁建華	〃	20	〃	〃	179
〃	〃	張福如	〃	18	〃	〃	179
〃	〃	王尚德	〃	19	〃	〃	179
〃	〃	梁昭莉	〃	22	廣东南海	〃	179

第十六頁

新以泰文具印刷店印

附屬医院	護士	陸兆球	女	22	廣东南海	中学	179
〃	〃	閔天晖	〃	19	〃	〃	179
〃	〃	曹連芬	〃	20	〃	〃	179
〃	〃	謝杏冰	〃	21	〃	〃	179
〃	〃	張嫦華	〃	18	〃	〃	179
〃	〃	李 蘭	〃	22	廣东中山	〃	179
〃	〃	鄧志佩	〃	〃	〃	〃	179
〃	〃	梁碧珊	〃	19	〃	〃	179
〃	〃	辜宝光	〃	21	〃	〃	179
〃	〃	譚佩霞	〃	21	廣东罗定	〃	179

图3-103　中山大学医学院暨附属医院1952年9月教职员工名册-17

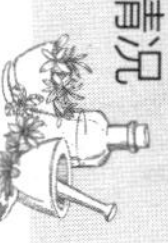

附属医院	護士	李小楚	女	19	广东东莞	中学	179
〃	〃	謝良春	〃	20	〃	〃	173
〃	〃	岑桂芹	〃	〃	广东顺德	〃	179
〃	〃	甘惠芳	〃	21	〃	〃	179
〃	〃	杜耀媚	〃	19	〃	〃	179
〃	〃	趙家琪	〃	20	安徽桐城	〃	179
〃	〃	梅少瑚	〃	18	广东台山	〃	179
〃	〃	薛敏瑜	〃	19	广东新会	〃	179
〃	〃	高美嗥	〃	20	〃	〃	179
〃	〃	陸十德	〃	〃	广东三水	〃	179

第廿七页。

新以嘉文具印刷店印

附属医院	護士	廖燕瑛	〃	23	广东梅县	中学	179
〃	助產士	鍾松真	〃	48	〃	〃	218
〃	〃	廖琼英	〃	25	〃	〃	208
〃	〃	陈紫琦	〃	30	广东潮安	〃	208
〃	〃	張粟芳	〃	27	广东揭陽	〃	213
〃	助理護士	韦志文	〃	23	广东中山	小学	124
〃	〃	鍾郁青	〃	19	广东龍〃	中学	124
〃	〃	吴玉儀	〃	20	〃山东	〃	124
〃	〃	黎笑芳	〃	19	广东番禺	〃	124
〃	〃	譚美英	〃	〃	广东琼州	小学	124

图3-104　中山大学医学院暨附属医院1952年9月教职员工名册—18

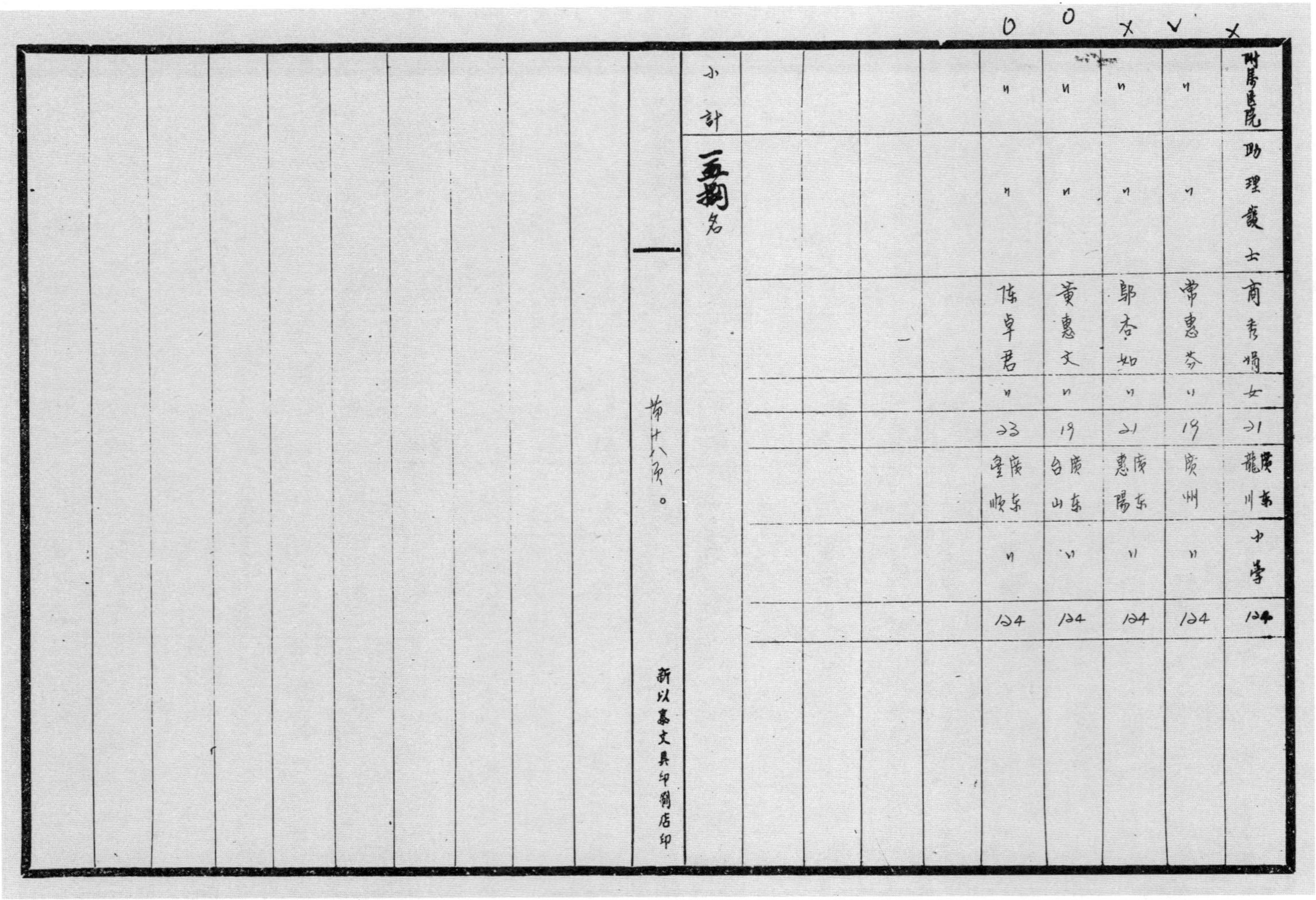

标记	单位	职别	姓名	性别	年龄	籍贯	学历	薪金
X	附属医院	助理护士	商秀娟	女	21	广东龙川	中学	124
V	〃	〃	常惠芬	〃	19	广州	〃	124
X	〃	〃	邬杏如	〃	21	广东惠阳	〃	124
O	〃	〃	黄惠文	〃	19	广东台山	〃	124
O	〃	〃	陈卓君	〃	23	广东顺德	〃	124

小計 一五捌名

共十八页。

新以泰文具印刷店印

图3-105　中山大学医学院暨附属医院1952年9月教职员工名册-19

附属医院	Q 护	女工	伍才源	男	33	台山 广东	高小	161
〃	Q	〃 女	林華志	〃	34	〃	初小	161
〃		〃	曾松	〃	27	四会 广东	〃	145
〃		〃	伍慕明	女	36	顺德 广东	〃	139
〃		〃	陈情泉	男	27	台山 广东	高小	123
〃		〃	華聚	〃	19	惠阳 广东	〃	123
〃		〃	張傑	〃	45	海丰 广东	〃	123
〃		〃	李晃	〃	19	中山 广东	〃	123
〃		〃	蘇貴	〃	41	番禺 广东	初小	123
〃		〃	黄錦輝	〃	25	大埔 广东	初中	123

第十七页

新以泰文具印刷店印

附属工友	工	友	馮詠蓮	女	19	顺德 广东	初小	123
〃		〃	陈蘭	〃	66	清远 广东	〃	123
〃		〃	李妹	〃	52	番禺 广东	文盲	123
〃		〃	梁林	男	49	高要 广东	高小	123
〃		〃	梁光	〃	45	紫金 广东	文盲	123
〃		〃	鍾佛泉	〃	〃	〃	初小	123
〃		〃	潘伯淳	〃	22	南海 广东	高小	123
〃		〃	羅鸿蕃	〃	34	大埔 广东	〃	123
〃		〃	李志成	〃	28	曲江	初小	123
〃		〃	姚訓	〃	26	平远 广东	高小	123

图3-106　中山大学医学院暨附属医院1952年9月教职员工名册-20

附属医院	工	友	張奐	男	44	廣東龍川	高小	123	.
〃	〃	.	尹襯芳	女	21	廣東東莞	初小	123	.
〃	〃	.	吳吉英	〃	17	廣東中山	高小	110	.
〃	〃	.	何蘇	〃	27	廣東番禺	初小	123	.
〃	〃	.	黃麗影	〃	22	〃	〃	123	.
〃	〃	.	張惠群	〃	31	〃	〃	123	.
〃	〃	.	黃倫	男	46	廣東台山	高小	123	.
〃	〃	.	盧友	女	22	廣東番禺	〃	123	.
〃	〃	.	蔡梅生	男	53	廣東南海	初小	123	.
〃	〃	.	覃超玲	女	27	廣西宜山	〃	123	.
第十八頁									新以泰文具印刷店印
附属医院	工	友	蔡霞	女	38	廣東南海	初小	123	.
〃	〃	.	盧慶卿	〃	23	廣東化縣	〃	123	.
〃	〃	.	嚴仙	〃	25	廣東雲浮	文盲	123	.
〃	〃	.	楊桂娟	〃	21	湖南武岡	初小	123	.
〃	〃	.	劉聘	〃	41	廣東番禺	文盲	123	.
〃	〃	.	黃梅英	〃	23	廣東龍川	初小	123	.
〃	〃	.	許靖	男	68	廣東寶安	〃	145	✓
〃	〃	.	鍾樹昌	〃	28	廣東惠陽	〃	145	✓
〃	〃	.	曾蕙詩	〃	25	廣東博羅	〃	145	✓
〃	〃	.	劉蘇	〃	47	廣東增城	〃	145	✓

图3-107　中山大学医学院暨附属医院1952年9月教职员工名册-21

附属医院	工	友	朱秋	男	36	广东台山	初小	145	✓
〃	〃	〃	何钜	〃	35	广东顺德	〃	123	✓
〃	〃	〃	何蝦	〃	25	〃	〃	123	✓
〃	〃	〃	朱炳炎	〃	37	广东台山	高小	124	✓
〃	〃	〃	麥家甯	〃	22	广东南海	〃	123	✓
〃	〃	〃	吳桂齡	〃	19	〃	初小	123	✓
〃	〃	〃	黄带	〃	22	广东博罗	〃	123	✓
〃	〃	〃	劉昌	〃	33	广东番禺	高小	123	✓
〃	〃	〃	李文	〃	〃	广东南海	〃	123	✓
〃	〃	〃	鍾樹文	〃	21	广东惠陽	初小	123	✓
			李荣枝						
附属医院	工	友	黄敬英	女	37	广东花縣	文盲	123	✓
〃	〃	〃	呂影	〃	32	順德	初中	110	✓
〃	〃	〃	崔添	男	51		初小	114	✓
〃	〃	〃	[illegible]	〃	25	鶴山	〃	100	✓
〃	〃	〃	姜素群	女	25		〃	114	✓
〃	〃	〃	李伯权	男	21	南海	〃	100	✓
〃	〃	〃	蕭維	〃	51	广东雲浮	文盲	123	✓
〃	〃	〃	羅月蘭	女	26	順德	初小	100	✓
〃	〃	〃	吳玉嫦	〃	29	广东鶴山	〃	123	✓
〃	〃	〃	陈錦英	〃	21	[illegible]	〃	100	✓
〃	〃	〃	何惠霞	〃	33	广东番禺	高小	123	✓
〃	〃	〃	黄廿忠	男	29	[illegible]	初中	100	✓
〃	〃	〃	章珍	女	36	广东順德	初小	123	✓
〃	〃	〃	胡芳	〃	27	番禺	〃	100	✓
〃	〃	〃	韓炳堯	男	20	广东博罗	高小	110	✓
〃	〃	〃	黄群	女	30	番禺	〃	100	✓
〃	〃	〃	徐瑞娟	女	27			110	✓
〃	〃	〃	區[illegible]	〃	20	[illegible]	初中	100	✓
〃	〃	〃	駱群	〃	26			110	✓

第十九页

新以泰文具印刷店印

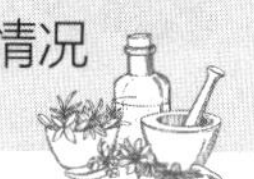

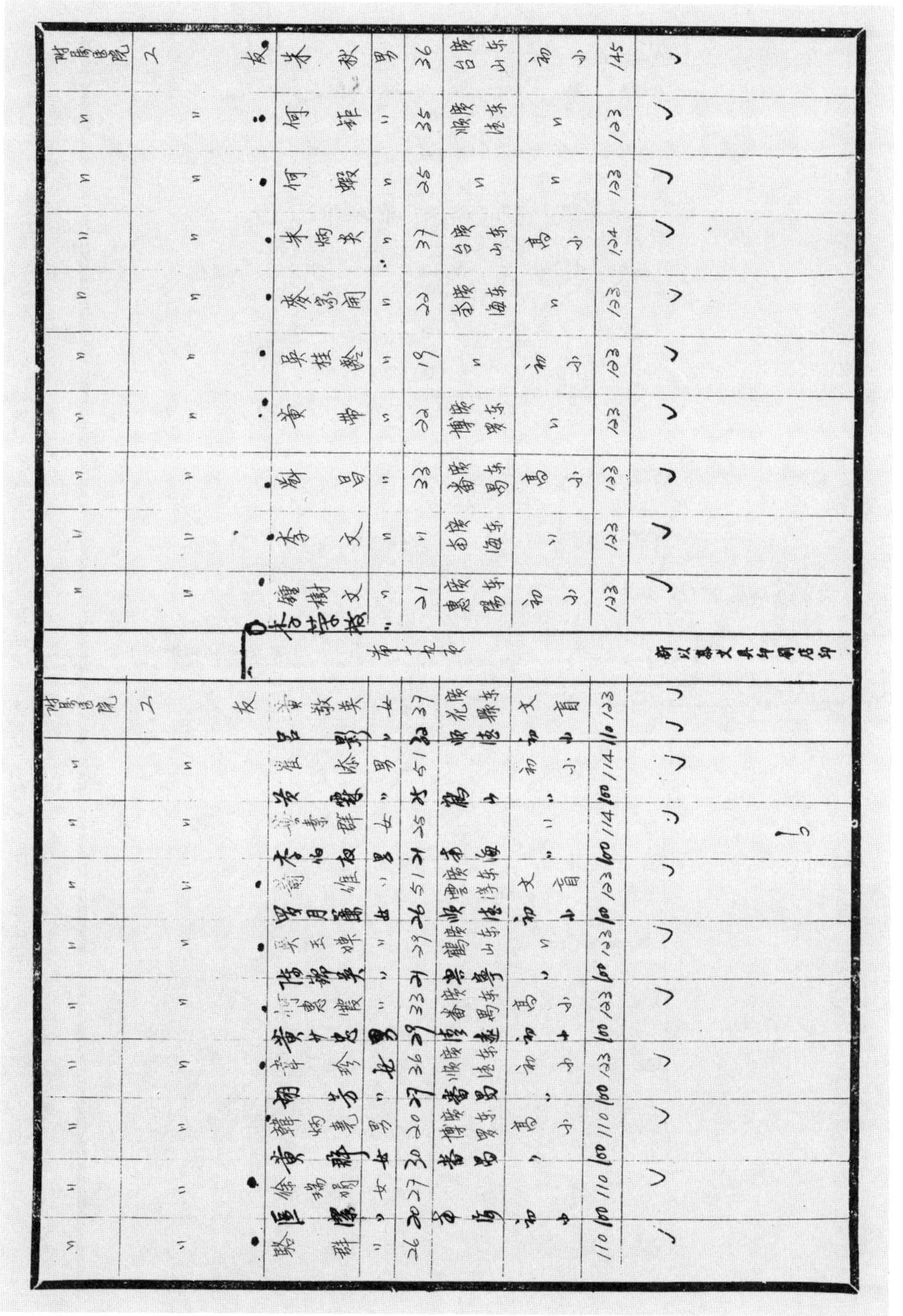

图3-108　中山大学医学院暨附属医院1952年9月教职员工名册-22

单位	职别	姓名	性别	年龄	籍贯	文化程度	工资	
附属医院	工友	[illegible]	女	22			110	
〃	〃	李女	〃	19	曲江	文盲	100	✓
〃	〃	张友梁	男	18	广东南海?	初小	110	✓
〃	〃	黄衍蘭	女	21	增城	〃	100	✓
〃	〃	周玉燊	男	16		〃	74	
〃	〃	李秀梅	女	20	湖州?	初小	100	✓
〃	〃	鄧三妹	女	15	广东南海	〃	74	
〃	〃	崔以?	男	31	番禺	〃	100	✓
〃	〃	吴明浩	男	22	广东恩平		123	
〃	〃	郭惠瑶	女	19	惠阳		100	✓
〃	〃	莫二妹	女	32	广东南海	初中	110	
〃	〃	刘常	〃	19	三水?		100	
〃	〃	李濟福	男	45		初小	161	✓
〃	〃	程月琴	女	35			110	✓
〃	〃	陈钊	男			高小	110	✓

小計 捌拾五名（八十五名）

八

第二十页

单位	职别	姓名	性别	年龄	籍贯	文化程度	工资	
附属医院	洗衣部事务员	楊鉄生	男	39	广东大埔	中学	188	
〃	洗衣部工友	鄭莊	女	46	广东博罗	文盲	133	✓
〃	〃	韓清	男	63	〃	高小	161	✓
〃	〃	鄭標	〃	53	〃	初小	145	✓
〃	〃	蘇錫岸	〃	23	〃	〃	161	✓
〃	〃	梁火蘭	〃	28	〃	文盲	133	✓
〃	〃	韓炳忠	〃	22	〃	高小	161	✓
〃	〃	鄭文端	〃	20	〃	初小	161	✓
〃	〃	冼廣達	〃	39	广东鹤山	高小	145	✓
〃	〃	劉初	〃	49	广东从化	初小	161	✓

新以泰文具印刷店印

图3-109　中山大学医学院暨附属医院1952年9月教职员工名册-23

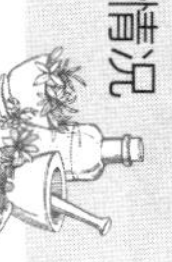

附属医院	洗衣部工友	严好	女	33	广东云浮	初小	123	✓
〃	〃	吴玉珍	〃	27	广东顺德	文盲	123	✓
〃	〃	彭凤琼	〃	23	广东南海	初小	123	✓
	〃	黄润想	男					
		[illegible]	女	22				
小計	一十四名							
合計	二五七名（三五七名）							

第廿一页

新以泰文具印刷店印

護士学校	教务员	陈露芳	女	33	广东顺德	中学	188
〃	专任教员	吴梅珍	〃	24	广东新会	〃	208
〃	〃	钟宁杏	〃	23	广东五华	〃	208
〃	生活指导员	黄秋美	〃	17	广东梅县	〃	199
小計	四名						

442

446

图3-110　中山大学医学院暨附属医院1952年9月教职员工名册-24

十、中山大学医学院上报本院评薪评级工作结果

中山大学医学院上报本院评薪评级工作结果见图3-111—图3-132。

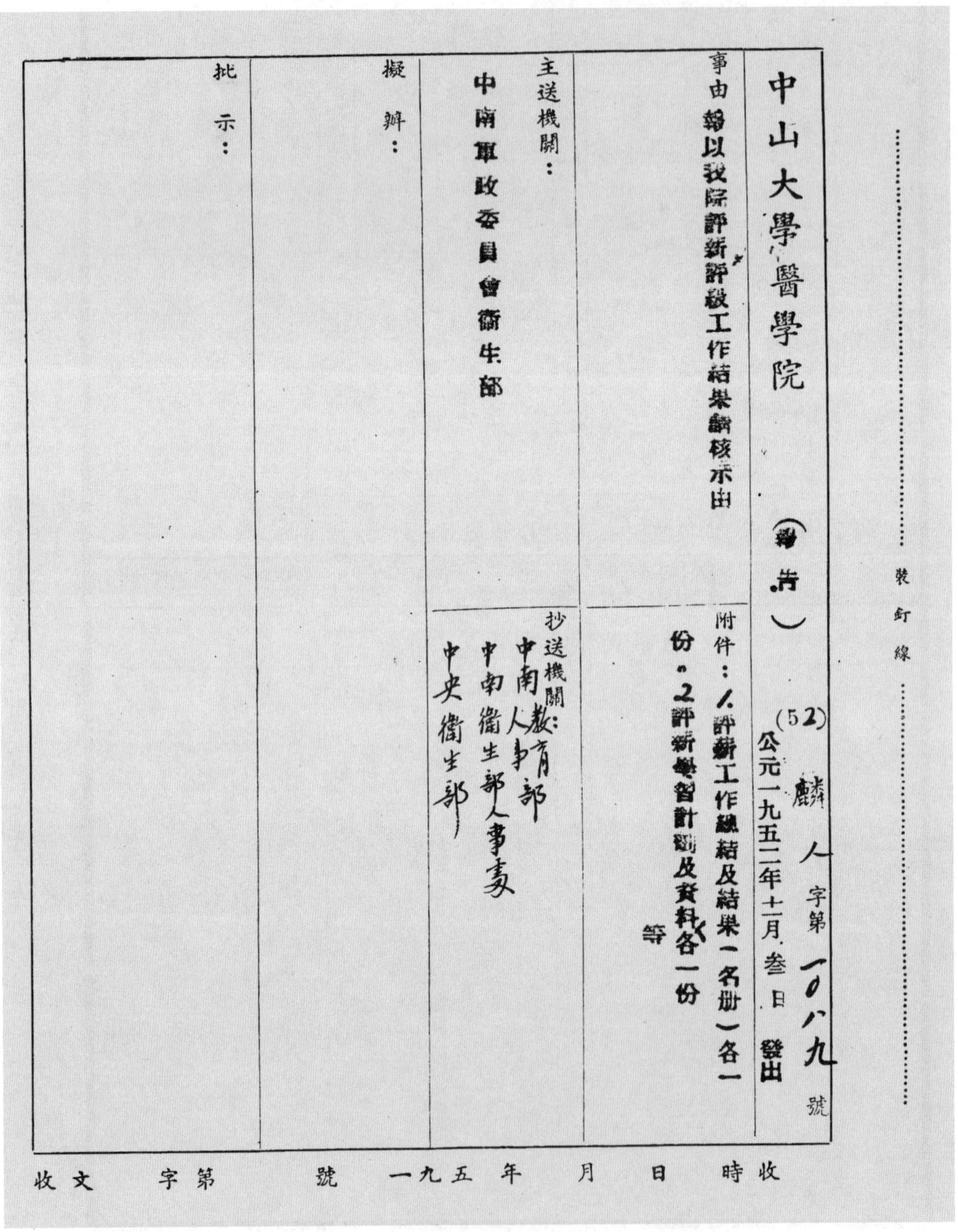

中山大學醫學院（報告）

(52)醫人字第一〇八九號

公元一九五二年十一月叁日發出

事由：為以我院評薪評級工作結果請核示由

附件：1.評薪工作總結及結果（名冊）各一份。2.評薪學習計劃及資料各一份 等

主送機關：中南軍政委員會衛生部

抄送機關：中南人事部 教育 中南衛生部人事處 中央衛生部

擬辦：

批示：

裝釘線

收文　字第　號　一九五　年　月　日　時收

图3-111　中山大学医学院上报本院评薪评级工作结果-1

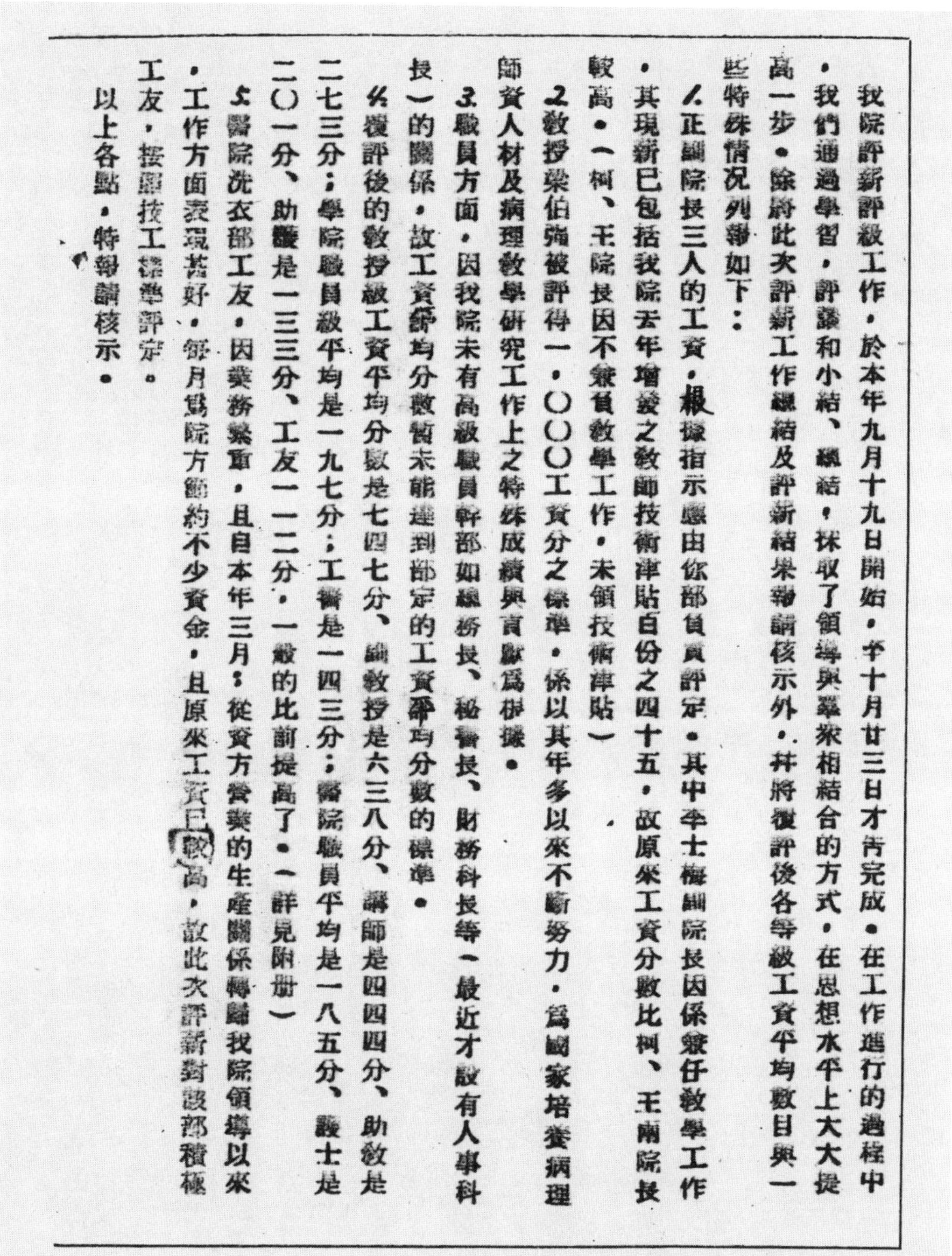

我院評薪評級工作，於本年九月十九日開始，至十月廿三日才告完成。在工作進行的過程中，我們通過學習，評議和小結、總結，採取了領導與羣衆相結合的方式，在思想水平上大大提高一步。除將此次評薪工作總結及評薪結果報請核示外，並將復評後各等級工資平均數目與一些特殊情况列報如下：

1.正副院長三人的工資，根據指示應由你部負責評定。其中李士梅副院長因係兼任教學工作，其現薪已包括我院去年增發之教師技術津貼百份之四十五，故原來工資分數比柯、王兩院長較高。（柯、王院長因不兼負教學工作，未領技術津貼）

2.教授梁伯強被評得一，〇〇〇工資分之標準，係以其年多以來不斷努力，爲國家培養病理師資人材及病理教學研究工作上之特殊成績與貢獻爲根據。

3.職員方面，因我院未有高級職員幹部如總務長、秘書長、財務科長等（最近才設有人事科長）的關係，故工資評均分數皆未能達到部定的工資平均分數的標準。

4.復評後的教授級工資平均分數是七四七分、副教授是六三八分、講師是四四四分、助教是二七三分；學院職員級平均是一九七分；工警是一四三分；醫院職員平均是一八五分、護士是二〇一分、助護是一三三分、工友一一二分。一般的比前提高了。（詳見附冊）

5.醫院洗衣部工友，因業務繁重，且自本年三月，從資方營業的生產關係轉歸我院領導以來，工作方面表現甚好，每月爲院方節約不少資金，且原來工資已較高，故此次評薪對該部積極工友，按照技工標準評定。

以上各點，特報請核示。

图3-112　中山大学医学院上报本院评薪评级工作结果-2

中山大學醫學院院長柯　麟
副院長王季甫
羊士梅

图3-113　中山大学医学院上报本院评薪评级工作结果-3

评薪

中山大学医学院暨附属医院教职員工評薪評级覆評结果 1952.10.23.

本年十月十一日評委会发出初步评议结果后，经过各小组進行討論，提出具体意見，现经评委会调查研究，覆评如下：

附列评委会修改初评意見原则：

(1)本小组或各小组提出意見而经评委会了解属实者调整之。

(2)本小组与其他小组意見有分歧的，经评委会实际了解后，按大多数意見评定之。

(3)各组对评委会初评同意者，则不再作修改。

院别	职别	姓名	原来分数	初评分数	覆评分数	备考
医学院	院長	柯麟	553			待上级评定
	副院長	王季甫	564			〃
	〃	李士梅	661			〃 3
	药理学研究所主任教授兼代教务長	羅潛	753	880	880	
	病理学研究所主任兼教授	梁伯強	785	1000	1000	
	生理学研究所主任兼教授	梁仲謀	753	753	753	
	解剖学研究所代主任兼教授	何觀宣	741	741	741	
	化学室主任教授	馮子章	753	753	753	
	病理学教授	楊簡	753	880	880	
	内科顧问兼教授	葉少芙	753	753	753	
	内科主任教授	朱師晦	753	810	810	
	内科教授	吴道钧	753	810	810	
	外科主任教授	鄭公道	730	750	750	
	婦產科主任教授	黄錫荣	741	810	810	
	婦產科教授	鄭惠國	696	750	750	
	小儿科主任教授	梁粮皓	741	810	810	
	小儿科教授	曾立勝		700	700	新评定
	眼科主任教授	沈毅				与市立医院商酌评定
	耳鼻喉科主任教授	朱志和	753	753	753	
	皮膚花柳科主任教授	黄明一	741	741	750	12305分 平均724分 17

学院总人数192人 调升68人 占35.4%

总人数192人

图3-114　中山大学医学院暨附属医院教职员工评薪评级复评结果-1

2.

院别	职别	姓名	原来分数	初评分数	覆评分数	备改
医学院	检验室主任 诊断学副教授	邝贺龄	609	650	650	
	内科副教授	何碧芬	573	573	573	
	外科副教授	蔡纯粹	631	700	700	
	小儿科副教授	罗致桓	649	650	650	
	病理学副教授	李瑛	631	650	650	
	化学副教授	梁紫珊	631	631	631	
	细菌学副教授	钟之英	610	700	650	
	德文副教授	曾省	600	600	600	上104分平均638分
	内科講師	罗肃容	460	465	460	初評齐级，複评保持原薪。
	〃	古桓泉	416	420	420	
	外科講師	李国材	460	510	510	
	小儿科講師	張居仁	428	510	510	
	妇产科講師	陈自俭	387	387	387	
	耳鼻喉科講師	高生平	356	356	356	暂支原薪
	生物化学講師	周惠连	379	420	380	
	药理学講師	吴熹荣	433	510	510	
	公共衛生学講師	黄伯俊	460	510	465	3998分平均444分
	内科助教	廖適生	315	350	350	
	〃	张森泉	309	330	330	
	〃	吴遠岩	309	310	310	
	〃	王钟仪	280	290	290	
	〃	周广均	259	290	290	
	〃	曾兰珍	247	250	250	
	内科医師	譚维甫	350	350	350	另外
	外科助教	赖炳耀	280	310	310	
	〃	赵安泰	309	330	330	

07-1

图3-115　中山大学医学院暨附属医院教职员工评薪评级复评结果-2

院别	职别	姓名	原来分数	初评分数	复评分数	备考
医学院	外科助教	谭湘琦	280	310	310	
	〃	赵宗谦	247	290	290	
	〃	余月长	247	247	247	
	小儿科助教	陈式妹	309	330	330	
	〃	张剑英	297	297	297	
	〃	温存智	247	270	270	
	〃	马翠薇	247	250	247	
	〃	何建芳	247	250	250	
	〃	廖学能	210		210	新升职助教
	妇产科助教	潘国权	280	290	290	
	〃	余惘静	309	310	310	
	〃	吴晚芬	286	286	286	
	〃	张老英	247	270	270	
	〃	吴农云	230	250	250	
	〃	张彦俊	210		210	新升职助教
	眼科助教	杜念祖	309	330	330	
	〃	陈莲爱	247	250	250	
	耳鼻喉科助教	汪谦信	247	270	270	
	皮肤花柳科助教	李振东	280	280	280	暂支原薪
	放射科助教	张德明	309	330	330	
	解剖学助教	钟恩桂	297	297	297	
	〃	张癸恩	280	280	280	
	〃	郭晚华	247	250	250	
	〃	罗治宸	247	250	250	
	〃	陈理康	210		210	新升职助教
	生理学助教	吴秀锦	297	310	310	
	〃	胡淑辉	265	265	265	

图3-116　中山大学医学院暨附属医院教职员工评薪评级复评结果-3

4

院别	职别	姓名	原来分数	初评分数	复评分数	备考
医学院	生理学助教	劉心純	210		210	新升职助教
	病理学助教	古建鼎	247	270	270	
	"	周良樾	247	270	270	
	"	郭立天	247	250	250	
	細菌学助教	李新亨	321	350	350	
	"	李道中	247	270	250	
	"	梁懿亨	247	247	247	
	"	廖國宝	247	247	247	
	公共衛生学助教	沈振黄	247	270	270	
	"	梁敬恕	210		210	新升职助教
	药理学助教	湯聖希	286	290	290	
	"	潘啟超	210		210	新升职助教
	化学助教	姚銘深	239	250	250	
	"	伍雲香	247	250	250	
	"	黎秀全	210		210	新升职助教
	寄生虫学助教	陈維亮	290	290	290	
						13923分 平均273分

55

557

J8-1

图3-117 中山大学医学院暨附属医院教职员工评薪评级复评结果-4

5.

院别	職别	姓名	原来分数	初评分数	复评分数	備考
医学院	人事科科长	虞迅		400	400	
	人事科副科长	曾方如		350	350	
	人事科幹事	張福如	179	195	195	
	辦公廳秘書	房之龍	286	305	305	
	〃	江錦奥	270	270	270	皆支原薪
	文書	黄婉真	215	245	245	
	文書組員	羅巨祥	180	180	180	恢復健康後按其德才再行評定
	繕印員	曹武生	173	180	173	保持原薪
	事務員	羅樹松	208	208	208	
	註冊組員	江卓明	213	213	213	
	教務员	閔碧民	150		150	試用期间
	庶務	黄建勲	218	218	218	皆支原薪
	事務員	房添和	175	175	175	
	主辦会計员	黄揚凱	229	265	265	
	会計佐理员	蕭学和	226	226	230	
	〃	李新杏	180	180	195	
	出納員	夏登卿	180	195	195	
	圖書館館员	黄純懿	218	225	225	
	绘圖員	李波	226	265	265	
	〃	蔡慶緣	208	265	265	
	〃	鄧乐琴	226	245	245	
	〃	羅蕃祥	219	245	225	
	〃	黄華	180	210	210	
	〃	鄭蘭	99	150	150	
	绘圖練習生	鄧乐鋐	74	115	130	
	教材組組员	黄鶴鳴	188	188	188	

图3-118　中山大学医学院暨附属医院教职员工评薪评级复评结果-5

6.

院别	職别	姓名	原来薪分	初评薪分	覆评分数	备改
医学院	教材組組員	羅逸湄	188	188	195	
	〃	黄遠	188	188	188	暂支原薪
	〃	黄勵勤	188	188	188	[illegible]
	〃	阮輝能	173	173	173	暂支原薪
	教材組模型製造员	李慧	226	226	226	
	教材組模型練習生	李巨	74	95	95	
	事務員	曾杏波	180	180	180	就评定
	解剖研究所技術员	金秀萍	228	230	230	
	〃	何汉藹	208	210	210	
	〃 練習生	鍾德坤	74	95	95	
	生理研究所技術员	明峯生	161	175	175	
	病理研究所技術员	凌啟波	259	270	270	
	〃	余铭珧	239	239	239	
	〃	金秀玲	239	239	239	
	〃 練習生	田东光	74	95	95	
	〃	温敬怡	74	95	95	
	细菌卫生研究所技術员	鍾恩育	249	270	265	
	〃	梁倫芳	228	228	228	[illegible]
	〃	江海鲜	161	161	161	
	〃 練習生	李永蔭				缓评
	〃	黄琬貞	74	105	105	
	〃	周亦梅	74	95	95	
		李宏洲	145	145	145	
	药理研究所技術员	鄔文光	120	145	145	
	化学室技術员	駱國根	161	161	161	12068??1939
		[illegible]				

50

JP-1

图3-119　中山大学医学院暨附属医院教职员工评薪评级复评结果-6

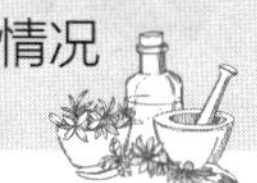

7.

院别	职别	姓名	原来分数	初评分数	复评分数	备攷
医学院	技工	曾卅生	176	195	195	
	〃	吴標	171	225	225	
	〃	梁茂南	166	166	166	
	〃	魏尚	161	180	180	
	〃	伍就	155	195	195	
	〃	梁義	155	180	180	
	〃	周源生	146	150	165	
	〃	李勝裔	146	146	146	暂支原薪
	工友	简高	140	140	140	
	〃	伍坚	139	140	150	
	〃	楊明	134	140	150	
	〃	馬添	134	150	150	
	〃	李蓮	123	123	123	
	〃	房根保	123	150	150	
	〃	黄茂炜	123	150	150	
	〃	曾根东	123	123	123	
	〃	葉利	123	130	130	
	〃	曾建勲	123	130	130	
	〃	房子谦	123	123	123	初评暂支原薪，经小组反映，最近有进步，改为保持原薪。
	〃	余慶	123	140	140	
	〃	李蔭	123	130	130	
	〃	劉二妹	123	123	123	
	〃	丘琴	118	118	118	
	〃	何建	112	112	112	暂支原薪
	〃	吴旭	112	140	140	
	〃	黄源海	112	165	150	

图3-120　中山大学医学院暨附属医院教职员工评薪评级复评结果-7

院别	职别	姓名	原来分数	初评分数	覆评分数	备考
医学院	工友	羅宗祥	112	120	120	
	"	吴文英	112	112	112	
	"	陈耀佳	112	140	140	
	厨房技工	朱家欽	112	165	165	
	工友	朱宗祥		140	140	
	"	房伴村	112	112	112	暂支原薪
	"	陈超	90	120	120	
	"	黄雄	90	100	110	
	"	張偉雄	123	150	150	
	"	陈炽辉	110	110	120	
	"	張應奎	130	130	130	
	"	何逞照	100	100	100	
	"	馬傑倫	100	100	100	
	纠察队队长	何居利	150	165	165	
	" 队员	赖永昌	145	150	150	
	"	吴明益	145	150	150	
	"	周廣熙	145	150	150	
	"	楊煥學	145	150	150	
	"	劉德賢	145	145	145	
	"	陈林	145	145	145	初评数原薪，複评係按原薪
	"	周灼宏	145	145	145	暂支原薪
		47人				6703 平均 143分

187

60-1

图3-121　中山大学医学院暨附属医院教职员工评薪评级复评结果-8

9.

院别	职别	姓名	原支分数	初评分数	复评分数	备考
附属医院	事务主任	林友梅	270	285	285	
	库务主任	姚士文	249	249	249	皆支原薪
	会计员	黄裕珍	234	245	265	
	会计佐理员	范少瑛	208	208	208	
	〃	郑昌铭	218	225	225	
	出纳员	黄锡强			195	新补定
	文书	黄维玉	280	280	280	
	统计员	蓝毓馨	205	205	205	
	事务员	李荣贺	208	208	208	[illegible]
	〃	詹宝文	208	208	205	
	〃	饶高诗	180	180	180	
	〃	谭超子	180	180	180	
	事务室事务员	杨健华	188	188	188	
	〃	刘宗武	175	175	175	[illegible]
	〃	邓兆铮	180	180	180	試用期间
	挂号处事务员	陈俊	208	208	208	皆支原薪
	〃	刘浣珍	208	208	208	[illegible]
	〃	林超凡	180	180	180	
	〃	潘荣森	180	180	180	
	出入院处事务员	梁倚霏	208	208	208	皆支原薪
	〃	陈哲辉	208	208	205	
	〃	程群馨	188	188	195	
	病历室事务员	邓蕙华	208	208	208	
	〃	梁荃荣	175	180	180	
	洗衣部事务员	杨铁生	188	188	188	
	护士学校庶务员	陈霭芳	188	188	188	

图3-122　中山大学医学院暨附属医院教职员工评薪评级复评结果-9

10.

院别	职别	姓名	原来分数	初评分数	複评分数	备考
附属医院	被服庫事務员	姚鴻椿	2[illegible]	210	210	
	什物庫事务员	梁绮琴	208	208	208	
	司机	馬仕澂	23[illegible]	265	265	2[illegible].
	药剂士	杜�奎	234	234	234	
	〃	胡文雅	161	175	190	
	药庫药剂士	姚士建	218	218	218	暂支原薪
	药剂员	甘海成	208	208	208	
	〃	黄忠民	188	188	188	
	〃	鄭绮儂	160	175	175	
	〃	吴惠霞	161	175	175	
	〃	盧安明	161	175	175	
	〃	區嚴友	161	161	161	
	〃	徐錦蘭	89	160	160	实习期满,聘任为药剂员.
	药房实习生	陈伯诚	89	115	115	
	〃	劉秉強	89	115	115	
	〃	梁愛蓮	89	115	115	
	〃	趙振才			115	
	檢驗室技術员	劉志慈	239	270	270	
	檢驗员	劉宜章	208	250	230	
	〃	鄭灵芝	218	230	230	
	〃	顏錦蘭	200	210	210	
	〃	丘寨霞	171	175	175	
	〃	何專英	161	175	175	
	檢驗室練習生	容淑芳	74	105	105	
	〃	鄭錫鐙	74	95	105	
	〃	蘇章雲	74	95	95	

61-1

图3-123　中山大学医学院暨附属医院教职员工评薪评级复评结果-10

11.

院别	职别	姓名	原来分数	初评分数	複评分数	备改
附属医院	檢驗室練習生	杜穎嫦	74	95	95	
	X光室技術員	倪寅生	219	219	219	
	〃 練習生	劉裕原	74	115	115	
	〃	何孟儀	74	95	95	
	〃	黄建穗	74	95	95	
	〃	梁淑姿	74	-	95	29
		58名				10718分平均185分
	護理部主任	周佩棠	238	290	290	
	護理部副主任	林琮芳	226	270	290	
	護士長	何淑貞	301	330	310	
	〃	陈瑞	234	270	250	
	〃	黄惠貞	208	230	250	
	〃	周勤芳	208	230	230	
	〃	王淑琮	226	270	270	
	〃	鄭慶移	208	230	230	
	〃	張察瑛	223	223	223	保持原薪
	〃	容翠芳	208	230	230	
	〃	張淑芳	208	230	230	
	護士	丁蓮鴻	249	250	270	
	〃	黄慧芳	228	230	230	
	〃	宋润梅	213	230	230	
	〃	劉鳳影	208	250	250	
	〃	吴梅珍	208	250	250	
	〃	鍾亭香	205	230	230	

图3-124　中山大学医学院暨附属医院教职员工评薪评级复评结果-11

12.

院别	職别	姓名	原来薪分	初评薪分	複评分数	备考
附属医院	護士	麥桂玲	208	208	208	皆支原薪
	〃	黄惟新	208	210	210	
	〃	詹俊萍	208	210	210	
	〃	鄧绮芸	208	210	210	
	〃	馮佩瑗	208	210	210	
	〃	伍灵茵	208	230	210	
	〃	蔡潔特	208	210	210	
	〃	張幼儀	208	230	210	
	〃	郭次玲	208	210	210	
	〃	歐陽羨光	218	230	230	
	〃	黄啟靖	208	210	210	
	〃	鍾桑芳	213	230	213	現保持原薪俟健康恢復后再行评定.
	〃	陳紫瑜	208	210	210	
	〃	劉碧霞	208	230	230	
	〃	黄璧莊	208	210	210	
	〃	譚宝婷	208	210	210	
	〃	容金平	208	230	210	
	〃	鄒雪琴	208	230	210	
	〃	黄振礼	208	208	208	皆支原薪
	〃	劉友贤	195	210	195	
	〃	周金玉	179	179	179	
	〃	黄仲華	179	190	190	
	〃	黄新羨	179	190	190	
	〃	李宇萍	179	190	190	
	〃	余群雁	179	190	179	
	〃	黄毓健	195		195	

62-1

图3-125　中山大学医学院暨附属医院教职员工评薪评级复评结果-12

13.

院别	职别	姓名	原来分数	初评分数	複评分数	备考
附属医院	護士	馬愛倫	195		195	
	〃	陈佑玲	179		179	
	〃	周鎏金	179		179	
	〃	馬惠貞	179		179	
	〃	張慧屏	195		195	
	〃	熊佩芬	195		195	
	〃	陈慧娴	179		179	
	〃	温潔文	179		179	
	〃	梁奕珍	179		179	
	〃	鍾成宾	195		195	
	〃	林月玲	179		179	
	〃	高瑞蓮	179		179	
	〃	韓國秋	179		179	
	〃	余傳芬	179		179	
	〃	羅偉斯	179		179	
	〃	陈惠芬	179		179	
	〃	黄素桢	179		179	
	〃	鄧賦端	179		179	
	〃	張芹好	179		179	
	〃	陈馨兒	179		179	
	〃	張容馨	179		179	
	〃	何凌英	179		179	
	〃	陈淑寧	179		179	
	〃	楊曼寧	179		179	
	〃	金　寰	179		179	
	〃	岑建華	179		179	

图3-126　中山大学医学院暨附属医院教职员工评薪评级复评结果-13

14.

院别	職别	姓名	原来分数	初評分数	複評分数	備考
附屬醫院	護士	王尚德	179		179	
	〃	梁昭菊	179		179	
	〃	陸兆球	179		179	
	〃	周天晖	179		179	
	〃	曹连芬	179		179	
	〃	謝杏冰	179		179	
	〃	張婉華	179		179	
	〃	李　蘭	179		179	
	〃	鄧志佩	179		179	
	〃	梁碧珊	179		179	
	〃	葉宝光	179		179	
	〃	譚佩霞	179		179	
	〃	李小慧	179		179	
	〃	謝良姿	179		179	
	〃	岑桂芹	179		179	
	〃	甘惠芳	179		179	
	〃	杜耀楣	179		179	
	〃	趙家琪	179		179	
	〃	梅少珊	179		179	
	〃	薛敏瑜	179		179	
	〃	高美嬋	179		179	
	〃	陸文德	179		179	
	〃	廖華瑛	179		179	
	助產士	鐘松真	218	230	218	
	〃	廖瑤英	208	210	210	1683分下月201分 94
	助護	蔡笑芳	124	145	145	63-1

图3-127　中山大学医学院暨附属医院教职员工评薪评级复评结果-14

15.

院别	职别	姓名	原来分数	初评分数	复评分数	备考
附属医院	助护	陈卓君	124	145	145	
	〃	黄惠文	124	145	145	
	〃	锺郁青	124	130	130	
	〃	章志文	124	130	130	
	〃	常惠芬	124	130	130	
	〃	吴玉仪	124	130	130	
	〃	谭美英	124	124	124	
	〃	商秀娟	124	124	124	
	〃	郭杏芳	124	124	124	增支原薪 10
		1022分				1332分平均133分
	技工	伍才源	161	180	180	
	〃	林华忠	161	180	180	
	〃	雷　松	145	165	165	
	〃	李荣福	161	210	210	
	〃	伍慕明	139	150	150	
	工友	陈清泉	123	140	140	
	〃	叶　聚	123	130	130	
	〃	张　杰	123	130	130	
	〃	李　晃	123	150	150	
	〃	苏　贵	123	130	123	
	〃	黄锦辉	123	123	123	
	〃	冯詠莲	123	123	123	
	〃	陈　兰	123	123	123	
	〃	李　妹	123	140	140	

图3-128　中山大学医学院暨附属医院教职员工评薪评级复评结果-15

16

院别	职别	姓名	原来分数	初评分数	复评分数	备考
附属医院	工友	梁林	123	123	123	暂支原薪
	〃	梁光	123	123	123	
	〃	钟佛泉	123	140	140	
	〃	潘伯淳	123	130	130	
	〃	罗鸿基	123	123	123	
	〃	李志成	123	130	130	
	〃	姚训	123	123	123	
	〃	张英	123	130	130	
	〃	尹衬芳	123	123	123	
	〃	吴素英	110	110	110	
	〃	何苏	123	140	140	
	〃	黄丽影	123	130	130	
	〃	张惠群	123	130	130	
	〃	黄伦	123	140	140	
	〃	卢友	123	140	140	
	〃	蔡梅生	123	130	140	
	〃	覃超珍	123	130	130	
	〃	黎霞	123	123	123	
	〃	卢丽卿	123	130	123	
	〃	严仙	123	123	123	
	〃	杨桂娟	123	123	123	
	〃	刘聘	123	123	123	
	〃	黄梅英	123	123	123	641
	〃	何惠霞	123	140	130	
	〃	王三妹	123		130	
	〃	刘纯怡	113		113	

图3-129　中山大学医学院暨附属医院教职员工评薪评级复评结果-16

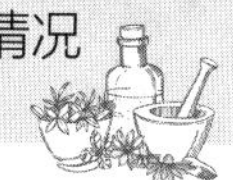

17.

院别	职别	姓名	原薪分数	初评分数	复评分数	备考
附属医院	工友	萧维	123	123	123	—
	〃	吴玉蝉	123	123	123	暂支原薪
	〃	章珍	123	140	140	
	〃	吴明浩	123	140	130	
	〃	黄霖	100	100	100	
	〃	李伯權	100	100	100	
	〃	羅月蕭	100	100	100	
	〃	陈锦英	100	100	100	
	〃	黄廿忠	100	100	100	
	〃	胡芳	100	100	100	
	〃	黄群	100	100	100	
	〃	區潔	100	100	100	
	〃	李女	100	100	100	
	〃	黄衍蘭	100	100	100	
	〃	李春梅	100	100	100	
	〃	李荣枚	[illegible]	100	100	
	〃	郭惠璐	[illegible]	100	100	
	〃	劉带	[illegible]	100	100	
	〃	韓炳尧	[illegible]	110	110	
	〃	徐瑞娟	[illegible]	110	110	
	〃	駱群	[illegible]	120	120	
	〃	張友梁	[illegible]	120	120	
	〃	鄧三味	[illegible]	100	100	
	〃	周玉桑	[illegible]	90	90	
	〃	崔明	100	137	137	照市附原薪
	〃	莫二妹	[illegible]	110	110	

图3-130　中山大学医学院暨附属医院教职员工评薪评级复评结果-17

10.

院别	职别	姓名	原来分数	初评分数	複评分数	备考
附属医院	厨房技工	許靖	145	195	195	
	〃	鍾樹昌	145	180	180	
	〃	曾憲祺	145	165	180	
	〃	劉蘇	145	195	195	
	〃	朱欽	145	195	195	
	〃	宋炳炎	124	165	165	
	〃	麥家開	123	165	165	
	厨房工友	何錐	123	140	140	
	〃	何蝦	123	140	140	
	〃	吳桂齡	123	140	140	
	〃	黄帶	123	150	150	
	〃	劉昌	123	140	140	
	〃	李文	123	140	140	
	〃	鍾樹文	123	150	150	
	〃	黄敬英	123	140	140	
	〃	崔添	114	150	150	
	〃	葉素群	114	114	114	暂支原薪
	〃	呂影	110	130	110	
	工友	程月琴	110	110	110	
		陈剧	110	110	120	
	洗衣部工友	韓清	161	165	165	
	〃	蘇錫奉	161	165	165	
	〃	韓炳忠	161	165	165	

图3-131　中山大学医学院暨附属医院教职员工评薪评级复评结果-18

17.

院别	职别	姓名	原来分数	初评分数	複评分数	備攷
附属医院	洗衣部工友	郑文端	161	165	165	
	〃	刘初	161	165	165	
	〃	郑標	145	145	150	
	〃	冼广達	145	145	145	皆支原薪
	〃	黄润想	123	145	150	
	〃	郑莊	123	123	123	
	〃	梁火爾	123	123	123	
	〃	嚴好	123	123	123	
	〃	吴玉珍	123	123	123	
	〃	彭鳳森	123	123	123	
	〃	刘麗容	110	110	110	13210分平均112分 14.
262.		14名				
医学院	建築工程師	梁崇礼	360			因特殊需要，临时聘任
	建築工程绘图员	林铁	290			〃
	託儿所褓師兼副所长	唐雪華	200			試用期间，暂不评定
	〃助理褓师	李姚英	127			〃
	〃保育员	伍稚舉	110			〃
		5名				5
总 454						

图3-132　中山大学医学院暨附属医院教职员工评薪评级复评结果-19

十一、中山大学医学院暨附属医院1952年12月份教职员工总名册

中山大学医学院暨附属医院1952年12月份教职员工总名册见图3-133—图3-154。

存查

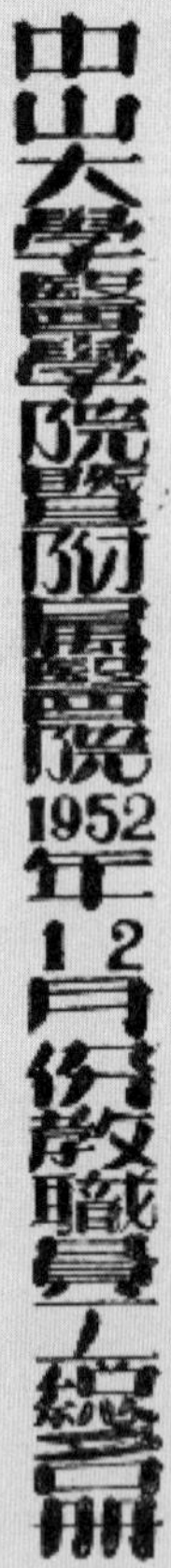

中山大學醫學院曁附屬醫院1952年12月份教職員工總名冊

图3-133　中山大学医学院暨附属医院1952年12月份教职员工总名册-1

院别	职别	姓名	性别	年龄	籍贯	备考
医学院	院長	柯　麟	男	51	廣東海丰	
	副院長	[illegible][illegible]甫	〃	50	四川成都	
	副院長兼教授	李[illegible][illegible]	〃	44	[illegible]縣	
	[illegible]研究所主任教授兼代教務長	羅　潛	〃	41	大埔	
	病理學研究所主任教授	梁伯強	〃	52	梅縣	
	藥理學研究所主任教授	梁仲謀	〃	52	〃	〃
	解剖學研究所代主任教授	何[illegible][illegible]	〃	40	〃	〃
	[illegible]實驗室主任教授	馮[illegible][illegible]	〃	47	南[illegible]	
	病理學教授	楊　簡	〃	41	[illegible]縣	
	内科顧問教授	[illegible]少[illegible]	〃	51	〃	〃
	内科主任教授	朱師晦	〃	46	[illegible][illegible]	
	内科教授	吳[illegible][illegible]	〃	47	[illegible]縣	
	外科教授	鄺公道	〃	39	開平	
	婦產科主任教授	[illegible][illegible][illegible]	〃	48	東莞	
	婦產科教授	鄭惠國	〃	41	[illegible][illegible]	
	小兒科主任教授	梁[illegible][illegible]		43	[illegible]縣	
	小兒科教授	曾[illegible]勝	〃	40	[illegible][illegible]	
	眼科主任教授	沈　[illegible]	〃	49	[illegible][illegible]	
	耳鼻喉科主任教授	朱[illegible][illegible]	〃	46	[illegible][illegible]	
	皮花科主任教授	黄明[illegible]	〃	42	順德	
	[illegible][illegible][illegible][illegible][illegible]	余文[illegible]	〃	51	江蘇[illegible][illegible]	
	[illegible]實驗主任[illegible][illegible][illegible]教授	鄺賀齡	男	41	南海	
	内科副教授	何[illegible][illegible]	女	32	[illegible][illegible]	

图3－134　中山大学医学院暨附属医院1952年12月份教职员工总名册－2

257

院別	職別	姓名	性別	年歲	籍貫	備考
醫學院	外科副教授	梁紀猷	男	39	增城	
	小兒科副教授	羅綷椒	〃	39	廣東西溪	
	病理學副教授	李英	女	36	番禺	
	化學副教授	梁業剛	〃	41	順德	
	細菌學副教授	鍾之英	男	43	梅縣	
	德文副教授	曾省	〃	47	東莞	
	俄文副教授	余之光	〃	36	[illegible]	
	內科講師	羅肅容	〃	39	興寧	
	〃	古模英	〃	38	梅縣	
	外科講師	余園樹	〃	34	龍川	
	小兒科講師	張長祇	〃	40	東莞	
	婦產科講師	陳自徽	女	37	南海	
	耳鼻喉科講師	高文平	男	30	[illegible]	
	生物化學講師	劉惠蓮	女	31	開平	
	藥物學講師	吳秀森	〃	34	中山	
	公共衞生學講師	黃伯俊	男	39	〃山	
	解剖講師	李福中	〃	46	〃	
	內科助教	廖適生	〃	30	大埔	
	〃	張森泉	〃	30	梅縣	
	〃	吳達霞	〃	30	合浦	
	〃	吳贊議	女	25	東莞	
	〃	周慶炯	男	22	〃〃	
	〃	曾蘭珍	女	26	揭陽	

图3-135　中山大学医学院暨附属医院1952年12月份教职员工总名册-3

院別	職別	姓名	性別	年齡	籍貫	备考
医学院	外科助教	顧炳權	男	29	惠陽	
	〃	趙強泰	〃	35	台山	
	〃	禤浦琦	〃	36	高要	
	〃	趙泉標	〃	29	新會	
	〃	余同長	〃	32	台山	
	小兒科助教	陳式娛	女	32	東莞	
	〃	張劍英	〃	31	開平	
	〃	嚴孫智	〃	31	鶴山	
	〃	馬翠微	〃	27	台山	
	〃	何建芳	〃	28	廣西藤縣	
	〃	廖崇能	男	27		
	婦產科助教	鄧國權	〃	30	順德	
	〃	余婀靜	女	29	台山	
	〃	吳曉芬	〃	31	高要	
	〃	張志英	〃	27	番禺	
	〃	吳麗雲	〃	27		
	〃	張秀威	男	25		
	眼科助教	林念祖	〃	31	順德	
	〃	陳蓮愛	女	30	台山	
	耳鼻喉科助教	沈績信	男	26	江西貴溪縣	
	皮花科助教	李毅康	〃	33	梅縣	
	放射科助教	張德明	〃	36	高要	
	解剖學助教	譚恩積	〃	32	東華	

图3-136　中山大学医学院暨附属医院1952年12月份教职员工总名册-4

76-1

院別	職別	姓名	性別	年齡	籍貫	備考
醫學院	解剖學助教	張癸恩	男	35	龍川	
	〃	郭曉華	女	25	大埔	
	〃	羅濟豪	男	31	吳亭	
	〃	陳賢灘	〃	26		
	生理學助教	吳秀錦	女	31	中山	
	〃	胡淑琿	〃	31	南海	
	〃	劉心純	〃	23	增城	
	病理學助教	古建森	男	31	梅縣	
	〃	周良機	〃	25	番禺	
	〃	鄺文天	〃	27	龍川	
	細菌學助教	黎新華	〃	32	梅縣	
	〃	李達中	〃	29	文華	
	〃	梁懿葉	女	29	梅縣	
	〃	廖國賢	〃	26	〃 〃	
	公共衛生學助教	沈振黃	男	27	江蘇蘇州	
	〃	梁獻恕	〃	27		
	藥理學助教	馮贊希	〃	30	浙江溫州	
	藥理學助教	潘啟超	〃	23		
	化學助教	姚錦源	〃	25	番禺	
	〃	倪雲香	女	25	台山	
	〃	黎秀余	男	20		
		黃家璪	〃	29	廣西藤縣	
	寄生虫學助教	陳繼亮	〃	35	台山	

图3-137　中山大学医学院暨附属医院1952年12月份教职员工总名册-5

院别	職別	姓名	性別	年齡	籍貫	備考
醫學院	眼液科助教	龔　楷	男	24	花縣	
	〃	周　同	女	21	番禺	
	婦產科助教	梁德珍	〃	29	廣西桂林	
	〃	丘泮英	〃	26		
	[illegible]教員	張潮光	男	23	揭陽	
	人事科科長	龔　遠	女	36		
	人事科副科長	曾方如	男	44		
	人事科幹事	張福如	女	17		
	秘書	李之龍	男	51	大埔	
	〃〃	伍瑞英	〃	45	梅縣	
	文牘	黃婉真	女	26	海豐	
	文書助員	羅炎祥	男	22	大埔	
	繕印員	曹武光	〃	24	大埔	
	事務員	羅樹松	〃	35	〃〃	
	總務組員	伍尊明	〃	41	〃〃	
	事務員	陳碧民	〃	33	開平	
	教務員	卞淑儀	女	36	江蘇	
	庶務	黃建勳	男	35	紫金	
	事務員	李森叔	〃	36	大埔	
	文牘會計	黃揚凱	〃	33	〃〃	
	會計助理員	蕭榮叔	〃	36	〃〃	
	〃	李新杏	女	27	台山	
	出納員	夏賢卿	〃	34	湖南	

图3-138　中山大学医学院暨附属医院1952年12月份教职员工总名册-6

77

院別	職別	姓名	性別	年齡	籍貫	備考
醫學院	圖書館〃員	黃純懿	男	31	中山	
	〃〃	崔[illegible]之	〃	42	[illegible]	
	繪圖員	李　波	〃	49	海豐	
	〃	蔡慶添	〃	43	中山	
	〃	鄭樂發	〃	37	大埔	
	〃	嚴蕃祥	〃	31	大埔	
	〃	黃　華	〃	27	[illegible]	
	〃	鄭　蘭	女	43	[illegible]	
	繪圖練習生	鄭樂藏	男	28	大埔	
	教務處〃員	黃鶴鳴	〃	30	梅縣	
	〃	嚴遠媚	〃	29	大埔	
	〃	黃勵勤	〃	39	曲江	
	〃	阮譚范	〃	20	[illegible]	
	〃	梁卷柔	女	32	[illegible]	
	教材組[illegible]員	李　慧	〃	44	台山	
	教材組[illegible]練習生	李　賓	〃	17	〃〃	
	事務員	曾志娘	〃	51	文華	
	[illegible]學技術員	吳秀蓉	女	28	番禺	
	〃	何[illegible]錫	〃	31	梅縣	
	解剖練習生	饒德坤	男	28	梅縣	
	生理學技術員	劉華大	〃	19	[illegible]	
	生理學練習生	馬振華	〃	18	番禺	
	病理學技術員	麥啟波	〃	26	[illegible]	

图3-139　中山大学医学院暨附属医院1952年12月份教职员工总名册-7

院别	职别	姓名	性别	年龄	籍贯	备考
医学院	病理学技术员	余敏娥	女	36	梅县	
	〃	袁秀玲	〃	36	番禺	
	病理学事务员	黄兆源	男	24	顺德	
	病理学练习生	田荣光	〃	23	大埔	
	〃	冯毅恒	〃	21	德庆	
	细菌寄生虫学技术员	龚恩齐	〃	38	东莞	
	〃	梁润芳	〃	26	梅县	
	〃	孙焕洋	〃	32	大埔	
	〃	李慧卿	女	36		
	细菌寄生虫学练习生	李永发	男	25	中山	
	〃	黄婉贞	女	24	海丰	
	〃	陈亦稼	〃	18	开平	
	〃	魏国凯	男	19	三华	
	药理学技术员	郭文光	〃	23	潮州	
	化学实技术员	骆开根	〃	25	台山	
	显微镜练习生	梁　秀	女	22	南海	
	建筑工程师	梁荣权	男	26	中山	
	建筑工程测绘员	林　铁	〃	33	南海	
	托儿所保育兼副所长	卢雪华	女	24	〃〃	
	托儿所助理保姆	李婉英	女	37	梅县	
	托儿所保育员	陈积群	〃	30	南海	
	技工	曾灿文	男	38	东莞	
	〃	吴　棵	〃	48	南海	

图3-140　中山大学医学院暨附属医院1952年12月份教职员工总名册-8

781

院名	職別	姓名	性別	年齡	籍貫	備考
醫學院	技工	梁茂勝	男	23	南海	
	〃	魏尚	〃	29	東莞	
	〃	侯耽	〃	58	高要	
	〃	梁義	〃	39	〃 〃	
	〃	周源光	〃	36	開平	
	〃	李勝喬	〃	27	番禺	
	〃	~~梁亥壽~~	〃			
	工友	鄭惠瓊	女	19		
	〃	簡葛	男	34	番禺	
	〃	侯聚	男	36	高要	
	〃	楊明	男	38	〃 〃	
	〃	馬琳	〃	31	順德	
	〃	李蓮	女	34	四會	
	〃	麥根琛	男	29	[illegible]	
	〃	黄茂錦	〃	34	開平	
	〃	雷根東	〃	63	湖南	
	〃	葉利	〃	23	惠陽	
	〃	曹建勲	〃	32	東莞	
	〃	麥子穗	〃	21	大埔	
	〃	余慶	〃	27	台山	
	〃	李秀	〃	35	曲江	
	〃	劉人妹	女	38	番禺	
	〃	袁琴	〃	24	[illegible]	

图3-141　中山大学医学院暨附属医院1952年12月份教职员工总名册-9

院别	职别	姓名	性别	年龄	籍贯	备考
医学院	工友	何僥	女	24	番禺	
	〃	吴旭	男	42	恩平	
	〃	黃源海	〃	33	大埔	
	〃	羅榮祥	〃	30	〃 〃	
	〃	吴文英	女	35	茂名	
	〃	倪漢枝	男	24	順德	
	〃	宋家歡	〃	43	東莞	
	〃	梁崇祥	〃	42		
	〃	廖詳材	〃	17	大埔	
	〃	陳超	〃	35	鶴山	
	〃	黃嬌	〃	16	順德	
	〃	張偉樑	〃	41	新會	
	〃	陳毅鏡	〃	29	番禺	
	〃	張恩葵	〃	27	南雄	
	〃	何蓮然	〃	18	恩平	
	〃	高傑倫	〃	29	番禺	
	〃 x	楊坤	〃	18	順德	
	〃	余根焜	〃	20	台山	
	〃	翁掌田	〃	20	順德	
	〃	陳坤洲	〃	22	花縣	
	〃	李女	女	19	曲江	
	〃	周培	男	43	南海	

图3-142　中山大学医学院暨附属医院1952年12月份教职员工总名册-10

79-1

类别	职别	姓名	性别	年龄	籍贯	备考
[illegible]	纠察队队长	何展利	男	45	东莞	
	纠察队队员	顾永昌	〃	24	茂名	
	〃	吴明发	〃	28	恩平	
	〃	关展照	〃	28	茂名	
	〃	杨焕兴	〃	21	〃	
	〃	刘德赞	〃	19	湖北	
	〃	陈林	〃	42	南海	
	〃	邓灼岩	〃	21	開平	
	生物教授	黄绮文	女	49	番禺	
	生物助教	李浩然	男	34	中山	
	图书馆练习生	黄女贞	女			
	病理练习生	黄右松	男	22	惠阳	
	细菌练习生	古旭亮				
	病理练习生	林池	男	20	广州	
	文书组员	吴惠霖	〃	25	番禺	
	会计员	方怡烈	〃	30	開平	
	教员	吴梅珍	女	24	新会	护士学校
	〃	欧寻香	〃	23	五华	护士学校
	〃	黄新美	〃	17	梅县	护士学校
	教务员	陈嘉芳	女	32	顺德	护士学校
	缮写员	梁文峰	男	30	南海	
	[illegible]	[illegible]智美	女	28	台山	

合计227名

图3-143 中山大学医学院暨附属医院1952年12月份教职员工总名册-11

院别	職 080 別	姓名	性別	年齡	籍貫	備考
附屬醫院	內科醫師	譚雅甫	男	53	廣東台山	
	事務主任	林友梅	男	42	廣东海豐	
	庫房主任	姚士文	男	33	廣东平遠	
	會計員	黄裕珍	女	27	廣东梅縣	
	會計佐理員	范少英	女	26	廣东大埔	
	〃 〃	鄭鼎銘	男	30	廣东潮陽	
	出納員	蕭錫强	男	30	大埔	
	文書	黄继正	男	40	廣东东莞	
	统計員	藍毓馨	男	33	廣东大埔	
	〃 〃	梁本强	男	22	番禺	
	事務員	李秉賀	男	38	廣东台山	
	〃 〃	詹賢文	女	44	廣东連縣	
	〃 〃	饒禹詩	男	27	廣东大埔	
	〃 〃	譚超平	男	29	廣东寶安	
	〃 〃	盧日群	女	25	廣东新会	
	事務室事務員	楊建華	男	34	廣东梅縣	
	〃 〃	劉宗武	男	44	廣东新会	
	〃 〃	鄧治錦	男	26	廣东開平	
	掛號處事務員	陳倰	女	54	廣东南海	
	〃 〃	劉流珍	女	43	廣东梅縣	
	〃 〃	林超凡	男	23		
	〃 〃	潘秉森	男	43		
	出入院處事務員	梁绮霞	女	33	廣东梅縣	
	〃 〃	陳哲輝	男	32	廣东寶安	
	〃 〃	程群馨	女	26	廣东南海	
	病歷室事務員	鄧雪舜	女	38	廣东鶴山	

图3-144　中山大学医学院暨附属医院1952年12月份教职员工总名册-12

801

职务	姓名	性别	年龄	籍贯
病历室 事务员	罗惠芳	女	26	广东
洗衣部 事务员	杨铁生	男	39	
被服库 事务员	姚鸿椿	男	40	广东平远
什物库 事务员	張绮琴	女	28	广东番禺
司机	馬仕敬	男	45	广州
药剂士	杜漢金	男	50	广东梅县
〃	胡士雅	男	19	广东开平
药库药剂士	姚士建	男	32	广东平远
药剂员	甘海成	男	31	广西桂平
〃	黄忠民	男	24	广东台山
〃	鄭绮儀	女	21	广东
〃	吳惠霞	女	22	广东紫金
〃	盧楚明	男	18	广东中山
〃	區殿友	男	22	广东新会
〃	徐錦蘭	女	30	广东五华
药房实习生	陈伯诚	男	22	
	刘秉强	男	19	
〃	梁賽蓮	女	37	
	趙根才	男	19	
检验室技術员	刘志丽	女	33	广东东莞
检验员	刘定幸	男	28	广东梅县
〃	鄺寶芝	女	32	广东台山
〃	顔錦蘭	女	34	
〃	丘秦霞	女	33	广东蕉岭
〃	何壽英	女	36	广东大埔
检验室练习生	容淑芳	女	25	广东中山
〃	鄭錦濃	男	18	广东中山

图3-145　中山大学医学院暨附属医院1952年12月份教职员工总名册-13

檢驗生 練習生	蔡章宏	女	20	揭西
081 〃	杜穎婷	女	21	〃
X光室 技術員	倪寅生	男	23	浙江平陽
X光室 練習生	刘裕興	男	19	廣东宝安
〃	何孟儀	女	18	南海
〃	黄廷穗	女	20	開平
〃	梁淑姿	女	20	順德
護理部主任	關佩棠	女	36	廣东南海
護理部副主任	林緣芳	女	25	廣东中山
護士長	何淑貞	女	43	廣东花縣
〃	陳瑞	女	41	廣东新会
〃	黄惠貞	女	43	廣东順德
〃	關勤芳	女	27	廣东番禺
〃	王淑緣	女	41	福建福州
〃	鄭慶移	女	24	廣东中山
〃	張審瑛	女	36	廣东惠陽
〃	容翠芳	女	24	中山
〃	張淑芳	女	28	廣东南海
護士	丁遅鴻	女	41	廣东东莞
〃	黄慧芳	女	42	廣东南海
〃	宋潤梅	女	32	廣东鶴山
〃	刘胤影	女	26	廣东南海
〃	麦桂珍	女	23	
〃	黄継新	女	21	
〃	詹俊萍	女	31	廣东饒平
〃	鄧綺芬	女	22	廣东開平
〃	馮佩環	女	26	廣东番禺

图3-146　中山大学医学院暨附属医院1952年12月份教职员工总名册-14

職別	姓名	性別	年齡	籍貫	
護士	伍灵茜	女	29	廣东南海	
〃	蔡潔持	女	26	廣东南海	81-1
〃	張紉儀	女	42	四川成都	
〃	鄭次玲	女	22	廣东中山	
〃	歐陽慕光	女	43	廣东新会	
〃	黃璧婧	女	26	廣东新会	
〃	張棠芳	女	28	廣东揭陽	
〃	陳紫瑜	女	30		
〃	關碧霞	女	28	廣东開平	
〃	黃璧莊	女	23	廣东台山	
〃	譚宜婷	女	25	廣东開平	
〃	容金平	女	24	廣东中山	
〃	鄧雪琴	女	28	廣东興寧	
〃	黃振礼	女	29	廣东番禺	
〃	刘友賢	女	27	廣東中山	
〃	周金玉	女	21		
〃	黃仲華	女	20		
〃	李岸萍	女	19	廣东新会	
〃	余靜雅	女	17	廣东台山	
〃	黃婉健	女	20	廣东海豐	
〃	馬靄倫	女	24	廣东海豐	
〃	陳佑玲	女	23	廣东中山	
〃	閻鑾金	女	21	廣东南海	
〃	馬惠貞	女	21	廣东海豐	
〃	張慧解	女	21	廣东中山	
〃	熊佩芬	女	21	廣东中山	
〃	陳慧嫻	女	21	廣东新会	

图3-147　中山大学医学院暨附属医院1952年12月份教职员工总名册-15

護士	温濃文	女	21	广东中山
〃	梁奕珍	女	20	广东南海
〃	鍾成愛	女	21	广东新会
〃	林月玲	女	21	广东新会
〃	高婉蓮	女	20	广东新会
〃	韓國秋	女	18	北　京
〃	余偉蘇	女	20	南　京
〃	羅倩斯	女	24	广东新会
〃	陳惠芬	女	21	广东三水
〃	黄秀禎	女	21	广东番禺
〃	鄧斌瑞	女	18	广东五华
〃	張芹好	女	21	福建连城
〃	陈蓉兒	女	17	福建厦門
〃	張蓉眷	女	20	广东
〃	何復英	女	20	广东兴寧
〃	陈淑雲	女	18	广东番禺
〃	楊愛雲	女	19	广东番禺
〃	金　康	女	16	广东番禺
〃	梁建華	女	20	广东番禺
〃	王尚德	女	19	广东番禺
〃	梁晗菊	女	22	广东南海
〃	陸兆球	女	22	广东南海
〃	閔天萍	女	19	广东南海
〃	曾建芬	女	20	广东南海
〃	謝杏冰	女	21	广东南海
〃	張婉華	女	18	广东南海
〃	李　蘭	女	22	广东中山

图3-148　中山大学医学院暨附属医院1952年12月份教职员工总名册-16

职别	姓名	性别	年龄	籍贯
護士	鄧杏佩	女	22	廣东中山
〃	梁碧珊	女	19	廣东中山
〃	葉賢元	女	21	廣东中山
〃	譚佩蓮	女	21	廣东罗定
〃	李小楚	女	19	廣东东莞
〃	謝良委	女	20	廣东东莞
〃	岑桂芹	女	20	廣东顺德
〃	杜瑞楣	女	19	廣东顺德
〃	趙家琪	女	20	安徽桐城
〃	梅少珊	女	18	廣东台山
〃	甘惠芳	女	21	廣东顺德
〃	薛敏琦	女	19	廣东顺德
〃	高美嬋	女	20	廣东新会
〃	陸文德	女	20	廣东三水
〃	廖華娛	女	23	廣东梅縣
〃	吕麗群	女	21	
助產士	鍾松真	女	48	廣东梅縣
〃	廖球英	女	25	廣东梅縣
助護	黎笑芳	女	19	廣东番禺
〃	徐卓君	女	23	廣东宝城
〃	黄惠文	女	19	廣东台山
〃	鍾郁青	女	19	廣东龍川
〃	韋志文	女	23	廣东中山
〃	常蕙芬	女	19	廣州
〃	吴玉儀	女	20	廣东中山
〃	譚美英	女	19	廣东[illegible]
〃	商秀娟	女	21	廣东龍川

824

图3-149　中山大学医学院暨附属医院1952年12月份教职员工总名册-17

助　技	邱秀細	女	21	惠陽
教　工	侯对陈	男	32	台山
	林華忠	〃	34	〃
	雷　松	〃	27	四会
	李漢福	〃	45	
	侯慕好	女	36	懷集
工　友	陈清泉	男	27	台山
	葉　繁	〃	19	惠陽
	張　傑	〃	45	海豊
	李　昊	〃	19	中山
	蘇　贵	〃	41	番禺
	蕭錦祥	〃	25	大埔
	馮詠蓮	女	19	懷集
	陈　蘭	〃	66	清遠
	李　嬌	〃	52	番禺
	吴　林	男	49	高要
	吴　炎	〃	45	紫金
	潘伯諒	〃	22	南海
	羅騰基	〃	34	大埔
	李志成	〃	28	曲江
	錢　訓	〃	26	平遠
	張　光	〃	44	龍川
	尹淑芳	女	21	[illegible]英
	吴秀英	〃	17	中山
	何　蘇	〃	27	番禺
	黄麗影	〃	22	〃
	張素群	〃	31	〃

图3-150　中山大学医学院暨附属医院1952年12月份教职员工总名册-18

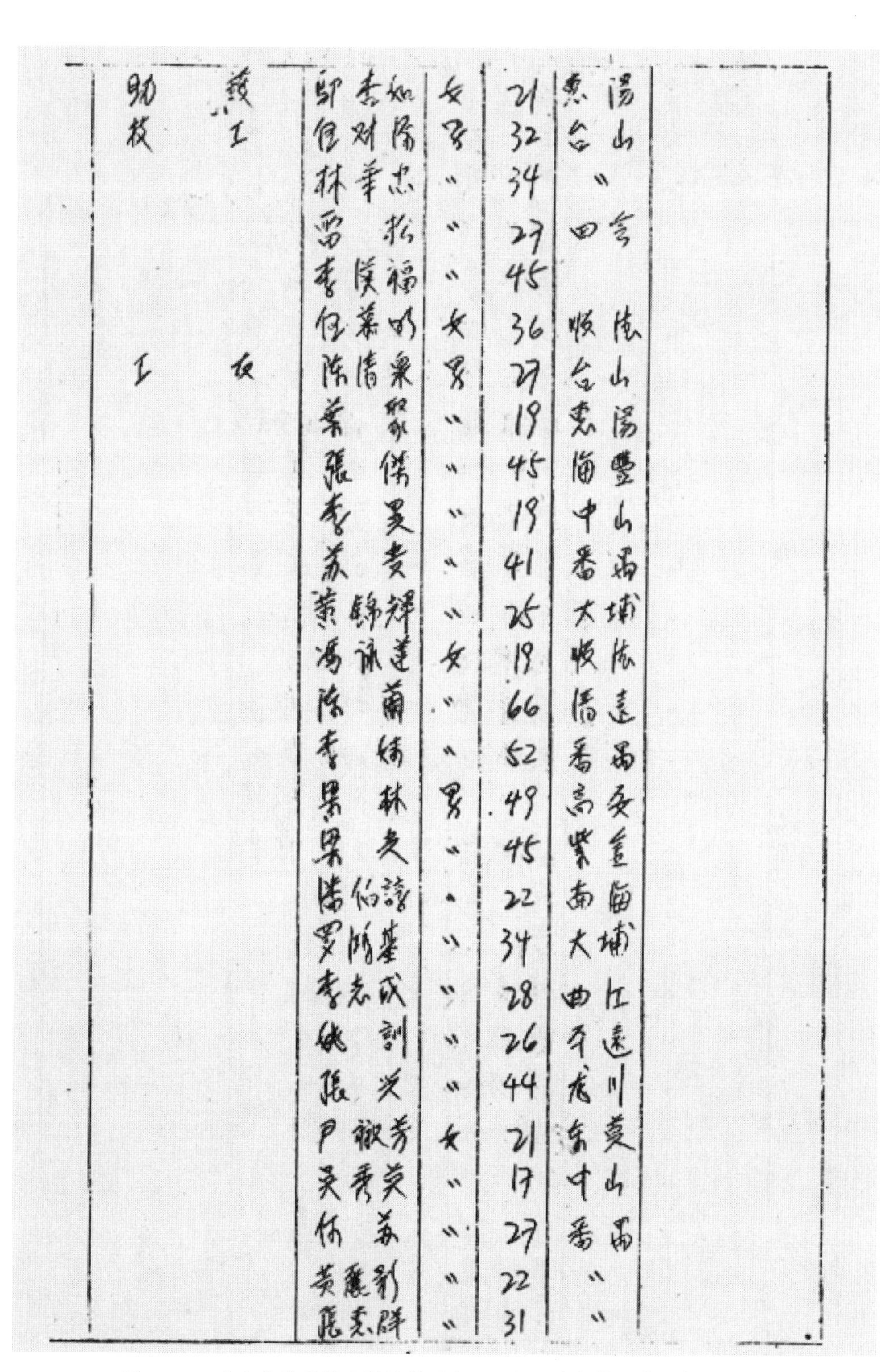

工友	黄 倫	男	46	广东中山
〃	霍 友	女	22	番禺
〃	蔡植生	男	53	南海
〃	覃超玲	女	27	广西宜山
〃	蔡 霞	〃	38	南海
〃	雷薏卿	〃	23	化县
〃	黍 仙	〃	25	云浮
〃	杨桂娟	〃	21	湖南武冈
〃	刘 聘	〃	41	番禺
〃	黄梅英	〃	23	龙川
〃	何惠霞	〃	33	番禺
〃	王三妹	〃		广东
〃	刘依纯	〃		广东
〃	萧 维	〃	51	云浮
〃	吴玉婷	〃	29	鹤山
〃	李 珍	〃	36	顺德
〃	吴明浩	男	22	恩平
〃	黄 森	〃	25	广东
〃	李伯秋	〃	21	广东
〃	罗月康	女	26	广东
〃	陈锦英	〃	21	
〃	黄文杰	男	29	
〃	胡 芳	女	27	
〃	黄 群	〃	30	
〃	区 侪	〃	20	
〃	黄衍兰	〃	21	
〃	李春梅	〃	20	

834

图3-151　中山大学医学院暨附属医院1952年12月份教职员工总名册-19

工友	李荣枚	男	27	
〃	刘带	女	19	
〃	韓炳炎	男	20	博罗
〃	徐瑞娟	女	27	
〃	駱群	〃	26	
〃	張友榮	男	18	南丰
〃	鄧三妹	女	15	南海
〃	周玉荣	男	16	
〃	崔明	〃	31	
〃	莫二妹	女	32	南海
〃	程月琴	〃	25	新
〃	陳釗	男	28	
〃	蕭賢	女	34	
〃	吳二妹	〃	26	
〃	譚偉卿	女	30	
〃	黃偉達	男	25	
〃	楊国平	女	16	
〃	凌韞賢	男	36	
〃	程年	〃	42	鹤山
〃	冼荣	〃	45	番禺
〃	李月英	女	17	南海
〃	張明	男	39	欽县
〃	邵秀嫻	女	18	南海
〃	胡桂英	女	33	番禺
厨房校工	許靖	男	68	罗定
〃	鍾樹昌	〃	28	惠陽
〃	馮憲琪	〃	25	博罗

图3-152　中山大学医学院暨附属医院1952年12月份教职员工总名册-20

841

厨房技工	刘荣	男	43	增城
〃	朱秋	〃	36	台山
〃	朱炳炎	〃	37	〃
〃	袁家润	〃	22	南海
厨房工友	何能	〃	35	顺德
〃	何炘	〃	25	顺德
〃	吴桂龄	〃	19	南海
〃	黄华	〃	22	博罗
〃	刘昌	〃	33	番禺
〃	李文	〃	33	南海
〃	钟树文	〃	21	惠阳
〃	黄淑英	女	37	花县
〃	崔添	男	51	〃
〃	叶素群	女	25	〃
〃	冯彩	〃	32	
洗衣部工友	韩伟	男	63	博罗
〃	黄锡森	〃	23	〃
〃	韩炳忠	〃	22	〃
〃	郑文瑞	〃	20	〃
〃	刘初	〃	49	从化
〃	郑标	〃	53	博罗
〃	沈广达	〃	39	鹤山
〃	叶润恕	〃	23	
〃	郑莲	女	46	博罗
〃	梁火南	男	28	〃
〃	黎好	女	33	云浮
〃	吴玉珍	〃	27	顺德

图3-153　中山大学医学院暨附属医院1952年12月份教职员工总名册-21

洗衣部工友	彭凤娣	女	23	广东新会
085	刘丽容	女	22	
厨房工友	朱家喜	男	42	新会
〃 技工	程金喜	〃	48	江苏六合
卫生统计员	谷安宁	〃	24	湖南耒阳
检验室练习生	古[illegible]	女	25	广东五华
护士	蔡[illegible]	女	27	顺德
广播员	陆欣	〃	21	三水
厨房工友	陆佩琼	女	23	番禺
洗衣部工友	刘石	男	23	云浮
保健科环境卫生员	陈[illegible]	〃	20	台山
〃	蒋[illegible]	女	22	广西郁林
护士	容玉春	〃	21	中山
〃	古[illegible]	〃	20	〃
〃	陈[illegible]	〃	〃	〃
〃	李[illegible]	〃	19	〃
〃	郑金萍	〃	21	〃
〃	姜[illegible]兰	〃	22	山东烟台
〃	吴慧美	〃	20	顺德
药房药剂员	陈惠琴	男		
工友	蔡霞珍	女		
合计	27名			

图3-154　中山大学医学院暨附属医院1952年12月份教职员工总名册-22

十二、中山大学医学院1953年1月份主要行政负责人及教学人员总名册

中山大学医学院1953年1月份主要行政负责人及教学人员总名册见图3-155—图3-162。

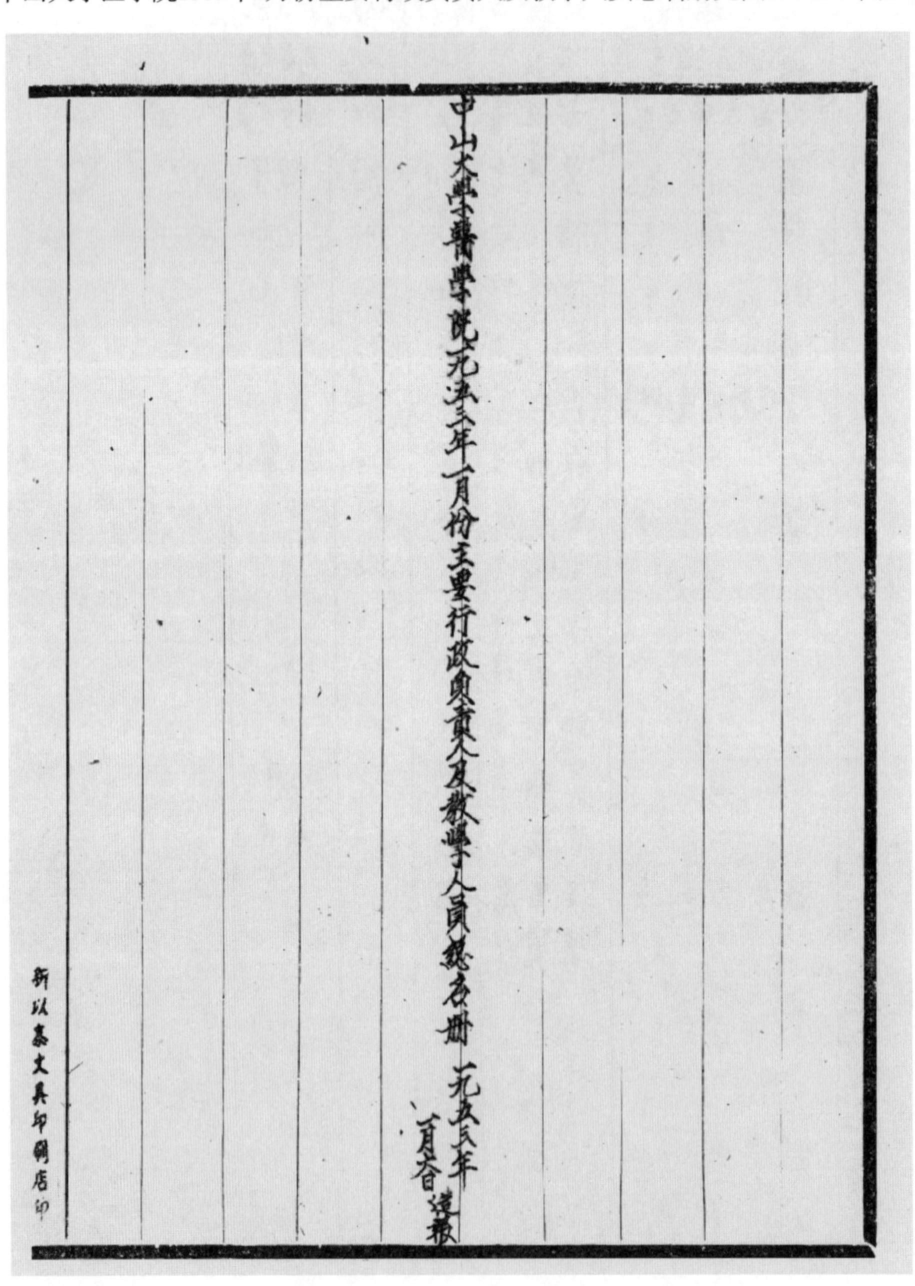

中山大學醫學院一九五三年一月份主要行政負責人及教學人員總名冊 一九五三年
一月 日 造報

新以泰文具印刷店印

图3-155 中山大学医学院1953年1月份主要行政负责人及教学人员总名册-1

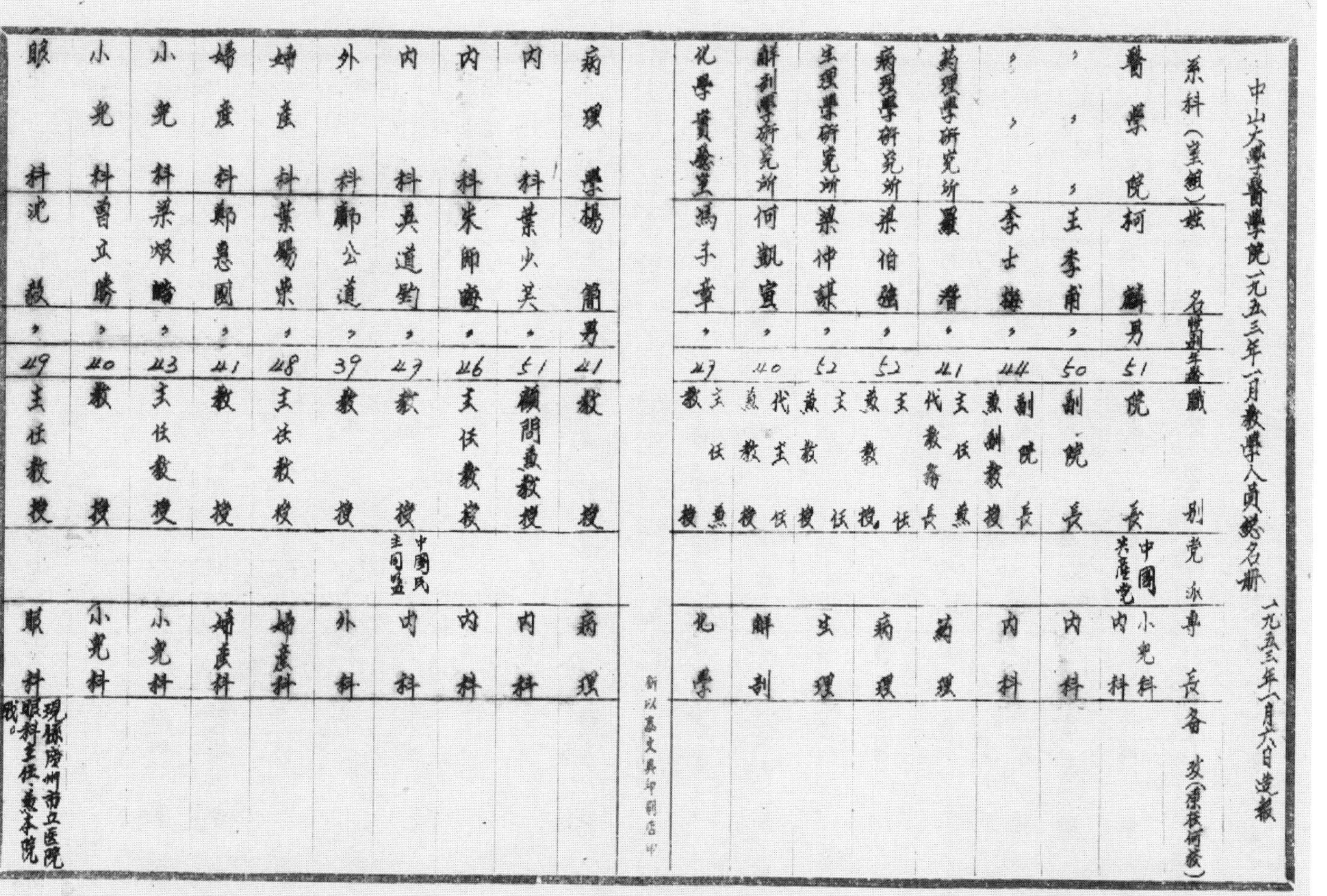

中山大学医学院一九五三年一月教学人员总名册

一九五三年一月六日造报

图3-156 中山大学医学院1953年1月份主要行政负责人及教学人员总名册-2

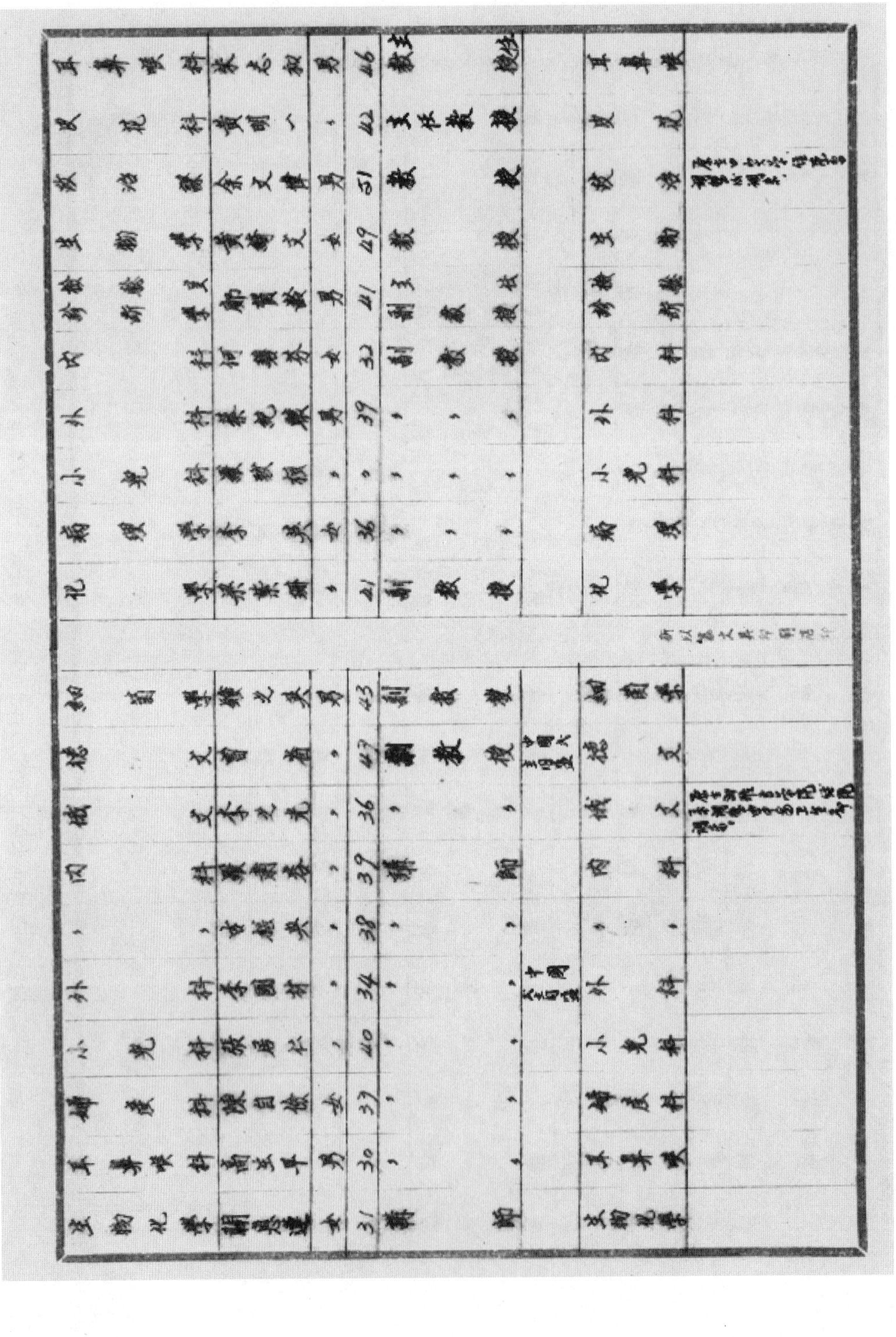

图3-157 中山大学医学院1953年1月份主要行政负责人及教学人员总名册-3

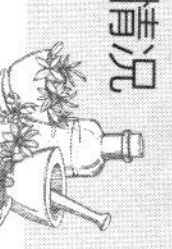

科別	姓名	性別	年齡	職別	科別	備註
藥物學	吳秀東	女	34	講師	藥物學	
公共衛生學	黃伯俊	男	39	〃	公共衛生學	原在廣大醫學院，被院系調整改調來。
體育	李穡中	〃	46	〃	體育	
內科	廖適文	〃	30	助教	內科	
〃	張森泉	〃	〃	〃	〃	
〃	吳遠徽	〃	〃	〃	〃	
〃	王體議	女	28	〃	〃	
〃	周慶均	男	32	〃	〃	
〃	曾蘭珍	女	26	〃	〃	
外科	顧炳耀	男	29	〃	外科	
外科	趙汝泰	男	35	助教	外科	
〃	楊湘綺	〃	36	〃	〃	
〃	趙崇獻	〃	29	〃	〃	
〃	余同樸	〃	32	〃	〃	
小兒科	陳式妹	女	〃	〃	小兒科	
〃	張劍英	女	31	〃	〃	
〃	潘存智	〃	〃	〃	〃	
〃	馬翠薇	〃	29	〃	〃	
〃	何蓮芳	〃	28	〃	〃	
〃	廖樂能	〃	29	〃	〃	

图3-158　中山大学医学院1953年1月份主要行政负责人及教学人员总名册-4

婦産科	潘國權	男	30	助教	婦産科
〃	余調靜	女	29	〃	〃
〃	吳曉芬	〃	31	〃	〃
〃	張志英	〃	27	〃	〃
〃	吳麗雲	〃	〃	〃	〃
〃	張秀坡	男	25	〃	〃
眼科	杜念祖	〃	31	〃	眼科
〃	陳蓮貞	女	30	〃	〃
耳鼻喉科	林穰恒	男	26	〃	耳鼻喉科
皮花科	李振康	〃	33	〃	皮花科
放射科	張德明	男	36	助教	放射科
解剖學	顧恩枝	〃	32	〃	解剖學
解剖學	張癸恩	男	30	〃	〃
〃	郭曉華	女	25	〃	〃
〃	嚴汝豪	男	31	〃	〃
〃	陳聖璘	〃	26	〃	〃
生理學	吳秀卿	女	31	〃	生理學
〃	胡淑瑛	〃	〃	〃	〃
〃	劉心純	〃	23	〃	〃
病理學	古建霖	男	31	〃	病理學

图3-159　中山大学医学院1953年1月份主要行政负责人及教学人员总名册-5

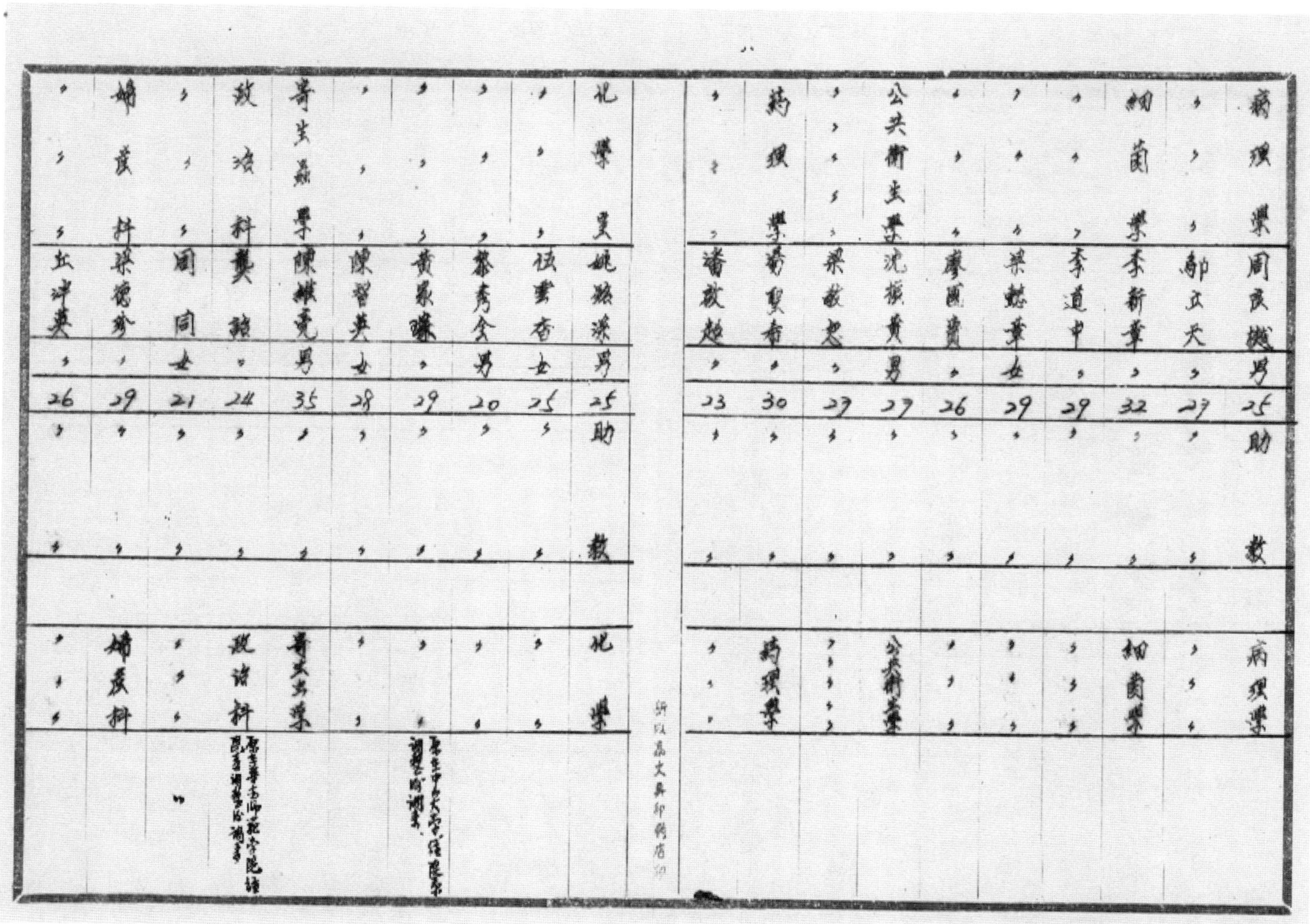

病理學	周良[illegible]	男	25	助教	病理學	
〃	[illegible]	〃	27	〃	〃	
細菌學	李新華	〃	32	〃	細菌學	
〃	李道中	〃	29	〃	〃	
〃	梁[illegible]華	女	29	〃	〃	
〃	廖國賢	〃	26	〃	〃	
公共衛生學	沈振貴	男	27	〃	公共衛生學	
〃	梁啟忠	〃	27	〃	〃	
藥理學	[illegible]	〃	30	〃	藥理學	
〃	潘啟超	〃	23	〃	〃	
化學	姚[illegible]	男	25	助教	化學	
〃	[illegible]雲香	女	25	〃	〃	
〃	蔡秀金	男	20	〃	〃	
〃	黃[illegible]	〃	29	〃	〃	[illegible]
〃	陳習英	女	28	〃	〃	
寄生蟲學	陳[illegible]	男	35	〃	寄生蟲學	
放射科	[illegible]	〃	24	〃	放射科	[illegible]
〃	同 同	女	21	〃	〃	
婦產科	梁德珍	〃	29	〃	婦產科	
〃	丘[illegible]英	〃	26	〃	〃	

图3-160　中山大学医学院1953年1月份主要行政负责人及教学人员总名册-6

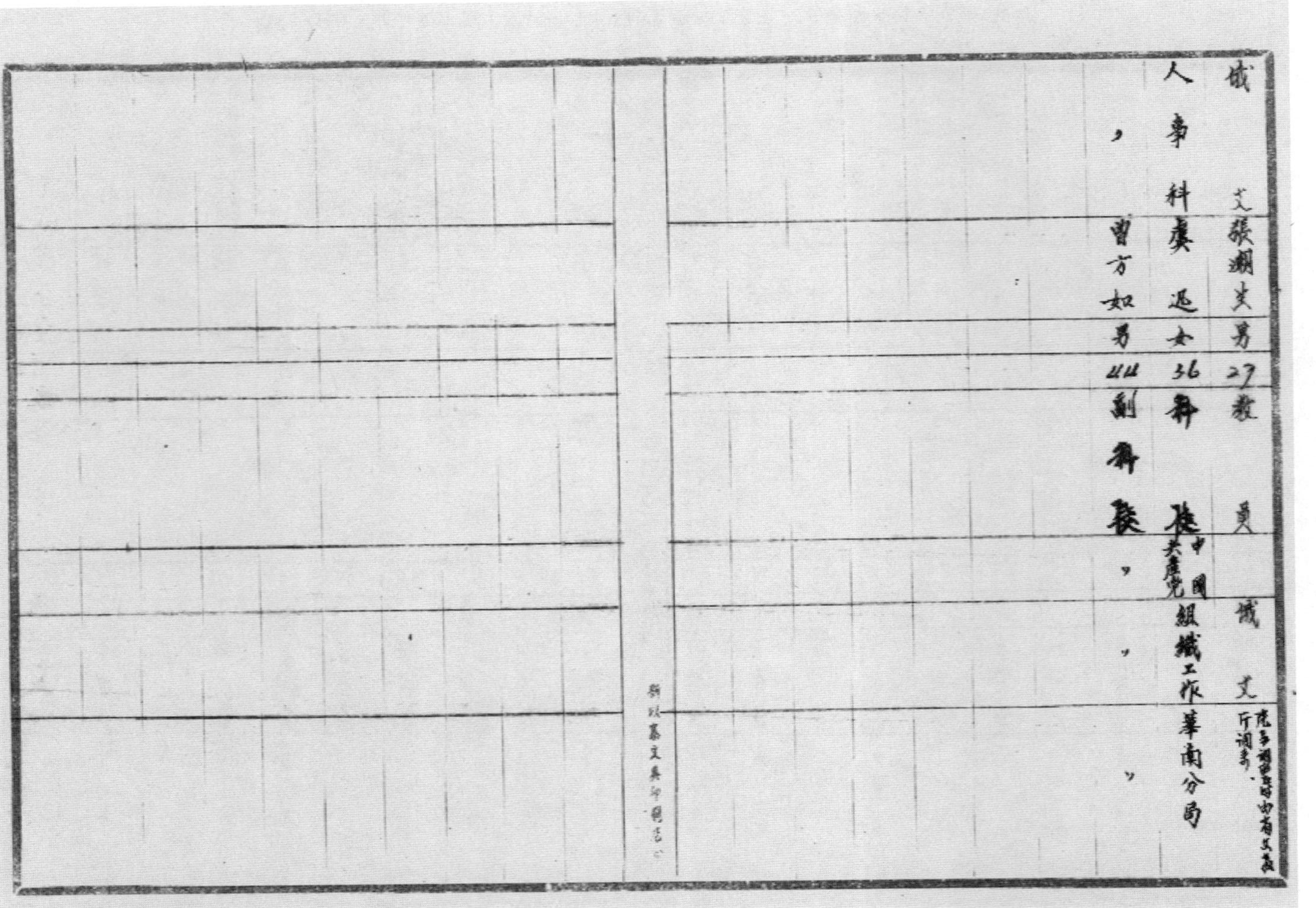

職 文 張瀾文 男 27 教 員 職 文
人事科 [illegible] 迅 女 36 科長 中國共產黨 組織工作 華南分局
, 曾方如 男 44 副科長 , ,

图3-161 中山大学医学院1953年1月份主要行政负责人及教学人员总名册-7

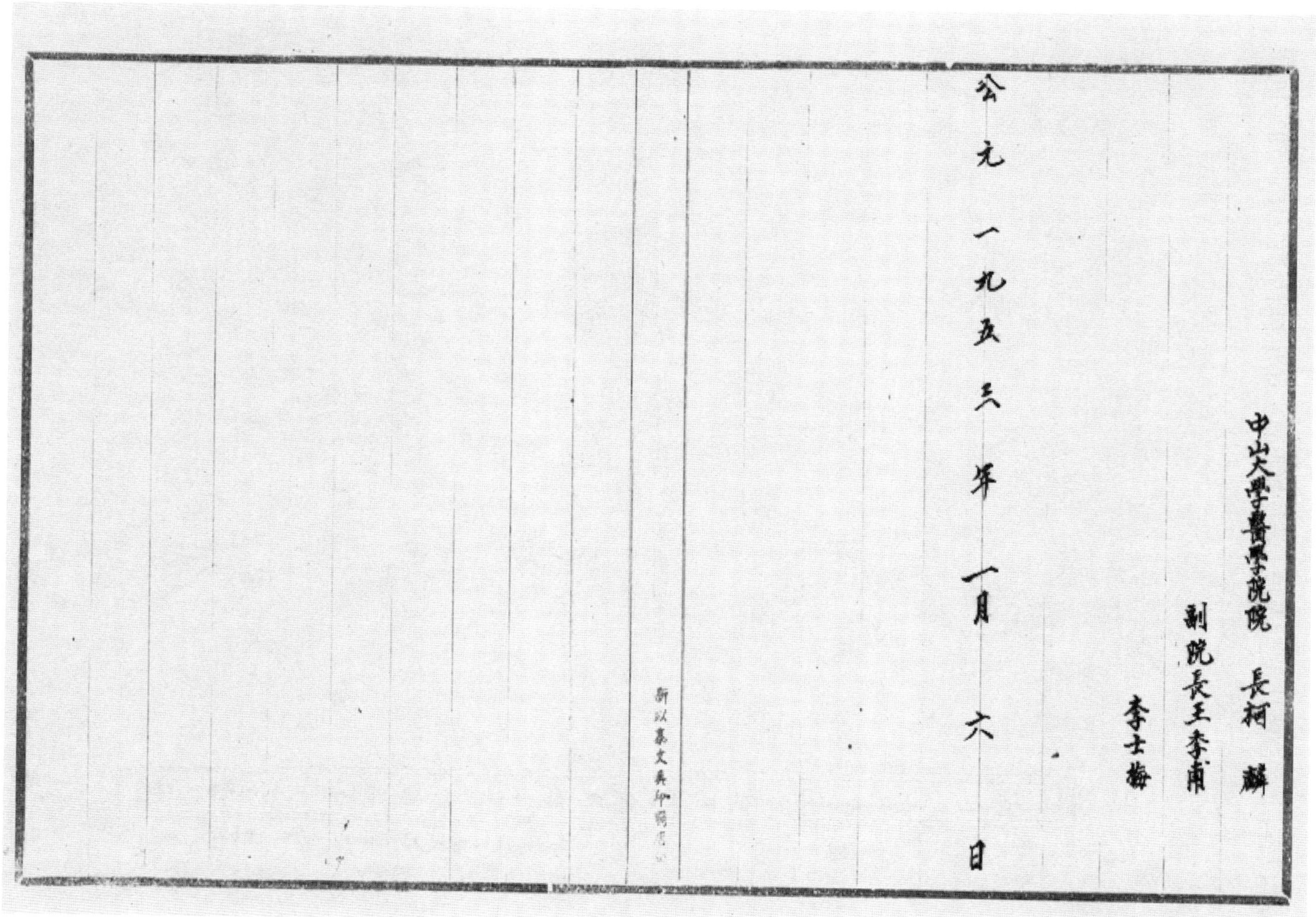

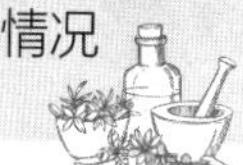

中山大学医学院 院长 柯麟

副院长 王季甫

李士梅

公元一九五三年一月 六 日

图3-162　中山大学医学院1953年1月份主要行政负责人及教学人员总名册-8

十三、中山大学医学院暨附属医院及护士学校教职员工简历名册

中山大学医学院暨附属医院及护士学校教职员工简历名册见图3-163—图3-198。

中山大學醫學院暨附屬醫院及護士學校教職員工簡歷名册

一九五三年五月十日造報

图3-163　中山大学医学院暨附属医院及护士学校教职员工简历名册-1

中山大學醫學院教職員工簡歷名冊（遵照中央衛生部(53)衛人字第201號造報）一九五三年五月八日

科系別（單位別）	職別	姓名	性別	年齡	籍貫	個人成份	家庭出身	參加革命工作時間	簡（學歷及經歷）歷	政治情況	到職年月	工資分	備考
醫學院	院長	柯麟	男	51	廣東海豐	自由職業	小土商 小地主	一九二四年	[illegible]	中國共產黨員	1951.3.	820	
〃	副院長	王季甫	〃	50	四川沐川	自由職業	地主	一九五一年三月	[illegible]		1951.3.	810	
〃	〃	李士梅	〃	44	廣東梅縣	〃	〃	一九四九年十月	[illegible]		1939.12. / 1946.2.	810	
秘書室	副主任秘書	沈振黄	〃	28	江蘇鹽城	職員	自由職業	一九四八年八月	[illegible]	青年團員	1951.3.	270	
〃	秘書	江錦兴	〃	45	廣東梅縣	偽官僚	手工業 商	一九五一年三月	[illegible]		1951.3.	270	
〃	文書	黄姚真	女	26	廣東海豐	職員	官僚地主	一九五一年三月	[illegible]		1951.4.	245	
〃	幹事	羅巨祥	男	27	廣東大埔	革命軍人	中農	一九四九年十月	[illegible]	青年團員	1952.6.	180	
〃	收發員	曹武生	〃	24	〃	職員	商	一九四九年十二月	[illegible]		1952.2.	173	
〃	繕寫員	吴惠霖	〃	25	廣東番禺	工人	店員	一九五二年十二月	[illegible]		1952.12.	165	
秘書室	繕寫員	羅樹松	男	32	廣東大埔	偽軍警	工人	一九四九年十月	[illegible]		1945.6.	210	
〃	管卷員	李鹿冰	女	24	廣東番禺	職員	商業	一九五三年三月	[illegible]		1953.3.	140	
〃	打字員	陳偉	〃	26	〃〃澄海	〃	工人	一九五三年三月	[illegible]		〃	140	
人事科	科長	庞迅	〃	37	廣東順德	革命幹部	職員	一九三八年	[illegible]	中國共產黨員	1952.8.	400	
〃	副科長	曾方如	男	45	廣東連平	〃	沒落地主	一九四〇年	[illegible]	〃	1952.7.	350	
〃	幹事	張福如	女	18	廣東番禺	職員	自由職業	一九五二年八月	[illegible]	青年團員	1952.8.	180	
醫學院	[illegible]	羅潛	男	41	廣東大埔	自由職業	地主	一九四九年十月	[illegible]		1933.8.		
醫學專修科	主任	楊簡	〃	〃	廣東梅縣	〃	官僚兼商	一九四九年十月	[illegible]		1934.7.		
〃	副主任	鄺惠國	〃	〃	江蘇江陰	〃	官僚地主	一九四九年十月	[illegible]		1949.8.		

097

图3-164　中山大学医学院暨附属医院及护士学校教职员工简历名册-2

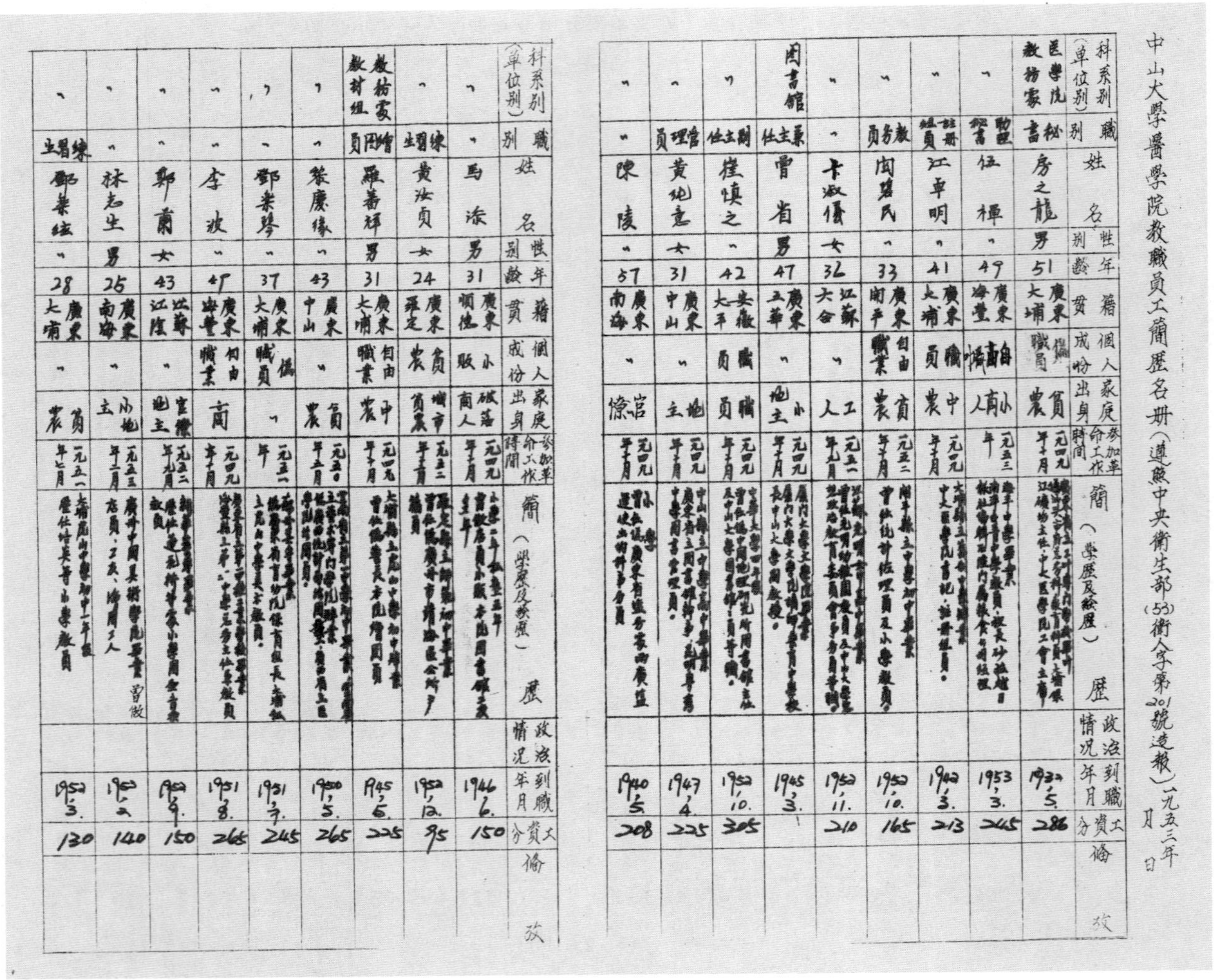

中山大學醫學院教職員工簡歷名冊（遵照中央衛生部(53)衛人字第201號通報）一九五三年 月 日

科系别（單位别）	職别	姓名	性别	年齡	籍貫	個人成份	家庭出身	參加革命工作時間	簡歷（學歷及經歷）	政治情況	到職年月	工資分	備考
醫學院教務處	秘書	房之龍	男	51	廣東大埔	職員	貧農	一九四九年十月	[illegible]		1932.5.	286	
〃	助理秘書	伍棹	〃	49	廣東海豐	自由職業	小商人	一九五三年	[illegible]		1953.3.	245	
〃	註冊組員	江卓明	〃	41	廣東大埔	職員	中農	一九四九年十月	[illegible]		1942.3.	213	
〃	教務員	閔碧凡	〃	33	廣東開平	自由職業	貧農	一九五二年十月	[illegible]		1950.10.	165	
〃	〃	卞淑儀	女	32	江蘇六合	〃	工人	一九五一年九月	[illegible]		1952.11.	210	
圖書館	主任兼	曾省	男	47	廣東五華	〃	小地主	一九四九年十月	[illegible]		1945.3.		
〃	副主任	崔慎之	〃	42	安徽太平	職員	職員	一九四九年十月	[illegible]		1952.10.	305	
〃	管理員	黃純意	女	31	廣東中山	〃	小地主	一九四九年十月	[illegible]		1947.4.	225	
〃	〃	陳陵	〃	57	廣東南海	〃	官僚	一九四九年十月	[illegible]		1940.5.	208	

科系别（單位别）	職别	姓名	性别	年齡	籍貫	個人成份	家庭出身	參加革命工作時間	簡歷（學歷及經歷）	政治情況	到職年月	工資分	備考
〃	〃	馬添	男	31	廣東順德	小販	破落商人	一九四九年十月	[illegible]		1946.6.	150	
〃	練習生	黃汝貞	女	24	廣東羅定	貧農	城市貧民	一九五二年十二月	[illegible]		1952.12.	95	
教務處教材組	繪圖員	羅善祥	男	31	廣東大埔	自由職業	中農	一九四九年十月	[illegible]		1945.6.	225	
〃	〃	黎廣緣	〃	43	廣東中山	〃	貧農	一九五〇年五月	[illegible]		1950.5.	265	
〃	〃	鄧業琴	〃	37	廣東大埔	職員	〃	一九五一年	[illegible]		1951.7.	245	
〃	〃	李波	〃	47	廣東興寧	自由職業	商	一九四九年十月	[illegible]		1951.8.	265	
〃	〃	郭蘭	女	43	江蘇江陰	〃	官僚地主	一九五二年九月	[illegible]		1952.9.	150	
〃	〃	林志生	男	25	廣東南海	〃	小地主	一九五二年二月	[illegible]		1952.2.	140	
〃	練習生	鄧業弦	〃	28	廣東大埔	〃	貧農	一九五一年七月	[illegible]		1952.3.	130	

图3-165　中山大学医学院暨附属医院及护士学校教职员工简历名册-3

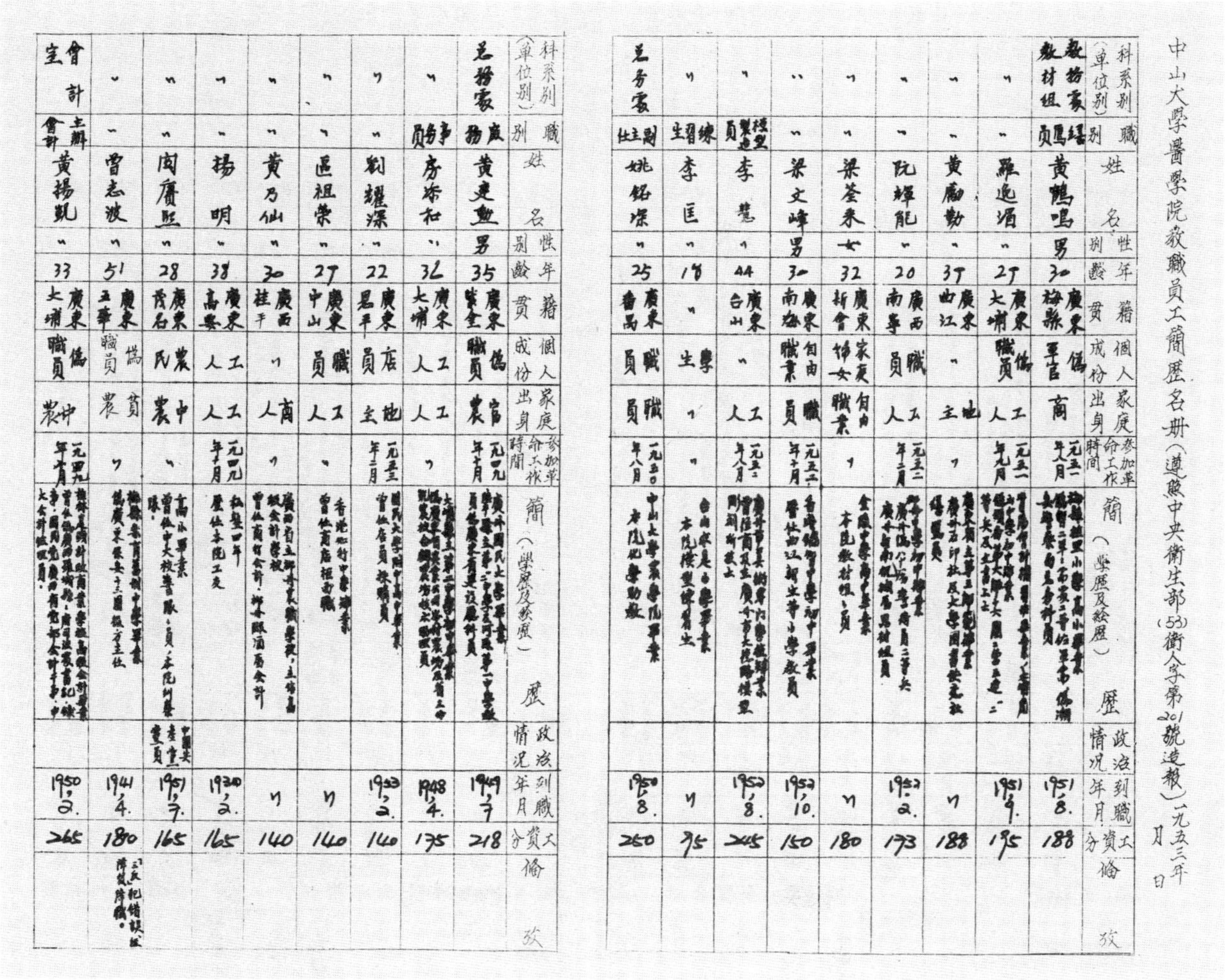

中山大學醫學院教職員工簡歷名冊（遵照中央衛生部(53)衛人字第201號造報）一九五三年 月 日

科系別（單位別）	職別	姓名	性別	年齡	籍貫	個人成份	家庭出身	參加革命工作時間	簡歷（學歷及經歷）	政治情況	到職年月	工資分	備攷
教務處教材組	編[illegible]員	黃鶴鳴	男	30	廣東梅縣	偽軍官	商	一九五一年八月	[illegible]		1951.8.	188	
〃	〃	羅逸湄	〃	27	廣東大埔	偽職員	工人	一九五一年九月	[illegible]		1951.9.	195	
〃	〃	黃勵勤	〃	37	廣東曲江	〃	地主	〃	[illegible]		〃	188	
〃	〃	阮焯能	〃	20	廣西南寧	職員	工人	一九五二年二月	[illegible]		1952.2.	173	
〃	〃	梁荃來	女	32	廣東新會	家庭婦女	自由職業	〃	[illegible]		〃	180	
〃	〃	梁文峰	男	30	廣東南海	自由職業	職員	一九五二年十月	[illegible]		1952.10.	150	
〃	模型製造員	李慧	〃	44	廣東台山	〃	工人	一九五二年八月	[illegible]		1952.8.	245	
〃	練習生	李匡	〃	18	〃	學生	〃	〃	[illegible]		〃	75	
總務處	副主任	姚銘深	〃	25	廣東番禺	職員	職員	一九五〇年八月	[illegible]		1950.8.	250	
總務處	庶務	黃建勳	男	35	廣東紫金	偽職員	富農	一九四九年十月	[illegible]		1949.7	218	
〃	事務員	房添和	〃	32	廣東大埔	工人	工人	〃	[illegible]		1948.4.	175	
〃	〃	劉耀深	〃	22	廣東恩平	店員	地主	一九五三年二月	[illegible]		1953.2.	140	
〃	〃	區祖榮	〃	27	廣東中山	職員	工人	〃	[illegible]		〃	140	
〃	〃	黃乃仙	〃	30	廣西桂平	〃	商人	〃	[illegible]		〃	140	
〃	〃	楊明	〃	38	廣東高要	工人	工人	一九四九年十月	[illegible]		1930.2.	165	
〃	〃	閔廣熙	〃	28	廣東茂名	農民	中農	〃	[illegible]	中國共產黨黨員	1951.7.	165	
〃	〃	曾志波	〃	51	廣東五華	偽職員	貧農	〃	[illegible]		1941.4.	180	「三反」犯錯誤，被降職。
會計室	主辦會計	黃揚凱	〃	33	廣東大埔	偽職員	中農	一九四九年十月	[illegible]		1950.2.	265	

图3-166　中山大学医学院暨附属医院及护士学校教职员工简历名册-4

中山大學醫學院教職員工簡歷名冊（遵照中央衛生部（53）衛人字第201號進報）一九五三年 月 日

科系别（单位别）	職别	姓名	性别	年龄	籍貫	個人成份	家庭出身	参加革命工作時間	簡歷（學歷及經歷）	政治情况	到職年月	工資分	備攷
、	會計員	蕭學和	〃	36	〃	〃	〃	一九五一年八月	福建高級中學畢業、國文專修二學期，曾任晉寺、[illegible]會計主任。		1951.8	245	
〃	〃	李新杏	女	27	廣東台山	職員	地主兼工商業	一九五一年五月	[illegible]師範畢業[illegible]會計[illegible]畢業。曾任新商號會計		1952.7	175	
〃	〃	方伯烈	男	30	廣東開平	〃	華僑中農	一九五〇年十月	廣東國民大學畢業。曾任[illegible]會計員。		1952.12	180	
〃	〃	紀榮森	〃	27	南京	〃	工商業	一九五三年五月	[illegible]		1953.5	180	
會計室	出納員	聶瑩卿	女	34	廣東湖南	家庭婦女	工人	一九五〇年七月	曾任華南分局統戰部[illegible]		1950.7	225	
〃	[illegible]	陳慧英	〃	37	浙江吳興	自由職業	破產地主	一九五三年三月	廣東西江鄉村師範畢業，南洋[illegible]中學[illegible]教員。		1953.3	165	
政治課	教授	余文偉	男	51	江蘇六合	〃	地主	一九四九年十月	[illegible]		1950.11	600	
〃	助教	龔詒	〃	24	廣東花縣	學生	職員	一九五二年八月	廣東法商學院畢業[illegible]	青年團員	1952.10	210	
〃	〃	周同	女	21	廣東番禺	〃	教工	〃	華南師範學院畢業，中大醫學院政治課助教。	青年團員	1952.11	210	
德語文課	副教授	曾茵	男	47	廣東五華	自由職業	小地主	一九四九年十月	廈門大學文學院畢業[illegible]		1945.3	600	
俄文	副教授	李之光	〃	36	北京	〃	教員	一九四九年三月	日本中國大學[illegible]		1952.11	600	
〃	助教	張潮生	〃	27	廣東梅縣	學生	[illegible]地主	一九五二年八月	[illegible]本院俄文助教。		1952.10	180	
體育課	講師	梁光福	〃	33	暹羅	自由職業	地主	一九五〇年十月	省立體育專科學校畢業[illegible]		1953.1	350	
〃	〃	李福中	〃	46	廣東台山	〃	教員	一九四九年十月	[illegible]		1952.11	350	
化學室	教授兼主任	馮子章	〃	47	廣東南海	〃	華僑工人	〃	[illegible]		1951.8	753	
〃	副教授	梁紫珊	女	41	廣東順德	〃	洋行職員	〃	中大理學院畢業，中大醫學院[illegible]副教授		1948.8	631	
〃	講師	閔息建	〃	31	廣東開平	〃	地主	一九五〇年八月	[illegible]		1950.8	380	
〃	助教	黃家璪	男	27	廣西藤縣	〃	〃	一九四九年十月	中大農學院畢業，曾任中大農學院[illegible]助教。		1950.10	250	

图3-167　中山大学医学院暨附属医院及护士学校教职员工简历名册-5

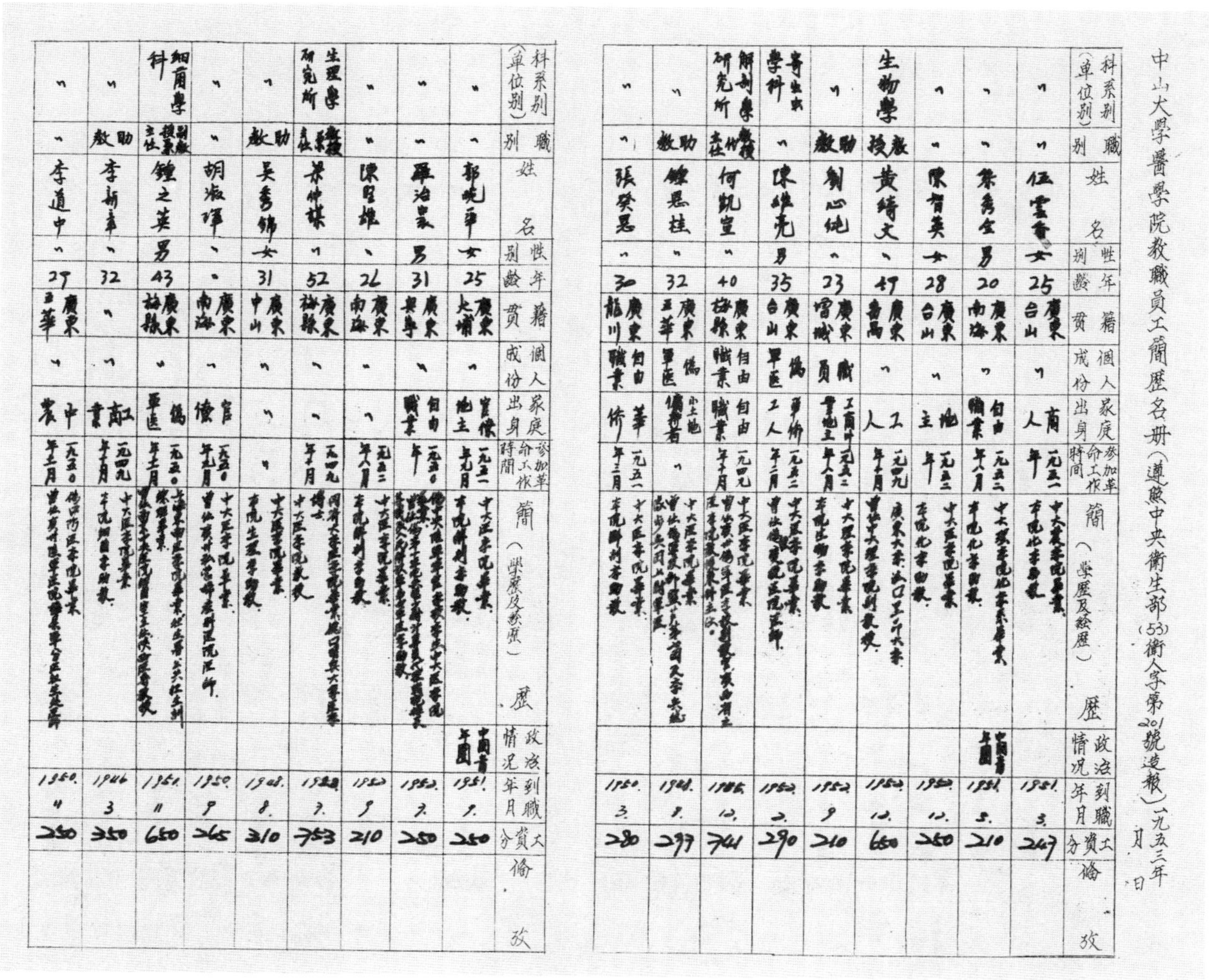

中山大學醫學院教職員工簡歷名冊（遵照中央衛生部(53)衛人字第201號造報）一九五三年　月　日

科系別（單位別）	職別	姓名	性別	年齡	籍貫	個人成份	家庭出身	參加革命工作時間	簡歷（學歷及經歷）	政治情況	到職年月	工資分	備攷
〃	〃	伍雲香	女	25	廣東台山	〃	工商	一九五一年	中大農學院畢業，本院化學助教。		1951. 3.	247	
〃	〃	蔡秀金	男	20	廣東南海	〃	自由職業	一九五二年八月	中大醫學院化學系畢業，本院化學助教。	中國青年團	1951. 5.	210	
〃	〃	陳智英	女	28	廣東台山	〃	地主	一九五二年	中大醫學院畢業，本院化學助教。		1950. 12.	250	
生物學	教授	黃綺文	〃	47	廣東番禺	〃	工人	一九四九年十月	廣東大學、[illegible]大學[illegible]，曾任中大醫學院副教授。		1950. 12.	650	
〃	助教	劉心純	〃	23	廣東增城	職員	工商業兼地主	一九五二年八月	中大醫學院畢業，本院生物學助教。		1952. 9	210	
寄生蟲學科	〃	陳維亮	男	35	廣東台山	偽軍醫	華僑工人	一九五二年二月	中大醫學院畢業，曾任[illegible]醫院醫師。		1952. 2.	290	
解剖學研究所	教授兼主任	何凱宣	〃	40	廣東梅縣	自由職業	自由職業	一九四九年十月	中大醫學院畢業，曾任[illegible]		1946. 12.	741	
〃	助教	鍾恩桂	〃	32	廣東五華	偽軍醫	小土地出租者	〃	中大醫學院畢業，曾任[illegible]		1948. 9.	297	
〃	〃	張癸恩	〃	30	廣東龍川	自由職業	華僑	一九五一年三月	中大醫學院畢業，本院解剖學助教。		1950. 3.	280	
〃	〃	鄭曉平	女	25	廣東大埔	〃	官僚地主	一九五一年九月	中大醫學院畢業，本院解剖學助教。	中國青年團	1951. 9.	250	
〃	〃	羅治家	男	31	廣東興寧	〃	自由職業	一九五〇年	[illegible]		1952. 7.	250	
〃	〃	陳望雄	〃	26	廣東南海	〃	〃	一九五二年八月	中大醫學院畢業，本院解剖學助教。		1952. 9	210	
生理學研究所	教授兼主任	梁仲謀	〃	52	廣東梅縣	〃	〃	一九四九年十月	同濟大學醫學院畢業，[illegible]博士，中大醫學院教授。		1928. 7.	753	
〃	助教	吳秀錦	女	31	廣東中山	〃	〃	〃	中大醫學院畢業，本院生理學助教。		1948. 8.	310	
〃	〃	胡淑璋	〃	〃	廣東南海	〃	官僚	一九五〇年九月	中大醫學院畢業，曾任[illegible]醫院醫師。		1950. 9	265	
細菌學科	副教授兼主任	鍾之英	男	43	廣東梅縣	〃	偽軍醫	一九五〇年十二月	[illegible]		1951. 11	650	
〃	助教	李新華	〃	32	〃	〃	工商業	一九四九年十月	中大醫學院畢業，本院細菌學助教。		1946 3	350	
〃	〃	李道中	〃	27	廣東五華	〃	中農	一九五〇年十二月	[illegible]		1950. 4	250	

图3-168　中山大学医学院暨附属医院及护士学校教职员工简历名册-6

中山大學醫學院教職員工簡歷名册（遵照中央衛生部（53）衛人字第201號造報）一九五三年 月 日

102

科系別（單位別）	職別	姓名	性別	年齡	籍貫	個人成份	家庭出身	參加革命工作時間	簡歷（學歷及經歷）	政治情況	到職年月	工資分	備考
〃	〃	梁[illegible]章	女	29	廣東梅縣	自由職業	自由職業	一九五一年九月	[illegible]		1951. 9	247	
〃	〃	廖國寶	〃	22	〃	〃	官僚地主	〃	[illegible]		1950 9	247	
藥物學研究所	主任兼教授	羅潛	男	41	廣東大埔	〃	地主	一九四九年十月	[illegible]		1933 8	810	
〃	講師	吳秀[illegible]	女	34	廣東中山	〃	醫師	〃	[illegible]		1942 8	465	
〃	助教	湯[illegible]希	男	30	浙江台州	〃	[illegible]	〃	[illegible]		1951 3	290	
〃	〃	潘啟超	〃	24	廣東三水	學生	自由職業	一九五〇年八月	[illegible]	青年團員	1950 9	210	
病理學研究所	主任兼教授	梁伯強	〃	52	廣東梅縣	自由職業	地主	一九四九年十月	[illegible]		1932 3	880	
〃	教授	楊簡	〃	41	〃	〃	[illegible]	〃	[illegible]		1934 9	810	
〃	副教授	李瑛	女	36	廣東番禺	〃	工商	〃	[illegible]		1939 9	650	
〃	助教	古建[illegible]	男	31	廣東梅縣	自由職業	官僚地主	一九五一年三月	[illegible]		1951 3	270	
〃	〃	鄔立天	〃	27	廣東龍川	〃	中農	〃	[illegible]		1951 3	250	
〃	〃	周良[illegible]	〃	25	廣東番禺	〃	地主	〃	[illegible]		1951 3	270	
公共衛生學科	講師	黃伯俊	〃	37	廣東台山	〃	〃	一九五一年十月	[illegible]		1951 10	460	
〃	助教	梁[illegible]	〃	27	廣東梅縣	學生	自由職業	一九五三年八月	[illegible]	青年團員	1950 9	210	
內科	[illegible]	宋[illegible]	〃	46	廣東豐順	自由職業	[illegible]地主	一九四九年十一月	[illegible]		1945 11.	810	
〃	[illegible]	葉少芙	〃	51	廣東梅縣	〃	地主	〃	[illegible]		1929.8 1945.10	753	
〃	教授	吳[illegible]	〃	47	〃	〃	工商[illegible]	〃	[illegible]	民盟会員	1941. 1945	753	
內科[illegible]室	[illegible]	鄺賀齡	〃	41	廣東南海	軍醫	地主	一九五一年九月	[illegible]		1951 8	650	

图3-169　中山大学医学院暨附属医院及护士学校教职员工简历名册-7

中山大學醫學院教職員工簡歷名冊（遵照中央衛生部(53)衛人字第201號通報）一九五三年　月　日

科系別（單位別）	職別	姓名	性別	年齡	籍貫	個人成份	家庭出身	參加革命工作時間	簡歷（學歷及經歷）	政治情況	到職年月	工資分	備攷
內科	副教授	何碧芬	女	32	廣東五華	自由職業	地主	一九五一年十一月	中大醫學院畢業，[illegible]，本院內科副教授		1945 2	593	
〃	講師	羅有名	男	35	廣東興寧	〃	小土地出租	一九四九年九月	中大醫學院畢業，本院內科講師		1939	460	
〃	〃	古桓熙	〃	38	廣東梅縣	偽軍醫	地主兼商	〃	中大醫學院畢業，[illegible]		1949 7	420	
〃	助教	廖通生	〃	30	廣東大埔	自由職業	[illegible]	〃	中大醫學院畢業，本院內科助教		1947 8	350	
〃	〃	張森彬	〃	〃	廣東梅縣	〃	地主	〃	中大醫學院畢業，本院內科助教		1948 8	330	
〃	〃	吳遠徽	〃	〃	廣東合浦	〃	商兼地主	〃	中大醫學院畢業，本院內科助教		1949 8	310	
〃	〃	王鍾儀	女	28	廣東東莞	〃	僚官	〃	中大醫學院畢業，本院內科助教		1948 8	290	
〃	〃	周慶均	男	32	〃	〃	地主兼商	一九五一年一月	中大醫學院畢業，本院內科助教		1951 4	290	
〃	〃	曾甫弥	女	26	廣東揭陽	〃	地主	一九五二年十二月	中大醫學院畢業，本院內科助教		1952 6	247	
外科	[illegible]	鄺公道	男	37	廣東開平	〃	醫師	一九四九年十月	[illegible]		1949 10	750	
〃	副教授	蔡紀松	〃	〃	廣東揭陽	〃	地主	〃	中大醫學院畢業，本院外科副教授		1939 10	700	
〃	講師	李國材	〃	34	廣東龍川	偽軍醫	〃	一九五〇年十月	[illegible]	民盟會員	1950 10	465	
〃	助教	趙汝泰	〃	35	廣東台山	自由職業	職員	一九四八年八月	中大醫學院畢業，本院外科助教		1948 8	330	
〃	〃	賴炳耀	〃	27	廣東惠陽	〃	商	一九五〇年一月	[illegible]		1950 1	310	
〃	〃	趙宗謙	〃	〃	廣東新會	〃	手工業工人	一九五〇年十二月	中大醫學院畢業，本院外科助教		1950 12	290	
〃	〃	余同長	〃	32	廣東台山	〃	商	一九五〇年十二月	中大醫學院畢業，本院外科助教		1950 12	250	
小兒科	[illegible]	梁煥鴻	〃	43	廣東梅縣	〃	小土地出租	一九四九年八月	[illegible]		1949 8	750	
〃	教授	曾立勝	〃	40	廣東五華	〃	地主	〃	[illegible]		1939 8	700	

图3-170　中山大学医学院暨附属医院及护士学校教职员工简历名册-8

中山大學醫學院教職員工簡歷名冊（遵照中央衛生部(53)衛人字第201號造報）一九五三年 月 日

科系別（單位別）	職別	姓名	性別	年齡	籍貫	個人成份	家庭出身	參加革命工作時間	簡歷（學歷及經歷）	政治情況	到職年月	工資分	備攷
〃	〃	羅秋桓	男	39	廣西岑溪	自由職業	土豪小地主	一九四九年十月	中大醫學院畢業 曾任[illegible]學院副教授		1939.4.	650	
〃	講師	張居仁	〃	40	廣東五華	〃	地主	〃	中大醫學院畢業 曾任[illegible]省立第一醫院主任醫師		1948.8.	465	
〃	助教	陳式妹	女	32	廣東東莞	〃	官僚地主	〃	中大醫學院畢業 曾任[illegible]醫院醫師		1949.5.	310	
〃	〃	張劍英	〃	31	廣東[illegible]平	〃	官僚資產	〃	中大醫學院畢業 曾任[illegible]私立達勝文學院校醫		1949.8.	297	
〃	〃	溫存智	〃	〃	廣東鶴山	〃	店員	一九五一年五月	中大醫學院畢業 本院小兒科助教		1950.8.	270	
〃	〃	馬翠薇	〃	27	廣東台山	〃	商[illegible]	一九五一年八月	中大醫學院畢業 中央[illegible]衛生部醫師		1950.3.	247	
〃	〃	何連芳	〃	28	廣西藤縣	〃	地主	一九五一年九月	廣西醫學院畢業 本院小兒科助教		1950.6.	247	
〃	〃	廖學能	男	27	廣東五華	學生	〃	一九五二年八月	中大醫學院畢業 本院小兒科助教		1950.4.	210	
婦產科	教授兼主任	葉錫榮	〃	48	廣東東莞	自由職業	〃	一九四九年十月	中大醫學院畢業 中大醫學院教授 廣西省立醫院[illegible]主任		1949.9.	750	

科系別（單位別）	職別	姓名	性別	年齡	籍貫	個人成份	家庭出身	參加革命工作時間	簡歷（學歷及經歷）	政治情況	到職年月	工資分	備攷
〃	教授	鄭志國	男	41	江蘇江陰	自由職業	官僚地主	一九四九年十月	中大醫學院畢業 [illegible]		1949.8.	750	
〃	講師	陳佰儉	女	37	廣東南海	〃	地主	〃	上海醫學院[illegible]畢業 廣州市立醫院[illegible]婦產科醫師		1952.4.	387	
〃	助教	潘國權	男	30	廣東順德	〃	工商業兼地主	一九五〇年一月	中大醫學院畢業 本院婦產科助教		1950.11.	290	
〃	〃	余[illegible]靜	女	29	廣東台山	〃	〃	一九四九年十月	〃		〃	310	
〃	〃	吳曉芬	〃	31	廣東高要	〃	自由職業	一九五〇年二月	中大醫學院畢業 曾任方便醫院醫師		1950.2.	286	
〃	〃	張志英	〃	27	廣東番禺	〃	商	一九五二年五月	中大醫學院畢業 本院婦產科助教		1950.9.	270	
〃	〃	吳[illegible]雲	〃	〃	福建福清	〃	華僑地主	一九五一年九月	[illegible]中正醫學院畢業 本院婦產科助教		1952.9.	250	
〃	〃	梁德珍	〃	29	廣西桂林	〃	自由職業	〃	廣西桂林醫學院畢業 曾任[illegible]醫院婦科醫師		1952.10.	250	
〃	〃	丘沖英	〃	26	廣東大埔	〃	地主	一九五一年七月	中大醫學院畢業 本院婦產科助教		1952.10.	250	

图3-171　中山大学医学院暨附属医院及护士学校教职员工简历名册-9

中山大學醫學院教職員工簡歷名冊（遵照中央衛生部(53)衛人字第[illegible]號通報）一九五三年　月　日

科系別（單位別）	職別	姓名	性別	年齡	籍貫	個人成份	家庭出身	參加革命工作時間	簡歷（學歷及經歷）	政治情況	到職年月	工資分	備考
〃	〃	張秀候?	男	25	廣東新會	自由職業（學生）	自由職業	一九五〇年八月	中山大學醫學院。婦產科助教	青年團員	1952.9	210	
眼科	助教	杜金祖	〃	31	廣東順德	自由職業	〃	一九四九年十月	中山大學醫學院。協台清大學醫學院助教。		1948.8	330	
〃	〃	陳蓮愛	女	30	廣東台山	〃	自由職業兼地主	一九五二年三月	中山大學醫學院。本院眼科助教。		1952.3	249	
〃	〃	陳玉華	〃	28	廣東新會	〃	地主	一九五〇年八月	光華醫學院畢業。本院眼科助教。		1953.2	250	
耳鼻喉科	主任兼教授	米志和	男	46	廣東曲江	〃	自由職業	一九四九年十月	日本帝國大學、東京維也納大學醫學博士。曾任江西醫學院教授。		1945.4	753	
〃	講師	高生平	〃	30	安徽蕪湖	〃	宗教職業	〃	中大醫學院畢業。本院耳鼻喉科講師		1946.1	356	
〃	助教	江謙信	〃	26	江西貴溪	〃	自由職業	一九五一年七月	同右		1951.7	250	
皮膚花柳科	主任兼教授	黃明一	〃	42	廣東順德	〃	商人	一九四九年十月	德國柏林大學醫學博士。曾任柏林大學醫院主治醫師		1948.8	750	
〃	助教	李振康	〃	33	廣東梅縣	〃	小地主	〃	中大醫學院畢業。本院皮花科助教。		1947.9	280	
放射科	助教	張德明	男	36	廣東高要	自由職業	地主	一九四九年十月	中大醫學院畢業。曾任[illegible]醫師		1946.5	330	
〃	〃	何明生	〃	28	廣東梅縣	學生	商	一九五三年四月	中大醫學院畢業。		1953.4	210	
化學室	技術員	駱國根	〃	25	廣東台山	職員	華僑工人	一九四九年十二月	台山培英中學初中畢業。本院化學室助理技術員。		1946.8	161	
寄生蟲學科	練習生	古旭光?	〃	〃	廣東五華	〃	地主	一九五二年十二月	[illegible]		1952.12	95	
〃	〃	劉振英?	〃	17	廣東惠陽	學生	小商人	一九五三年一月	廣州番禺中學高中畢業。本院寄生蟲科練習生。		1953.1	95	
解剖學研究所	技術員	金秀華	〃	36	廣東惠陽	職員	自由職業	一九四九年十月	中山大學文學院畢業。江西醫專教員。		1946.7	230	
〃	〃	何淑娟?	〃	31	廣東梅縣	〃	自由職業	〃	中大醫學院肄業。本院解剖研究所技術員。		1948.9	210	
〃	〃	葉魁柏	〃	22	廣東惠陽	學生	職員	一九五三年二月	星洲馬來亞大學醫科三年級。曾做小販。		1953.2	105	
〃	練習生	鍾德坤	〃	26	廣東梅縣	職員	中農	一九五一年十月	東山中學初中一肄業。梅縣平價藥房服務六年。		1951.10	95	

图3-172　中山大学医学院暨附属医院及护士学校教职员工简历名册-10

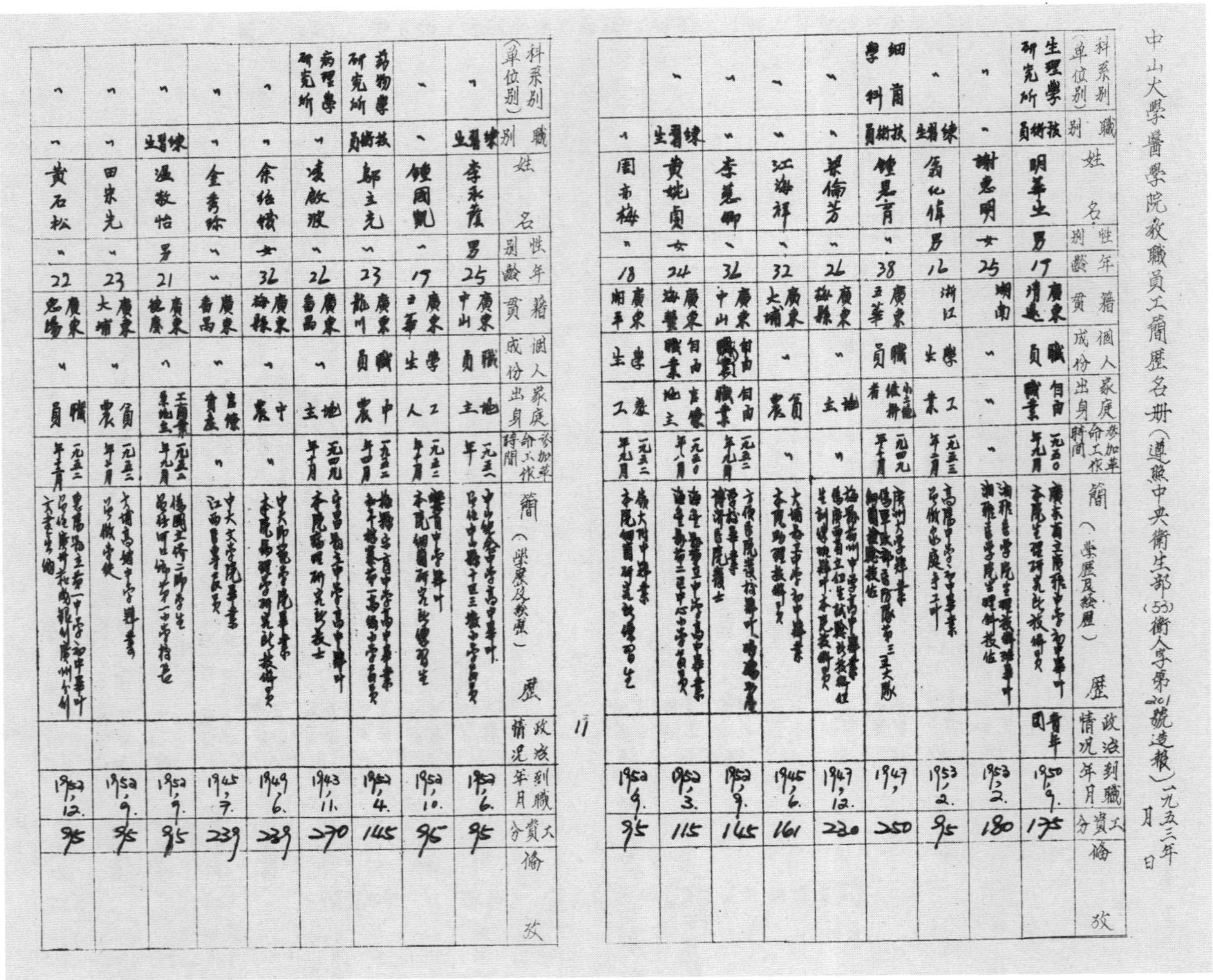

中山大學醫學院教職員工簡歷名冊（遵照中央衛生部(53)衛人字第201號通報）一九五三年 月 日

科系別（單位別）	職別	姓名	性別	年齡	籍貫	個人成份	家庭出身	參加革命工作時間	簡歷（學歷及經歷）	政治情況	到職年月	工資分	備攷
生理學研究所	技術員	明華生	男	17	廣東清遠	職員	自由職業	一九五〇年九月	廣東省立廣雅中學初中畢業 本院生理研究所技術員	青年團	1950.9.	175	
〃	〃	謝惠明	女	25	湖南	〃	〃	〃	湘雅醫學院護理班畢業 湘雅醫學院生理科技佐		1953.2.	180	
〃	練習生	翁化倬	男	16	浙江	學生	工業	一九五三年二月	高陽中學初中畢業 [illegible]		1953.2.	95	
細菌學科	技術員	鍾見育	〃	38	廣東五華	職員	小土地出租者	一九四九年十月	廣州大學肄業 [illegible]		1947.	250	
〃	〃	梁倫芳	〃	26	廣東梅縣	〃	地主	〃	[illegible]		1947.12.	220	
〃	〃	江海祥	〃	32	廣東大埔	〃	貧農	〃	大埔縣立中學初中畢業 本院助理技術員		1945.6.	161	
〃	〃	李慧卿	〃	36	廣東中山	自由職業	自由職業	一九五二年九月	[illegible]		1952.9.	145	
〃	練習生	黃姚貞	女	24	廣東海豐	自由職業	官僚地主	一九五〇年八月	[illegible]		1952.3.	115	
〃	〃	周市梅	〃	18	廣東開平	學生	工人	一九五二年九月	嶺大附中肄業 本院細菌研究所練習生		1952.9.	95	
〃	練習生	李永葆	男	25	廣東中山	職員	地主	一九五一年	中山紀念中學高中畢業 [illegible]		1951.6.	95	
〃	〃	鍾國凱	〃	17	廣東五華	學生	工人	一九五二年十月	[illegible] 本院細菌研究所練習生		1952.10.	95	
藥物學研究所	技術員	鄔立光	〃	23	廣東龍川	職員	中農	一九五二年四月	[illegible]		1952.4.	145	
病理學研究所	〃	凌啟波	〃	22	廣東番禺	〃	地主	一九四九年十月	[illegible] 本院病理研究所技士		1943.11.	270	
〃	〃	余紹婧	女	32	廣東梅縣	〃	中農	〃	中大師範學院畢業 本院病理學研究所技術員		1949.6.	239	
〃	〃	金秀琮	〃	〃	廣東番禺	〃	官僚資產	〃	中大文學院畢業 江西[illegible]		1945.7.	239	
〃	練習生	溫敬怡	男	21	廣東德慶	〃	工商業兼地主	一九五二年九月	[illegible]		1952.9.	95	
〃	〃	田宋先	〃	23	廣東大埔	〃	貧農	一九五二年[illegible]月	大埔高中畢業 [illegible]		1952.9.	95	
〃	〃	黃石松	〃	22	廣東惠陽	〃	職員	一九五二年十二月	[illegible]		1952.12.	95	

11

图3-173　中山大学医学院暨附属医院及护士学校教职员工简历名册-11

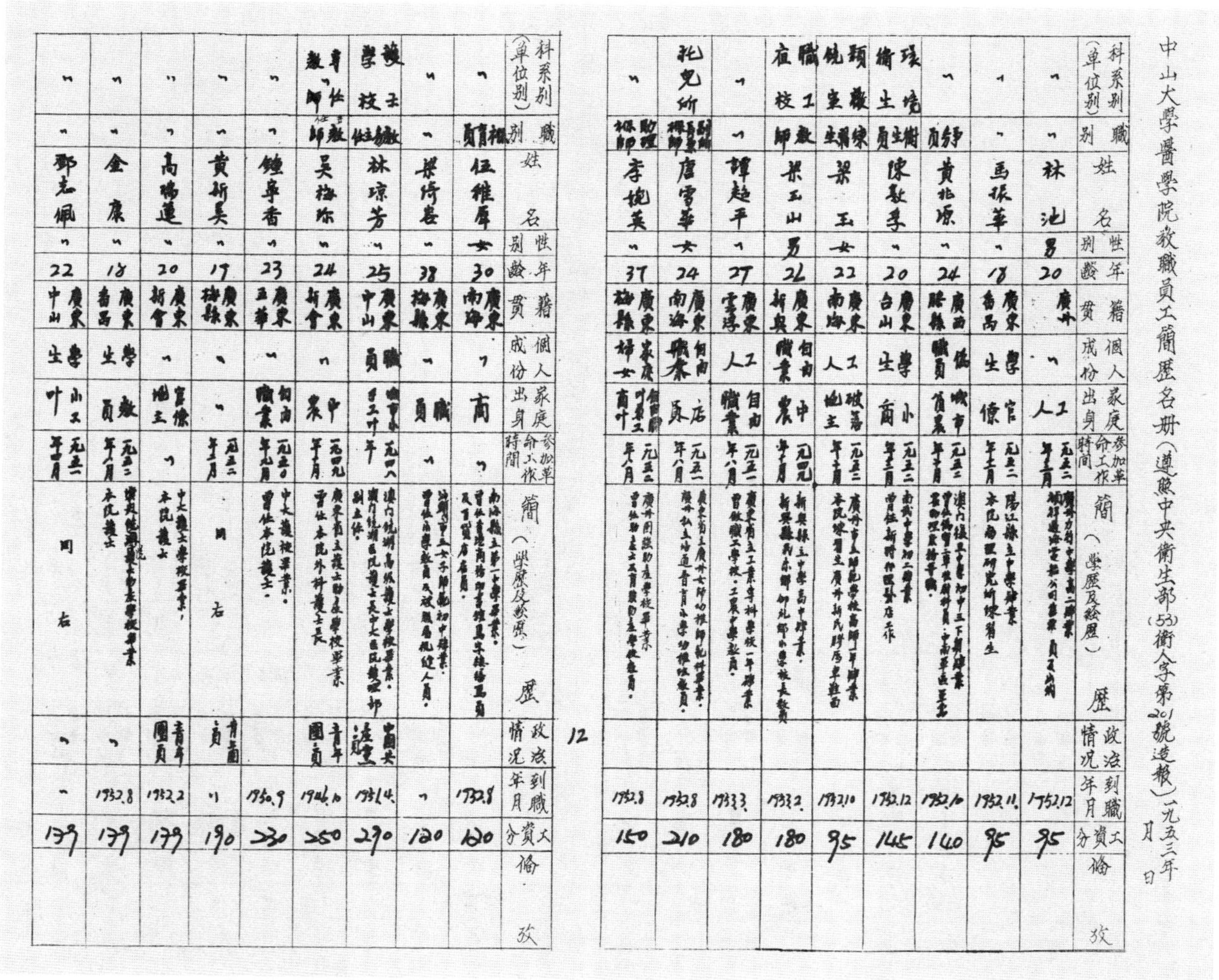

中山大學醫學院教職員工簡歷名冊（遵照中央衛生部(53)衛人字第201號造報）一九五三年 月 日

科系別（單位別）	職別	姓名	性別	年齡	籍貫	個人成份	家庭出身	參加革命工作時間	簡歷（學歷及經歷）	政治情況	到職年月	工資分	備考
〃	〃	林池	男	20	廣州	〃	工人	一九五二年十二月	[illegible]		1952.12	95	
〃	〃	馬振華	〃	18	廣東番禺	學生	官僚	一九五二年十一月	[illegible]		1952.11	95	
〃	[illegible]	黃北源	〃	24	廣西[illegible]	職員	城市貧民	一九五二年十月	[illegible]		1952.10	140	
環境衛生	衛生員	陳敏孚	〃	20	廣東台山	學生	小商	一九五二年十二月	[illegible]		1952.12	145	
顯微鏡室	練習生	梁玉	女	22	廣東南海	工人	破落地主	一九五二年十月	[illegible]		1952.10	95	
職工夜校	教師	梁玉山	男	26	廣東新興	自由職業	中農	一九四九年十月	[illegible]		1953.2	180	
〃	〃	譚超平	〃	27	廣東雲浮	工人	自由職業	一九五一年八月	[illegible]		1953.3	180	
託兒所	[illegible]	唐雪華	女	24	廣東南海	自由職業	店員	一九五一年八月	[illegible]		1952.8	210	
〃	[illegible]	李婉英	〃	37	廣東梅縣	家庭婦女	[illegible]	一九五二年八月	[illegible]		1952.8	150	
〃	[illegible]	伍維屏	女	30	廣東南海	〃	商	〃	[illegible]		1952.8	120	
〃	〃	[illegible]	〃	38	廣東梅縣	〃	職員	〃	[illegible]		〃	120	
護士學校	[illegible]	林琼芳	〃	25	廣東中山	職員	[illegible]	一九四八年	[illegible]	[illegible]	1951.4	270	
[illegible]	[illegible]	吳梅芬	〃	24	廣東新會	〃	中農	一九四九年十月	[illegible]	青年團員	1946.10	250	
〃	〃	鍾卓香	〃	23	廣東五華	〃	自由職業	一九五〇年九月	[illegible]		1950.9	230	
〃	〃	黃新英	〃	17	廣東梅縣	〃	〃	一九五二年三月	[illegible]	青年團員	〃	190	
〃	〃	高瑞蓮	〃	20	廣東新會	〃	官僚地主	〃	[illegible]	青年團員	1952.2	179	
〃	〃	金康	〃	18	廣東番禺	學生	教員	一九五二年八月	[illegible]	〃	1952.8	179	
〃	〃	鄧志佩	〃	22	廣東中山	學生	[illegible]	一九五二年[illegible]月	同右	〃	〃	179	

12

图3-174　中山大学医学院暨附属医院及护士学校教职员工简历名册-12

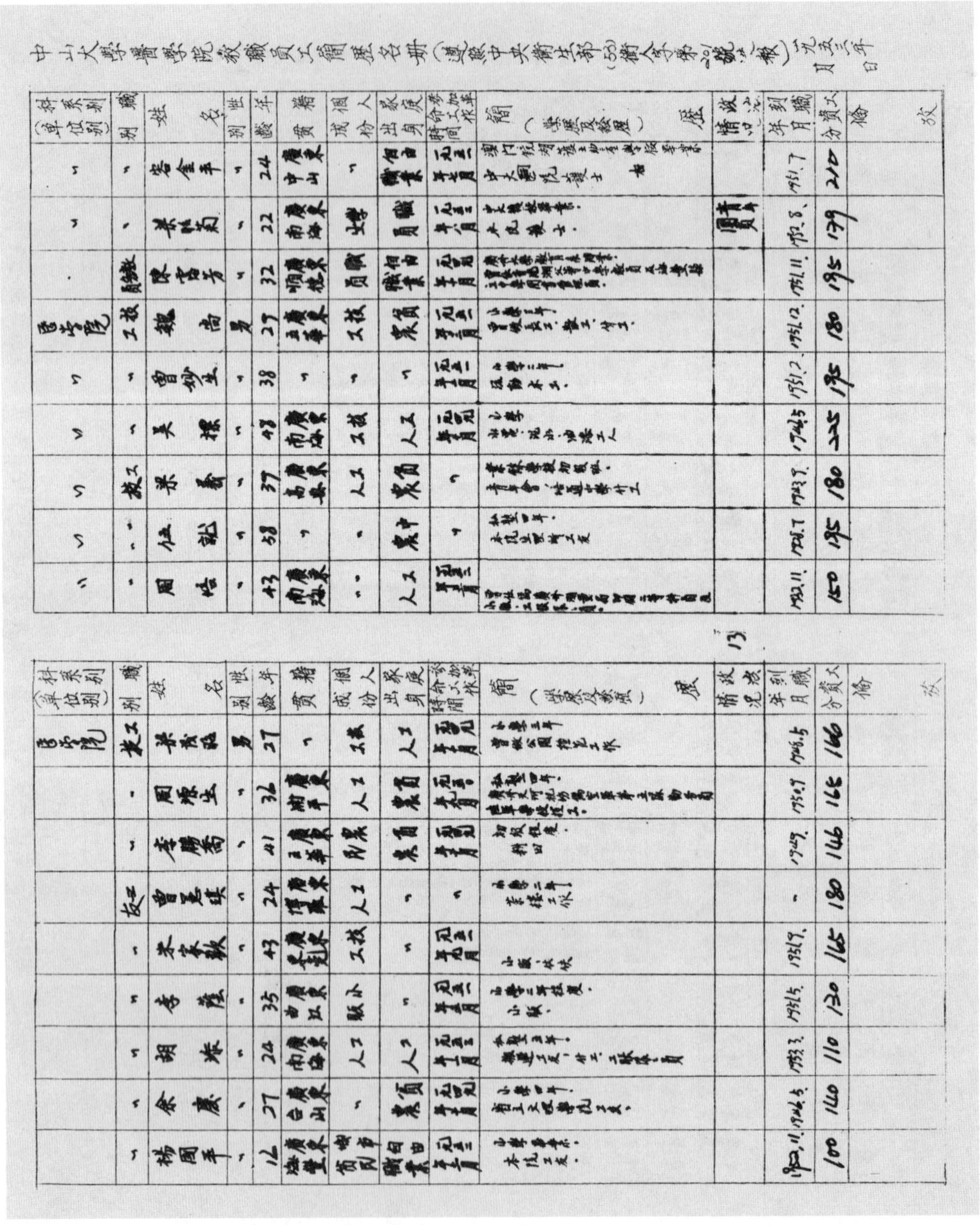

中山大學醫學院教職員工簡歷名冊（遵照中央衛生部（53）衛人字第201號文報）一九五三年 月 日

科系別（單位別）	職別	姓名	性別	年齡	籍貫	個人成份	家庭出身	參加革命工作時間	簡歷（學歷及經歷）	政治情況	到職年月	工資分	備考
〃	〃	容金平	〃	24	廣東中山	〃	自由職業	一九五一年七月	澳門鏡湖護士助產學校畢業，中大醫院護士		1951.7	210	
〃	、	梁惠菊?	、	22	廣東南海	學生	職員	一九五二年八月	中大護校畢業。本院護士。	青年團員	1952.8	179	
·	教員	陳富芳	〃	32	廣東順德	職員	自由職業	一九四九年十月	廣州大學教育系畢業，曾任香港湖父中學教員及海豐縣立中學圖書管理員。		1951.11	195	
醫學院	工技	魏尚	男	29	廣東五華	工技	貧農	一九五一年三月	小學三年，曾做長工、散工、竹工。		1951.12	180	
〃	〃	曾妙生	〃	38	〃	〃	〃	一九五一年二月	小學二年，從事木工。		1951.2	195	
〃	〃	吳標	〃	48	廣東南海	工技	工人	一九四九年十月	小學，水泥、油漆工人		1949.5	225	
〃	技工	梁養	〃	37	廣東高要	工人	貧農	〃	業餘學校初級班，青年會、嶺南中學竹工		1943.9	180	
〃	〃	伍訓?	〃	58	〃	〃	中農	〃	私塾四年，本院出版工友		1928.7	195	
〃	〃	周皓?	〃	43	廣東南海	〃	工人	一九五二年十一月	曾任粵贛印刷局二等科員及小販、工廠職員。		1952.11	150	

13

科系別（單位別）	職別	姓名	性別	年齡	籍貫	個人成份	家庭出身	參加革命工作時間	簡歷（學歷及經歷）	政治情況	到職年月	工資分	備考
醫學院	技工	梁茂強?	男	27	〃	工技	工人	一九四八年十月	小學三年，曾做公園種花工作		1948.5	166	
	-	周振生?	〃	36	廣東開平	工人	貧農	一九五〇年九月	私塾四年，廣州天河機場偽空軍第五隊勤務兵。		1950.9	168	
	〃	李勝喬?	、	41	廣東五華	農民	貧農	一九四九年十月	初級程度，耕田		1949	146	
	校工	曾惠琪	〃	24	廣東博羅	工人	〃	〃	小學二年，茶樓工作		〃	180	
	〃	朱家欽	〃	43	廣東東莞	工技	〃	一九五一年九月	小販、伙伕		1951.9	165	
	〃	李蔭?	〃	35	廣東曲江	小販	〃	一九五一年五月	小學二年程度，小販		1951.5	130	
	〃	胡添?	〃	24	廣東南海	工人	工人	一九五三年三月	私塾五年，搬運工友、竹工、工廠職員		1953.3	110	
	〃	余廣?	、	27	廣東台山	〃	貧農	一九四六年五月	小學四年，省立文理學院工友		1946.5	140	
	〃	楊國平	〃	12?	廣東海豐	市民貧民	自由職業	一九五二年十一月	小學畢業，本院工友		1952.11	100	

图3-175　中山大学医学院暨附属医院及护士学校教职员工简历名册-13

中山大學醫學院教職員工簡歷名冊（遵照中央衛生部(53)衛人字第201號通報）一九五三年　月　日

科系別（單位別）	職別	姓名	性別	年齡	籍貫	個人成份	家庭出身	參加革命工作時間	簡歷（學歷及經歷）	政治情況	到職年月	工資分	備考
	〃	郭足瑶	女	17	廣東順德	工人	破落商人	一九五三年九月	本市小学		1952.9.	110	
	〃	李根悦	男	20	廣東台山	〃	中農	一九五二年十月	小学，协华布店什务员		1952.10.	110	
	〃	龐澤梧	〃	17	廣東高明	〃	地主	一九五二年十二月	人和乡乡立小学，中大医学院什工		1953.2.	110	
	〃	葉利	〃	23	廣東恩陽	〃	中農	一九四九年十月	中学四年，[illegible]		1947.6	140	
	〃	陳美秀	〃	29	廣東高要	僱農	僱農	一九五三年三月	小学二年，耕田		1953.3.	110	
	〃	葉森榮	〃	41	廣東羅定	工人	貧農	一九五三年二月	[illegible]读书三年，耕田、补鞋工友、工赈队		1953.2.	110	
	〃	何運熾	〃	18	廣東恩平	〃	小土地出租	一九五二年八月	恩平县立中学初中一年肄业，中大医学院[illegible]场工友		1952.8.	110	
	〃	張傑	〃	45	廣東海豐	〃	貧農	一九五一年五月	高小，[illegible]工		1951.5.	130	
	〃	陳九	〃	25	廣東新興	〃	〃	一九五三年二月	本村私塾二年，小贩、耕田、工赈队		1953.2.	120	
	〃	張惠奎	男	27	廣東梅縣	偽職員	小販	一九四九年九月	广州大学[illegible]毕业，[illegible]，今为中大医院事务员。		1949.9.	130	[illegible]
	〃	劉二妹	女	38	廣東番禺	工人	農	〃	住宅工人		1946.	130	
	〃	何健	〃	24	〃	〃	商	一九五一年三月	本院工友		1951.3.	112	
	〃	房子謙	男	21	廣東大埔	店員	貧農	一九五一年二月	小学毕业，[illegible]		1951.2.	123	
	〃	房根源	〃	27	〃	偽軍	[illegible]	一九四九年十月	明德小学一年，曾当伪兵		1949.3.	150	
	〃	黃源海	〃	33	〃	〃	〃	一九五〇年二月	初小一年，曾当伪兵十年		1950.2.	150	
	〃	陳耀佳	〃	24	廣東順德	工人	貧農	一九五一年九月	小学三年，[illegible]		1949.3.	140	
	〃	黃茂穗	〃	37	廣東開平	〃	〃	一九四四年一月	小学二年，[illegible]		1944.1.	150	
	〃	張偉雄	〃	41	廣東南海	〃	工人	一九五一年四月	私塾一年，[illegible]院看护、油漆散工		1951.4.	150	

图3-176　中山大学医学院暨附属医院及护士学校教职员工简历名册—14

中山大學醫學院教職員工簡歷名冊（遵照中央衛生部（53）衛人字第201號通報）一九五三年 月 日

科系別（單位別）	職別	姓名	性別	年齡	籍貫	個人成份	家庭出身	參加革命工作時間	簡（學歷及經歷）歷	政治情況	到職年月	工資分	備考
	〃	朱宗長	男	42	廣東惠來	小販	貧農	一九五一年五月	私塾二年，小販出身。		1951.5.	140	
	〃	陳仲湘	〃	22	廣東花縣	工人	佃中農	一九五二年十一月	小學六年。曾在東林做燒鴨工作。		1952.11	110	
	〃	李文	〃	33	廣東南海	〃	工人	一九五一年八月	散工、建築工人、廚房工友。		1951.8.	140	
	〃	司徒潮	〃	26	廣東開平	〃	〃	一九五三年二月	開平縣二小學一年。什職、伙夫、水手。		1953.2.	110	
	〃	簡富	〃	34	廣東番禺	〃	貧農	一九四九年十二月	私塾三年。本院工友。		1946.1.	140	
	〃	丘琴	女	24	廣東大埔	〃	〃	一九四九年十一月	小學三年級，本院工友。		1949.11.	120	
	〃	羅泉祥	男	30	〃	〃	〃	一九五一年三月	會計高級職業學校畢業。曾任職河口當書。		1951.3.	120	
	〃	區廣泰	〃	22	廣東南海	〃	工人	一九五三年一月	小學四年。什工、工賑隊。		1953.1.	110	
	〃	李女	女	17	廣東曲江	〃	〃	一九五二年五月	散工、建築工人。		1952.5.	110	
	〃	房偉村	男	17	廣東大埔	工人	工人	一九五一年四月	南方財經學校初中一年肄讀，本院工友		1951.4.	112	
	〃	伍堅	〃	32	廣東高要	〃	中農	一九四九年十月	私塾四年。曾做職員私人工作。		1931.	150	
	〃	羅細妹	〃	19	廣東番禺	〃	小販	一九五三年一月	小學一年。工賑隊隊員。		1953.1.	110	
	〃	吳玉嬋	女	27	廣東鶴山	〃	貧農	一九四九年十月	[illegible]		1947.8	123	
	〃	何鴻	男	〃	廣東番禺	〃	小販	一九五三年二月	小學二年半，小販、什工、耕田。		1953.2.	110	
	〃	李蓮	女	34	廣東四會	〃	貧農	一九四九年十月				123	
	〃	李伯權	男	21	廣州	〃	工人	一九五二年八月				110	
	〃	雷根東	〃	77	湖南	〃	小商	一九四九年十月	私塾一年。士兵、少尉排長、少尉參謀，小販、工人。			130	
	〃	黃雄	〃	12	廣東順德	工人	官僚	一九五二年一月	小學畢業。合興食品店工友。		1952.1.	110	

图3-177 中山大学医学院暨附属医院及护士学校教职员工简历名册－15

中山大學醫學院教職員工簡歷名册（遵照中央衛生部(53)衛人字第201號通報）一九五三年　月　日

科系别（单位别）	職别	姓名	性别	年龄	籍贯	個人成份	家庭出身	参加革命工作時間	簡歷（學歷及經歷）	政治情况	到職年月	工資分	備考
	〃	黄蘇	男	20	廣東順德	工人	貧農	一九五三年一月	文盲。本院工友		1953.1	100	
	〃	簡掌田	〃	〃	〃	〃	貧農	一九五二年十一月	私塾一年。全院竹工友。		1952.11	110	
	〃	郭岩	〃	33	廣東番禺	〃	工人	一九五三年二月	小學一年。曾做竹役、小販、水手。		1953.2	110	
	〃	陳淑名	女	31	廣東梅縣	家庭婦女	小商人	一九五二年九月	廣州陳華醫院護士訓練班畢業。任廣州基督醫院護士。		1952.9	120	
	〃	劉新	男	21	廣東清遠	工人	工人	一九五三年三月	小學一年。飯店、砂廠、電船工人		1953.3	100	
	〃	姚建光	〃	18	廣東番禺	農民	富農	〃	廣州私立培桂中學初中二肄業。耕田。		1953.3	110	
	〃	郭妹	女	28	廣東南海	工人	工人	一九五三年一月			1953.	100	
	〃	陵蘊貞	〃	32	廣東番禺	家庭婦女	商業	一九五二年十月	梧州女子中學初中三年。梧州市平民義校小學教員。		1952.10	110	
護士學校	〃	劉帶	〃	20	廣東高要	工人	貧農	一九五二年九月	私立小學三年。廣州雅麗理髮店工作。		1952.9	110	

15

科系别（单位别）	職别	姓名	性别	年龄	籍贯	個人成份	家庭出身	参加革命工作時間	簡歷（學歷及經歷）	政治情况	到職年月	工資分	備考
〃	女工	張惠群	女	31	廣東番禺	工人	工人	一九五一年十月	中國銀行職員宿舍工友。		1951.10	130	
〃	〃	姚緒僑	男	28	〃	農民	貧農	一九五三年三月	初中二。耕種。		1953.3	110	
藥劑系	藥劑員	何居利	〃	45	廣東連縣	工人	〃	一九五〇年一月	小學六個月。偽一五九師當兵		1950.1	165	
〃	藥劑員	陳鉅健	〃	22	廣東番禺	農民	中農	一九五二年三月	南中小學讀書。廣州珠江電影製片廠警衛員		1952.3	120	
〃	〃	吳良桂	〃	20	〃	〃	貧農	〃	小學五年。曾參加[illegible]，[illegible]參加查田定產工作。		1953.3	120	
〃	〃	賴永昌	〃	24	廣東茂名	工人	〃	一九四九年十二月	茂名中心小學畢業。中山大學[illegible]員、偽保警隊員。		1951.3	150	
〃	〃	周灼宏	〃	21	廣東南雄	〃	〃	一九四九年十月	小學。中山大學第二宿舍工人		1950.9	150	
〃	〃	劉德賢	〃	19	湖北	革命幹部	小地主	一九五〇年四月	高小程度。廣州市公安局二處政保隊員		1952.9	150	
〃	〃	楊煥添	〃	21	廣東茂名	工人	貧農	一九四九年十月	小學三年。中大藥劑系隊員		1952.9	150	

图3-178　中山大学医学院暨附属医院及护士学校教职员工简历名册-16

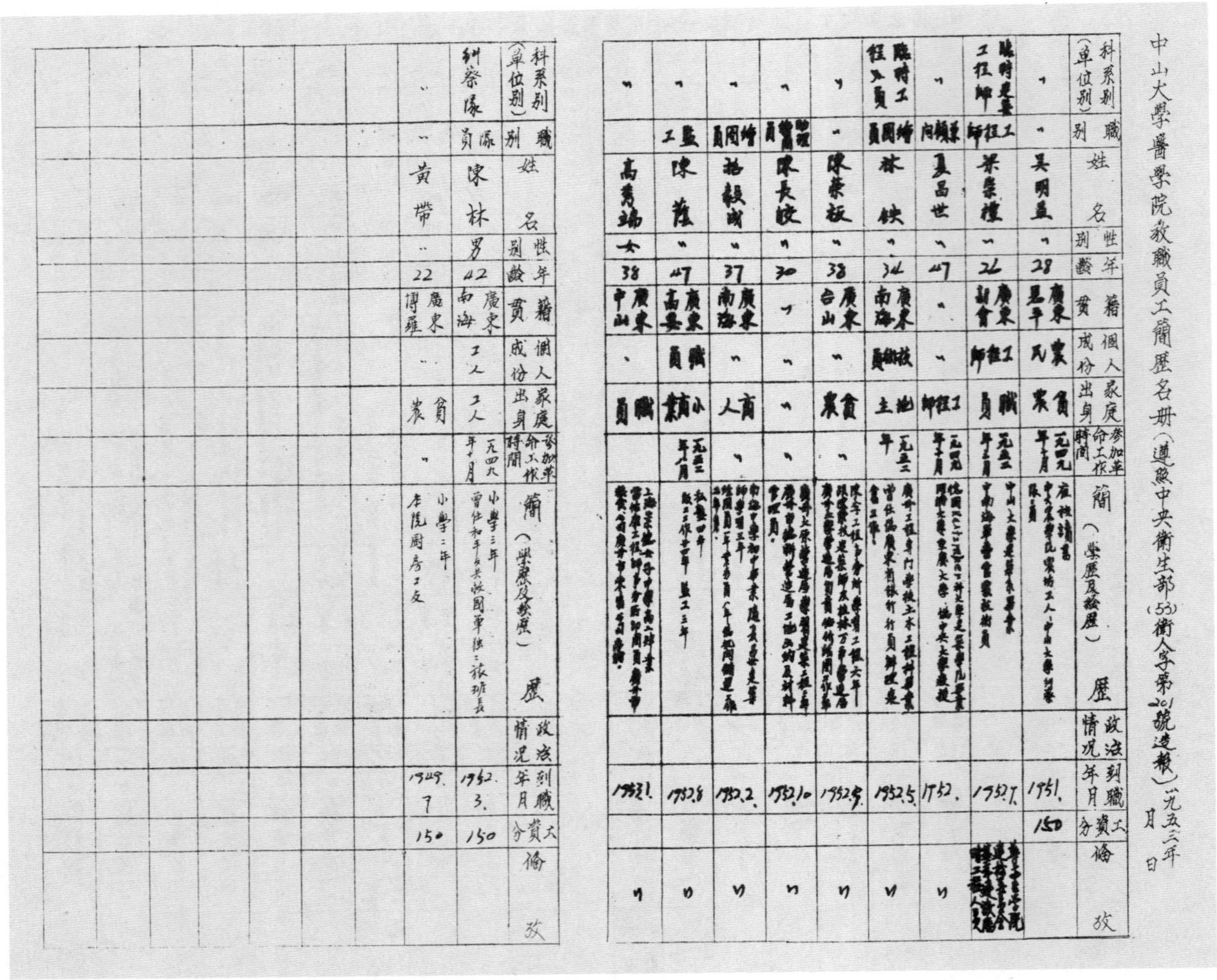

中山大學醫學院教職員工簡歷名冊（遵照中央衛生部（53）衛人字第201號通報）一九五三年 月 日

科系別（單位別）	職別	姓名	性別	年齡	籍貫	個人成份	家庭出身	參加革命工作時間	簡歷（學歷及經歷）	政治情況	到職年月	工資分	備攷
〃	〃	吳明益	〃	28	廣東恩平	農民	貧農	一九四九年十月	[illegible]		1951.	150	
臨時基建工程師	工程師	梁崇權	〃	26	廣東新會	工程師	職員	一九五二年三月	中山大學建築系畢業 [illegible]		1952.7.		[illegible]
〃	建築顧問	夏昌世	〃	47	〃	〃	工程師	一九四九年十月	[illegible]		1952.		〃
臨時工程人員	修繕員	林鉄	〃	34	廣東南海	技術員	地主	一九五二年	[illegible]		1952.5.		〃
〃	〃	陳榮板	〃	38	廣東台山	〃	貧農	〃	[illegible]		1952.9.		〃
〃	[illegible]	陳長波	〃	30	〃	〃	〃	〃	[illegible]		1952.10		〃
〃	修繕員	楊毅誠	〃	37	廣東南海	〃	商人	〃	[illegible]		1952.2.		〃
〃	監工	陳蕃	〃	47	廣東高要	職員	小商販	一九五二年八月	私塾四年 [illegible] 監工三年		1952.8		〃
〃		高秀端	女	38	廣東中山	、	職員		[illegible]		1953.1.		〃
糾察係	係員	陳林	男	42	廣東南海	工人	工人	一九四九年十月	小學三年 曾任和平鄉共救國軍獨二旅班長		1952.3.	150	
〃	〃	黃帶	〃	22	廣東博羅	〃	貧農	〃	小學二年 本院廚房工友		1949.7	150	

图3-179　中山大学医学院暨附属医院及护士学校教职员工简历名册-17

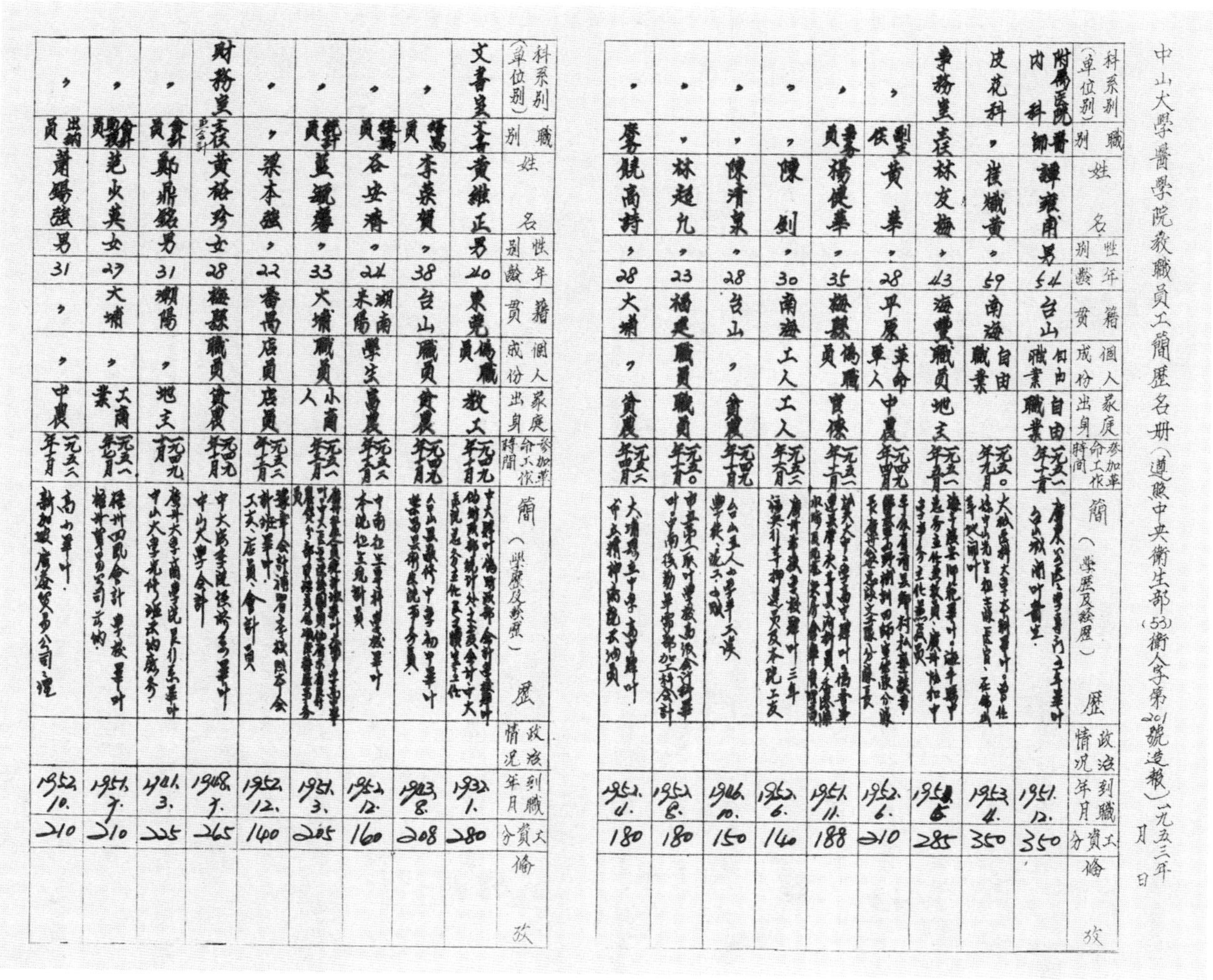

中山大學醫學院教職員工簡歷名冊（遵照中央衛生部(53)衛人字第201號造報）一九五三年 月 日

科系別（單位別）	職別	姓名	性別	年齡	籍貫	個人成份	家庭出身	參加革命工作時間	簡歷（學歷及經歷）	政治情況	到職年月	工資分	備攷
附屬醫院內科	醫師	譚[illegible]甫	男	54	台山	自由職業	自由職業	一九五一年十一月	[illegible]		1951.12.	350	
皮花科	〃	崔熾黃	〃	59	南海	自由職業		一九五〇年九月	[illegible]		1953.4.	350	
事務室	主任	林友梅	〃	43	海豐	職員	地主	一九五一年九月	[illegible]		[illegible]	285	
〃	[illegible]伕	黃華	〃	28	平原	革命軍人	中農	一九四九年四月	[illegible]		1952.6.	210	
〃	事務員	楊健華	〃	35	梅縣	偽職員	[illegible]	一九五一年十一月	[illegible]		1951.11.	188	
〃	〃	陳劍	〃	30	南海	工人	工人	一九五二年六月	[illegible]		1952.6.	140	
〃	〃	陳清泉	〃	28	台山	〃	貧農	一九四九年十月	[illegible]		1946.10.	150	
〃	〃	林超凡	〃	23	福建	職員	職員	一九五〇年十一月	[illegible]		1952.8.	180	
〃	[illegible]	[illegible]高詩	〃	28	大埔	〃	貧農	一九五二年四月	[illegible]		1952.4.	180	

科系別（單位別）	職別	姓名	性別	年齡	籍貫	個人成份	家庭出身	參加革命工作時間	簡歷（學歷及經歷）	政治情況	到職年月	工資分	備攷
文書室	[illegible]	黃維正	男	40	東莞	偽職員	教工	一九四九年十月	[illegible]		1932.1.	280	
〃	[illegible]員	李[illegible]賢	〃	38	台山	職員	貧農	一九四九年十月	[illegible]		1923.8.	208	
〃	[illegible]員	谷安齊	〃	24	湖南耒陽	學生	富農	一九五二年十一月	[illegible]		1952.12.	160	
〃	統計員	[illegible]	〃	33	大埔	職員	小商人	一九五一年十一月	[illegible]		1951.3.	205	
〃	〃	梁本強	〃	22	番禺	店員	店員	一九五二年十二月	[illegible]		1952.12.	140	
財務室	主任會計	黃裕珍	女	28	梅縣	職員	貧農	一九四九年十一月	[illegible]		[illegible]	265	
〃	會計員	鄭鼎銘	男	31	瀏陽	〃	地主	一九四九年十一月	[illegible]		[illegible]	225	
〃	[illegible]員	[illegible]	女	27	大埔	〃	工商業	一九五一年七月	[illegible]		1951.7.	210	
〃	出納員	蕭錫強	男	31	〃	〃	中農	一九五二年十月	[illegible]		1952.10.	210	

图3-180 中山大学医学院暨附属医院及护士学校教职员工简历名册-18

中山大學醫學院教職員工簡歷名冊（遵照中央衛生部(53)衛人字第26號通報）一九五三年 月 日

科系別（單位別）	職別	姓名	性別	年齡	籍貫	個人成份	家庭出身	參加革命工作時間	簡歷（學歷及經歷）	政治情況	到職年月	工資分	備考
財務室	出納員	張亮維	男	26	梅縣	學生	華僑	一九五三年二月	[illegible]		1953 2	195	
〃	出納助理員	程群譽	女	26	南海	家庭婦女	小商	一九五一年十二月	[illegible]		1951 12	195	
伙食管理委員會	主任	姚士文	男	33	平遠	職員	佃中農	一九四九年十月	[illegible]		1949 7	249	
〃	事務員	張綺娴	女	28	番禺	〃	職員	〃	[illegible]		1949 8	210	
〃	〃	楊默生	男	39	大埔	〃	〃	一九五二年二月	[illegible]	民盟會員	1950 2	195	
〃	〃	姚鴻椿	〃	40	平遠	偽職員	貧農	一九四九年十月	[illegible]		1949 7	210	
出入院處	〃	陳哲輝	〃	32	寶安	職員	富農	〃	[illegible]		1949 7	208	
〃	〃	梁綺霏	女	43	梅縣	〃	小土地出租	〃	[illegible]		1948 3	208	
飲食部	〃	詹貴文	〃	44	連縣	〃	小商人	一九五〇年	[illegible]		1951 6	210	

科系別（單位別）	職別	姓名	性別	年齡	籍貫	個人成份	家庭出身	參加革命工作時間	簡歷（學歷及經歷）	政治情況	到職年月	工資分	備考
飲食部	事務員	鄧汝湃	男	28	開平	職員	地主	一九五〇年八月	[illegible]		1950 6	180	
〃	〃	林熾	〃	33	台山	〃	中農	一九四九年十月	[illegible]		1953 12	165	
〃	〃	李榮枝	〃	27	電白	工人	小販	一九五〇年	[illegible]	青年團員	1952	140	
掛號處	〃	曾建勳	〃	32	五華	職員	中農	一九五一年九月	[illegible]		1951 9	150	
〃	〃	李晃	〃	19	中山	工人	貧農	一九五一年三月	[illegible]	青年團員	1951 3	165	
〃	〃	劉宗武	〃	44	新會	職員	小商人	一九五一年十二月	[illegible]		1951 12	175	
收費處	〃	潘榮森	〃	43	增城	〃	教員	一九五〇年八月	[illegible]		1950 8	180	
〃	〃	潘伯謀	〃	22	南海	工人	工人	一九四九年十月	[illegible]		1946 11	150	
病歷室	〃	鄧慕華	女	38	鶴山	職員	商	〃	[illegible]		1951 11	208	

图3-181 中山大学医学院暨附属医院及护士学校教职员工简历名册-19

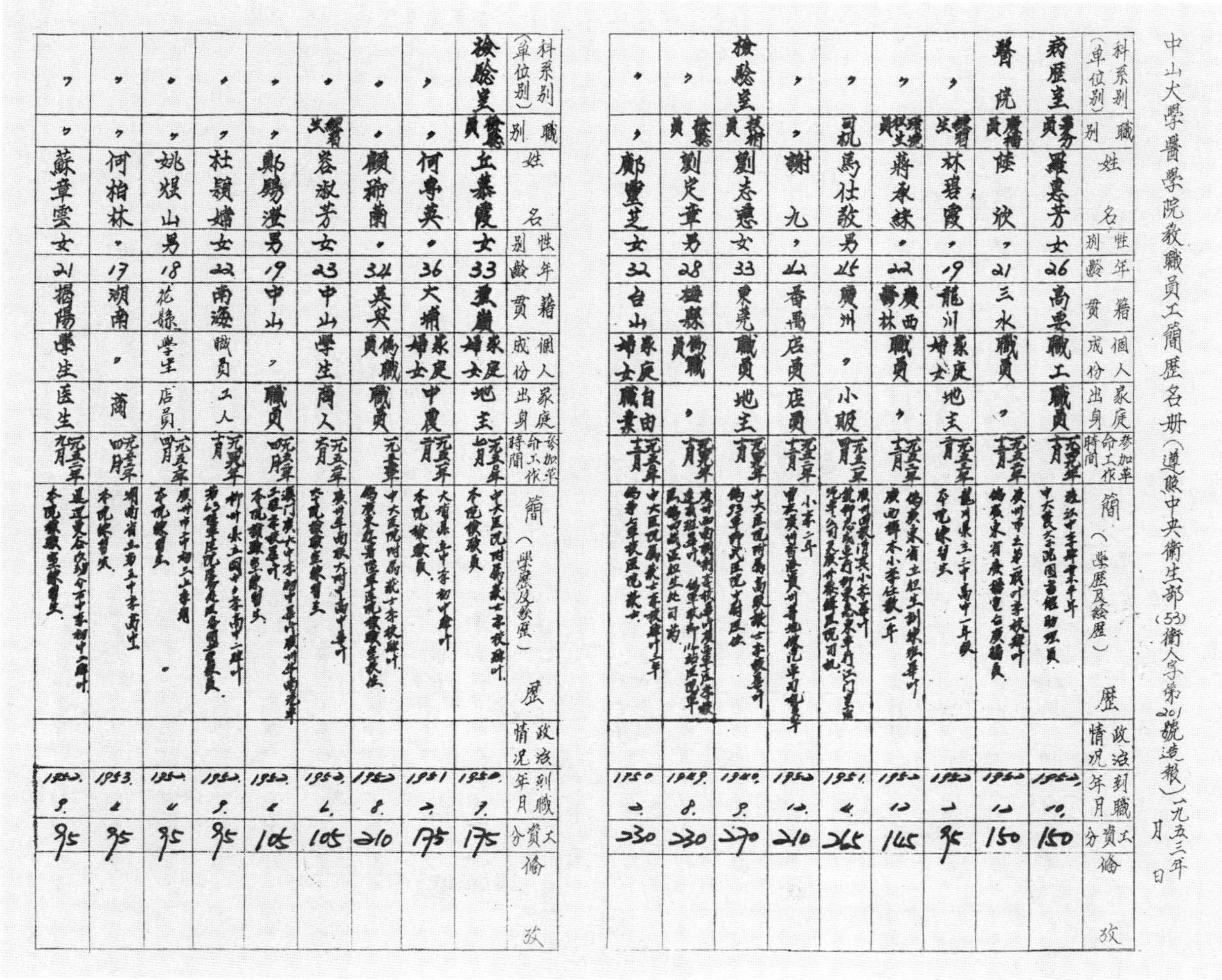

中山大學醫學院教職員工簡歷名冊（遵照中央衛生部（53）衛人字第201號造報）一九五三年　月　日

科系別（單位別）	職別	姓名	性別	年齡	籍貫	個人成份	家庭出身	參加革命工作時間	簡（學歷及經歷）歷	政治情況	到職年月	工資分	大倫	放
病歷室	事務員	羅惠芳	女	26	高要	職工	職員	一九五〇年十月	執信中學畢業半年 中大醫學院圖書館助理員		1950.10.	150		
醫院	廣播員	陸欣	〃	21	三水	職員	〃	一九五〇年十二月	廣州市立第二職業學校肄業 偽廣東省廣播電台廣播員		1950.12	150		
〃	[illegible]生	林碧霞	〃	19	龍川	家庭婦女	地主	一九五二年一月	龍川縣立三中高中一年級 本院[illegible]		1952.1	95		
〃	[illegible]	蔣承綵	〃	22	廣西鬱林	職員	〃	一九五〇年十二月	偽廣東省立[illegible] 廣西鬱林小學任教一年		1950.12	145		
〃	司機	馬仕敬	男	45	廣州	〃	小販	一九五一年四月	[illegible]		1951.4.	265		
〃	〃	謝九	〃	44	番禺	店員	店員	一九五〇年十二月	小學二年 [illegible]		1950.12.	210		
檢驗室	技術員	劉志慧	女	33	東莞	職員	地主	一九四九年九月	中大醫院附屬高級護士學校[illegible] [illegible]		1949.9.	270		
〃	檢驗員	劉定章	男	28	梅縣	偽職員	〃	一九四九年八月	[illegible]		1949.8.	230		
〃	〃	鄭豐芝	女	32	台山	家庭婦女	自由職業	一九五〇年二月	中大醫院附屬高級護士學校肄業[illegible]		1950.2.	230		

科系別（單位別）	職別	姓名	性別	年齡	籍貫	個人成份	家庭出身	參加革命工作時間	簡（學歷及經歷）歷	政治情況	到職年月	工資分	大倫	放
檢驗室	檢驗員	丘慕霞	女	33	東莞	家庭婦女	地主	一九五〇年七月	中大醫院附屬護士學校肄業 本院檢驗員		1950.7.	175		
〃	〃	何壽英	〃	36	大埔	家庭婦女	中農	一九五一年二月	大埔縣立中學初中肄業 本院檢驗員		1951.2.	175		
〃	〃	顧[illegible]蘭	〃	34	吳興	偽職員	職員	一九五〇年八月	中大醫院附屬護士學校肄業 [illegible]		1950.8.	210		
〃	[illegible]生	[illegible]淑芳	女	23	中山	學生	商人	一九五〇年六月	[illegible] 本院[illegible]		1950.6.	105		
〃	〃	鄭[illegible]澄	男	19	中山	〃	職員	一九五〇年四月	[illegible]		1950.4	105		
〃	〃	杜[illegible]嬋	女	22	南海	職員	工人	一九五〇年九月	[illegible]		1950.9.	95		
〃	〃	姚[illegible]山	男	18	花縣	學生	店員	一九五二年四月	廣州市[illegible] 本院[illegible]		1952.4	95		
〃	〃	何柏林	〃	17	湖南	〃	商	一九五三年四月	湖南省立[illegible] 本院[illegible]		1953.4	95		
〃	〃	蘇章雲	女	21	揭陽	學生	醫生	一九五二年九月	[illegible] 本院[illegible]		1952.9.	95		

图3-182　中山大学医学院暨附属医院及护士学校教职员工简历名册—20

中山大學醫學院教職員工簡歷名冊（遵照中央衛生部(53)衛人字第201號之規定報）一九五三年 月 日

科系別（單位別）	職別	姓名	性別	年齡	籍貫	個人成份	家庭出身	參加革命工作時間	簡歷（學歷及經歷）	政治情況	到職年月	工資分	備攷
檢驗室	檢驗士	吳貫珍	女	20	四川	家庭婦女	醫生	1953.2	四川[illegible]中學初中畢業 本院檢驗員訓練班學員		1953.2	95	
〃	〃	趙曉文	〃	22	浙江	學生	中農	〃	浙江省諸暨[illegible] 本院檢驗員訓練班學員		1953.2	95	
〃	〃	黃麗貞	〃	18	番禺	〃	工人	1953.2	[illegible]市初中二年 曾參加青年文工團[illegible]		1953.2	95	
〃	〃	古樂素	〃	25	五華	職員	自由職業	1952.12	[illegible]中學初中畢業 本院檢驗員訓練班學員[illegible]		1952.12	95	
〃	〃	趙美琼	〃	22	新會	家庭婦女	華僑工人	1953.3	[illegible] 本院檢驗員訓練班學員		1953.3	95	
〃	〃	黃素球	〃	20	台山	學生	中農	〃	[illegible] 本院檢驗員訓練班學員		1953.3	95	
〃	〃	陳志偉	男	19	湛江	〃	商人	1952.4	[illegible] 本院檢驗員訓練班學員		1952.4	95	
藥房	藥劑員	杜漢奎	〃	50	梅縣	職員	貧農	1950.10	[illegible]		1945.8	234	
〃	〃	甘海成	〃	32	廣西桂平	[illegible]	中農	1949.10	[illegible]		1949.7	210	
〃	〃	黃忠民	男	25	台山	職員	貧農	1949.10	[illegible] 本院藥劑員		1948.10	190	
〃	藥劑士	姚士建	〃	32	平遠	偽職員	〃	1949.10	[illegible]		1949.7	218	
〃	〃	陳慕琴	女	28	潮安	職員	華僑	1952.12	[illegible]		1952.12	145	
〃	〃	虞安明	男	19	中山	學生	自由職業	1952.1	[illegible]		1952.1	175	
〃	〃	胡文敏	〃	20	開平	〃	中農	1951.11	[illegible] 本院藥劑員		1951.11	190	
〃	〃	鄭倚儂	女	22	順德	〃	工人	1951.7	[illegible]		1952.9	175	
〃	〃	吳忠霞	〃	23	紫金	〃	商	1950.9	[illegible] 本院藥房藥劑員		1949.9	175	
〃	〃	徐佛蘭	〃	31	五華	家庭婦女	中農	1951.10	[illegible]		1951.10	160	
〃	〃	區藹皮	男	23	新會	職員	小商人	1951.3	中山紀念中學初中畢業 [illegible]	青年團員	1951.3	161	

图3-183 中山大学医学院暨附属医院及护士学校教职员工简历名册-21

中山大學醫學院教職員工簡歷名冊（遵照中央衛生部（53）衛人字第201號造報）一九五三年　月　日

科系別（單位別）	職別	姓名	性別	年齡	籍貫	個人成份	家庭出身	參加革命工作時間	簡（學歷及經歷）歷	政治情況	到職年月	工資分	備攷
药房	实習生	陳伯誠	男	23	花縣	學生	貧農	1952.7.	粤東医校药剂科毕叶，本院药房实習生		1952.7.	115	
〃	〃	劉秉鈜	〃	20	番禺	〃	工人	1952.7.	仝右		〃	115	
〃	〃	趙振才	〃	〃	新會	〃	地主	1952.10.	仝右		1952.10.	115	
〃	〃	梁愛蓮	女	38	梅縣	家庭婦女	〃	1952.8.	粤東医药學校毕叶，[illegible]		1952.8.	115	
X光室	技術員	沈賢生	男	24	浙江平陽		〃	1949.9.	平陽县立中學高中毕叶，中南[illegible]X光技術員		1950.8.	230	
〃	醫士	劉裕燊	〃	20	[illegible]	職員	〃	1950.10.	[illegible]	青年團員	1951.12.	115	
〃	〃	何孟儀	女	19	南海	學生	工商業兼地主	1952.9.	[illegible]毕叶，本院X光室[illegible]		1952.9.	95	
〃	〃	黄廷穗	〃	21	開平	〃	商業兼地主	〃	開平县立[illegible]中讀書，[illegible]		1952.9.	95	
〃	〃	梁淑姿	〃	23	順德	〃	貧農兼[illegible]	1952.10.	大众会計[illegible]學校毕叶，[illegible]，本院X光室[illegible]		1952.10.	95	

科系別（單位別）	職別	姓名	性別	年齡	籍貫	個人成份	家庭出身	參加革命工作時間	簡（學歷及經歷）歷	政治情況	到職年月	工資分	備攷
医務部	[illegible]	周珮棠	女	36	南海	職員	貧農[illegible]	1951.3.	上海宏仁医院附設高級護士學校毕叶，上海宏仁医院、南京鼓楼医院、英[illegible]医院護士		1951.4.	290	
〃	〃	陳兆球	〃	26	〃	學生	職員	1952.8.	中大医院高級護士學校毕叶，本院護士	青年團員	1952.8.	179	
外科	護士長	鄭慶移	〃	24	中山	職員	小土地出租	1950.9.	澳门镜湖護校毕叶，澳门镜湖医院護士長	仝右	1951.8.	230	
〃	護士	麥桂珍	〃	33	東莞	〃	商人	1951.1.	中大医院高級護士學校毕叶，廣東省[illegible]医院護士		1951.1.	208	
〃	〃	黄淑新	〃	21	新会	〃	[illegible]	1951.7.	澳门镜湖護士助産學校毕叶，本院護士		1951.7.	210	
〃	〃	張蕙馨	〃	20	安徽	〃	職員	1952.2.	中大護校毕叶，本院護士	青年團員	1952.2.	179	
〃	〃	湯潔文	〃	21	中山	〃	〃	1952.4.	澳门镜湖医院高級護士助産學校毕叶，本院護士		1952.4.	179	
〃	〃	羅偉新	〃	22	新会	〃	中農	1952.2.	中大護校畢業，本院護士		1952.2.	179	
〃	〃	杜瓊娟	〃	19	順德	學生	教工	1952.8.	中大護校毕叶，本院護士	青年團員	1952.8.	179	

图3-184　中山大学医学院暨附属医院及护士学校教职员工简历名册-22

山大學醫學院教職員工簡歷名冊（遵照中央衛生部(53)衛人字第20號造報）一九五三年 月 日

科系別（單位別）	職別	姓名	性別	年齡	籍貫	個人成份	家庭出身	參加革命工作時間	簡（學歷及經歷）歷	政治情況	到職年月	工資分	[illegible]
外科	護士	謝素娥	女	20	東莞	學生	地主	52.8	中大護校畢業 本院護士	青年團員	1952.8.	179	
〃	〃	何復英	〃	20	番禺	職員	小土地出租	52.2	中大護校畢業 本院護士		1952.2.	179	
〃	〃	古毓恒	〃	20	中山	學生	官僚	52.11	澳门鏡湖護士助產學校畢業 本院護士		1952.12.	175	
〃	〃	李慶環	〃	19	中山	〃	自由職業	52.11	仝右		1952.12.	175	
〃	〃	郭俊增	〃	21	南海	〃	資產階級	53.1	仝右		1953.1.	175	
五官科	護長	張賽瑛	〃	36	惠陽	職員	小工商叶	49.10	中大護校畢業 貴州[illegible]護士 [illegible] 本院護士		1949.8.	223	
〃	護士	李小楚	〃	19	東莞	學生	房屋業出租	52.8	中大護校畢業 本院護士	青年團員	1952.8.	179	
〃	〃	談慧屏	〃	21	中山	職員	華僑商人	51.12	鏡湖護士助產學校畢業 本院護士	〃	1951.12.	195	
〃	〃	彭玉英	〃	21	連平	學生	教工	52.11	仝右		1953.2.	175	

科系別（單位別）	職別	姓名	性別	年齡	籍貫	個人成份	家庭出身	參加革命工作時間	簡（學歷及經歷）歷	政治情況	到職年月	工資分	[illegible]
五官科	護士	梁慧美	女	20	順德	學生	職員	52.11	鏡湖護士助產學校畢業 本院護士		1952.12.	175	
內科	護長	張淑芳	〃	28	南海	職員	〃	49.10	[illegible]護士學校畢業 新一軍三十八師野戰醫院及[illegible] 向医院護士		1949.6.	230	
〃	護士	黃慶珉	〃	23	台山	〃	自由職業	50.8	中大護校畢業 本院護士		1950.9.	210	
〃	〃	譚鳳婷	〃	23	開平	〃	華僑地主	49.10	廣東省立高級護士助產學校畢業 [illegible]護士、助產士		1950.11.	210	
〃	〃	黃振濃	〃	27	番禺	〃	職員	51.10	梧州思達医院高級護士學校畢業 思達医院[illegible]護士		1951.10.	208	
〃	〃	熊佩芬	〃	21	中山	〃	資產階級	51.12	鏡湖護士助產學校畢業 本院護士		1951.12.	195	
〃	〃	關鑾金	〃	21	南海	〃	僑商	52.4	鏡湖護士助產學校畢業 本院護士		1952.4.	179	
〃	〃	黃婉健	〃	20	海豐	〃	官僚地主	51.12	仝右	青年團員	1951.12.	195	
〃	〃	馬慧貞	〃	21	〃	〃	〃	52.4	仝右		1952.4.	179	

图3-185　中山大学医学院暨附属医院及护士学校教职员工简历名册—23

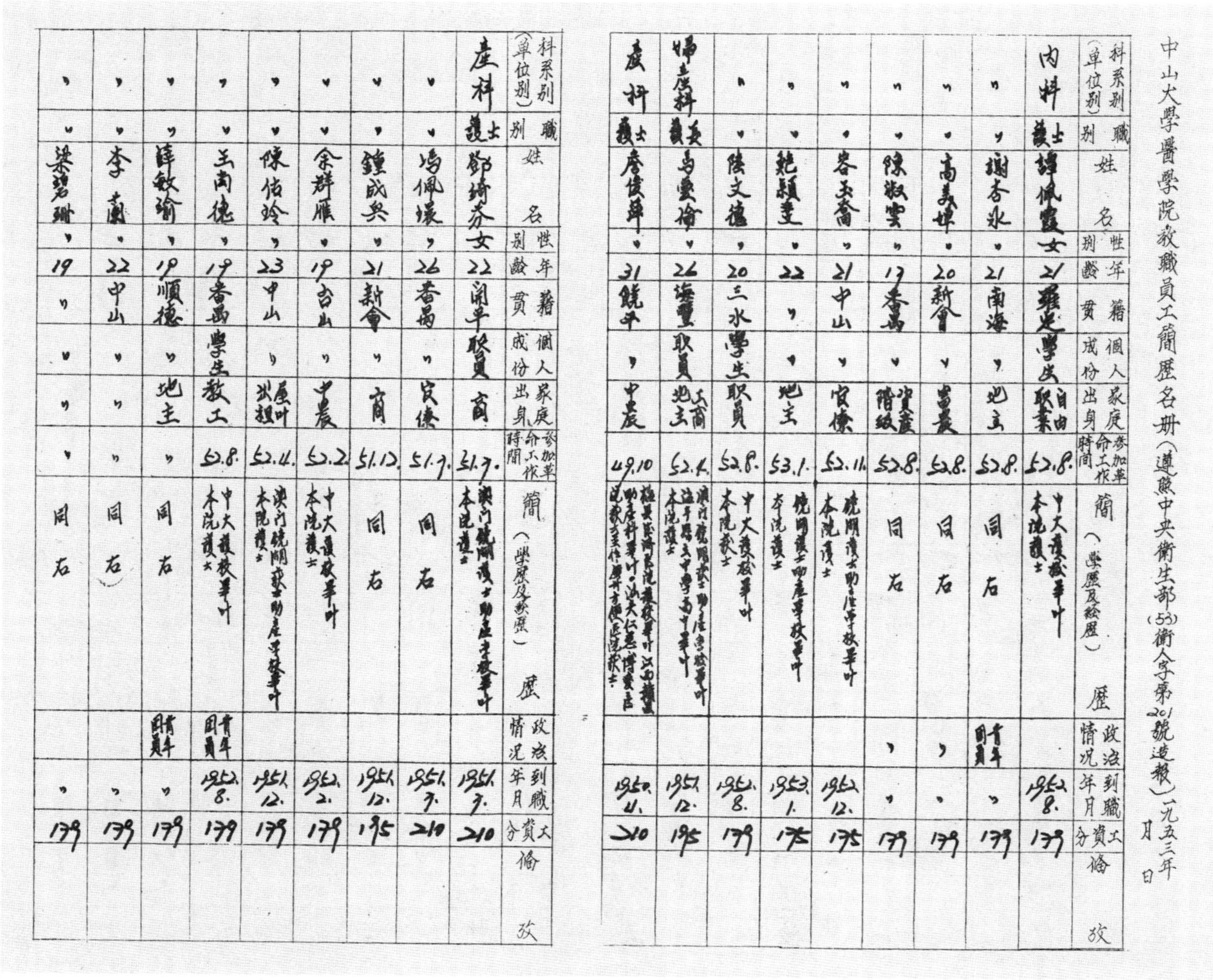

中山大學醫學院教職員工簡歷名冊（遵照中央衛生部(53)衛人字第201號通報）一九五三年　月　日

科系別（單位別）	職別	姓名	性別	年齡	籍貫	個人成份	家庭出身	參加革命工作時間	簡歷（學歷及經歷）	政治情況	到職年月	工資分	備攷
內科	護士	譚佩霞	女	21	羅定	學生	自由職業	52.8.	中大護校畢業 本院護士		1952.8.	179	
〃	〃	謝杏冰	〃	21	南海	〃	地主	52.8.	同右	青年團員	〃	179	
〃	〃	高美嬋	〃	20	新會	〃	富農	52.8.	同右	〃	〃	179	
〃	〃	陳淑雲	〃	17	番禺	〃	資產階級	52.8.	同右	〃	〃	179	
〃	〃	容玉喬	〃	21	中山	〃	官僚	52.11.	鏡湖護士助產學校畢業 本院護士		1952.12.	175	
〃	〃	鮑穎芝	〃	22	〃	〃	地主	53.1.	鏡湖護士助產學校畢業 本院護士		1953.1.	175	
〃	〃	陸文德	〃	20	三水	學生	職員	52.8.	中大護校畢業 本院護士		1952.8.	179	
婦產科	護士長	馬雯倫	〃	26	海豐	職員	工商地主	52.4.	澳門鏡湖護士助產學校畢業 [illegible]高中畢業 本院護士		1952.12.	195	
產科	護士	麥俊華	〃	31	饒平	〃	中農	49.10	[illegible]		1950.11.	210	
產科	護士	鄧綺芬	女	22	開平	職員	商	51.7.	澳門鏡湖護士助產學校畢業 本院護士		1951.7.	210	
〃	〃	馮佩環	〃	26	番禺	〃	官僚	51.7.	同右		1951.7.	210	
〃	〃	鍾成英	〃	21	新會	〃	商	51.12.	同右		1951.12.	195	
〃	〃	余群雁	〃	19	台山	〃	中農	52.2.	中大護校畢業 本院護士		1952.2.	179	
〃	〃	陳佑玲	〃	23	中山	〃	房屋出租	52.4.	澳門鏡湖護士助產學校畢業 本院護士		1951.12.	179	
〃	〃	王尚德	〃	19	番禺	學生	教工	52.8.	中大護校畢業 本院護士	青年團員	1952.8.	179	
〃	〃	薛敏瑜	〃	19	順德	〃	地主	〃	同右	青年團員	〃	179	
〃	〃	李蘭	〃	22	中山	〃	〃	〃	同右		〃	179	
〃	〃	梁碧珊	〃	19	〃	〃	〃	〃	同右		〃	179	

图3-186　中山大学医学院暨附属医院及护士学校教职员工简历名册-24

中山大學醫學院教職員工簡歷名冊（遵照中央衛生部(53)衛人字第201號通報）一九五三年 月 日

科系別（單位別）	職別	姓名	性別	年齡	籍貫	個人成份	家庭出身	參加革命工作時間	簡歷（學歷及經歷）	政治情況	到職年月	工資分	備考
產科	護士	余傳恭	女	20	南京	職員	教工	52.2.	中大護校畢業 本院護士	青年團員	1952.2.	179	
〃	〃	周金玉	〃	21	浙江	〃	農民	51.6.	江西南昌護士助產學校畢業 江西精神病醫院護士長	青年團員	1952.9.	179	
〃	〃	呂廣群	〃	34	南海	〃	小手工業	52.10.	香港東華東院護校畢業 東華東院護士		1952.10.	210	
〃	〃	陳慶棠	〃	20	中山	學生	小土地出租	52.12.	澳門鏡湖護士助產學校畢業 東華東院護士		1952.12.	175	
婦科	〃	梁英珍	〃	20	南海	職員	商	52.4.	仝右		1952.4	179	
〃	〃	林月玲	〃	21	新會	〃	小商	52.4.	仝右		1952.4.	179	
〃	〃	梁建華	〃	20	番禺	〃	商	52.8.	中大護校畢業 東華東院護士		1952.8.	179	
〃	〃	鄭金華	〃	21	中山	學生	華僑	52.12.	鏡湖護士助產學校畢業 本院護士		1952.12.	175	
小兒科	護長	陳瑞	〃	41	新會	職員	小商人	49.10.	中大醫院護校畢業 廣西梧州省立醫院、廣東省立某醫院護士長		1948.8.	250	
小兒科	護士	郭雪琴	女	24	興寧	職員	小商人	50.5.	曲江河西修道醫院護士學校畢業 本院護士		1951.7.	210	
〃	〃	康球英	〃	26	梅縣	〃	官僚地主	49.10.	贛州高級醫事學校高級護士職業畢業 本院護士		1949.8.	210	
〃	〃	張芹好	〃	21	連城	〃	地主	52.2.	中大護士學校畢業 本院護士	青年團員	1952.2.	179	
〃	〃	鄧賦端	〃	18	五華	〃	官僚地主	〃	仝右		1952.2.	179	
〃	〃	韓鳳秋	〃	〃	北京	〃	職員	〃	仝右	青年團員	1952.2.	179	
〃	〃	葉寶光	〃	21	中山	學生	小商人	52.8.	仝右	青年團員	1952.8.	179	
〃	〃	梅少珊	〃	18	台山	〃	華僑	〃	仝右		1952.8.	179	
〃	〃	趙泳娛	〃	20	安徽桐城	〃	職員	〃	仝右	青年團員	1951.8.	179	
〃	〃	姜福蘭	〃	22	山東烟台	〃	地主	52.11.	鏡湖護士助產學校畢業 本院護士		1952.12.	175	

图3-187 中山大学医学院暨附属医院及护士学校教职员工简历名册-25

中山大學醫學院教職員工簡歷名冊（遵照中央衛生部（53）衛人字第201號通報）一九五三年 月 日

科系別（單位別）	職別	姓名	性別	年齡	籍貫	個人成份	家庭出身	參加革命工作時間	簡歷（學歷及經歷）	政治情況	到職年月	工資分	備考
手術室	護長	何淑貞	女	43	花縣	職員	小商人	1949.10.	中大醫院護士學校畢業。本院總護士長		1923.10.	310	
〃	護士	陳馨光	〃	17	廈門	〃	職員	1952.2.	中大醫院護士學校畢業。本院護士	青年團員	1952.2.	179	
〃	〃	張婉華	〃	18	南海	學生	〃	1952.8.	仝右	〃	1952.8.	179	
〃	〃	曾達芬	〃	20	〃	〃	地主	1952.8.	仝右		〃	179	
〃	〃	劉鳳彩	〃	26	〃	〃	小商人	1949.10	廣東省立高級護士助產學校畢業。中山紀念醫院、湖平保健區[illegible]護士，廣東[illegible]醫院護士	青年團員	1950.11.	250	
〃	〃	陳慧嫻	〃	21	新會	〃	手工業	1952.4.	澳門鏡湖護士助產學校畢業。本院護士		1952.4.	179	
供應室	護長	黃淑球	〃	41	福建福州	家庭婦女	小手工業	1951.11.	北京協和護士速成班畢業。偽中央[illegible]部總護士		1951.11.	270	
〃	護士	周勤芳	〃	27	番禺	職員	自由職業	1949.10.	廣東博愛醫院護校畢業。東莞醫院護士		1948.8	230	
〃	〃	張粟芳	〃	28	揭陽	〃	小商人	1949.10	廣東省立護士助產學校畢業。河源[illegible]醫院護士		〃	213	

科系別（單位別）	職別	姓名	性別	年齡	籍貫	個人成份	家庭出身	參加革命工作時間	簡歷（學歷及經歷）	政治情況	到職年月	工資分	備考
〃	〃	甘惠芳	女	21	順德	學生	小商人	1952.8.	中大護校畢業。本院護士	青年團員	1952.8.	179	
〃	〃	岑桂芹	〃	20	〃	〃	商	1952.8.	仝右	〃	〃	179	
門診部	護長	黃仲華	〃	〃	南海	職員	地主	1952.2.	仝右	〃	1949.10.	190	
治療室	護士	朱潤嫻	〃	32	鶴山	〃	富農	1949.10	中大護校畢業。南[illegible]醫院[illegible]		1946.5.	230	
眼科	〃	黎淑持	〃	26	南海	〃	地主	1949.10	廣州博愛醫院護士學校畢業。本院護士		1948.9.	210	
〃	〃	關天睦	〃	19	〃	學生	職員	1952.8.	中大護士學校畢業。本院護士	青年團員	1952.8.	179	
皮花科門診部	〃	黃惠芳	〃	42	南海	職員	小商人	1949.10.	仝右		1948.2.	230	
耳鼻喉科門診部	〃	陳紫瑜	〃	30	潮安	〃	大商業	〃	廣東省立護士助產學校畢業。汕頭[illegible]醫院護士		1923.7.	210	
保健科	〃	關碧霞	〃	28	開平	〃	小商業	1949.10.	廣東省立護士助產學校畢業。[illegible]護士		1946.10.	230	

图3-188　中山大学医学院暨附属医院及护士学校教职员工简历名册-26

中山大學醫學院教職員工簡歷名冊（遵照中央衛生部(53)衛人字第201號造報）一九五三年 月 日

科系別（單位別）	職別	姓名	性別	年齡	籍貫	個人成份	家庭出身	參加革命工作時間	簡歷（學歷及經歷）	政治情況	到職年月	工資分	備攷
保健科	護士	楊惠蜜	女	19	番禺	學生	官僚資產	1952.8.	中大護士學校畢業，本院護士	青年團員	1952.8.	179	
〃	〃	孫淑陽	〃	25	安徽	自由職業	小地主	1953.3.	[illegible]		1953.3.	190	
急診室	〃	歐陽美光	〃	23	新會	職員	工商地主	1949.10.	[illegible]		1948.8.	230	
〃	〃	黃啟靖	〃	26	〃	〃	職員	1948.10.	[illegible]		1950.1.	210	
〃	〃	劉友贊	〃	27	中山	〃	自由職業	1952.6.	[illegible]		1952.6.	195	
內科門診	〃	鄭次玲	〃	22	中山	〃	職員	1951.7.	澳門鏡湖醫院高級護士學校畢業，本院護士		1951.7.	210	
小兒科門診	〃	伍炅羣	〃	29	南海	〃	商	1949.10.	廣東省立護士助產學校畢業，本院護士		1946.10.	210	
外科門診	〃	丁運鴻	〃	21	東莞	〃	地主	1949.10.	[illegible]		1946.8.	270	
產科門診	〃	張幼儀	〃	22	四川成都	〃	自由職業	1951.11.	[illegible]		1951.11.	210	
〃	助產士	賴松真	女	28	梅縣	職員	貧農	1949.10.	[illegible]		1932.7.	230	
〃	女助產士	劉兆珍	〃	23	〃	自由職業	自由職業	1951.11.	[illegible]		1951.11.	208	
飲食部	護士	黃秀楨	〃	21	番禺	職員	地主	1952.2.	[illegible]	青年團員	1952.2.	179	
〃	〃	蔡翠芳	〃	24	中山	〃	小商人	1951.4.	澳門鏡湖醫院護士助產學校畢業，本院護士		1951.4.	230	
〃	〃	李月華	〃	19	新會	〃	[illegible]	1952.2.	仝右	青年團員	1952.	190	
〃	〃	陳惠芬	〃	21	三水	〃	中農	1952.2.	仝右	青年團員	1952.2.	179	
內科	助教	黃惠文	〃	19	台山	〃	中農	1951.10.	高小畢業，本院助教	青年團員	1951.7.	145	
〃	〃	張淑英	〃	—	番禺	〃	自由職業	〃	[illegible]		1953.3.	115	
〃	〃	方少娟	〃	〃	開平	〃	[illegible]	1951.10.	[illegible]		1953.3.	115	

图3-189　中山大学医学院暨附属医院及护士学校教职员工简历名册-27

中山大學醫學院教職員工簡歷名冊（遵照中央衛生部(53)衛人字第201號通報）一九五三年　月　日

科系別（單位別）	職別	姓名	性別	年齡	籍貫	個人成份	家庭出身	參加革命工作時間	簡歷（學歷及經歷）	政治情況	到職年月	工資分	備攷
婦科	助教	吳玉儀	女	20	中山	職員	職工	1951.7.	粵山中學一年級 本院助教		1951.8.	130	
供應室	〃	張淑勤	〃	16	南海	〃	小商	1951.10.	廣州市第一民立中學校高級一年 副護班畢業 方便醫院助教		1953.3.	115	
小兒科	〃	譚美英	〃	19	瓊州	〃	工人	1951.7.	高小畢業 本院助教		1951.8.	130	
小兒科	〃	舒彩瓊	〃	16	湖南	〃	職員	1951.10.	方便醫院助教副護班畢業 方便醫院助教		1953.3.	115	
供應室	〃	鄔杏如	〃	21	泰陽	〃	富農	1951.7.	初中畢業 本院助教		1951.9.	122	
〃	〃	高[illegible]冰	〃	17	順德	〃	教工	1951.10.	方便醫院助教訓練班畢業 廣州方便醫院助教		1953.3.	115	
〃	〃	蘇笑華	〃	16	新会	〃	店員工人	〃	廣州市第一民立中學校高級一年副[illegible]班畢業 廣州市方便醫院助教		〃	115	
産科	〃	賴郁青	〃	19	龍川	〃	地主	1950.11.	初中肄業 龍川縣[illegible]及[illegible]隊員	青年團員	1951.7	130	
〃	〃	陳卓[illegible]	〃	23	豐順	〃	中農	1951.7.	小學畢業 本院助教	青年團員	〃	125	

科系別（單位別）	職別	姓名	性別	年齡	籍貫	個人成份	家庭出身	參加革命工作時間	簡歷（學歷及經歷）	政治情況	到職年月	工資分	備攷
〃	助教	黃火懷	女	18	東莞	職員	地主	1951.10.	方便醫院助教副護班畢業 方便醫院助教		1953.3.	115	
〃	〃	許火仲	〃	〃	開平	〃	中農	1951.10.	廣州市第一民立中學校高級一年 副護班畢業 方便醫院助教		〃	115	
內科門診	〃	商秀娟	〃	21	順德	〃	地主	1951.7.	小學畢業 順德[illegible]		1951.	130	
外科	〃	常惠芬	〃	19	廣州	〃	工人	〃	小學五年 本院助教		1951.8.	130	
〃	〃	韋志文	〃	23	中山	〃	手工業	〃	高小 澳門鏡湖醫务所助教		1951.7.	130	
〃	〃	張瑞蘭	〃	19	陽春	〃	中農	1951.10.	方便醫院助教訓練班畢業 方便醫院助教		1953.3.	130	
〃	〃	丁薇	〃	17	遂溪	〃	自由職業	〃	仝右		〃	115	
〃	〃	賴燕華	〃	〃	南海	〃	地主	〃	仝右		〃	115	
外科門診	〃	何賽英	〃	21	大埔	〃	貧農	〃	仝右		〃	115	

图3-190　中山大学医学院暨附属医院及护士学校教职员工简历名册-28

中山大學醫學院教職員工簡歷名冊（遵照中央衛生部(53)衛人字第201號通報）一九五三年 月 日

科系别（單位别）	職别	姓名	性别	年齡	籍貫	個人成份	家庭出身	參加革命工作時間	簡歷（學歷及經歷）	政治情況	到職年月	工資分	備攷
産科	助産	余美英	女	17	南海	職員	職員	1951.10.	廣州市第一人民醫院[illegible]助產學校畢業 廣州方便醫院助產		1953.3.	115	
手術室	〃	蘇笑芳	〃	19	番禺	〃	工人	1951.7.	初中肄業 [illegible]工友		1951.7.	125	
〃	〃	符月珍	〃	18	南海	〃	小業主	1951.10.	方便醫院助產訓練班畢業 廣州方便醫院助產		1953.3.	115	
〃	〃	何瑞萍	〃	16	清遠	〃	商人	1951.10.	仝右		1953.3.	115	
五官科	〃	陳敏蓮	〃	18	台山	〃	地主	〃	仝右		1953.3.	115	
急診室	〃	黄笑梅	〃	19	恩平	〃	自由職業	〃	仝右		1947.11.	115	
内科	〃	張秀珍	〃	20	東莞	〃	工人	1951.10.	廣州市第一人民醫院[illegible]畢業 廣州方便醫院護士		1953.3.	115	
附屬醫院	技工	林基忠	男	34	台山	技工	貧農	1949.10	小學四年 木工		1947.11	180	
〃	〃	雷松	〃	27	四會	〃	·	1951.9.	初小 木匠		1951.9.	165	
〃	技工	許耕	男	69	順德	技工	商	1949.10	私塾讀書 曾任[illegible]廚房工作		1949.9.	195	
〃	〃	伍財源	〃	32	台山	〃	貧農	1951.6.	小學五年 廣州市[illegible]工作	1	1951.6	180	
〃	〃	顧樹昌	〃	28	惠陽	工人	貧農	1949.10	小學 [illegible]文書[illegible]廚人		1948.8.	180	
〃	〃	劉蘇	〃	47	增城	〃	貧農	1949.10	文盲 一向做廚人		1949.10.	195	
〃	〃	朱秋	〃	36	台山	技工	商人	1951.6.	小學二年 [illegible]剃刀門補		1951.6.	185	
〃	〃	宋炳英	〃	37	〃	〃	小販	1951.11.	高小 [illegible]剃刀門補		1951.11.	165	
〃	〃	麥象潤	〃	22	南海	〃	工人	1949.10	小學六年 [illegible]廚人		1949.8.	165	
〃	〃	孫金喜	〃	48	江蘇六合	〃	技工	1952.10	私塾六年 [illegible]		1952.11.	180	
〃	〃	李漢楷	〃	45	廣東高要	〃	貧農	1952.4	私塾二年 [illegible]		1952.4.	210	

图3-191　中山大学医学院暨附属医院及护士学校教职员工简历名册-29

中山大學醫學院教職員工簡歷名冊（遵照中央衛生部(53)衛人字第201號造報）一九五三年　月　日

科系別（單位別）	職別	姓名	性別	年齡	籍貫	個人成份	家庭出身	參加革命工作時間	簡歷（學歷及經歷）	政治情況	到職年月	工資分	備攷
附屬醫院	技工	伍慕明	女	36	順德	家庭婦女	貧農	1950.10.	文盲 本院車衣工友		1950. 10.	150	
〃	〃	王三妹	〃	45	新会	工人	工人	1952.10.	小學三年 本院車衣工友		1952. 10.	130	
〃	〃	劉純恂	〃	31	五華	城市貧民	小地主	1951.	樂育中學讀書 本院車衣工友		1951.	120	
〃	工友	葉珍	〃	36	順德	工人	小販	1949.10.	叶[illegible]學校學習 本院工友		1946. 8.	140	
〃	〃	盧友	〃	22	番禺	〃	工人	1950.8.	夜校四年 本院工友		1950. 8.	140	
〃	〃	區璞	〃	20	南海	〃	小販	1952.8.	小學六年參加叶[illegible]工年 小販		1952. 8.	120	
〃	〃	李月光	〃	17	〃	〃	佃中農	1952.11.	小學四年 工廠做		1952. 11.	110	
〃	〃	譚樹祥	男	38	番禺	〃	貧農	1953.2.	小學八年 苦力、小販、[illegible]、機退工友		1953. 2.	110	
〃	〃	黃衍蘭	女	21	增城	〃	貧農	1952.7.	小學一年 本院工友		1952. 7.	110	

科系別（單位別）	職別	姓名	性別	年齡	籍貫	個人成份	家庭出身	參加革命工作時間	簡歷（學歷及經歷）	政治情況	到職年月	工資分	備攷
〃	工友	何蘇	女	27	番禺	工人	貧僱	1949.10.	取入叶[illegible]中[illegible] 本院工友		1951. 8.	140	
〃	〃	羅月燕	〃	26	順德	〃	小商	1952.8.	初中一年 本院工友		1952. 8.	120	
〃	〃	胡芳	〃	27	番禺	〃	商人	1952.8.	小學四年 保屯工人		1952. 8.	110	
〃	〃	徐瑞娟	〃	〃	〃	〃	工人	1952.3.	小學三年 本院工友		1952. 3.	110	
〃	〃	鄧燕球	〃	21	新会	〃	教工	1953.3.	小學五年 本院工友		1953. 3.	110	
〃	〃	嚴好	〃	23	雲浮	〃	工人	1949.10.	初小一年 本院工友		1941.	130	
〃	〃	周三男	男	35	南海	〃	貧農	1952.2.	文盲 耕田、竹工、工友、工廠做		1953. 2.	110	
〃	〃	劉女	女	17	增城	農民	〃	1953.3.	夜校三年 耕田		1952. 3.	110	
〃	〃	吳梅桂	〃	〃	廣州	〃	〃	〃	小學一年 耕田		1953. 3.	110	

图3-192　中山大学医学院暨附属医院及护士学校教职员工简历名册—30

中山大學醫學院教職員工簡歷名冊（遵照中央衛生部(53)衛人字第201號造報）一九五三年 月 日

科系别（单位别）	職别	姓名	性别	年齡	籍貫	個人成份	家庭出身	参加革命工作時間	簡歷（學歷及經歷）	政治情况	到職年月	工資分	備攷
醫院	工友	黄辟	女	30	番禺	工人	中農	52.8.	住家工友 小學三年		1952.8.	110	
〃	〃	陳錦英	〃	21	興寧	農民	貧農	〃	小學二年 在鄉耕種		1952.8.	120	
〃	〃	盧森卿	〃	23	化縣	工人	農民	49.10.	小學二年 本院工友		1946.1.	130	
〃	〃	何芳	〃	31	順德	〃	貧農	53.2.	文盲 住家傭工工友、工賑隊		1953.2.	110	
〃	〃	鄧秀娟	〃	18	南海	〃	中農	52.11.	廣青小學五年 城港膠廠粘鞋學徒		1952.11.	110	
〃	〃	梁素娥	〃	21	曲江	〃	貧民	53.4.	曲江縣昇平小學肄業 本院工友		1953.4.	110	
〃	〃	蔡霞玲	〃	25	新會	〃	貧農	52.12.	文盲 工賑隊泥工		1952.10	110	
〃	〃	譚偉卿	〃	30	〃	〃	自由職業	52.10.	小學 廣州工賑隊59中隊隊員		1952.10	110	
〃	〃	楊桂娟	〃	21	湖南武岡	〃	教工	52.11.	夜校三學期 本院工友		1952.11.	123	

科系别（单位别）	職别	姓名	性别	年齡	籍貫	個人成份	家庭出身	参加革命工作時間	簡歷（學歷及經歷）	政治情况	到職年月	工資分	備攷
醫院	工友	何惠霞	女	33	番禺	小販	自由職業	51.7.	私塾八年 小販		1951.7.	130	
〃	〃	李春梅	〃	20	潮安	工人	貧農	52.8.	業餘學校中級 本院工友		1952.8.	110	
〃	〃	冼煥屏	〃	22	番禺	農民	小商	53.3.	小學一年 耕種		1953.3.	160	
〃	〃	胡桂英	〃	33	〃	工人	商	52.11.	盧子嶽私塾讀書 膠廠粘鞋工人		1952.11.	110	
〃	〃	周月珍	〃	23	江蘇	〃	工人	53.3.	初二上學期 華南劇委保姆		1953.3.	110	
〃	〃	張友榮	男	18	海丰	〃	中農	52.3.	小學五年 廣州志記飯店竹工		1952.3.	120	
〃	〃	鄧三妹	女	16	南海	〃	地主	51.8.	小學六年肄業 本院工友		1951.8.	100	
〃	〃	蕭貴	〃	34	南海	店員	工人	52.10	小學肄業 公共汽車站賣票員		1952.10.	110	
〃	〃	黄泰彰	〃	22	番禺	工人	貧僱農	51.8.	小學二年 利和草藤廠女工		1951.8.	130	

图3-193　中山大学医学院暨附属医院及护士学校教职员工简历名册-31

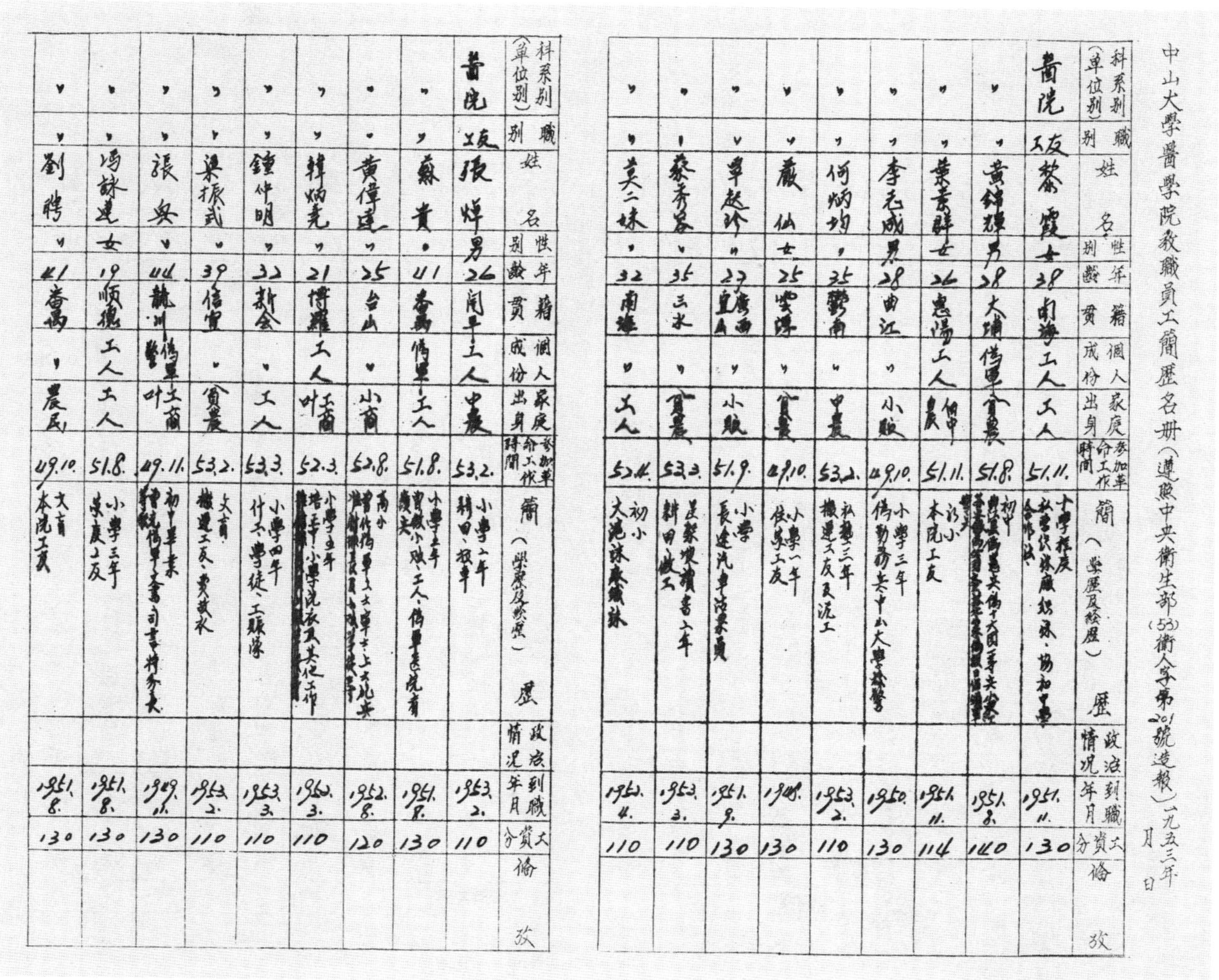

中山大學醫學院教職員工簡歷名冊（遵照中央衛生部（53）衛人字第201號造報）一九五三年　月　日

科系別（單位別）	職別	姓名	性別	年齡	籍貫	個人成份	家庭出身	參加革命工作時間	簡歷（學歷及經歷）	政治情況	到職年月	工資分	備攷
醫院	工友	黎霞	女	38	南海	工人	工人	51.11.	小學程度 私營絲織廠織絲、協和中學合作社		1951.11.	130	
〃	〃	黃錦輝	男	28	大埔	偽軍	貧農	51.8.	初中 [illegible]		1951.8.	140	
〃	〃	葉素群	女	26	惠陽	工人	佃中農	51.11.	初小 本院工友		1951.11.	114	
〃	〃	李元成	男	28	曲江	〃	小販	49.10.	小學三年 偽勤務兵、中山大學校警		1950.	130	
〃	〃	何炳均	〃	25	鬱南	〃	中農	53.2.	私塾三年 搬運工友及流工		1953.2.	110	
〃	〃	蔽仙	女	25	雲浮	〃	貧農	49.10.	小學一年 住家工友		1948.	130	
〃	〃	卓趙珍	〃	27	廣西[illegible]	〃	小販	51.9.	小學 長途汽車[illegible]		1951.9.	130	
〃	〃	蔡秀容	〃	35	三水	〃	貧農	53.3.	在家讀書六年 耕田做工		1953.3.	110	
〃	〃	莫二妹	〃	32	南海	〃	工人	52.4.	初小 大瀝[illegible]		1952.4.	110	

科系別（單位別）	職別	姓名	性別	年齡	籍貫	個人成份	家庭出身	參加革命工作時間	簡歷（學歷及經歷）	政治情況	到職年月	工資分	備攷
醫院	工友	張焯	男	26	開平	工人	中農	53.2.	小學二年 耕田、揸車		1953.2.	110	
〃	〃	蘇貴	〃	41	番禺	偽軍	工人	51.8.	小學五年 曾做小販、工人、偽軍[illegible]		1951.8.	130	
〃	〃	黃偉達	〃	25	台山	〃	小商	52.8.	高小 曾作偽軍[illegible]		1952.8.	120	
〃	〃	韓炳堯	〃	21	博羅	工人	小工商	52.3.	小學五年 培正中小學洗衣及其他工作		1952.3.	110	
〃	〃	鍾仲明	〃	32	新會	〃	工人	53.3.	小學四年 什工、學徒、工賑隊		1953.3.	110	
〃	〃	梁振武	〃	39	信宜	〃	貧農	53.2.	文盲 搬運工友、賣故衣		1953.2.	110	
〃	〃	張安	〃	44	龍川	偽警	小工商	49.11.	初中畢業 曾任偽軍[illegible]司書、特務長		1949.11.	130	
〃	〃	馮詠蓮	女	19	順德	工人	工人	51.8.	小學三年 家庭工友		1951.8.	130	
〃	〃	劉聘	〃	41	番禺	〃	農民	49.10.	文盲 本院工友		1951.8.	130	

图3-194　中山大学医学院暨附属医院及护士学校教职员工简历名册-32

中山大學醫學院教職員工簡歷名册（遵照中央衛生部(53)衛人字第201號通報）一九五三年 月 日

科系別（單位別）	職別	姓名	性別	年齡	籍貫	個人成份	家庭出身	參加革命工作時間	簡（學歷及經歷）歷	政治情況	到職年月	工資分	備攷
醫院	工友	劉巧珍	女	21	增城	農民	貧農	53.3.	夜校三年 耕種		1953.3.	110	
〃	〃	黄倫	男	46	台山	工人	〃	49.10.	私塾六年 謝炒學徒及在鄉耕田		1944.6.	140	
〃	〃	黄霖	〃	25	鶴山	僞軍	〃	52.8.	小學 僞軍傳達兵 育嬰堂長工 散發救濟工友		1952.8.	120	
〃	〃	程月琴	女	25	福建	工人	工人	52.4	四年書 本院工友		1952.4.	110	
〃	〃	黄梅英	〃	23	杭川	〃	小土地出租	51.11.	本院工友		1951.11.	130	
〃	〃	陳潔貞	〃	17	廣州	農民	貧農	53.3.	私塾三年 耕種		1953.3.	110	
〃	〃	吴秀英	〃	17	中山	工人	自由職業	51.11.	本市東山區第二農干中學校扶 東鄉建設會衛勤服員		1951.11.	110	
〃	〃	葉聚男	男	19	惠陽	〃	中農	49.10.	小學 茶樓學徒工友		1948.4.	130	
〃	〃	崔明	〃	32	番禺	〃	小商人	49.11.	高小畢業 曾在偽廣州衛生局任職		1952.8.	137	

科系別（單位別）	職別	姓名	性別	年齡	籍貫	個人成份	家庭出身	參加革命工作時間	簡（學歷及經歷）歷	政治情況	到職年月	工資分	備攷
醫院	工友	尹觀芳	女	21	東莞	工人	商人	49.10.	初小一年 本院工友		1946.	123	
〃	〃	黄少忠	男	29	清遠	〃	貧農	52.8.	小學二年 小販工友及耕田		1952.8.	110	
〃	〃	周玉蓉	〃	16	五華	〃	工人	51.6.	小學四年 中大醫院工友		1951.6.	90	
〃	〃	丁詠禧	〃	21	南海	〃	貧農	53.2.	小學一年 流動擺賣什工		1953.2.	120	
〃	〃	蔡梅芝	〃	53	南海	〃	工人	49.10.	私塾二年 在鄉耕田 繅紗織造工友		1947.	140	
〃	〃	冼森	〃	45	番禺	〃	貧農	52.11.	初小 商店酒家作工		1952.11.	110	
〃	〃	吴明浩	〃	22	恩平	〃	〃	51.12.	初小三年 學徒（木工）		1951.12.	130	
〃	〃	梁林	〃	60	高要	商人	商人	49.10.	私塾八年 僞軍上尉軍需及商店股東		1948.5.	123	
〃	〃	梁光	〃	45	新會	工人	工人	51.6.	私塾六年 店內什工 搬運工人 小販		1951.6.	130	

图3-195 中山大学医学院暨附属医院及护士学校教职员工简历名册-33

中山大學醫學院教職員工簡歷名冊（遵照中央衛生部（53）衛人字第201號造報）一九五三年　月　日

科系別（單位別）	職別	姓名	性別	年齡	籍貫	個人成份	家庭出身	參加革命工作時間	簡歷（學歷及經歷）	政治情況	到職年月	工資分	備攷
附屬醫院	工友	班明	男	39	廣西鬱林	工人	工人	1952.1	小學四年；[illegible]		1952.11.	110	
〃	〃	王蘭偉	〃	33	南海	店員	商	1952.4	師範科肄業；曾任[illegible]號藥店店員		1952.8.	110	
〃	〃	陳祥	〃	39	台山	工人	貧農	1953.2.	小學五年；[illegible]耕田、洗衣工友		1953.2.	110	
〃	〃	黃田恩	〃	35	惠來	〃	貧民	1953.3.	小學五年；織造工友、什工、散工		1953.3.	110	
〃	〃	傅鴻勳	〃	36	鬱南	〃	貧農	1953.2.	私塾八年；[illegible]		1953.2.	120	
〃	〃	梁二女	女	26	四會	〃	工人	1952.10	文盲；市政府廚役、員		1952.10.	110	
〃	〃	梁枝祥	男	31	南海	〃	小商	1953.2	私塾五年；[illegible]工友、小販		1953.2.	110	
〃	〃	黃[illegible]	女	51	云浮	〃	貧農	1949.10	小學一年；市立博濟醫院工友		1949.	130	
〃	〃	李妹	〃	52	番禺	〃	工人	〃	小學一學期；安泰絲廠工人		1945.10	140	
附屬醫院		陳蘭	女	66	清遠	工人	小手工業	1949.10	小學一年；惠民小學工友		1948.9	130	
〃		何嫩	男	25	順德	工人	工人	1949.10	小學三年；[illegible]		1949.10	140	
〃		何顯	〃	36	〃	商人	商	〃	小學六年；經商		1949.7.	140	
〃		吳枝玲	〃	19	南海	工人	工人	1949.10	小學四年；[illegible]		1948.7.	140	
〃		劉呂	男	33	番禺	〃	商人	1951.9.	私塾五年；曾任店員、[illegible]		1951.9.	140	
〃		鍾樹文	〃	21	惠陽	〃	貧農	1950.4	高小；本院藥房工友		1950.4.	150	
〃		黃敬英	女	37	花縣	〃	工人	1951.9.	小學一年；廣州合作中南[illegible]工友		1951.9.	140	
〃	〃	呂影	〃	32	順德	工人	工人	1952.6.	私塾三年；[illegible]		1952.6.	110	
〃	〃	吳文英	〃	35	梅縣	工人	工人	1951.9.	私塾二年；本院工友		1951.9.	120	

图3-196　中山大学医学院暨附属医院及护士学校教职员工简历名册-34

中山大學醫學院教職員工簡歷名冊（遵照中央衛生部(53)衛人字第201號決報）一九五三年 月 日

科系別（單位別）	職別	姓名	性別	年齡	籍貫	個人成份	家庭出身	參加革命工作時間	簡歷（學歷及經歷）	政治情況	到職年月	工資分	備攷
附屬醫院	工友	[illegible]泰	男	51	花縣	工人	工人	1951.12.	私塾二年 [illegible]		1951. 12.	150	
〃	〃	祝年	〃	42		〃	〃	1952.11.	私塾二年 打竹、挑夫、工友		1952. 11.	110	
〃	〃	陳超	〃	38	高鶴	〃	店員	1951.11.	讀書九年 曾做送貨、企枱、種田、廚工、小販		1951. 11.	120	
〃	〃	梁祥	〃	20	南海	〃	工人	1953.1.	小學六年 竹工、工廠雜役員		1953. 1.	120	
〃	〃	陸佩嬌	女	23	番禺	〃	〃	1952.12.	小學三年 中南海[illegible]醫院[illegible]洗衣工作		1952. 12.	110	
〃	〃	黎女	〃	24	花縣	〃	小販	1953.3.	小學六年 工人、工廠雜役		1953. 3.	110	
〃	〃	吳旭	男	42	恩平	〃	貧農	1951.5.	私塾六年 耕田、散工		1951. 5.	140	
〃	〃	梁廣新	〃	27	順德	〃	工人	1953.3.	小學六年來 工人、工廠雜役		1953. 3.	110	
〃	〃	韓清	〃	63	博羅	〃	〃	1949.10.	私塾六年 廣大、培正、東華、中大等校洗衣工		1947.	170	

科系別（單位別）	職別	姓名	性別	年齡	籍貫	個人成份	家庭出身	參加革命工作時間	簡歷（學歷及經歷）	政治情況	到職年月	工資分	備攷
附屬醫院	工友	鄭棣	男	54	博羅	工人	工人	1949.10.	夜校讀書 嶺大、培正、中大醫院等洗衣工友		1947. 11.	170	
〃	〃	鄭荻	女	46	〃	〃	〃	1951.9.	文盲 鄉村妹仔、中大醫院洗衣工友		1951. 9.	130	
〃	〃	蘇錫彝	男	23	〃	〃	〃	1951.3.	小學六年 培正中學、中大醫院洗衣工友		1951. 3.	170	
〃	〃	韓炳忠	〃	〃	〃	〃	工商業	1951.9.	小學六年 培正小學洗衣工友、廚房、什工		1951. 9.	170	
〃	〃	鄭文瑞	〃	20	〃	〃	貧農	1949.10.	夜校學習 培正、中大等學校洗衣工作		1947. 12.	170	
〃	〃	劉初	〃	49	從化	〃	〃	1951.8.	私塾一年 曾在偽縣府自衛團、嶺大、執信、培正等學校洗衣工人		1951. 8.	161	
〃	〃	冼廣達	〃	39	鶴山	〃	〃	1951.4.	小學四年 曾在培正、廣雅、中大醫學院洗衣工		1951. 4.	145	
〃	〃	黃潤想	男	23	開平	工人	雇農	1952.6.	小學六年 廣雅中學、越華中學等洗衣工人		1952. 6.	170	
〃	〃	梁大菌	女	28	博羅	農民	工人	1951.9.	小學六年 在鄉耕田、醫校洗衣工人		1951.9.	140	

图3-197　中山大学医学院暨附属医院及护士学校教职员工简历名册—35

中山大學醫學院教職員工簡歷名冊（遵照中央衛生部(53)衛人字第201號通報）一九五三年　月　日

科系別（單位別）	職別	姓名	性別	年齡	籍貫	個人成份	家庭出身	參加革命工作時間	簡（學歷及經歷）歷	政治情況	到職年月	工資分	備攷
附屬醫院	工友	英玉珍	女	27	順德	工人	地主	1951.6.	小學一年。在鄉耕田，曾做農工及洗衣工人		1951.	140	
〃	〃	彭鳳球	〃	23	南海	〃	小販	1951.7.	小學八年。新生救傷工人、洗衣工人、		1951.7.	130	
〃	〃	劉麗容	〃	22	增城	城市貧民	小販	1952.3.	小學六年。鄭記信果商店員、洗衣工、洗衣工友、		1952.3.	120	
〃	〃	劉菜初	男	21	台山	工人	工人	1953.1.	小學六年。洗衣工友		1953.3.	120	
〃	〃	劉石	〃	23	寶安	〃	貧農	1952.12.	小學二年。洗衣廠工友		1952.12.	150	
〃	〃	陳瑞榮	〃	32	番禺	〃	工人	1953.3.	小學三年。廣州市各地織造工人、飲食員		1953.3.	100	
〃	〃	黎炎佳	〃	28	南海	〃	城市貧民	1953.4.	小學五年。在巳利食品店做侍應生		1953.4.	100	
〃	〃	鄭蘇	女	23	番禺	〃	貧農	〃	小學六年。曾在廣恒織造廠工作		1953.4.	100	
〃	〃	潘順	〃	19	小杭	〃	工人	〃	曾在報中機廠工作		1953.4.	100	
〃	工友	衛慶秋	女	28	番禺	工人	貧農	1953.4.	小學三年。曾在公平膠廠做工		1953.4.	100	
〃	〃	陳美英	〃	20	順德	〃	工人	1953.4.	曾在收與膠廠做計工		1953.3.	100	

图3-198　中山大学医学院暨附属医院及护士学校教职员工简历名册-36

十四、中山大学医学院暨附属医院各级医师职责

中山大学医学院暨附属医院各级医师职责见图3-199、图3-200。

各级醫師之職責

（甲）科主任之職責：

1. 關於本科之計劃章則及發展事項.
2. 關於本科之經費預算事項.
3. 關於本科人員之工作分配與督導檢查本科業务推行情形及總結本科之業務成績.
4. 關於本科文件之处理事項.
5. 關於本科医务之執行事項.
6. 關於本科疾病預防診斷及治療标準之確定及改進事項.
7. 各科主任定期巡視該科病室之情况.
8. 主持有關教学研究訓練等事項.
9. 定期召開科务会議及主持病史討論会死亡檢討会及学術研究会.
10. 推動本科政治学習事項.
11. 計劃及確立本科各項医療統計.

（乙）主治医師之職責：

1. 对該科病人負業务上之職責.
2. 每日依照規定时間与住院医師、助理住院医師、实習医師巡視病室，遇有危急症狀之病人，住院医師及助理住院医師不能解決时，須随时至病室診治.
3. 主任医師巡視病房时，主治医師、住院医師、助理住院医師及实習医師須随同主任医師巡視病室.
4. 有訓練及指導住院医師、助理住院医師及实習医師之職責.
5. 住院医師、助理住院医師在業务上有所請求时应予指導.
6. 核定出院轉院轉科事宜
7. 病人出院後应悉心確定及簽署最後診斷.
8. 協助主任医師召集病案討論会及处理教学研究与師資訓練工作.
9. 診視门診病人並指導該科门診医療工作.
10. 協助主任医師推动政治学習事項.

（丙）住院医師職責：

1. 住院医師商承該科主任与主治医師之意見，对該科病人負有業务上之責任，並協助主任处理本科行政事宜.
2. 商承該科主任分配該科各医師工作及假期之安排.
3. 負有督察指导助理住院医師及实習医師之職責，協助主任考核其成績.
4. 实習医師及助理住院医師有所請求时，应即予指导協助，必要时可随時徵詢主治医師及主任医師之意見
5. 每日於上午規定时間内随同主任或主治医師巡察病房，下午領导巡察病房.
6. 該科病势嚴重之病人应随时更以注意.
7. 有迅速处理会診之責，遇必要时須向有關主治医師或主任請示办法或意見.
8. 有收容病人轉入該科之权，如係急症，或主治医師缺席时，有將該科病人轉移他科治療之权.
9. 協助学術研究及病例示教事項.
10. 負責維持病室秩序及医务人員之合作.
11. 協助主任負責召集及通知本科一切会議.
12. 負責接洽病屍解剖事項.
13. 負责本科各項統計事項，分配本科助理住院医師及護長進行处理之.
14. 負責排列及填送手術单.
15. 負責处理臨时急救治療及手術.
16. 負责处理輸血事宜.
17. 对該科病人作疾病之初步診斷.
18. 除規定休假外，須住宿院内.

（丁）助理住院医師之職責

1. 助理住院医師直接受住院医師、主治医師及主任之指導，忠於職守，如病人有特别变故或要外危險情形时，应立即報告住院医師或主治医師.
2. 每晨間应随同主治医師依規定时間巡察病房，並应預先明瞭每个病人之大概情况，下午与住院医師及实習医師於規定时間会同診察病人.
3. 新病人入院时应即往診視，指示实習医師对該病人之診断檢查与治療大綱並繼續注意其是否迅速適当执行.
4. 每一新病人入院後廿四小时内应補寫入院病历大綱，以後紀錄病人之重要病情及本人意見，並須將主任及主治医師之意見加予紀錄.
5. 負有指导实習医師及見習学生之責，關於施行各种診斷及治療手術时，应親自督導協同施行，如实習医師有請求时，須予協助，并考核其处方、病历及治療工作是否適当.
6. 应与医务人員、護士及病人切实合作，以「病人第一」為原則，遇有任何困难發生（如關于診療教学及行政等）当報告住院医師，不得擅自处理.
7. 应注意及明瞭一切病人情形，必要时須向住院医師報告.
8. 有維持病房檢驗室秩序及器具完整之责.
9. 得主治医師及住院医師同意后，可簽寫会診单、轉院单、X光照片或透視单、理療单、特别化驗单及病人出院单等，並負責及时填寫病危及死亡通知单.
10. 負責檢查医囑之施行.

图3-199　中山大学医学院暨附属医院各级医师职责-1

11. 值廿四小时住院在值日期内必須外出时須經住院医師之同意，請本科同人代理其職务並須通知院中有关部门.
12. 開討論会时负责报告病历.
13. 病人出院时指导病人及其家属出院后之医護用药等应注意事项和保持联系.
14. 協助科内之教学研究工作.

（戊）实習医師職责

1. 实習医師按照分派之職务直接对所派定之助理住院医師负责，应遵從其工作上一切指导，对於助理住院医師以上各級医師之意見，更应虚心接受.
2. 每日在規定时間内随同主任、主治医師及各級住院医師巡察病房，负责报告病历及病人之病情变化，答复各級医師関於病者情况之詢問，并記録主治医師口述之檢查意見、医嘱及其他.
3. 每日在晨間巡察病房之前，对病人情形应預先了解，必要之檢驗工作亦应在巡察前完成.
4. 收容新病人及出具証明書、開处方、写会診单等，均須得上級医師許可及会簽方為有效.
5. 实習医師对新入院之病人应立刻詳細診視，在廿四小时内负责繕写一完全病历，包括体格檢查及一切例行檢查工作（常規檢驗第一次由檢驗室做，於廿四小时内完成），以後逐日記載病情与填写出院紀録等.
6. 实習医師可执行较易之治療及手術，但必須有助理住院医師之同意及其協助，強烈靜脉注射剂如九一四等須由助理住院医師负责注射.
7. 未得上級医師之同意时，不得施行任何医療方法，亦不可向患者或其親友發表任何関於患者治療及病程預後之意見.
8. 負責普通常規檢驗工作.
9. 应参加各种会議及政治学習.
10. 在廿四小时住院在值日时间内如必須外出时，必須經住院医師之同意并登記于出外登記部及通知詢問处，回院後自行註銷.
11. 轉科病人須為作轉病人处理（或参改原科病历摘要紀録）
12. 与助理住院医師共同負責管理病房檢驗室等.
13. 遇有特殊病情發生时，获得通知後須立即至病房診視.
14. 請假須遵照請假条例.

（己）见实学生規則

1. 向該科住院医師报到，听從分配到门診或病房、檢驗室見实.
2. 接受住院医師之指导及分配工作，在实習医師協助下採取病历、檢查病人及練習各种常規檢驗等工作，但不得单独施行治療工作.
3. 隨全各級医師巡察病房.
4. 见習期間每星期应写一份以上病历，由助理住院医師指定病人.

5. 参加該科各种学術討論会.

实習医生对入院病人应作之檢查（各科可自行补訂）

1. 病歷及体格之檢查：

但如遇病重者可斟酌情形暫緩举行詳細之紀録及全部之檢查，可先择其重要者举行之，仍須作初步之紀録.

2. 血液之檢查：

作血色素之定量、紅血球、白血球之計数、白血球分类数与寄生虫之檢查，皆急症者可請檢驗室先做.

3. 尿及糞便之常規檢查
4. 通知檢驗康氏反应、血沉降及其他应做之檢驗工作
5. 檢驗血压
6. 兒童作結核素反应檢查.

病人住院期间应做之工作

1. 危急病者每日或一日数次作病情紀録，慢性或轻症患者則視具体情况隔日或每週作一病情紀録.
2. 病人入院三日内应每日測量血压一次，以後每週一次，初生兒不在此例.
3. 血常規檢查：有急症在发热期内或脓瘍腔类者，均須每星期举行二次或多次之檢查，視其需要而定.
4. 小便之檢查：每星期至少一次，但凡发高热脓瘍腔类的或腎炎病者每週应檢查三次或多次，視其病情而定.
5. 糞便之檢查：住院病人至少檢驗三次.
6. 病人突然發高热时应作全身檢查和白血球及分类数檢查，血塗片檢查有無瘧疾原并檢查小便.
7. 病人忽然驚厥应檢查患者中樞神經有無发炎现象，四肢有無搐搦.

实習医生請假条例

1. 实習医生应在院住宿，实行廿四小时负责制.
2. 实習医師因特殊情形必須請假时，其規定如下：
（一）普通事假在一年内累積不能超过半个月.
（二）三日以内之事假須經由科主任批准送請院行政备案.
（三）三日以上之事假須經科主任同意，报請院行政核准.
（四）病假須具备医師証明書，但超过一个以上者須補行实習
（五）值班时如有急事須外出，須徵得住院医師同意並請人代替職务.

图3-200　中山大学医学院暨附属医院各级医师职责-2

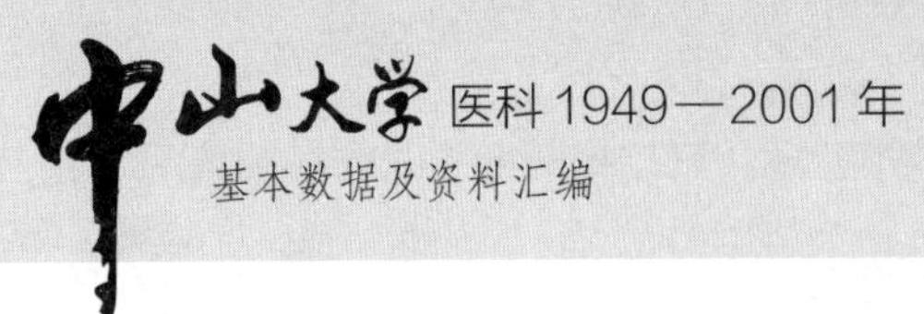

十五、中山大学医学院与岭南大学医学院商定合并后课程表

中山大学医学院与岭南大学医学院商定合并后课程表见图3-201、图3-202。

—3—

中大、嶺大醫学院商訂合併後課程表

(一)功課編排、以部頒課程草案為原則，每星期上課，不超過36小時，上学期20週計，下学期19週計。

(二)表列時数係包括实習或見習時数(原則上理論與实習定一比一)。

(三)本表供作你科編全部進度時之參考，如有实际困难，可酌予增減，但增減時数以不超過1/5為原則。

科目	第一学年		第二学年		第三学年		第四学年		第五学年		總時數	與部頒課程差數	備考
	上学期	下学期	上学期	下学期	上学期	下学期	上学期	下学期	上学期	下学期			
政治	4	4	4	4	2				重	重	362	−40	
拉丁文	2	2							点	点	78		
外國文	3	4							科	科	136	−20	
物理学	8								理	实	160	+4	
生物学	8								論	習	160	+4	
無机及分析化学	9								科		180	+22	
有机化学		6							講		114	} +4	
生物化学(包括膠質物理化学)			10						授		200		
人体解剖学		12							及		228	} −46	
神經解剖学			4						見		80		
組織学		6							習		114	} +36	
胚胎学			4								80		
生理学			12								240	+24	
微生物学				10							190	−6	
寄生虫学				5							95	+17	
病理解剖学、病理生理学				15							285	−21	
药理学					8						160	+2	
診断学					7						140	} +1	
放射学						3					57		
傳染病学、流行病学(50)					5	3					157		
熱帶病学					4						80		
内科学						6	4	4			270		
外科手术学及局部解剖学						5					95		
普通外科					10						200		
外科及泌尿学						6	7				254		
臨床外科 胸部外科(20) 矯形外科(20)								10			190		
婦科							3	3			117		
産科							3	3			117		
皮花科							2	3			97		
眼科							4				80		
耳鼻喉科						4					76		
公共衛生学						5					175		
衛生行政						4	4				76		
法医学								4			76		
小児科							4	5			175		
精神病学								4			76		
神經病学							5				100		
体育	2	2	2	2							156	−20	
每週上課時數	36	36	36	36	36	36	36	36					

图3-201　中山大学医学院与岭南大学医学院商定合并后课程表-1

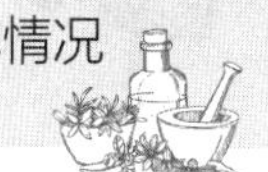

—4—

二年制医学專修科課程表（部頒課程表）

科目＼時數＼系别		小兒科 內科（甲組）	婦產科 外科（乙組）	眼耳鼻喉（丙組）	公共衛生科（丁組）
第一學年	社會科學	120	120	120	120
	解剖	210	270	180	90
	組織胚胎	90	90	90	60
	生理	180	150	120	180
	生化	120	120	120	包括營养 120
	病理	180	150	120	180
	細菌寄生虫	180	150	120	240
	葯理	120	120	90	90
	診斷	150	120	90	90
	醫學概論	10	10	10	10
第二學年	外科		90　90	眼科 180	數學 40
		150	550　150	180	120
	内科	675　330	240　210	240	240
	小兒科	100　445	45　45	45	60
	婦產科	45	90　530	45	60
	眼科	45	45	300	45
	耳鼻喉科	45	45	370	
	皮花科	45	45	45	60
	公共衛生	120	120	120	720
	放射線學	45	60	45	30
	處方學				
	法醫學				30
	軍陣醫學	10	10	10	10
	牙科				45
總計		1360　1280　2640	1390　1250　2640　／　1390　1250　2640	1240　1450　2640	1220　1420　2640

說　明：

(一) 表内所列時數包括講授和实習。

(二) 各科目包括内容大体上和五年制（内、外、小兒、產婦）或四年制（公衛、眼耳鼻喉）医科相同。

(三) 表内所列時數各院校得根據实际情况酌予增减但增減之時數不得超過各該科總時數1/5。

(四) 必要時得增加主科实習三個月至六個月。

(五) 各院校得因地制宜自行选定二科或三科招生。

(六) 第一、二學年第一學期上課廿週第二學期上課廿四週每週課程以不超過33小時為原則。

(七) 公共衛生科内主科課程時數如附表

公共衛生科内主科課程表

科目	時數
衛生統計	120
流行病學	180
環境衛生	100
衛生教育	30
婦幼衛生	120
學校衛生	30
工廠衛生	60
衛生行政	60
精神衛生	20
總計	720

48

图3-202　中山大学医学院与岭南大学医学院商定合并后课程表-2

十六、中南军政委员会卫生部教育部联合指示中山大学医学院与岭南大学医学院合并的意见

中南军政委员会卫生部教育部联合指示中山大学医学院与岭南大学医学院合并的意见见图3-203—图3-206。

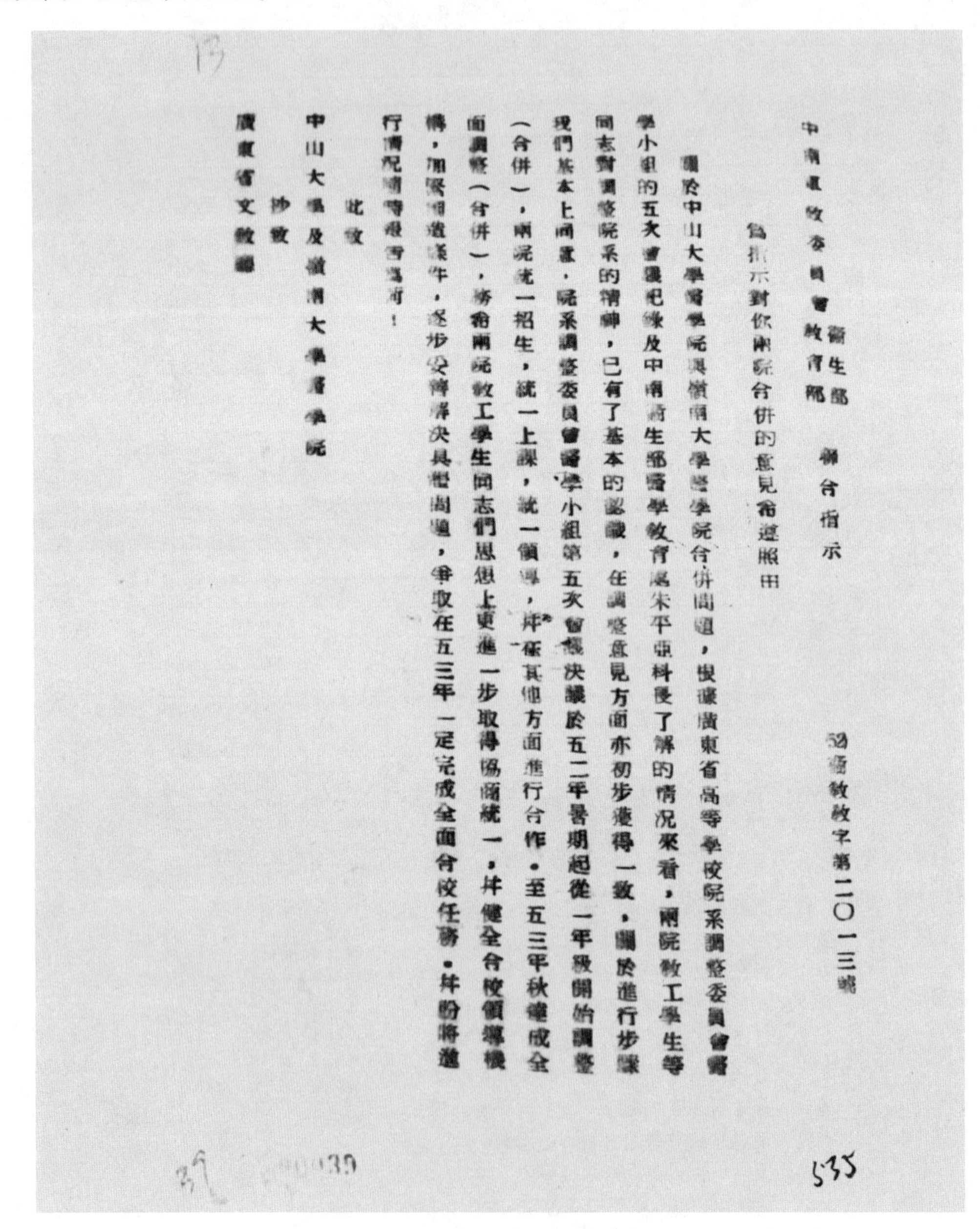

中南軍政委員會衛生部 教育部 聯合指示

函醫教政字第二〇一三號

爲指示對你兩院合併的意見希遵照由

關於中山大學醫學院與嶺南大學醫學院合併問題，根據廣東省高等學校院系調整委員會醫學小組的五次會議紀錄及中南衛生部醫學教育處朱平亞科長了解的情況來看，兩院教工學生等同志對調整院系的精神，已有了基本的認識，在調整意見方面亦初步獲得一致。關於進行步驟我們基本上同意，院系調整委員會醫學小組第五次會議決議於五二年暑期起從一年級開始調整（合併），兩院統一招生，統一上課，統一領導，并在其他方面進行合作。至五三年秋達成全面調整（合併），務希兩院教工學生同志們思想上更進一步取得協商統一，并健全合校領導機構，加緊創造條件，逐步妥善解決具體問題，爭取在五三年一定完成全面合校任務。并盼將進行情況隨時報告爲荷！

此致

中山大學及嶺南大學醫學院

抄致

廣東省文教廳

图3-203　中南军政委员会卫生部教育部联合指示中山大学医学院与岭南大学医学院合并的意见-1

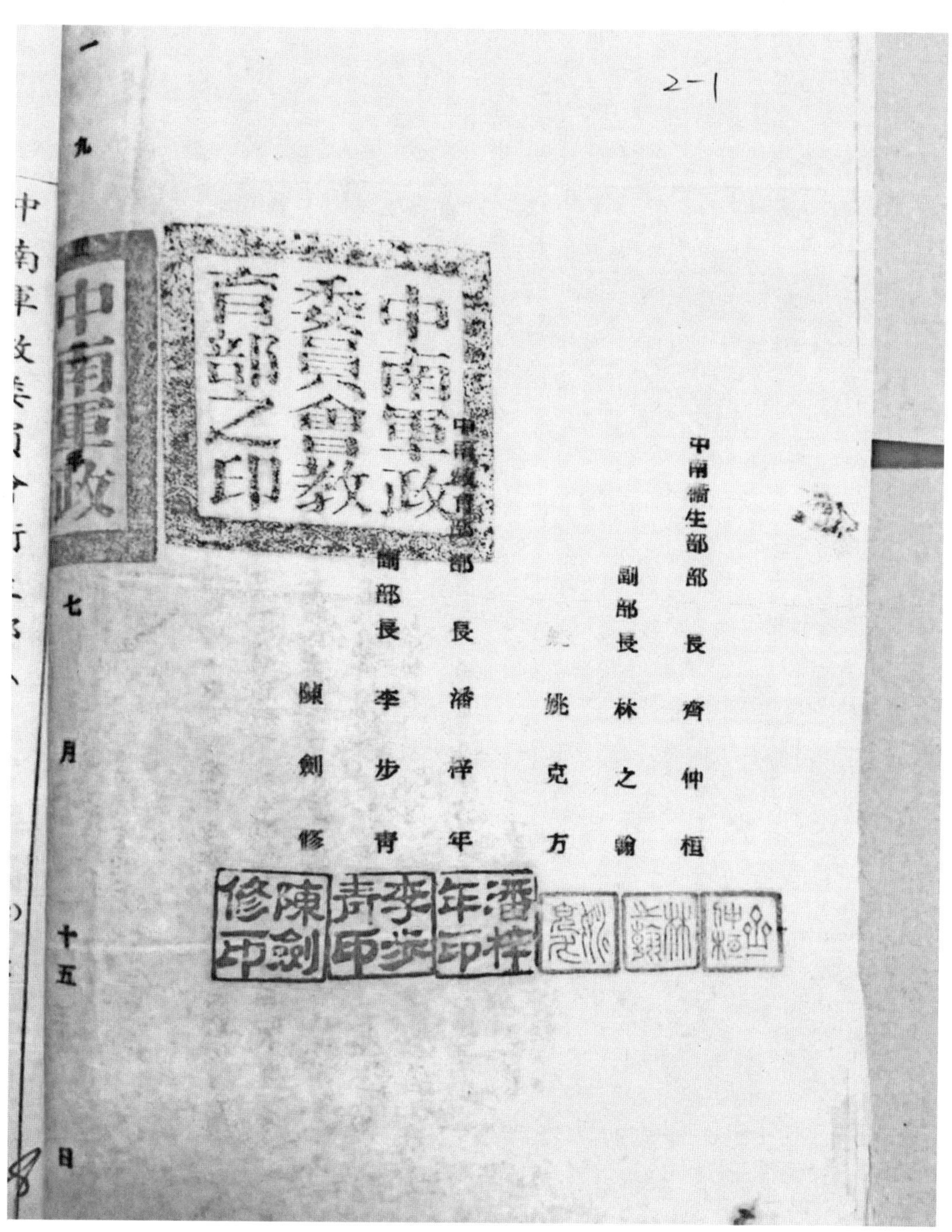

2-1

中南衛生部部長　齊仲桓

副部長　林之翰

姚克方

中南教育部部長　潘梓年

副部長　李步青

陳劍修

中南軍政委員會教育部之印

潘梓年印　李步青印　陳劍修印

一九　　七月十五日

图3-204　中南军政委员会卫生部教育部联合指示中山大学医学院与岭南大学医学院合并的意见-2

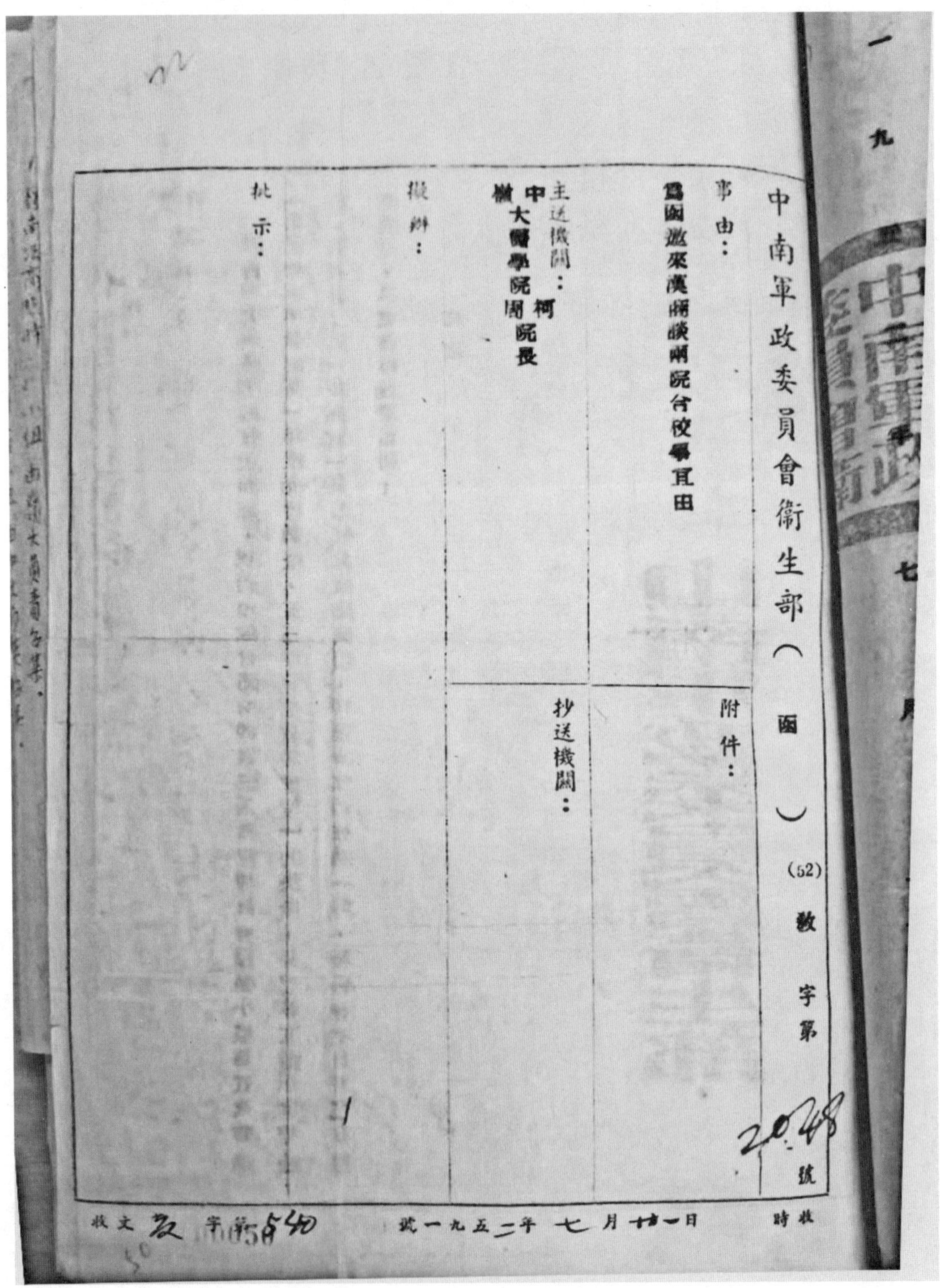

中南軍政委員會衛生部（函）(52)教字第2048號

事由：為函邀來漢商談兩院合校事宜由

附件：

主送機關：中大醫學院柯周院長

抄送機關：

擬辦：

批示：

收文 教 字第540號 一九五二年 七 月 廿一日 時收

图3-205　中南军政委员会卫生部教育部联合指示中山大学医学院与岭南大学医学院合并的意见-3

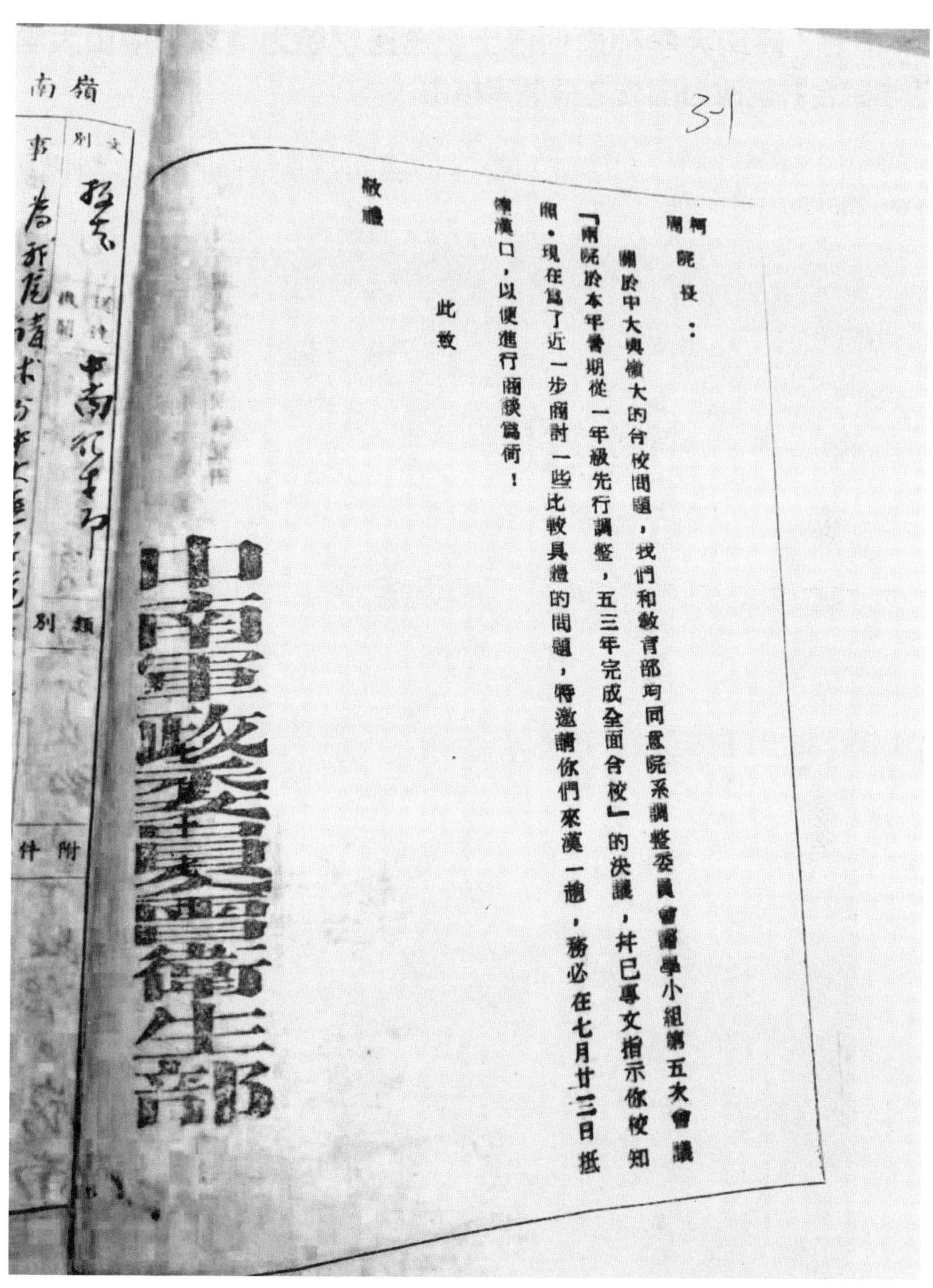

3-1

柯
陳 院長：

關於中大與嶺大的合校問題，我們和教育部均同意院系調整委員會醫學小組第五次會議「兩院於本年暑期從一年級先行調整，五三年完成全面合校」的決議，并已專文指示你校知照。現在為了近一步商討一些比較具體的問題，特邀請你們來漢一趟，務必在七月廿三日抵達漢口，以便進行商談為荷！

此致

敬禮

中南軍政委員會衛生部

图3-206　中南军政委员会卫生部教育部联合指示中山大学医学院与岭南大学医学院合并的意见-4

十七、岭南大学孙逸仙博士纪念医学院为请求与中山大学医学院合并前改为国立之报请审核由

岭南大学孙逸仙博士纪念医学院为请求与中山大学医学院合并前改为国立之报请审核由见图3-207—图3-212。

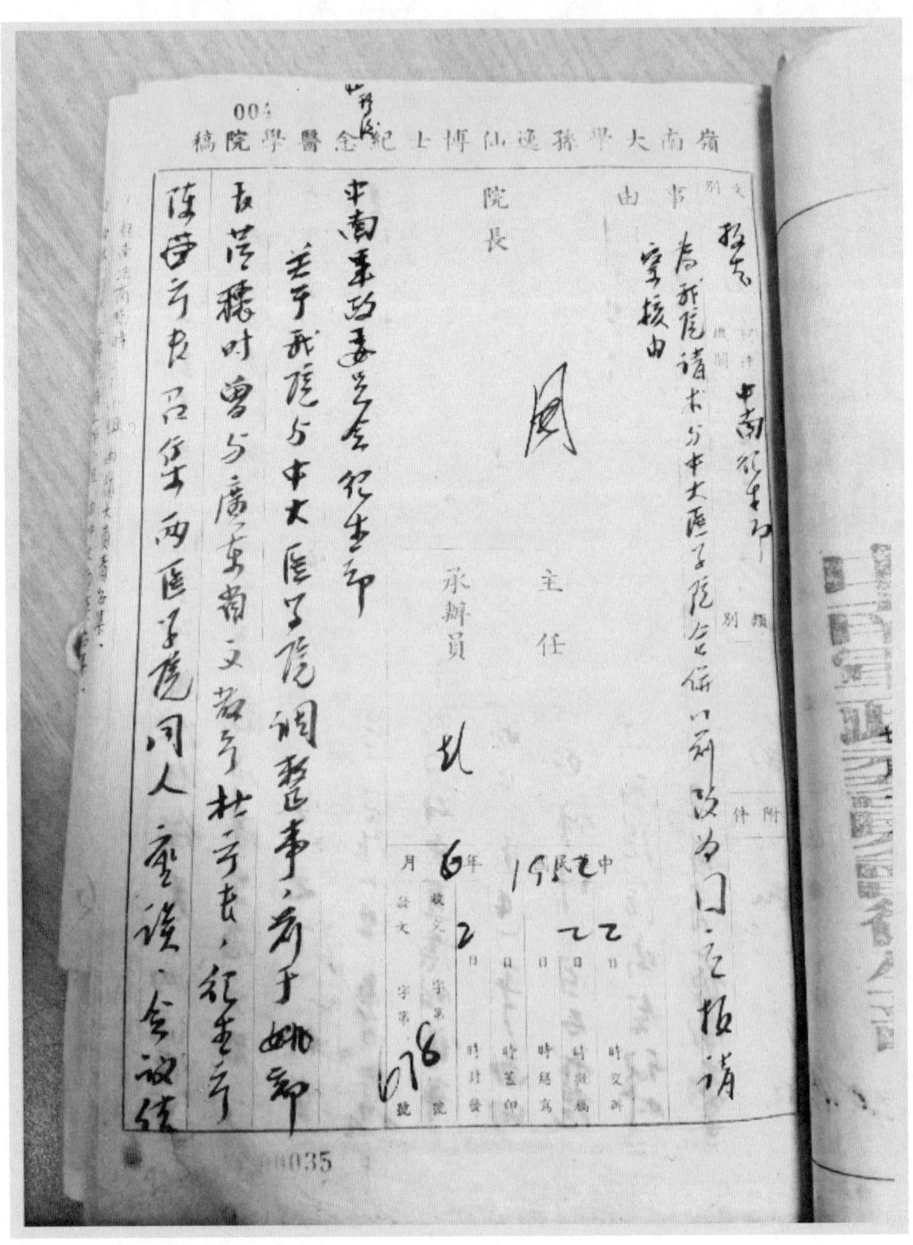

嶺南大學孫逸仙博士紀念醫學院稿

事由：报请审核由 为我院请求与中大医学院合併前改为国立之报请审核由

中南军政委员会卫生部：

关于我院与中大医学院调整事，前于姚部长莅穗时曾与广东省文教厅杜厅长、卫生厅陈厅长召集两医学院同人座谈、会议结

图3-207　岭南大学孙逸仙博士纪念医学院为请求与中山大学医学院合并前改为国立之报请审核由-1

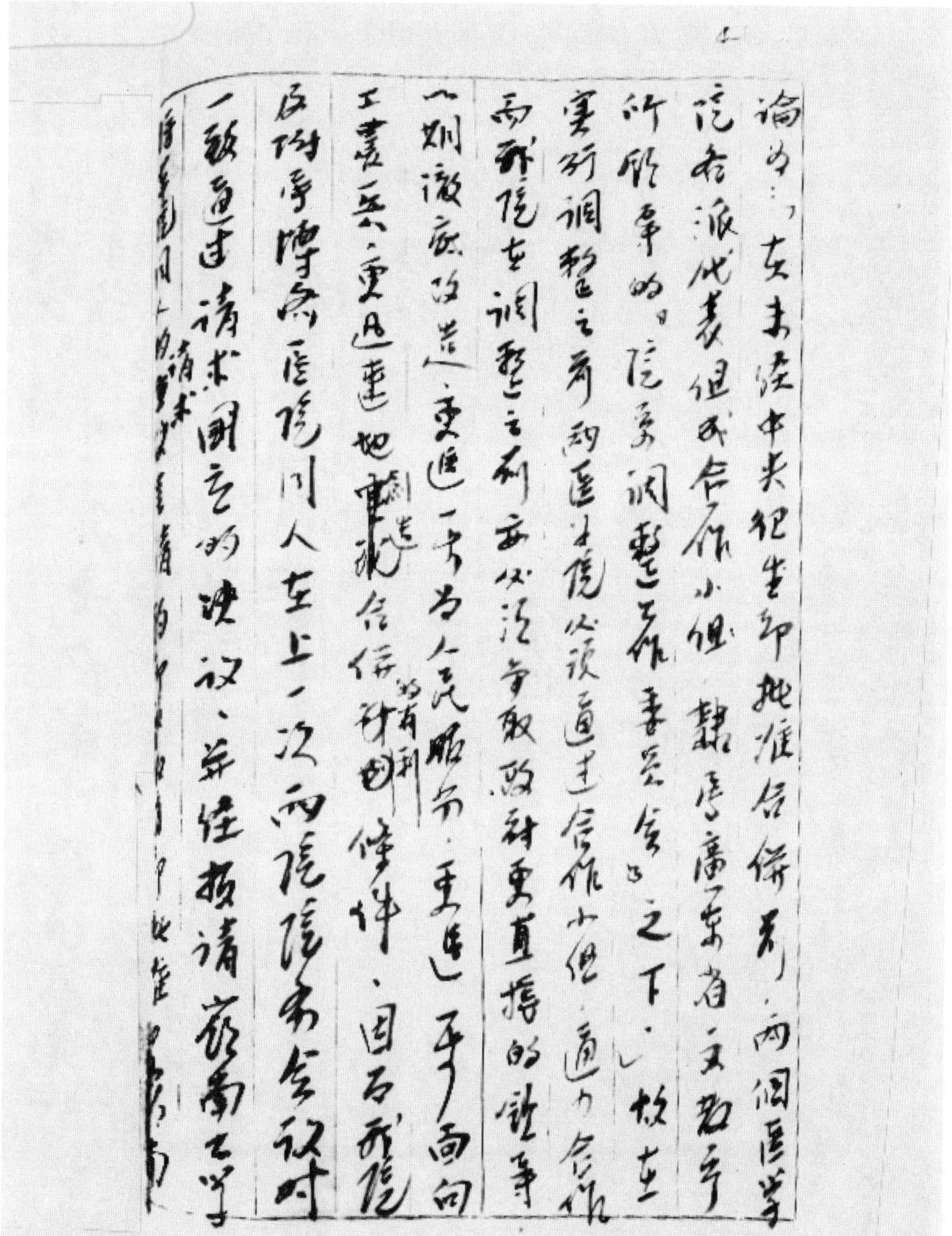

4

論為：「在未經中央衛生部批准合併前，兩個醫學院各派代表組成合作小組，隸屬廣東省文教廳所領導的『院系調整委員會』之下」，故在實行調整之前，兩醫學院必須通過合作小組，通力合作，而我院在調整之前，要從速爭取政府更直接的領導，以期徹底改造，更進一步為人民服務，更進一步面向工農兵，更迅速地創造合併計劃的有利條件，因而我院及附屬博濟醫院同人在上一次兩院院務會議時，一致通過請求國立的決議，并經報請嶺南大學

[illegible]

图3-208　岭南大学孙逸仙博士纪念医学院为请求与中山大学医学院合并前改为国立之报请审核由-2

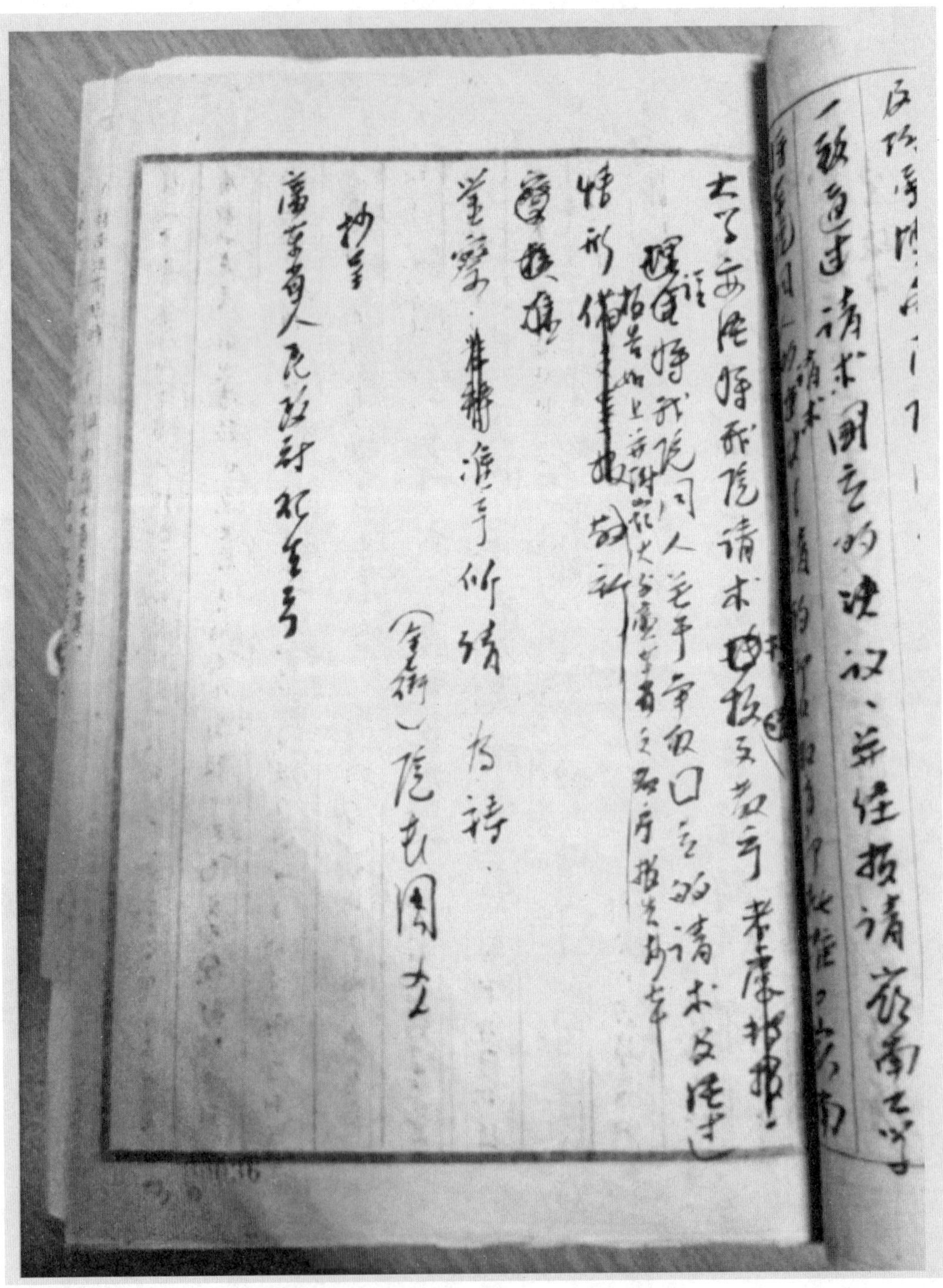

图3-209　岭南大学孙逸仙博士纪念医学院为请求与中山大学医学院合并前改为国立之报请审核由-3

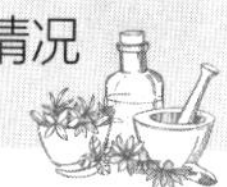

私立岭南大学报告（抄本）

事由：为我校医学院希望能与中大医学院调整以前改为公立报请予以考虑办理由

主送机关
受文者：广东省人民政府文教厅

抄送机关：中南军政委员会教育部

现据我校医学院意以关于岭大医学院与中大医学院问题希望能于院系调整同时将医学院改为公立并就此事报告如左：

高等学校调整为政府全国性政策，岭南大学及中山大学于广东省人民政府文教厅领导下

天成路源昌號紙業印製　電話：一六二〇六

037

图3-210　岭南大学孙逸仙博士纪念医学院为请求与中山大学医学院合并前改为国立之报请审核由-4

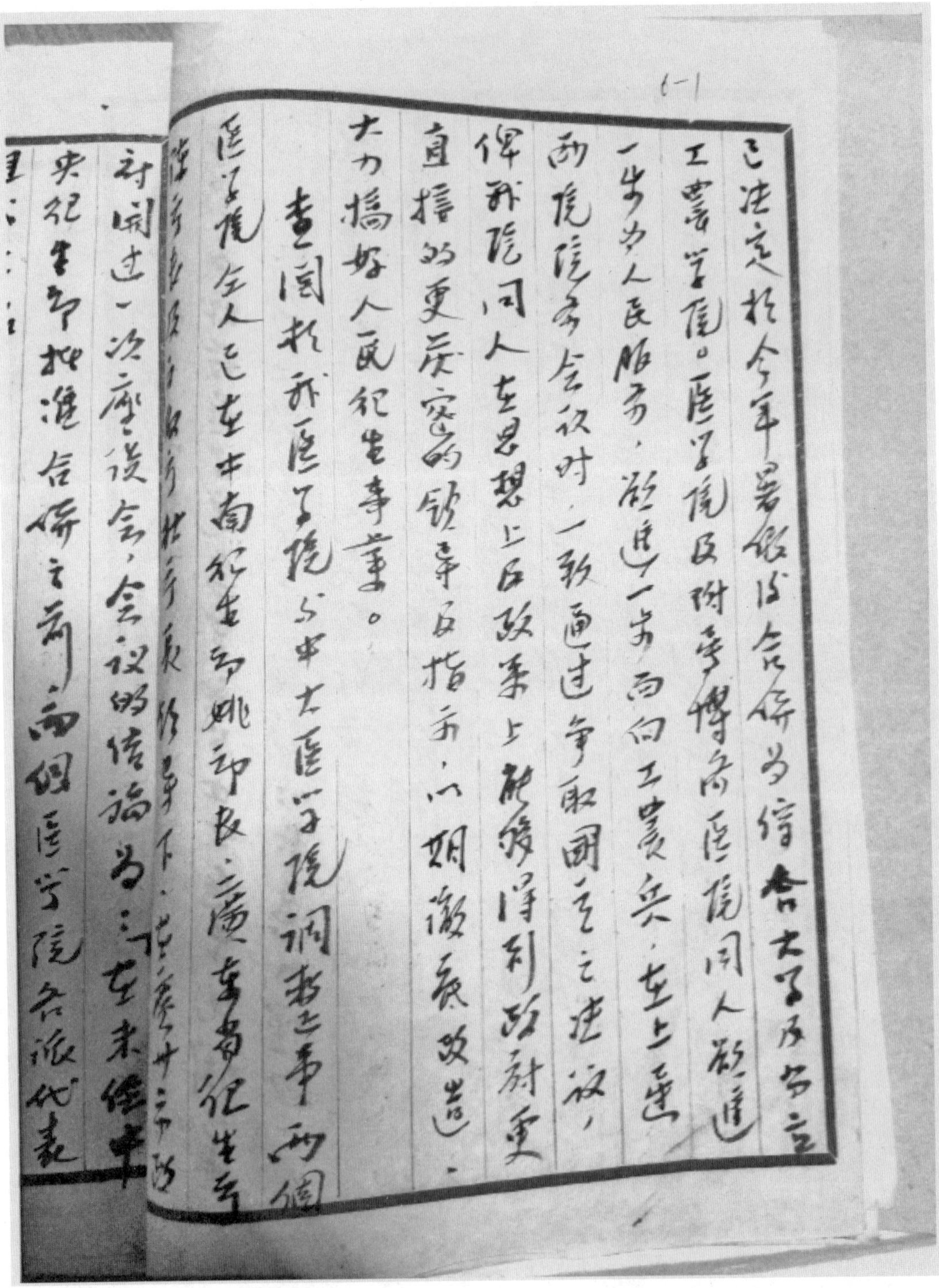
(一)

已決定於今年暑假後合併為[illegible]大學及[illegible]
工農學院、醫學院及附屬博濟醫院同人歡迎
一步為人民服務，歡迎一步面向工農兵，在上述
兩院院务会议时，一致通过争取國立之建议，
俾我院同人在思想上及政策上能獲得政府更
直接的更广泛的領導及指示，以期徹底改造，
大力搞好人民衛生事業。
查関於我醫學院與中大醫學院調整事兩個
醫學院全人已在中南衛生部姚部長、廣東省衛生[illegible]
[illegible]於[illegible]廿六日
討論過一次座談会，会议的結論為：在未經中
央衛生部批准合併之前，兩個醫學院各派代表
[illegible]

图3-211 岭南大学孙逸仙博士纪念医学院为请求与中山大学医学院合并前改为国立之报请审核由-5

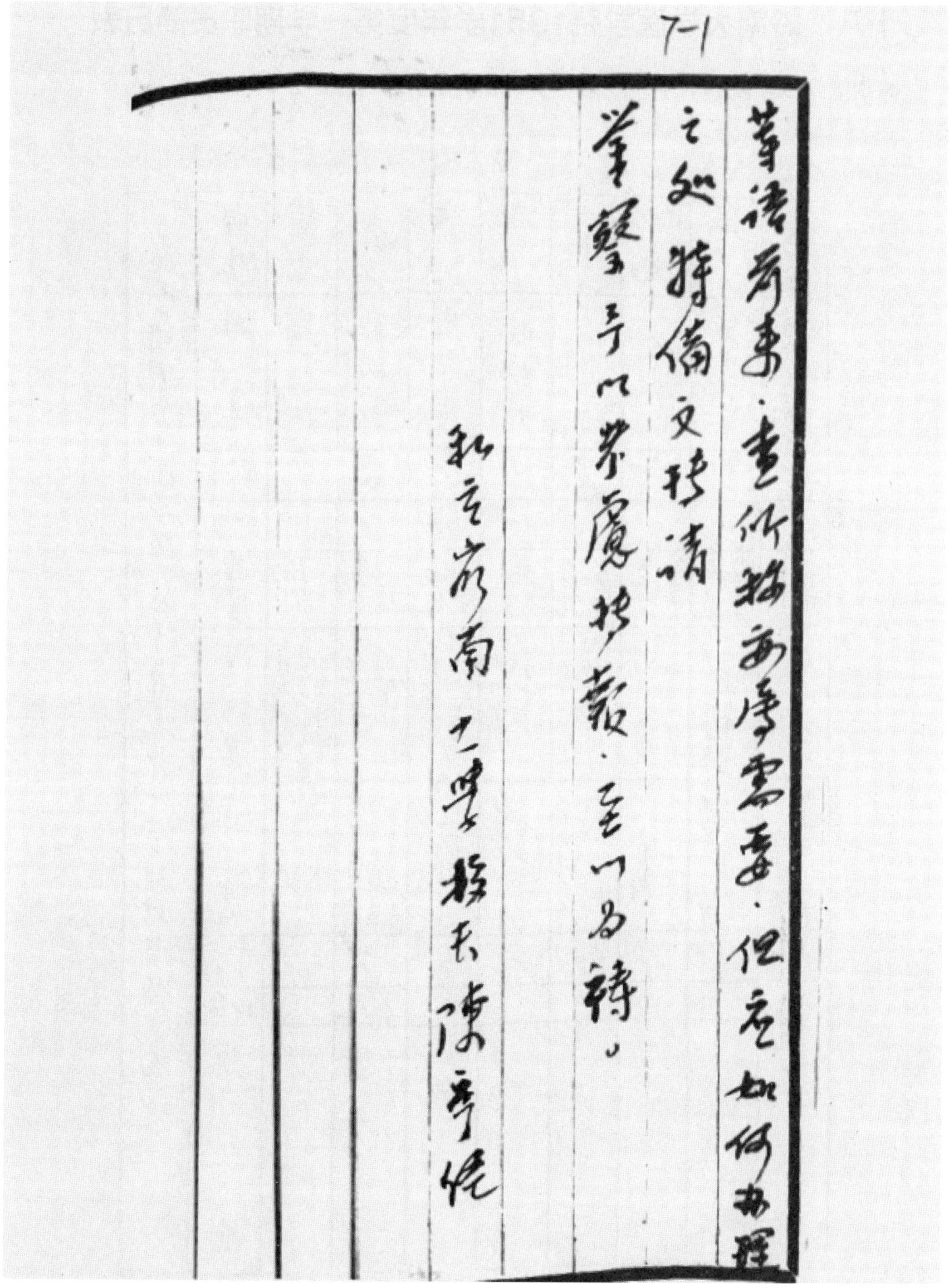

7-1

業請前來・查所稱確屬需要・但應如何辦理之處・特備文轉請

鑒覈予以察處核辦・至以為禱。

私立嶺南大學校長陳序經

图3-212　岭南大学孙逸仙博士纪念医学院为请求与中山大学医学院合并前改为国立之报请审核由-6

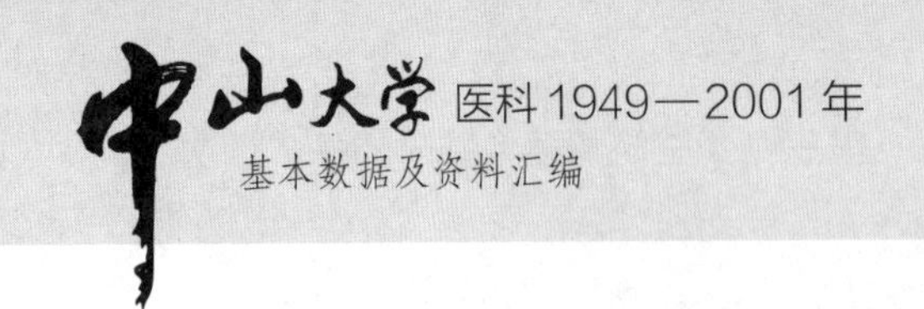

十八、岭南大学医学院1951学年度第一学期职员简历表

岭南大学医学院1951学年度第一学期职员简历表见图3-213、图3-214。

私立岭南大学医学院一九五一年度第一学期职员简历表

职称	姓名	性别	年龄	籍贯	学历	简历	到职年月	薪给	备考
总务主任	陈[illegible]	男	50	新会	天津南开大学商学士，北京大学[illegible]研究院硕士	[illegible]	1946年10月		
会计主任	邹启育	男	37	广东大埔	岭南大学商学士	历任公司及财政局会计主任	1948年[illegible]月		
文书主任	彭华秀	女	40	广东四会	岭南大学文学士	[illegible]	1946年[illegible]月		
出纳主任	陈炳[illegible]	男	[illegible]	广东台山	岭南大学文学士	岭南大学会计主任，出纳主任			兼职
庶务主任	司徒宏	男	44	广东开平	交通大学经济学士	[illegible]	[illegible]		
图书馆主任	吴文[illegible]	女	43	广东汕头	岭南大学文学士	中学教员	1948年[illegible]月		
女舍监	[illegible]	女	41	广西[illegible]	广西省立[illegible]毕业	[illegible]	1945年[illegible]月		
助理员	陈[illegible]	女	21	广东新会	[illegible]毕业	[illegible]医院助理员	1946年		

图3-213　岭南大学医学院1951学年度第一学期职员简历表-1

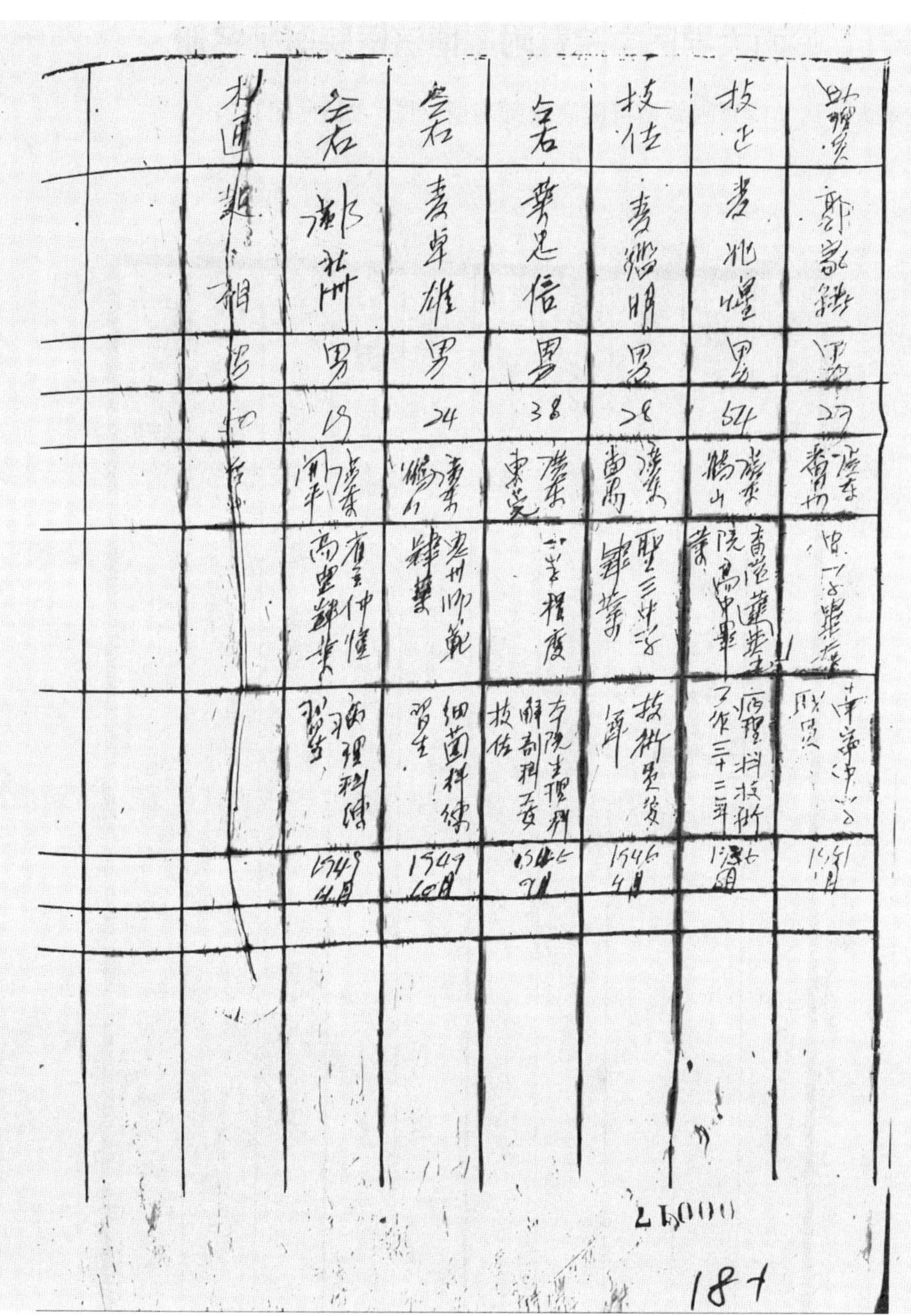

助理员	郭[illegible]	男	27	广东番禺	[illegible]毕业	[illegible]	1951 [illegible]
技士	麦兆煌	男	54	广东鹤山	香港[illegible]书院高中毕业	病理科技术工作三十二年	1946 [illegible]
技佐	麦[illegible]明	男	28	广东南海	圣三中学肄业	技术员[illegible]年	1946 4月
[illegible]	[illegible]信	男	38	广东东莞	[illegible]中学程度	本院生理科解剖科技佐	1946 7月
[illegible]	麦卓雄	男	24	广东鹤山	惠州师范肄业	细菌科练习生	1949 10月
[illegible]	谢社洲	男	19	广东开平	省立仲恺高中肄业	病理科练习生	1949 4月
[illegible]	[illegible]	男	40	[illegible]			

2h000

187

图3-214　岭南大学医学院1951学年度第一学期职员简历表-2

十九、岭南大学医学院暨附属博济医院医师名册

岭南大学医学院暨附属博济医院医师名册见图3-215—图3-219。

嶺南大學醫學院暨附屬博濟醫院醫師名冊

姓名	性別	年歲	籍貫	職別	家庭直屬人數	家庭經濟狀況	已否參加國家建設	備考
許天祿	男	46	福建福州	解剖科教授兼主任	1	以工資為生活[illegible]	未	
林樹模	男	59	湖北鄂城	生理學科教授兼主任	4	仝	未	
陳心陶	男	47	福建古田	寄生虫科教授兼主任	6	仝	未	理學士 哲學博士
許鵬程	男	40	福建閩侯	生物化學教授	5	仝	未	仝右
白施恩	男	48	福建廈門	細菌科教授兼主任	3	仝	已	
秦光煜	男	50	江蘇無錫	病理科教授兼主任	3	仝	已	
謝志光	男	52	廣東東莞	教授兼主任及主任醫師（放射科）	3	仝	未	
陳國楨	男	43	廣東順德	內科教授兼主任醫師[illegible]	11	仝	未	

图3-215　岭南大学医学院暨附属博济医院医师名册-1

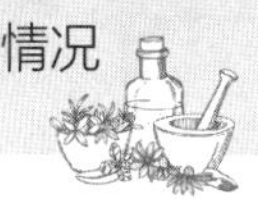

周壽愷	男	45	福建厦门	内科教授兼院長及主治医師	4	全	已	
鄺澤光	男	57	廣東新會	内科教授兼主治医師	5	全	未	
鍾世藩	男	50	福建厦门	兒科教授兼主治医師及主任	3	全	未	
孫明	男	44	貴州貴陽	婦產科教授兼代理主任及副院長	4	全	未	
林劍鵬	男	40	廣東梅縣	婦產科教授	5	全	未	
陳耀真	男	52	廣東台山	眼科教授兼主任及主任医師	7	全	未	
毛文書	女	41	四川樂山	眼科教授兼主治医師	7	全	未	
黃叔[illegible]	男	45	廣東梅縣	公共衛生教授兼代主任	5	全	未	兼任
何天騏	男	36	福建福清	外科副教授兼代理主任及代理主任医師	6	全	未	
[illegible]	男	[illegible]	[illegible]	外科副教授兼主治医師	5	全	[illegible]	

图3–216　岭南大学医学院暨附属博济医院医师名册–2

許錦世	男	45	福建同安	内科副教授兼主治医师	9	全	未	
徐信孚	男	36	江苏吴縣	眼科副教授兼主治医师	4	全	未	
黄兆南	男	38	廣東順德	内科講师兼副院长	2	全	未	
梁铝仁	男	36	雲南会澤	外科副教授兼主治医师	2	全	未	
區宝祥	女	27	廣東鹤山	病理科講师	1	全	已	
周孝珍	女	32	安徽合肥	放射科講师兼住院医师	1	全	未	
李景明	男	29	福建安溪	解剖科講师	3	全	未	理出七
陳培喜	男	29	廣東台山	生理科講师	2	全	未	
張慧君	女	26	廣東南平	细菌科助教	2	全	未	
譚存毅	男	29	廣東連陽	生理科助教	2	全	未	寰出七

天成路昌隆紙業印刷出品

图3-217　岭南大学医学院暨附属博济医院医师名册-3

彭偉堂	男	30	廣東順德	生物化学助教	5	仝	未	仝右
楊國樑	男	29	廣東台山	生理科助教	3	仝	未	仝右
梁紹智	男	29	雲南会澤	生物化学助教	2	仝	未	理学士
李松初	男	33	廣東南海	内科講师兼主治医师	2	仝	未	
嚴棠	男	40	浙江杭州	内科講师兼住院総医师	X	仝	未	
黄葆綱	男	26	廣東台山	内科助教兼住院医师	2	仝	未	
陳普照	男	28	仝右	仝右	2	仝	未	
譚俊賢	男	27	仝右	仝右	2	仝	未	
梁瑞芳	女	25	廣東信宜	仝右	[illegible]	仝	未	

图3-218　岭南大学医学院暨附属博济医院医师名册-4

梁貫尚	女	26	廣東新会	婦產科講師兼住院總医師	2	仝	未
歐陽純美	女	27	江蘇江寧	仝右	2	仝	未
招丕容	女	25	南海	婦產科助教兼住院医師	1	仝	未
余國铨	男	33	廣東台山	眼科講師兼主治医師	2	仝	未
譚新民	男	31	仝右	耳鼻喉講師主治医師	4	仝	未
陳郁林	男	38	仝右	外科講師兼住院總医師	1	仝	未
黃[illegible]	男	26	合浦	外科助教兼住院医師	1	仝	侍
羅云芳	女	25	四川成都	牙科講師兼主治医師	3	仝	未
鄧婉珠	女	28	番禺	牙科助理住院医師	5	仝	未
鄧廣柏	男	28	廣州市	X光科助教兼住院医師	X	仝	未

天成路沙昌盛紙業印刷出品·電話：一二二〇六

图3-219　岭南大学医学院暨附属博济医院医师名册-5

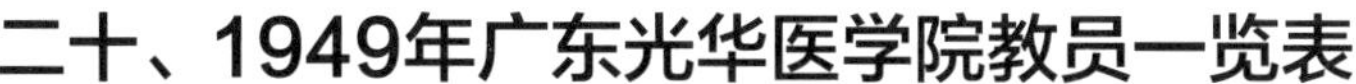

二十、1949年广东光华医学院教员一览表

1949年广东光华医学院教员一览见表3-1。

表3-1　1949年广东光华医学院教员一览

职别	姓名	担任科目	学历
教授兼教务长	李焕燊	药理	广东光华医学专门学校，毕业；德国汉堡大学医学博士；热带病研究院考取专科文凭
代教务长兼教授	熊大仁	生物	复旦大学理学士、日本京都帝国大学访问学者
		寄生虫	
		胚胎	
教授	麦少祺	解剖	广东光华医学专门学校，毕业
教授	朱耀芳	普通化学	美国哥伦比亚大学化学科硕士
		分析化学	
教授	王孟钟	有机化学	北京大学化学系，毕业；美国普渡大学化学工程硕士
		生物化学	
教授	伍英树	英文	英国爱丁堡大学经济学硕士
教授	李丽洁	英文	美国加省省立大学文学学士、文学硕士
教授	梁仲谋	生理	上海同济大学，毕业；德国汉堡大学医学院博士
教授	彭淑景	细菌	上海国立同济大学医学院医学士军政部军医学校进修
教授	余任夫	国文	国立广东师范大学，毕业
		心理	
特约教授	罗潜	药理	国立中山大学医学士、德国汉堡大学医学博士
教授	廖亚平	外科	南通大学医学院医学士、日本九州帝国大学医学部外科部实习、德国汉堡大学医学博士
教授	罗荣勋	德文	上海同济大学医学院，毕业；考取医学博士
教授	朱师晦	内科	国立中山大学医学士、德国汉堡大学医学博士
教授	何铭钦	数学	国立中山大学理学院物理系，毕业
教授	杨简	病理	国立中山大学医学士；美国宾省大学病理学院病理学，进修
教授	许尚贤	眼科	军医学校大学部医科，毕业；赴美进布乐克军医学校及华盛顿大学眼科进修

续表 3-1

职别	姓名	担任科目	学历
教授	李生光	放射	中央陆军军医学校，毕业
教授	叶锡荣	妇产科	国立中山大学医学院，毕业
教授	黄明一	皮花科	德国柏林大学医科，毕业；柏林大学医院及市立医院助教、柏林大学医院皮花科助教及代理教授、柏林卫生局皮花科医师
教授	梁焫皓	儿科	德国尉慈堡大学医学博士
教授	曾宪文	内科	国立中山大学医学士、德国汉堡大学医学博士
教授	于志忱	组织	德国巴黎大学理学院博士
教授	戴笠	生理	法国里昂大学理学院生理学系博士、中法大学、同济大学、中山大学教授
教授	周誉侃	物理	国立武汉大学物理系，毕业；德国吉挺根自然科学博士
教授	潘永忠	外科	广东光华医学院医学士、美国纽约大学医学博士
副教授	冼维逊	公共卫生	广东光华医学院医学士、美国加省大学公共卫生学院研究院硕士
副教授	李瑛	病理	国立中山大学医学士；教育部医学教育委员会，进修
副教授	钟灿霖	儿科	岭南大学孙逸仙纪念医学院，毕业；美国纽约大学医学研究院，毕业
讲师	潘劲夫	公共卫生	广东光华医学院医学士
讲师	郑其寿	诊断	军医学校，毕业
讲师	陆有芸	内科	广西医学院，毕业
讲师	麦啸皋	耳鼻喉	广东光华医学院医学士
讲师	徐斗成	病理	国立中山大学医学士
讲师	郭鹞	病理	国立中山大学医学士
讲师	吴秀荣	药理	国立中山大学医学士
讲师	黄金森	生理	国立中山大学医学士
助教	谭新智	生物	广东省立文理学院理学士
助教	李洁英	细菌	广东省立文理学院生物系，毕业
助教	吴秀锦	生理	国立中山大学医学士
助教	罗椵	药理	国立中山大学医学士

本表摘自中山大学档案馆："光华医学院档案"第16卷第48页。

二十一、广东光华医学院教学计划

广东光华医学院教学计划见图3-220—图3-222。

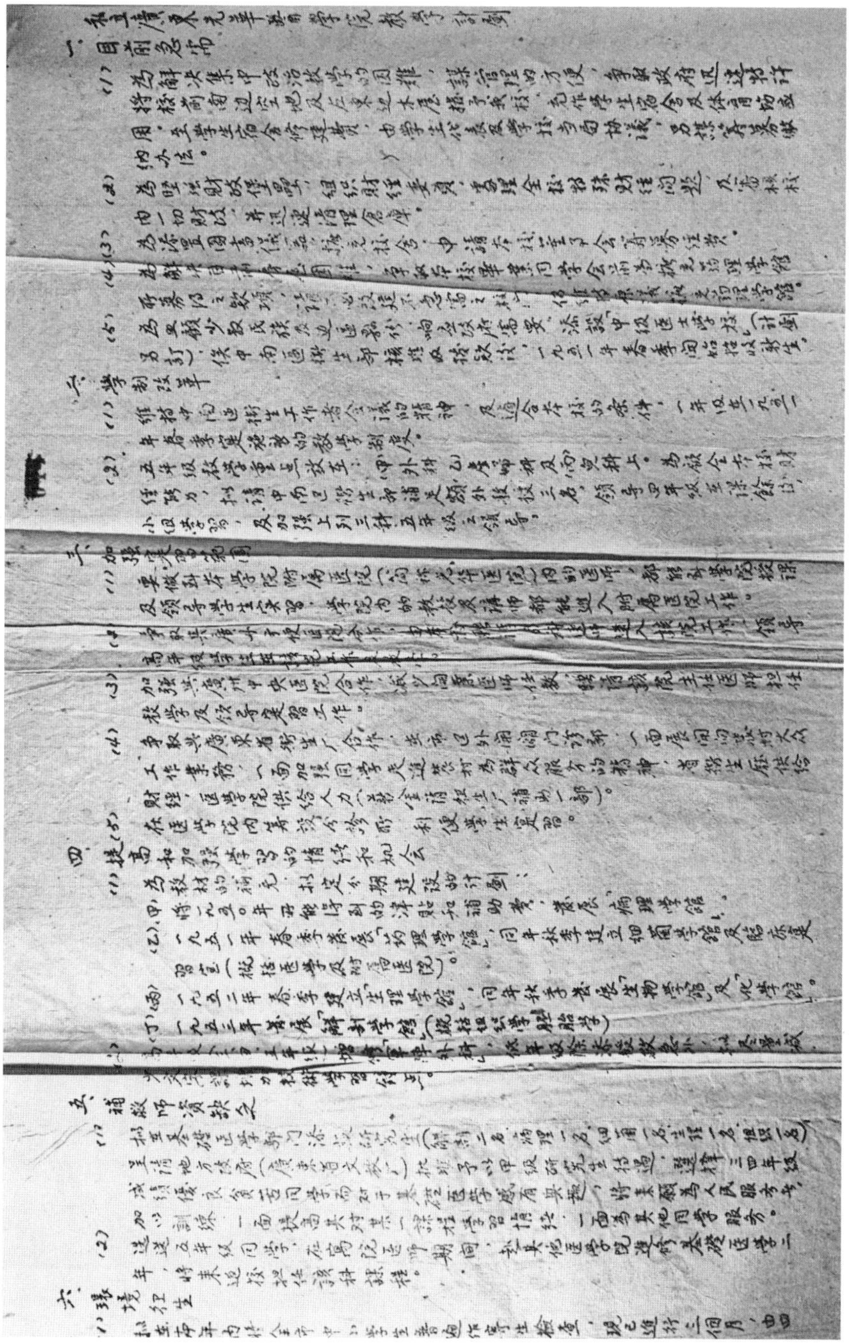

私立廣東光華醫學院教學計劃

一、目前急需

(1) 為解決集中政治教學的困難，謀管理的方便，爭取政府迅速特許將校前南边空地及左東边木屋撥予我校，充作學生宿舍及体育場应用。至學生宿舍修建费，由學生代表及學校当面協議，另謀籌募徵納办法。

(2) 為堅強財政堡壘，組织財經委員，處理全校特殊財經問題，及審核校內一切財政，并迅速清理倉庫。

(3) 為添置圖書儀器，擴充校舍，申請本校董事会籌募经费。

(4) 為解決目前[illegible]困難，爭取本校畢業同学会籌款擴充药理學館所需之款項，[illegible]

(5) 為照顧少數民族及边區需要，响应政府需要，添設「中級医士學校」（計劃另訂），供中南區衛生部核准及撥款後，一九五一年春季開始招收新生。

二、學制改革

(1) 維持中南區衛生工作者会議的精神，及適合本校的条件，一年級在一九五一年春季實施新的教學制度。

(2) 五年級教學重点放在：(甲)外科 (乙)產婦科及(丙)內兒科上。為顧全本校財經能力，擬請中南區衛生部補足額外教授三名，領导四年級至課餘的小組學習，及加強上列三科五年級之領导。

三、加強實習範圍

(1) 要做到本學院附屬医院（「光華医院」）內的医師，都能到學院授課及領导學生實習，學院內的教授及講師都能進入附屬医院工作。

(2) 爭取與廣州市[illegible]医院合作，[illegible]進入該院工作，領导高年級學生[illegible]

(3) 加強與廣州中央医院合作，減少聘兼医師任教，聘請該院主任医師担任教學及領导實習工作。

(4) 爭取與廣東省衛生厅合作，在市区外開闢门診部，一面展開向农村大众工作業務，一面加強同學走進农村為群众服务的精神，省衛生厅供給財經，医學院供給人力（義金請衛生厅補助一部）。

(5) 在医學院內籌設分診所，利便學生實習。

四、提高和加強學習的情緒和机会

(1) 為教材的補充，擬定分期建設的計劃：

(甲) 將一九五〇年所能得到的津貼和補助费，發展「病理學館」。

(乙) 一九五一年春季發展「药理學館」，同年秋季建立細菌學館及臨床實習室（概括医學及附屬医院）。

(丙) 一九五二年春季建立「生理學館」，同年秋季發展「生物學館」及「化學館」。

(丁) 一九五三年發展「解剖學館」（概括組织學胚胎學）

(2) 高[illegible]五年級[illegible]「軍事外科」，低年級除添設救急外，[illegible]尽量減[illegible]技術學習鐘点。

五、補救師資缺乏

(1) 擬在基礎医學部门添設研究生（解剖二名，病理一名，細菌一名，生理一名，组织一名）呈請地方政府（廣東省文教厅）批准予以甲級研究生待遇，選擇三四年級成績優良貧苦同學而对于基礎医學感有興趣，將來願為人民服务者，加以訓練，一面提高其对某一課程學習情绪，一面為其他同學服务。

(2) 選送五年級同學，在寫院医師期间，赴其他医學院進修基礎医學二年，將來返校担任該科課程。

六、環境衛生

(1) 擬在本年內[illegible]全市中小學生普遍作衛生檢查，現已進行三個月，由四

图3-220　广东光华医学院教学计划-1

學習年限：5年（1951年—1955年）

次序	科目	學習時數 總時數	其中 講授	其中 實驗實習	其中 討論	其中 設計和論文	第一学年 第一學期	第一学年 第二學期	第二学年 第一學期	第二学年 第二學期	第三学年 第一學期	第三学年 第二學期	第四学年 第一學期	第四学年 第二學期	第五学年 第一學期	第五学年 第二學期	第六学年 第一學期	第六学年 第二學期	担任教師 姓名	担任教師 職位
1	政治課	620	500		120		7	7	3	3	3	3	3	2					蕭偉信 鄭大江	教授 副教授
2	外國文	100	100				3	2											區翰光 伍英材	副教授 教授
3	生物	120	80	40			6												熊大仁	教授
4	物理	180	120	60			6	3											何绍欽	教授
5	無机分析化学	240	120	120			12												譚新智	副教授
6	骨學	40	40				2												張劍猷	助教
7	有机化学	140	80	60				7											譚新智	副教授
8	解剖学	320	80	240				8	8										葉鹿鳴	主任教授
9	組織学	160	80	80				4	4										梁意可	教授
10	生理学	200	80	120				4	6										梁仲謀	教授
11	實驗診斷	80	40	40						4									陸有芸	副教授
12	查体診斷	80	40	40						4									禤湘耀	講師
13	神經解剖	60	40	20						3									葉鹿鳴	主任教授
14	生物化学	200	80	120					5	5									王[illegible]鍾	教授
15	细菌	220	80	140					6	5									鍾之英	教授
16	胚胎学	80	40	40					4										廖獻貞	講師
17	药理	240	120	120						8	4								趙延德	教授
18	寄生蟲学	80	40	40						4	1								熊大仁	教授
19	病理	360	120	240							18								楊簡	教授
20	内科	500	420	80							4	7	8	6					[illegible]	教授 副教授
21	外科	400	320	80							2	6	6	6					[illegible]	教授
22	小兒科	160	80	80								4	4						朱鍾昌	教授
23	婦產科	160	120	40								4	4						田文瑛	副教授
24	耳鼻喉科	80	40	40								4							寇錫[illegible]	副教授
25	公共衛生	160	120	40							4	4							[illegible]	教授 講師
26	眼科	100	60	40									5						許尚賢	教授
27	皮花科	40	40											2					鮑鎮國	教授
28	放射学	80	40	40									4						李生之	教授
29	法医学	40	40											2					陳安良	教授
[illegible]	[illegible]	[illegible]	[illegible]										2						黃兆南	講師

說明：外國文係俄文及英文任選一科

图3-221 广东光华医学院教学计划-2

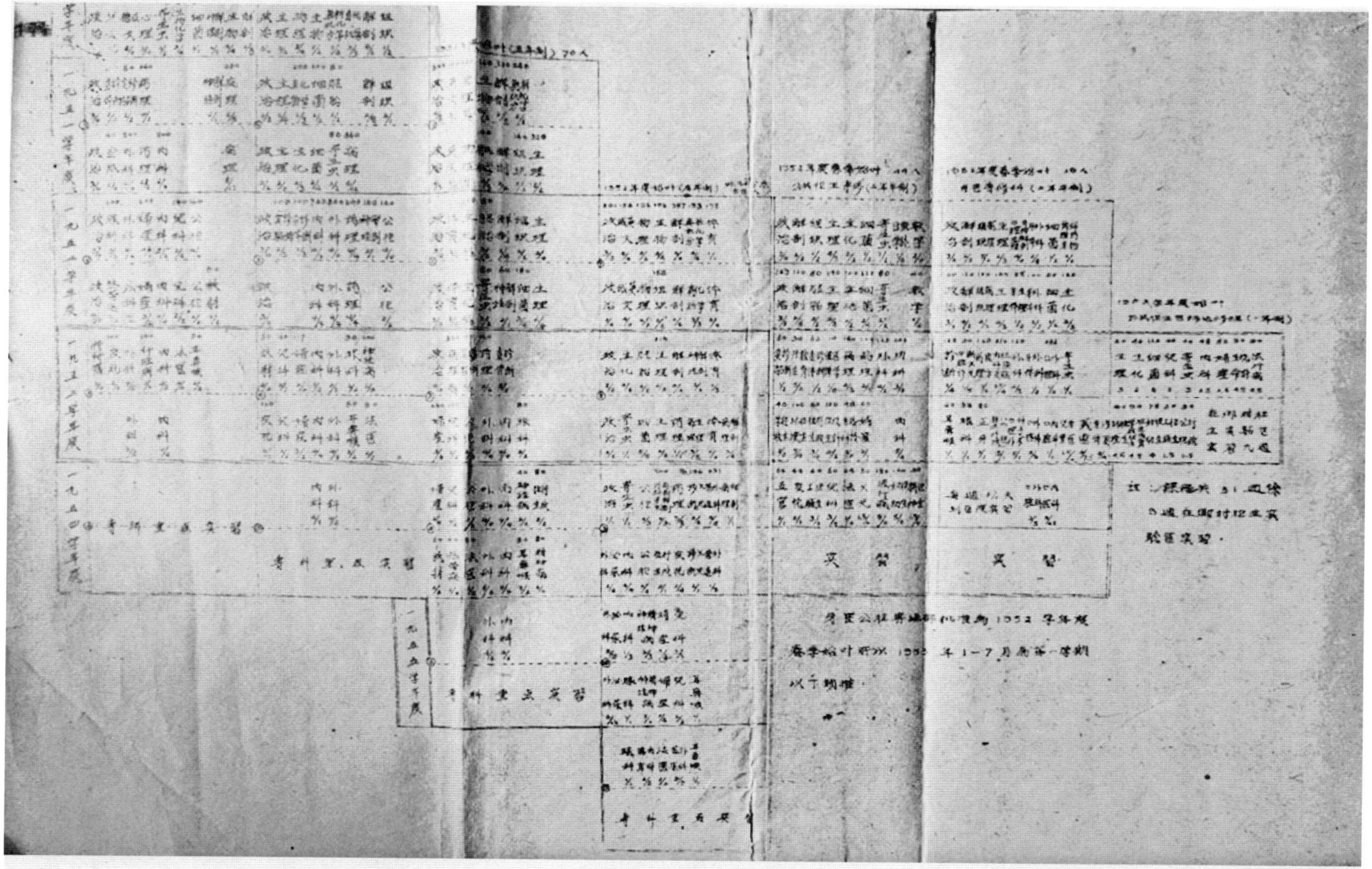

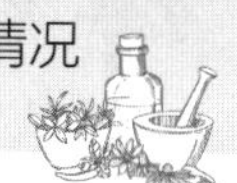

图3-222　广东光华医学院教学计划-3

二十二、广东光华医学院某学校保送委员会

广东光华医学院某学校保送委员会见图3-223。

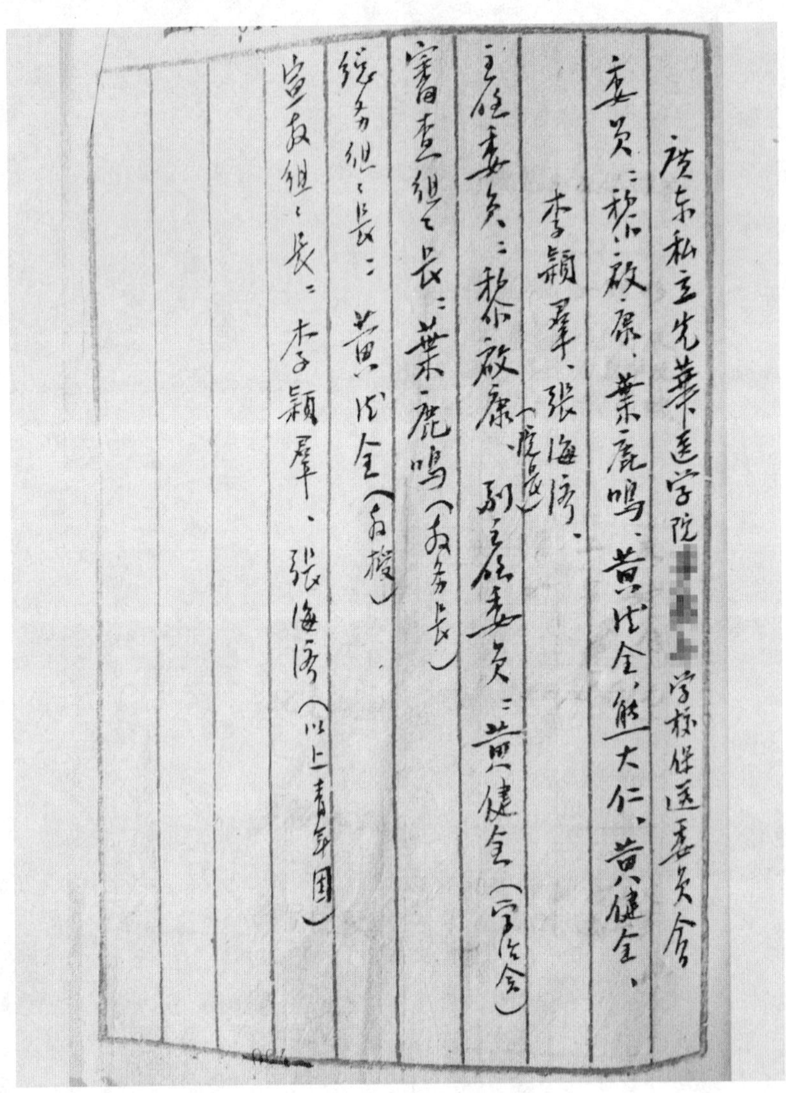

廣东私立光華医学院[illegible]学校保送委員會

委員：黎敬康、葉鹿鳴、黄[illegible]全、熊大仁、黄健全、李穎羣、張海濤、

主任委員：黎敬康（院長）副主任委員：黄健全（学生会）

審查組長：葉鹿鳴（教务長）

総务组長：黄[illegible]全（总務）

宣教组長：李穎羣、張海濤（以上青年团）

图3-223　广东光华医学院某学校保送委员会

二十三、广东光华医学院1949学年度第二学期聘请教员表

广东光华医学院1949学年度第二学期聘请教员表见图3-224—图3-227。

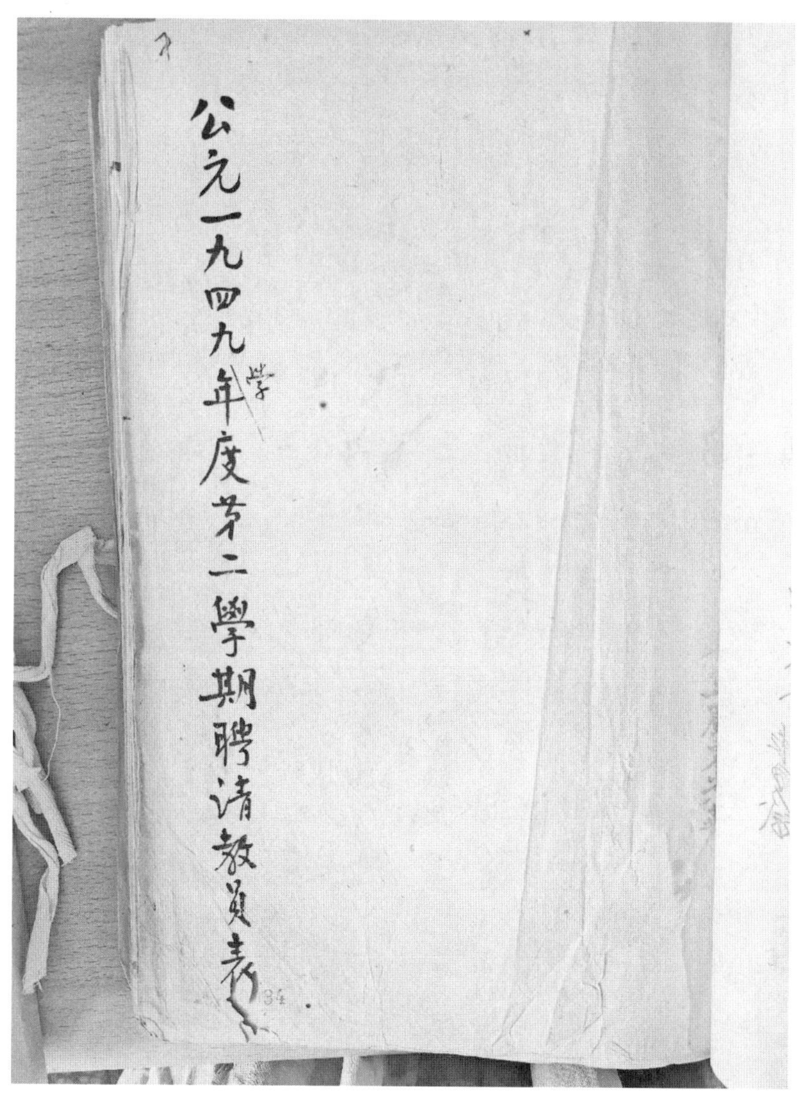

公元一九四九学年度第二學期聘請教員表

图3-224　广东光华医学院1949学年度第二学期聘请教员-1

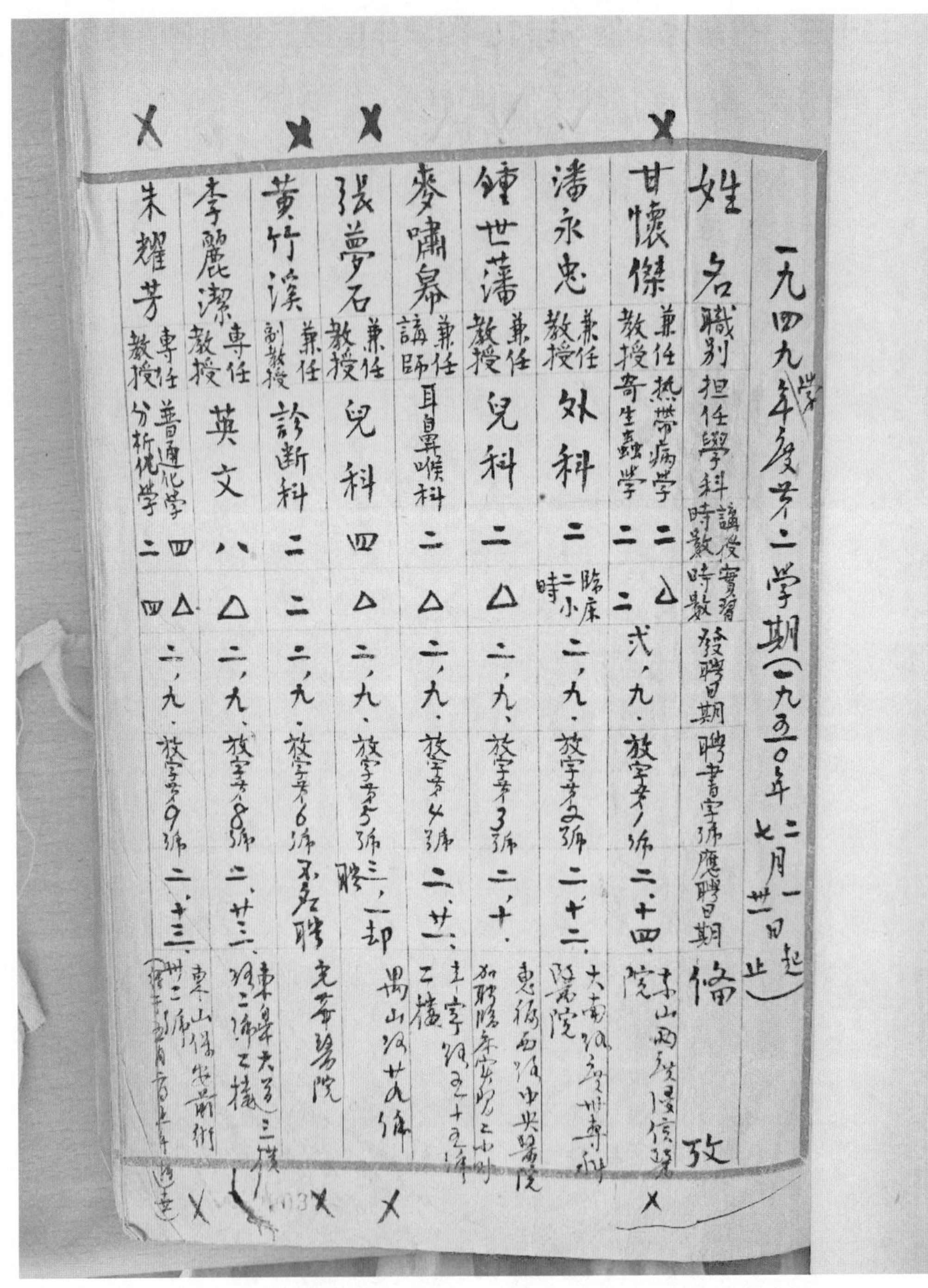

一九四九學年度第二學期（一九五〇年二月一日起 七月卅一日止）

姓名	職別	担任學科	講授時數	實習時數	發聘日期聘書字號	應聘日期	備攷
甘懷傑	兼任教授	熱帶病学、寄生蟲学	二、二	△、二	弍、九、教字第1號	二、十四	東山[illegible]院
潘永忠	兼任教授	外科	二	臨床二小時	二、九、教字第2號	二、十二	大南路[illegible]醫院
鍾世藩	兼任教授	兒科	二	△	二、九、教字第3號	二、十	惠福西路中央醫院
麥嘯皋	兼任講師	耳鼻喉科	二	△	二、九、教字第4號	二、廿	[illegible]二樓
張夢石	兼任教授	兒科	四	△	二、九、教字第5號	聘三、一却	禺山路廿九號
黃竹溪	兼任副教授	診斷科	二	二	二、九、教字第6號	不名聘	光華醫院
李麗潔	專任教授	英文	八	△	二、九、教字第8號	二、廿三	東皋大道[illegible]三樓
朱耀芳	專任教授	普通化學、分析化學	四、二	△、四	二、九、教字第9號	二、十三	東山[illegible]

图3-225　广东光华医学院1949学年度第二学期聘请教员-2

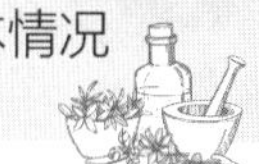

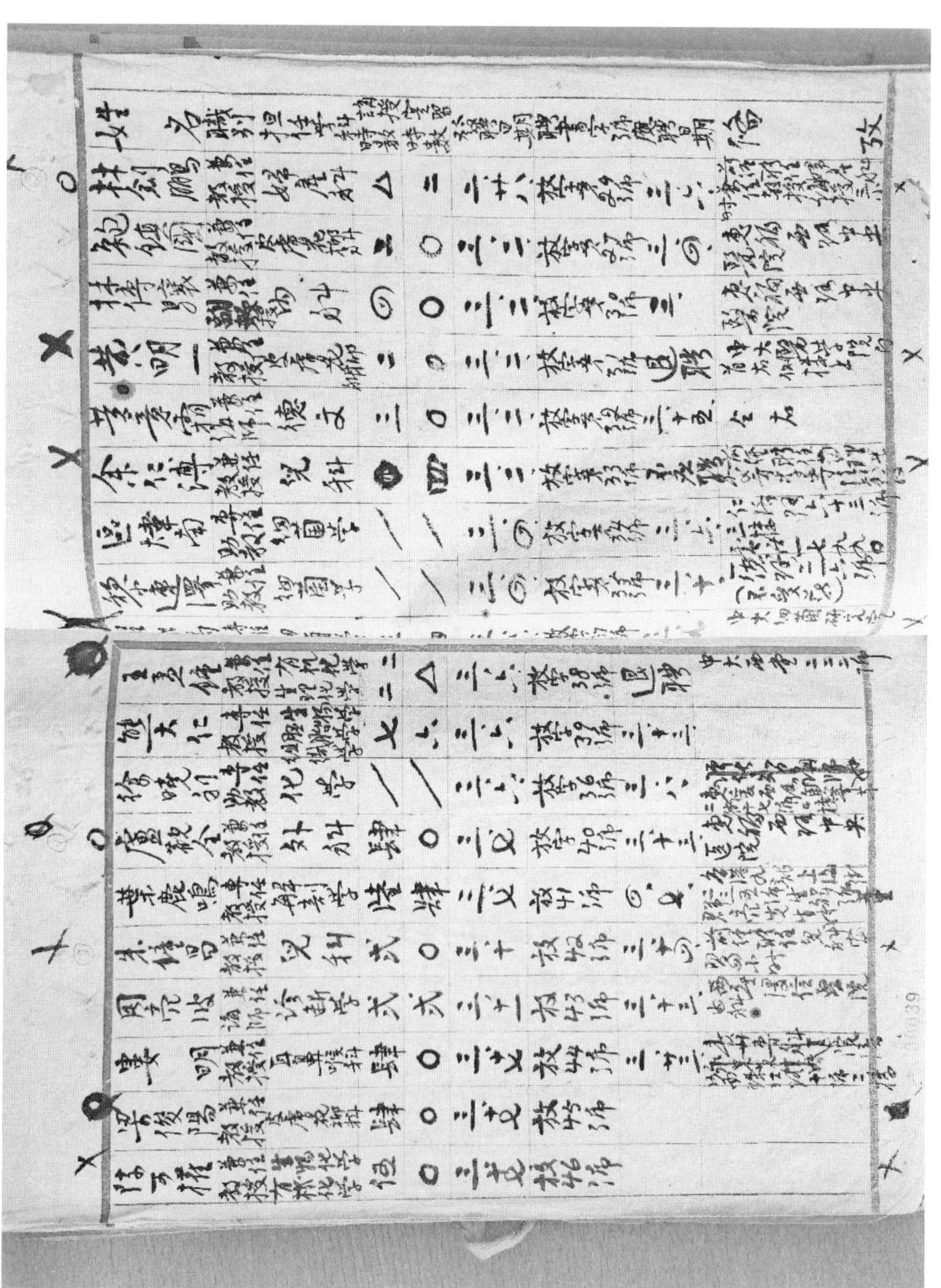

图3-226　广东光华医学院1949学年度第二学期聘请教员-3

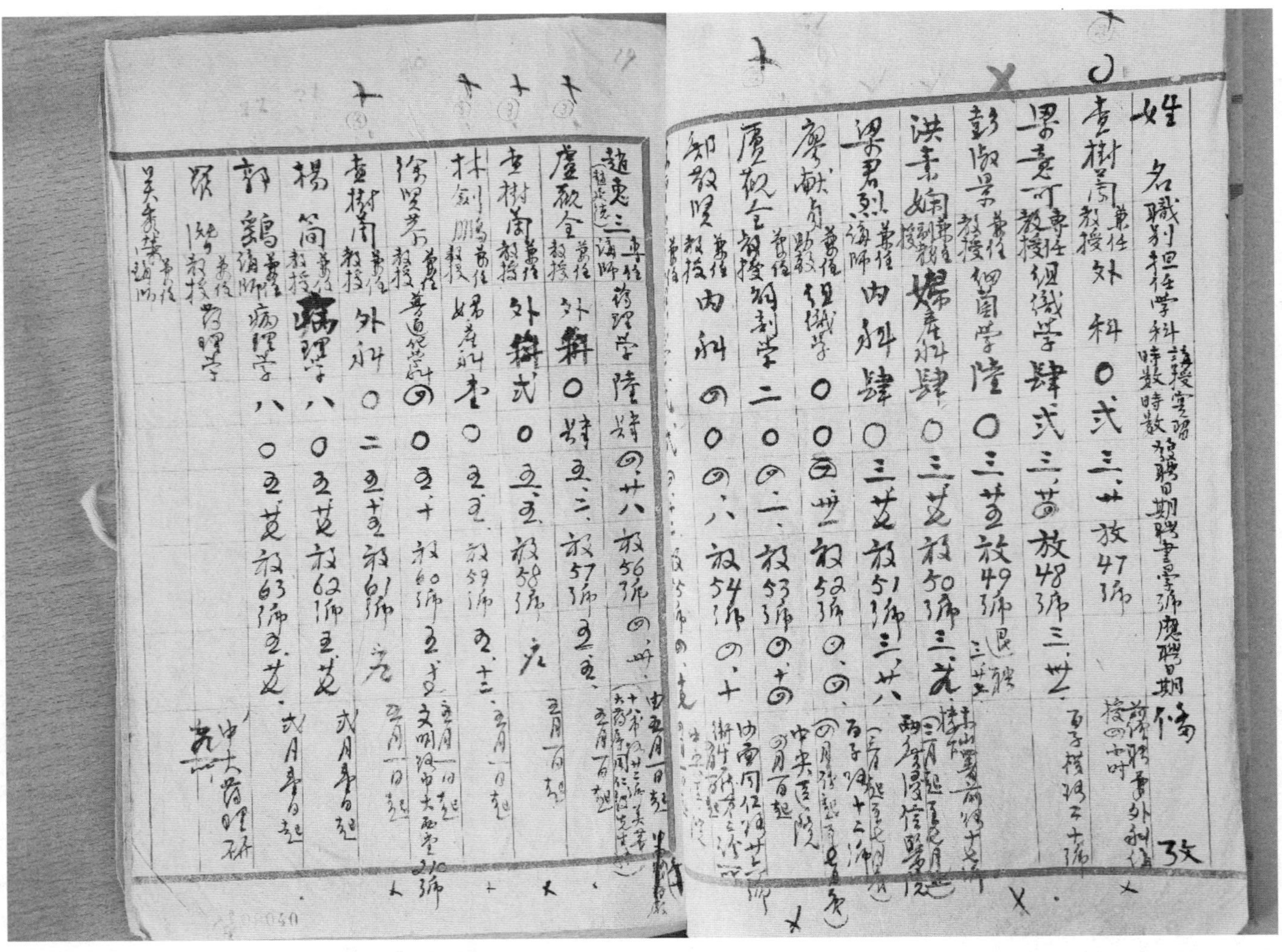

图3-227　广东光华医学院1949学年度第二学期聘请教员-4

二十四、广东光华医学院1950年职员一览

广东光华医学院1950年职员一览见图3-228、图3-229。

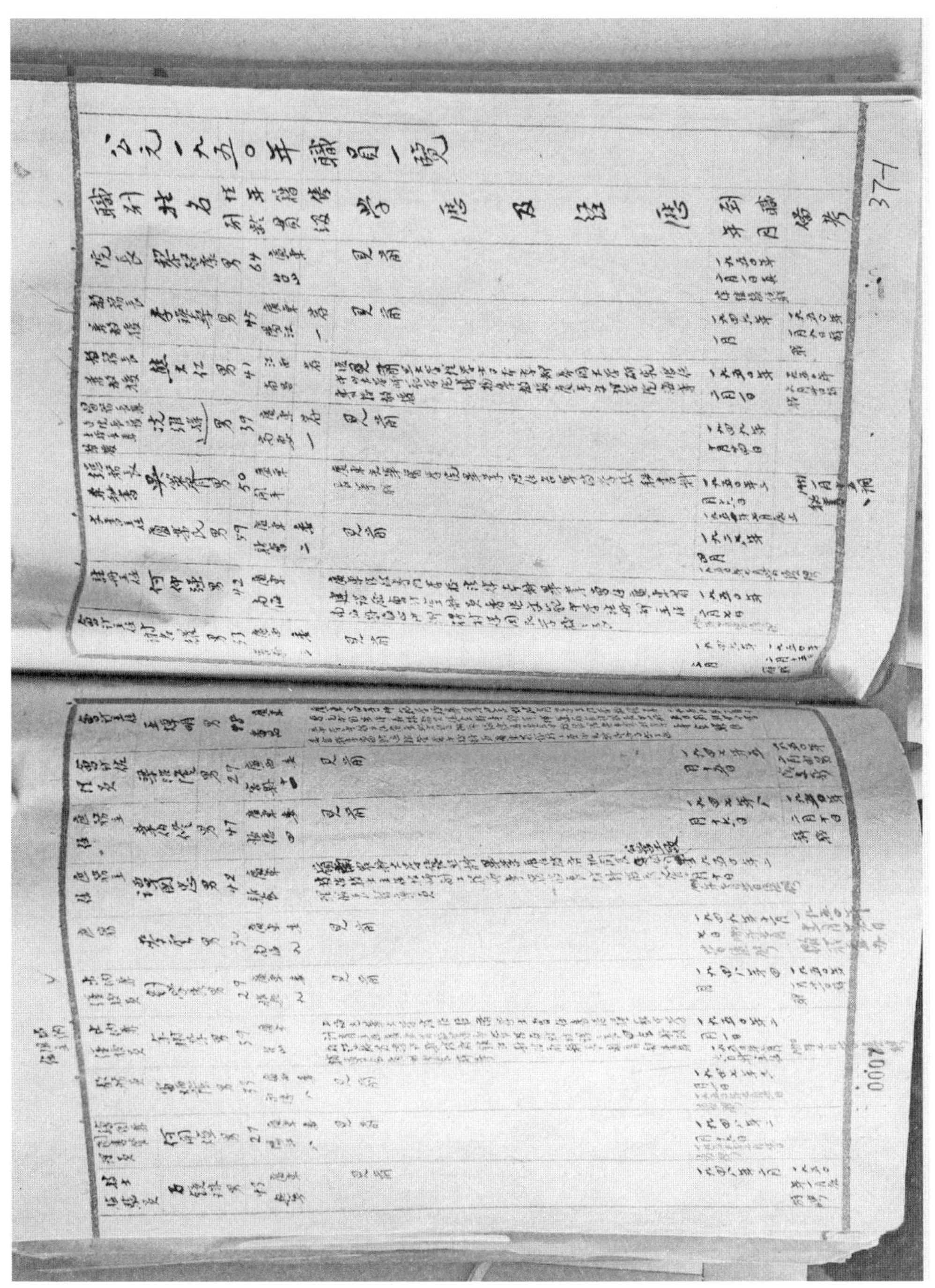

公元一九五〇年职员一览

图3-228　广东光华医学院1950年职员一览-1

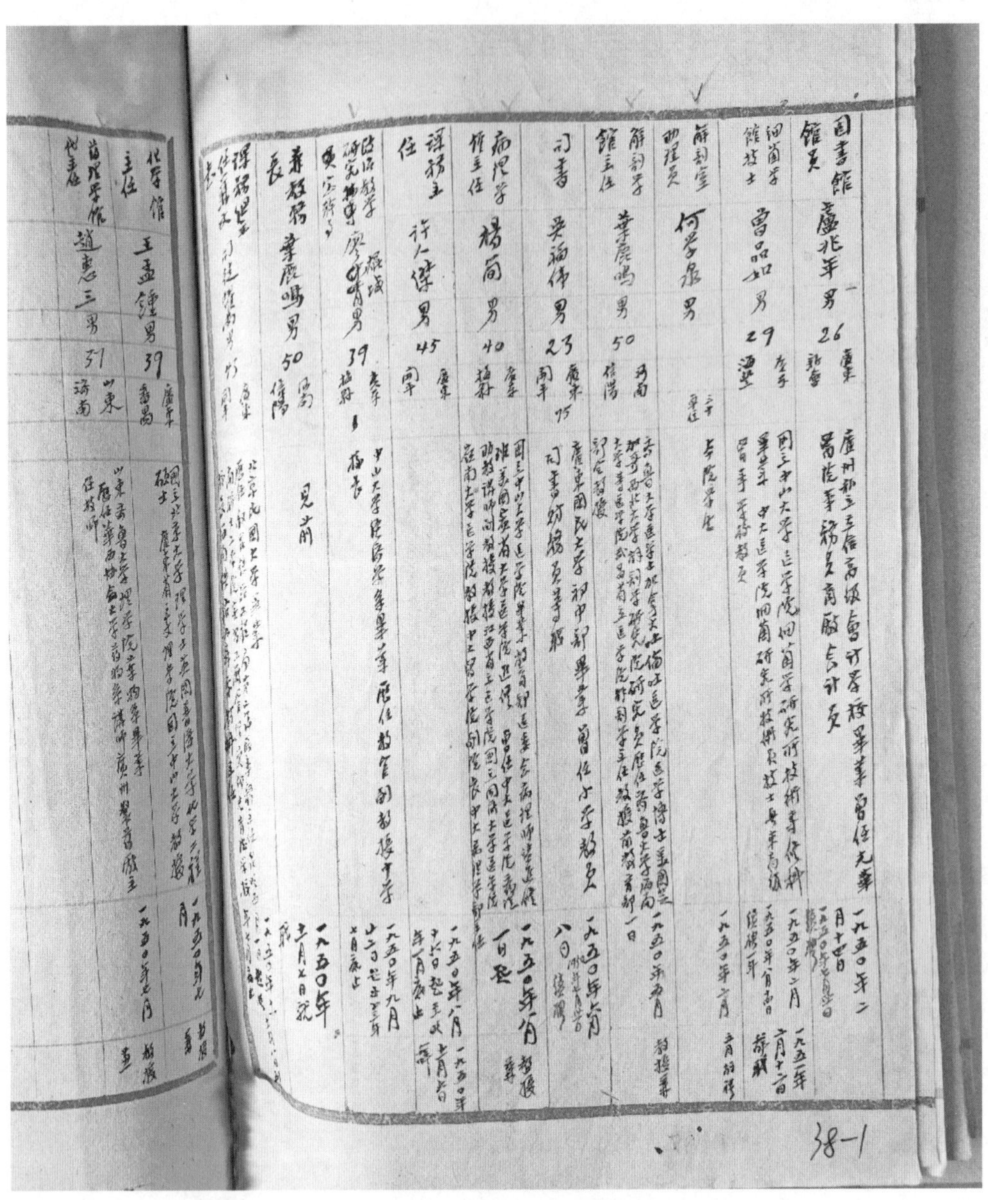

图3-229　广东光华医学院1950年职员一览-2

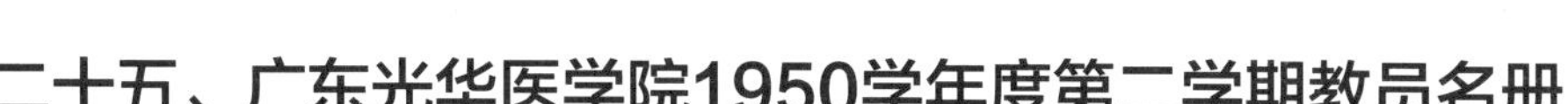

二十五、广东光华医学院1950学年度第二学期教员名册

广东光华医学院1950学年度第二学期教员名册见图3-230—图3-232。

私立廣東光華醫學院一九五〇學年度第二學期教員名冊

姓名	性別	年齡	籍貫	担任職務	學歷	經歷	月薪	備攷
朱師晦	男	43	廣東揭陽	內科專任教授、醫院內科主任	國立中山大學醫學院畢業、德國科倫大學醫學博士	中大內科教授、中南軍區第二陸軍醫院內科主任	米一千三百三十市斤內有八百五十市斤由醫院支給	一九四八年九月到職
葉鹿鳴	男	51	河南信陽	解剖學專任教授兼教務長及解剖學館主任	齊魯大學醫學士、加拿大吐命吐醫學院醫學博士、美國芝加哥大學解剖學研究員	齊魯大學、濟南大學醫學院、武昌省立醫學院解剖學主任教授、前教育部審定教授	米二千市斤	一九五〇年三月到職
楊簡	男	41	廣東梅縣	病理學科專任教授兼病理學館主任	中大醫學院畢業、教育部醫教會病理師資進修班、美國賓省大學醫學院進修	中大醫學院病理助教、講師、副教授、教授、江西省立醫學院、國立同濟大學醫學院、嶺南大學醫學院教授、中大醫學院副院長、病理學部主任	米一千六百市斤	一九四九年八月到職
熊大仁	男	42	江西南昌	生物學寄生蟲科及日文專任教授	復旦大學理學院生物學系畢業、日本京都帝國大學研究	廣東省立文理學院、中山大學教授	米一千三百市斤	一九四七年二月到職
梁意可	女	40	廣東南海	組織學專任教授	中大理學院生物系畢業	中大副教授、廣東省文理學院教授	米一千二百市斤	一九五〇年三月到職
[illegible]	男	[illegible]2	廣東	生理學科專[illegible]	國立同濟大學	中大教授	米一千二百二十[illegible]	一九五〇年八月到職

00021

图3-230　广东光华医学院1950学年度第二学期教员名册-1

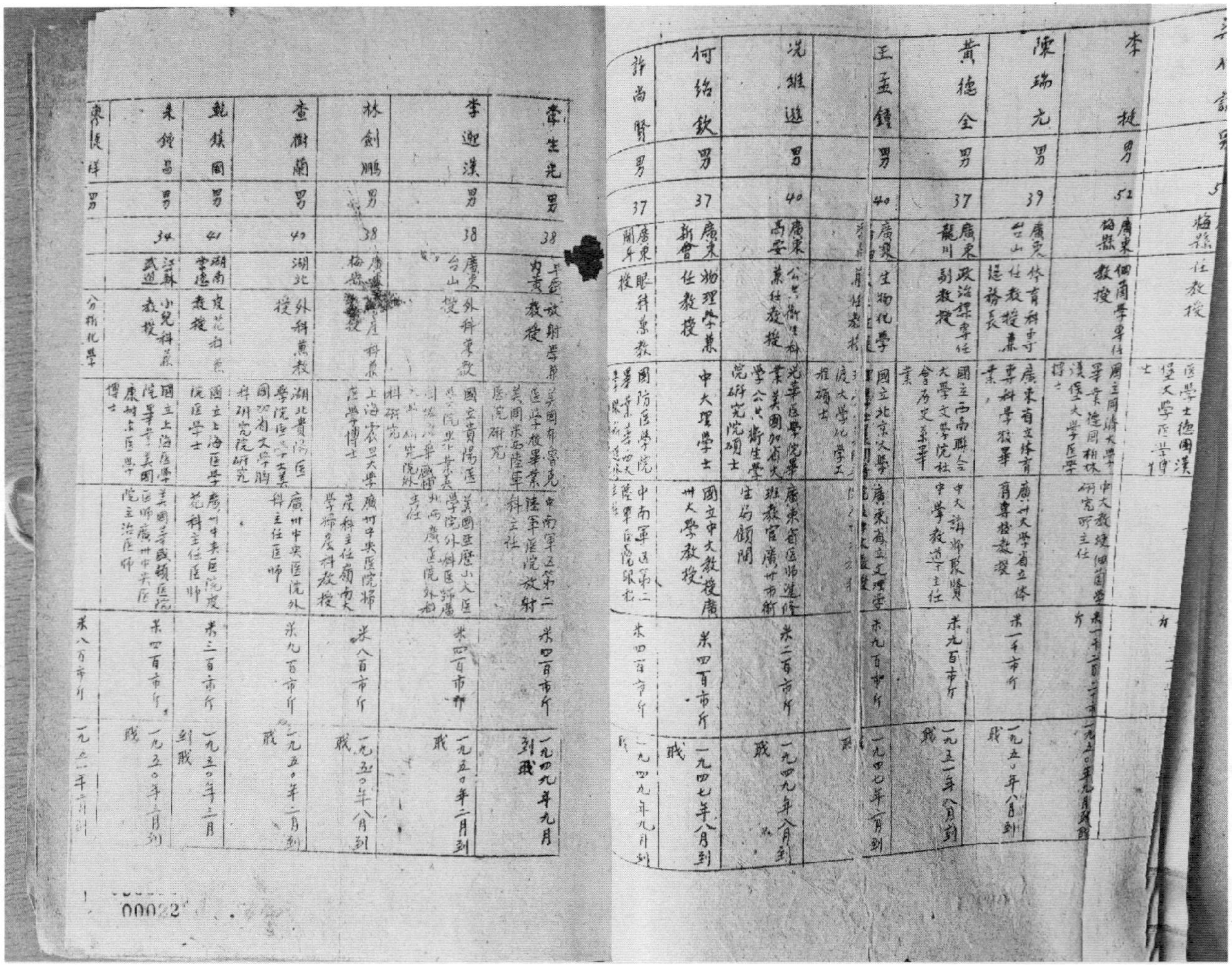

李挺	男	52	廣東梅縣	細菌學專任教授	國立同濟大學畢業德國柏林漢堡大學醫學博士	中大教授細菌學研究所主任	米一千二百[illegible]市斤	一九五〇年九月到職
陳瑞元	男	39	廣東台山	体育科專任教授兼訓導務長	廣東省立体育專科學校畢業	廣州大學省立体育專校教授	米一千市斤	一九五〇年八月到職
黄德全	男	37	廣東龍川	政治課專任副教授	國立西南聯合大學文學院社會歷史系畢業	中大講師[illegible]中學教導主任	米九百市斤	一九五一年八月到職
王孟鐘	男	40	廣東[illegible]	生物化學[illegible]教授	國立北京大學[illegible]	廣東省立文理學院[illegible]	米九百市斤	一九四七年[illegible]月到職
冼維遜	男	40	廣東高要	公共衛生科兼任教授	光華醫學院畢業美國加省大學公共衛生學院研究院碩士	廣東省醫師進修班教官廣州市衛生局顧問	米二百市斤	一九四九年八月到職
何络欽	男	37	廣東新會	物理學兼任教授	中大理學士	國立中大教授廣州大學教授	米四百市斤	一九四七年八月到職
許尚賢	男	37	廣東開平	眼科兼教授	國防醫學院[illegible]	中南軍區第二陸軍醫院眼科[illegible]	米四百市斤	一九四九年九月到職
韋生光	男	38	[illegible]	放射學兼教授	美國布魯克醫學校畢業美國米西陸軍醫院研究	中南軍區第二陸軍醫院放射科主任	米四百市斤	一九四九年九月到職
李迎漢	男	38	廣東台山	外科兼教授	國立貴陽醫學院畢業[illegible]	美國歷山大醫學院外科醫師[illegible]	米四百市斤	一九五〇年二月到職
林劍鵬	男	38	廣東梅縣	婦產科兼教授	上海震旦大學醫學博士	廣州中央醫院婦產科主任嶺南大學婦產科教授	米八百市斤	一九五〇年八月到職
查樹蘭	男	40	湖北	外科兼教授	湖北貴陽醫學院醫學士[illegible]研究院研究	廣州中央醫院外科主任醫師	米九百市斤	一九五〇年二月到職
熊禎國	男	41	湖南常德	皮花柳兼教授	國立上海醫學院醫學士	廣州中央醫院皮花科主任醫師	米三百市斤	一九五〇年三月到職
朱鍾昌	男	34	江蘇武進	小兒科兼教授	國立上海醫學院畢業美國康乃爾大學醫學博士	美國[illegible]醫院醫師廣州中央醫院主治醫師	米四百市斤	一九五〇年三月到職
[illegible]德祥	男			分析化學			米八百市斤	一九五一年二月到職

图3-231　广东光华医学院1950学年度第二学期教员名册-2

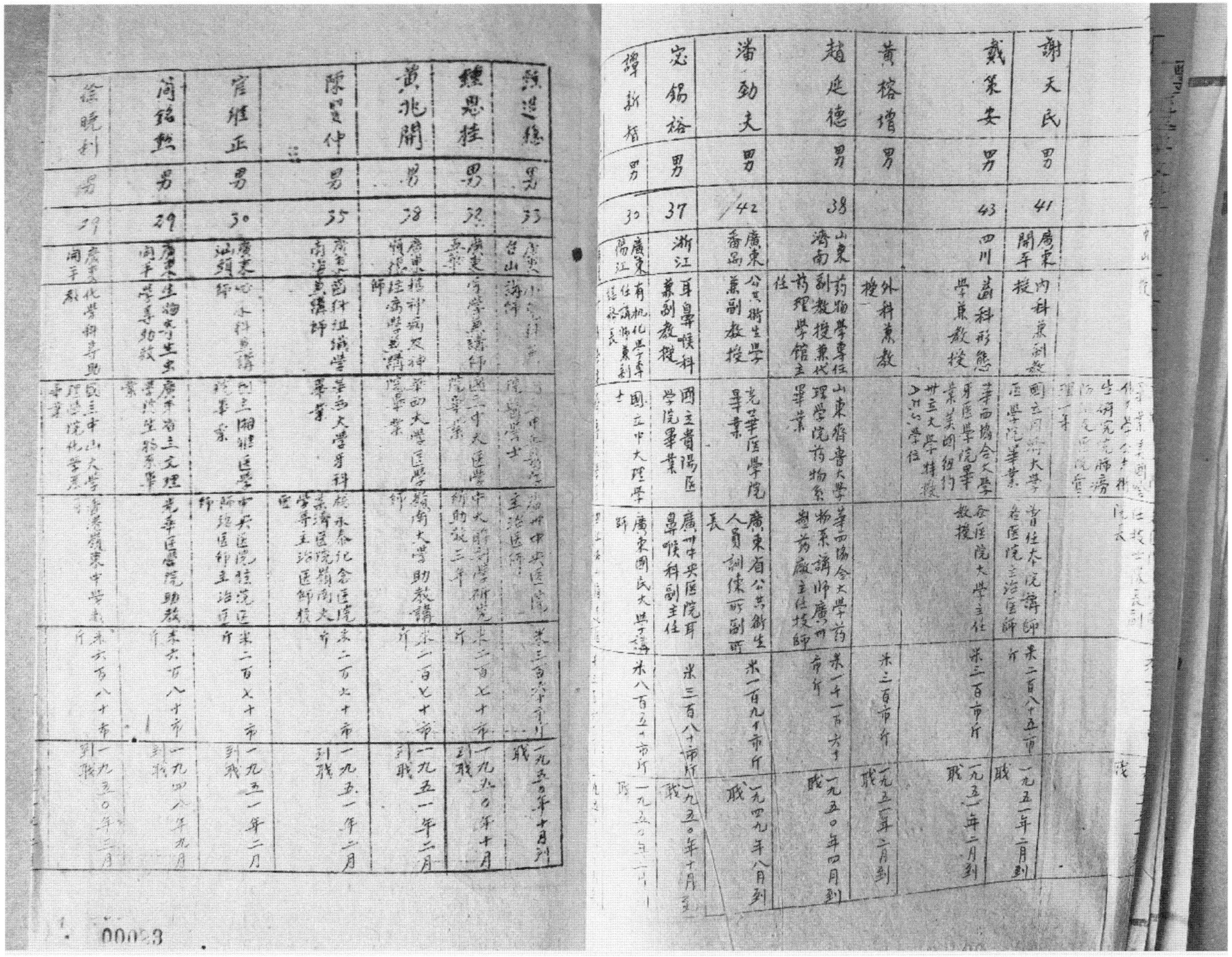

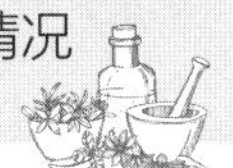

图3-232　广东光华医学院1950学年度第二学期教员名册-3

二十六、广东光华医学院1950学年度工友名册

广东光华医学院1950学年度工友名册见图3-233、图3-234。

私立廣東光華醫學院一九五零學年度工友名冊

所屬部門	姓名	性別	年齡	籍貫	到職年月	每月薪金	備註
解剖學館	梅薛廼	男	37	廣東台山	一九四五年五月	三五〇市斤	
	樊文興	男	35	廣東番禺	一九四九年四月	二八〇	
病理學館	黃永韶	男	32	廣東台山	一九五〇年八月	三二〇	兼輪值体育組工作
化學館	譚自樓	男	29	廣東陽江	一九五〇年十二月	三二〇	
	夏芝深	男	20	廣東高要	一九四九年五月	二八〇	
細菌學館	徐環熙	男	27	廣東番禺	一九五〇年八月	三二〇	
	陳若衡	男	21	廣東陸豐	一九五〇年十月	一五〇	
組織學館	何少芳	女	26	廣東南海	一九五〇年七月	三五〇	

图3-233　广东光华医学院1950学年度工友名册-1

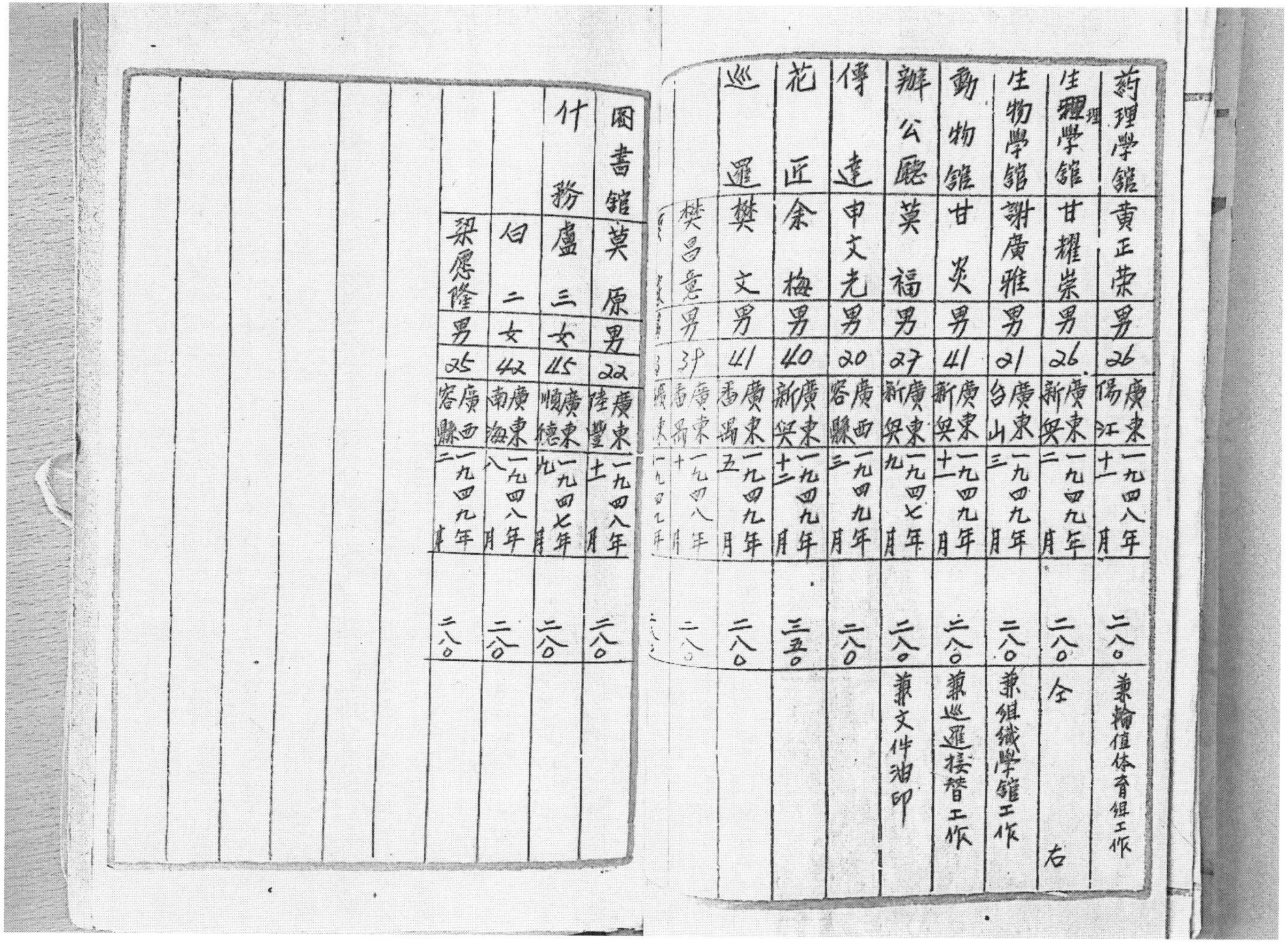

藥理學館	黄正荣	男	26	廣東陽江	一九四八年十一月	二八〇	兼輸值体育组工作
生理學館	甘耀崇	男	26	廣東新興	一九四九年二月	二八〇	仝右
生物學館	謝廣雅	男	21	廣東台山	一九四九年三月	二八〇	兼組織學館工作
動物館	甘炎	男	41	廣東新興	一九四九年十一月	二八〇	兼巡邏接替工作
辦公廳	莫福	男	27	廣東新興	一九四七年九月	二八〇	兼文件油印
傳達	申文光	男	20	廣西容縣	一九四九年三月	二八〇	
花匠	余梅	男	40	廣東新興	一九四九年十二月	三五〇	
巡邏	樊文	男	41	廣東番禺	一九四九年五月	二八〇	
	樊昌意	男	[illegible]	廣東番禺	一九四八年十[illegible]月	二八〇	
	[illegible]	[illegible]	[illegible]	[illegible]	[illegible]	[illegible]	
圖書館	莫原	男	22	廣東陸豐	一九四八年十一月	二八〇	
什務	盧三	女	45	廣東順德	一九四七年九月	二八〇	
	何二	女	42	廣東南海	一九四八年八月	二八〇	
	梁愿隆	男	25	廣西容縣	一九四九年二月	二八〇	

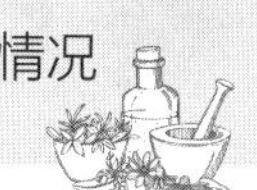

图3-234　广东光华医学院1950学年度工友名册-2

第四章　1953—2000年学校创设发展与更改校名的文件

本章收录了从华南医学院创立到更名为中山医科大学的几次更改校名的通知文件和学校创设更革的文献，这些文件和文献均以原件的扫描件或照片按时序列出，客观展现这一时期的更革变迁脉络。

从华南医学院创建（1953年）到更名为中山医科大学（2000年），学校迅速发展，院系学科不断增多与发展，规模持续扩大。学校在这一时期数度更名，这是国家医学教育发展的要求与社会形势变化的需要。华南医学院按照“以所在地省或城市命名”的精神于1956年9月改名为广州医学院。学校为纪念孙中山先生，于1957年3月改名为中山医学院，又于1985年6月20日更名为中山医科大学。本章收录的文件及文献联结成这一时期学校沿革发展的连贯脉络。这条脉络有一些重要的发展节点，如华南医学院创建时的组织制度的始建，学校领导的委任，教学体系的初建与教学方式的开创，教授的委任，学校的数次更名，基础部的建立，卫生系、护理系、药学系和口腔系的建立，基础学院的成立，基础医学院的成立，护理学院的成立，口腔医学院的成立，学校领导机构的变化，院系变化，“211工程”工作的开展，中山大学与中山医科大学合校工作的开展。这些发展节点通过文献（包括文件）原件显现。

本章除标题外尽量不附予说明，力求客观呈现中山大学医科在这一时期的基本路向与发展趋势。

一、中央文委同意岭南大学医学院与中山大学医学院合并为华南医学院的电报

中央文委同意岭南大学医学院与中山大学医学院合并为华南医学院的电报见图4-1。

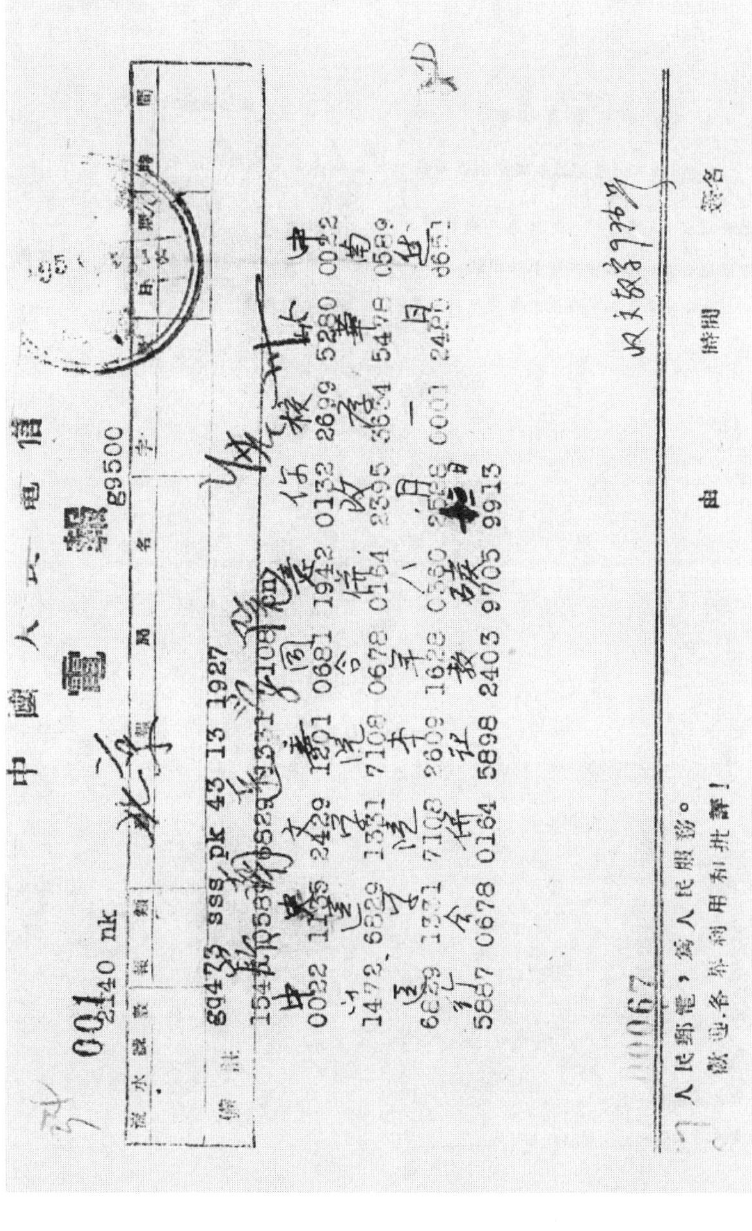

中國人民電信

電報

89473 SSS PK 43 13 1927

人民郵電，為人民服務。

歡迎各界利用和批評！

由　時間　簽名

图4-1　中央文委同意岭南大学医学院与中山大学医学院合并为华南医学院的电报

二、中央人民政府高等教育部关于华南医学院正、副院长的任命通知

中央人民政府高等教育部关于华南医学院正、副院长的任命通知见图4–2。

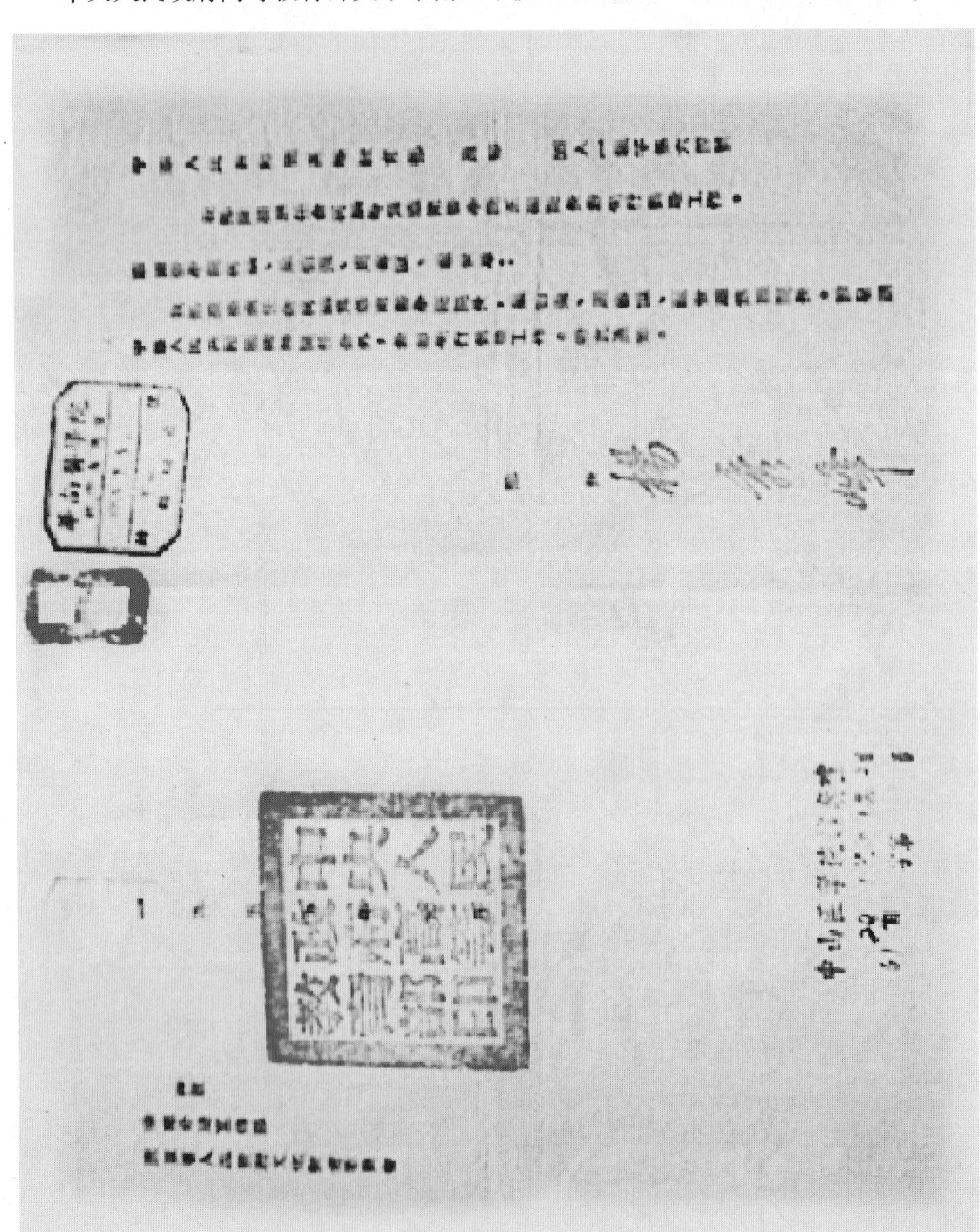

图4–2　中央人民政府高等教育部关于华南医学院正、副院长的任命通知

三、广东省人民政府文化教育委员会关于华南医学院正、副院长的任命通知

广东省人民政府文化教育委员会关于华南医学院正、副院长的任命通知见图4–3。

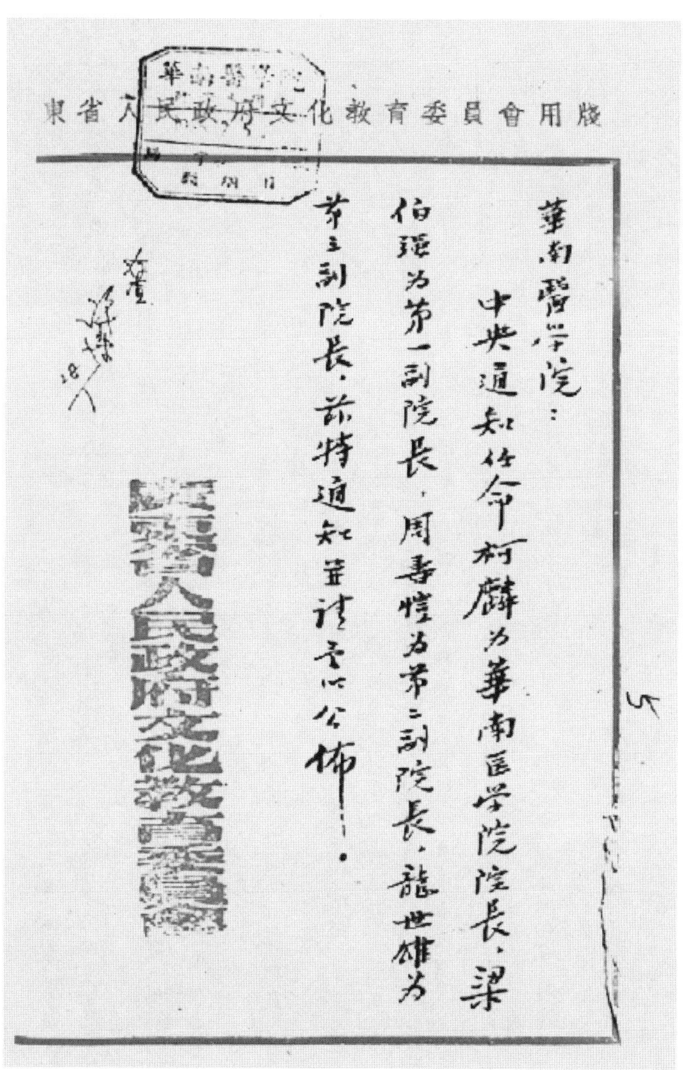

東省人民政府文化教育委員會用牋

華南醫學院：

中央通知任命柯麟為華南醫學院院長，梁伯琨為第一副院長，周壽愷為第二副院長，龍世雄為第三副院長，茲特通知並請予以公佈！

廣東省人民政府文化教育委員會

图4–3　广东省人民政府文化教育委员会关于华南医学院正、副院长的任命通知

四、华南医学院行政组织条例（草案）

华南医学院行政组织条例（草案）见图4-4。

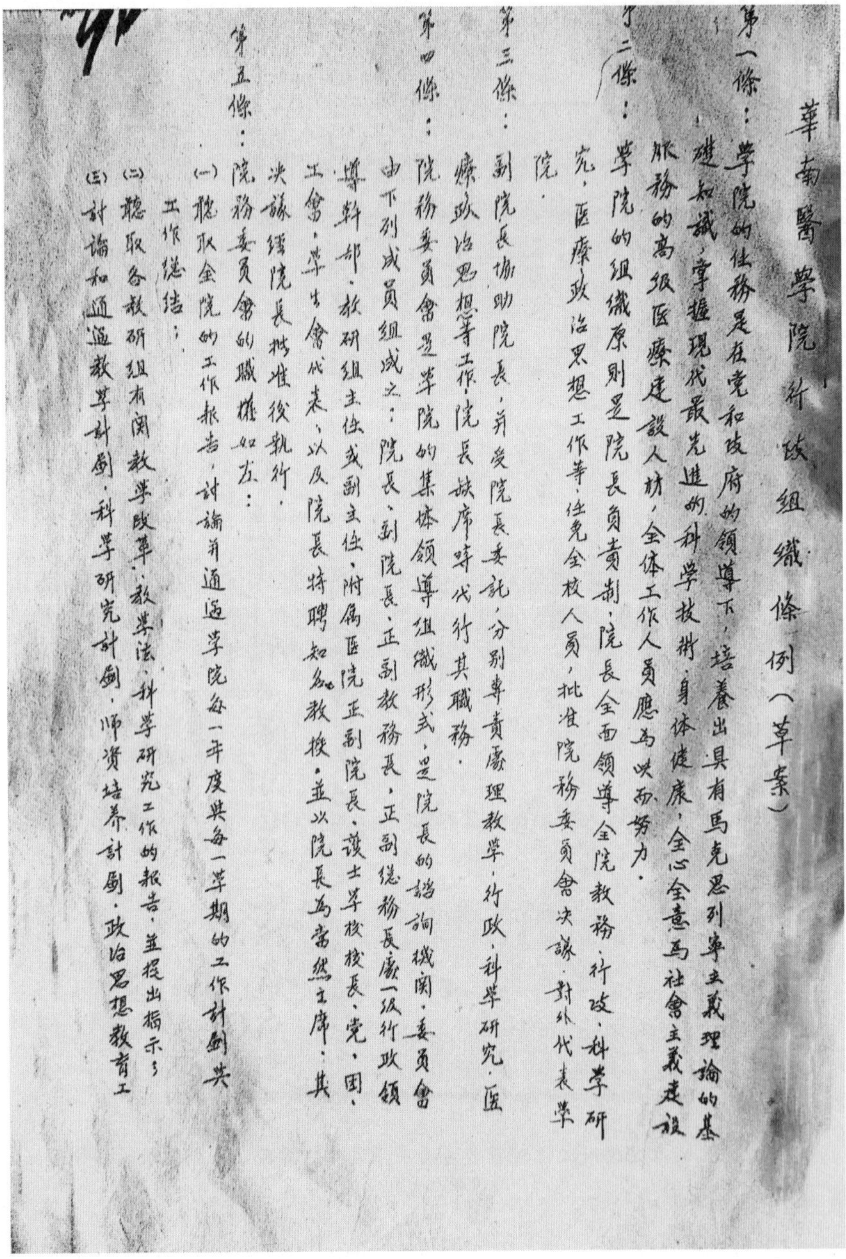

華南醫學院行政组織條例（草案）

第一條：學院的任務是在党和政府的領導下，培養出具有馬克思列寧主義理論的基礎知識，掌握現代最先進的科學技術，身体健康，全心全意為社會主義建設服務的高級医療建設人材，全体工作人員應為此而努力。

第二條：學院的组織原則是院長負責制，院長全面領導全院教務、行政、科學研究、医療、政治思想工作等，任免全校人員，批准院務委員會決議，對外代表學院。

第三條：副院長協助院長，并受院長委託，分別專責處理教學、行政、科學研究、医療、政治思想等工作，院長缺席時代行其職務。

第四條：院務委員會是學院的集体領導组織形式，是院長的諮詢機關，委員會由下列成員组成之：院長、副院長、正副教務長、正副總務長、處一級行政領導幹部、教研组主任或副主任、附屬医院正副院長、護士學校校長、党、团、工會、學生會代表，以及院長特聘知名教授，並以院長為當然主席，其決議經院長批准後執行。

第五條：院務委員會的職權如左：

(一) 聽取全院的工作報告，討論并通過學院每一年度與每一學期的工作計劃與工作總結；

(二) 聽取各教研组有關教學改革、教學法、科學研究工作的報告，並提出指示；

(三) 討論和通過教學計劃、科學研究計劃、師資培養計劃、政治思想教育工

图4-4 华南医学院行政组织条例（草案）

五、华南医学院组织系统表（草案）

华南医学院组织系统表（草案）见图4-5。

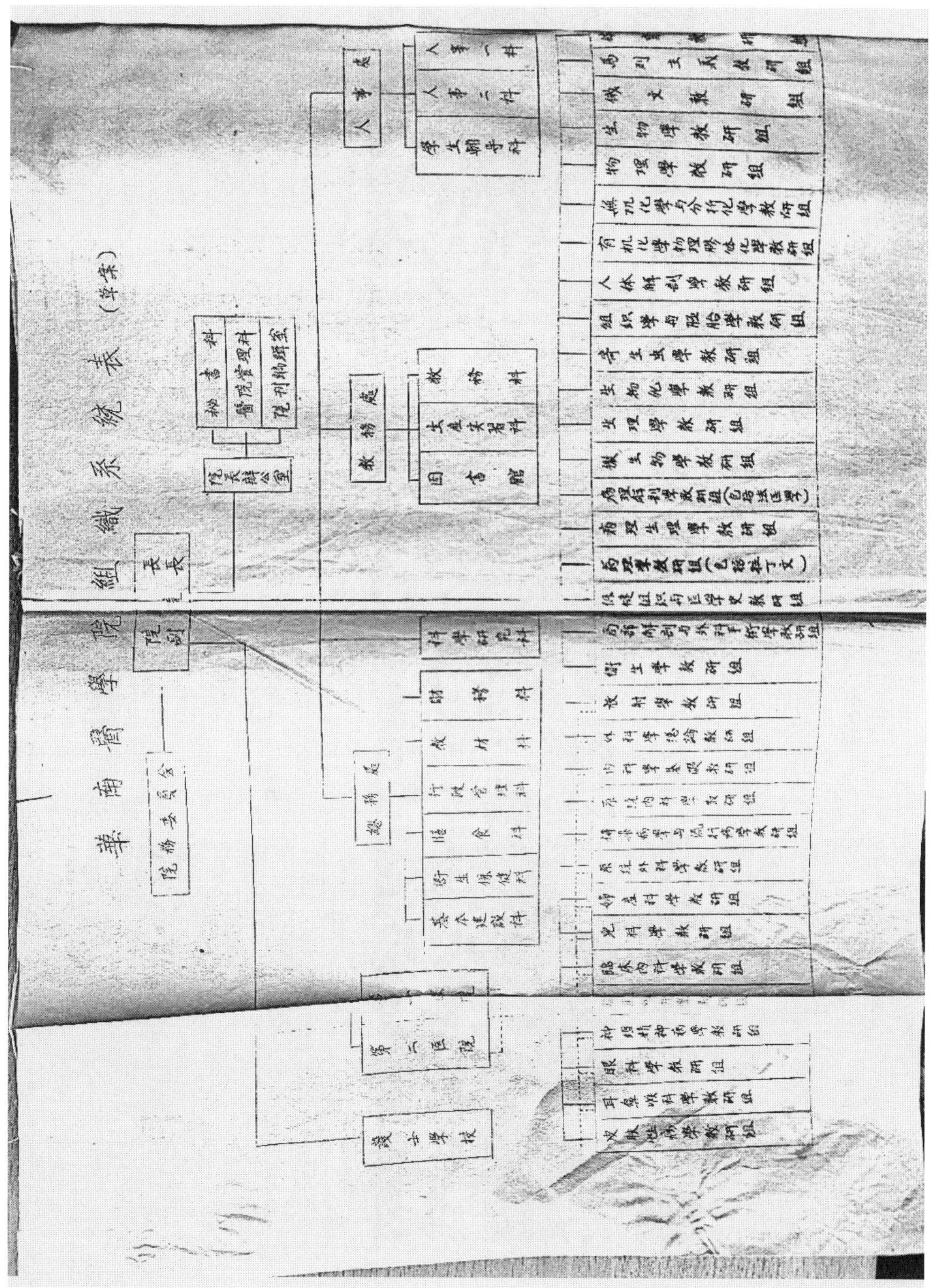

图4-5　华南医学院组织系统表（草案）

六、华南医学院成立典礼摄影纪念

华南医学院成立典礼摄影纪念见图4–6。

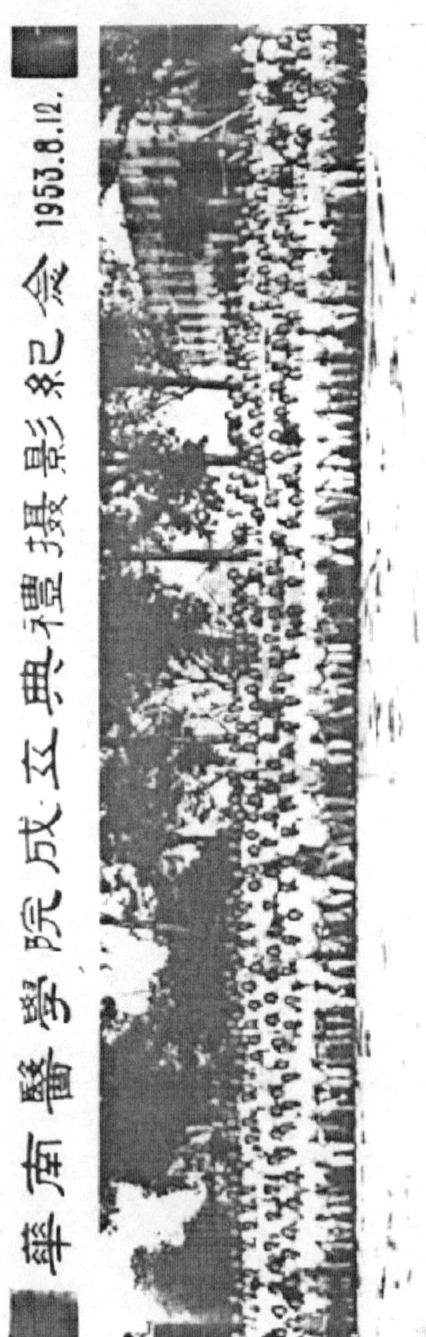

图4–6　华南医学院成立典礼摄影纪念

七、华南医学院第一届教学会议专刊

华南医学院第一届教学会议专刊见图4-7。

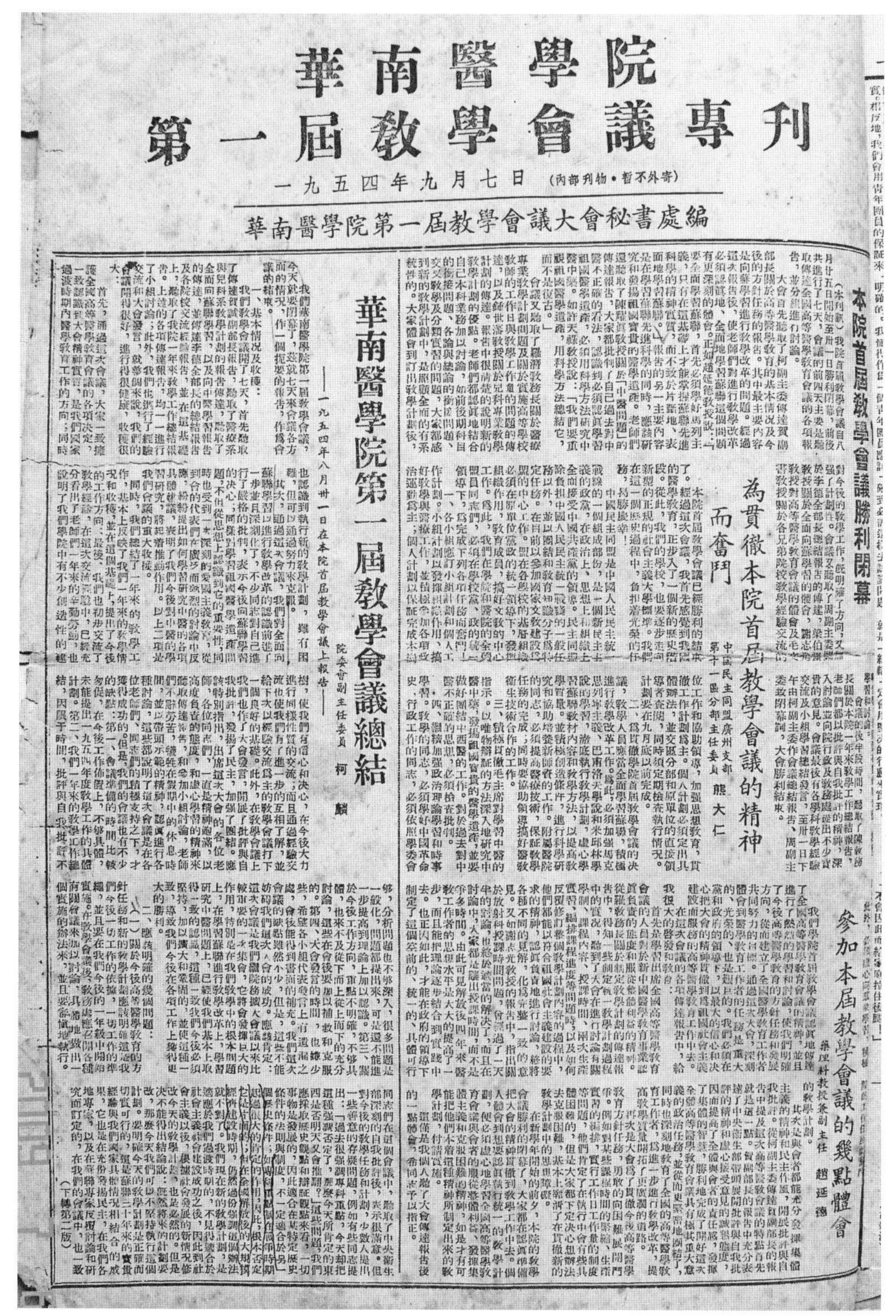

華南醫學院
第一屆教學會議專刊

一九五四年九月七日 （內部刊物·暫不外寄）

華南醫學院第一屆教學會議大會秘書處編

本院首屆教學會議勝利閉幕

華南醫學院第一屆教學會議總結

——一九五四年八月卅一日在本院首屆教學會議上報告

院委會副主任委員 柯麟

為貫徹本院首屆教學會議的精神而奮鬥

中國民主同盟廣州支部第十一區分部主任委員 熊大仁

參加本屆教學會議的幾點體會

图4-7 华南医学院第一届教学会议专刊

八、高等教育部、卫生部根据国务院批复通知于1956年9月将“华南医学院”更名为“广州医学院”

高等教育部、卫生部根据国务院批复通知于1956年9月将“华南医学院”更名为“广州医学院”见图4-8。

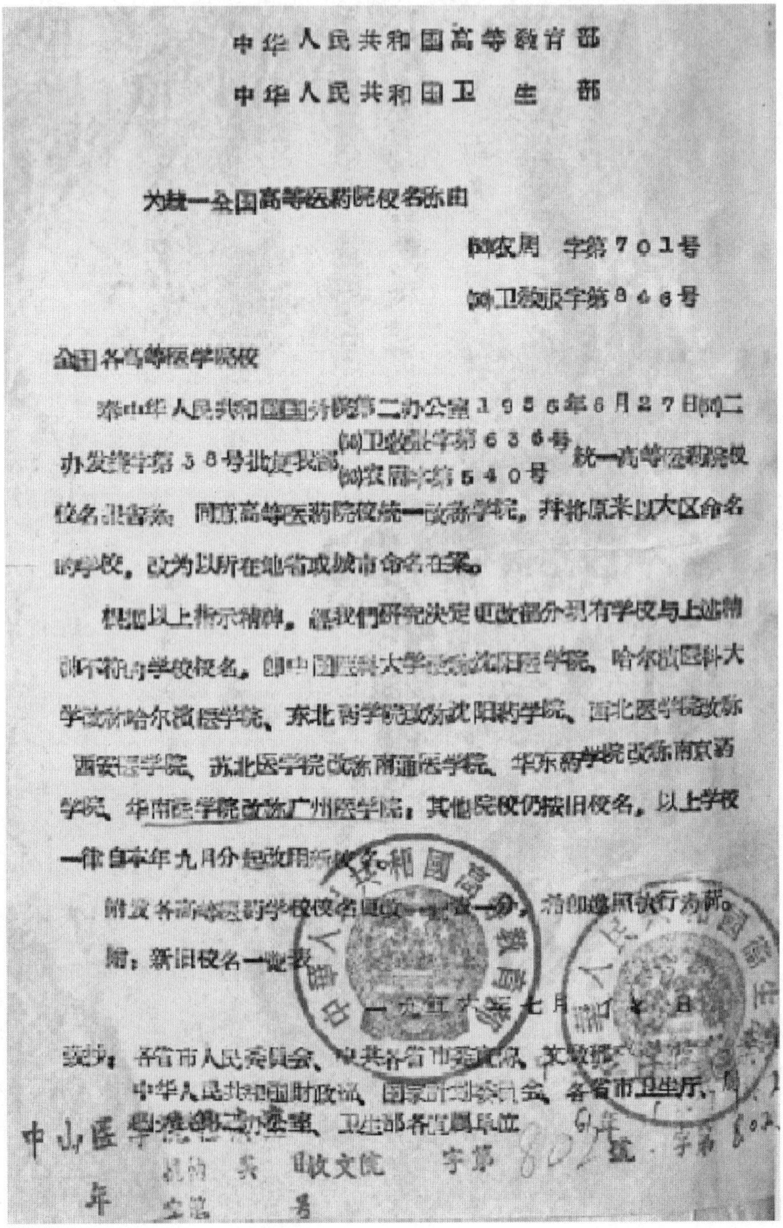

中华人民共和国高等教育部
中华人民共和国卫　生　部

为统一全国高等医药院校名称由

(56)农周 字第701号
(56)卫教[illegible]字第846号

全国各高等医学院校

奉中华人民共和国国务院第二办公室1956年6月27日(56)二办发[illegible]字第58号批复我部(56)卫教计字第636号、(56)农周字第540号统一高等医药院校校名的请示，同意高等医药院校统一改称学院，并将原来以大区命名的学校，改为以所在地省或城市命名在案。

根据以上指示精神，经我们研究决定更改部分现有学校与上述精神不符的学校校名，即中国医科大学改称沈阳医学院、哈尔滨医科大学改称哈尔滨医学院、东北药学院改称沈阳药学院、西北医学院改称西安医学院、苏北医学院改称南通医学院、华东药学院改称南京药学院、华南医学院改称广州医学院；其他院校仍按旧校名。以上学校一律自本年九月分起改用新校名。

附发各高等医药学校校名更改一览表一份，希即遵照执行为荷。

附：新旧校名一览表

一九五六年七月　日

抄送：各省市人民委员会、中共各省市委宣传部、文教部、[illegible]
中华人民共和国财政部、国家计划委员会、各省市卫生厅、[illegible]
国务院第二办公室、卫生部各直属单位

图4-8　高等教育部、卫生部根据国务院批复通知于1956年9月将“华南医学院”更名为“广州医学院”

九、中共广东省委员会文化教育部于1956年12月同意广州医学院一级、二级教授名单及柯麟院长的批示

中共广东省委员会文化教育部于1956年12月同意广州医学院一级、二级教授名单及柯麟院长的批示见图4-9。

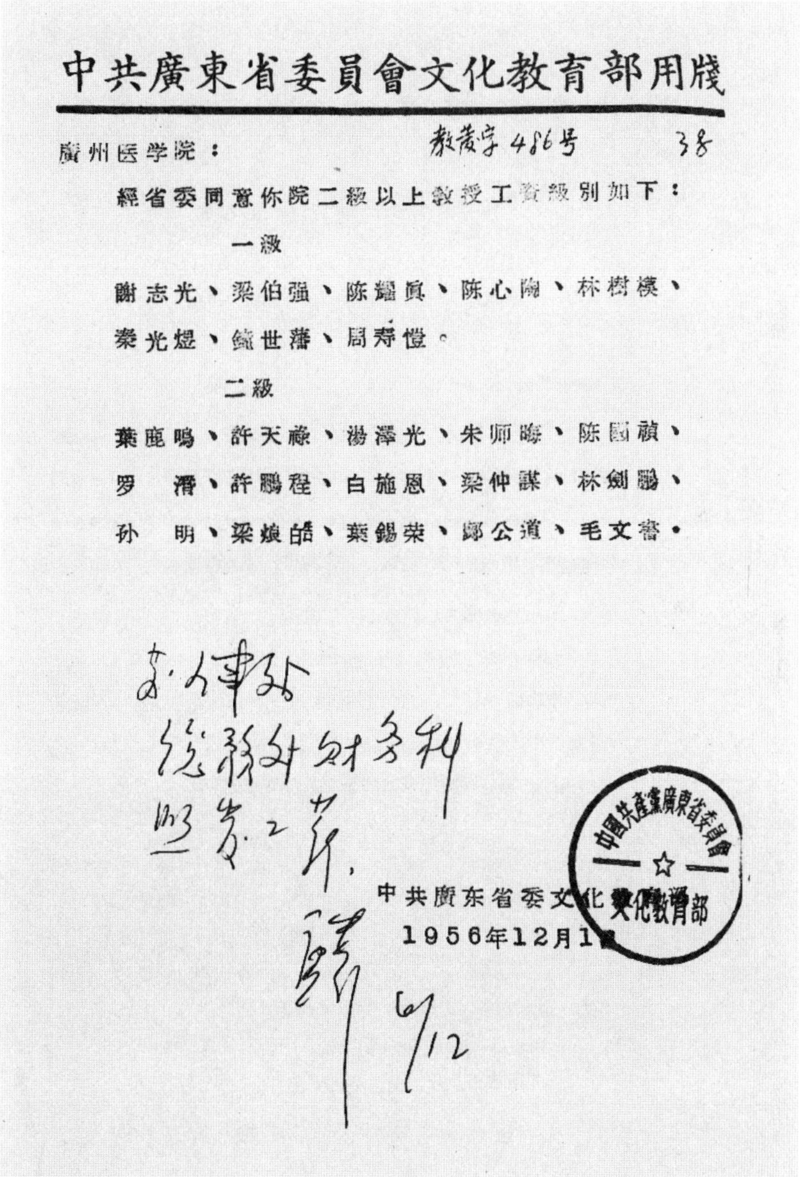

中共廣東省委員會文化教育部用牋

廣州医学院：　　　　教養字486号　　38

經省委同意你院二級以上教授工資級別如下：

一級

謝志光、梁伯强、陈耀眞、陈心陶、林樹模、秦光煜、鍾世藩、周寿愷。

二級

葉鹿鳴、許天祿、湯澤光、朱師晦、陈國禎、罗　潜、許鵬程、白施恩、梁仲謀、林劍鵬、孙　明、梁煥皓、葉錫荣、鄺公道、毛文書。

中共廣东省委文化教育部

1956年12月1日

中國共產黨廣東省委員會 文化教育部

图4-9　中共广东省委员会文化教育部于1956年12月同意广州医学院一级、二级教授名单及柯麟院长的批示

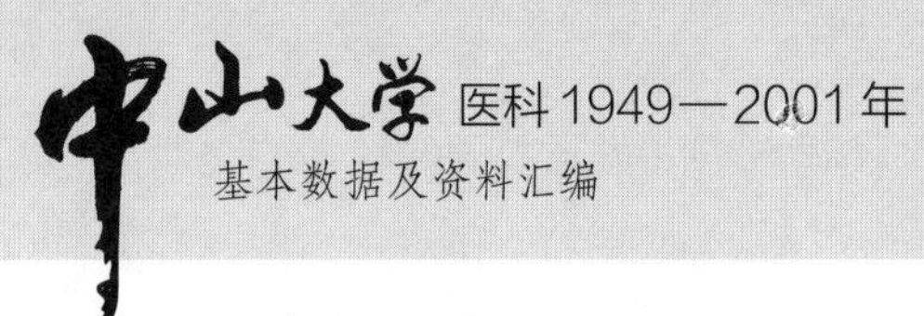

十、卫生部根据国务院批复通知于1957年3月12日将“广州医学院”更名为“中山医学院”

卫生部根据国务院批复通知于1957年3月12日将“广州医学院”更名为“中山医学院”见图4–10。

中华人民共和国卫生部

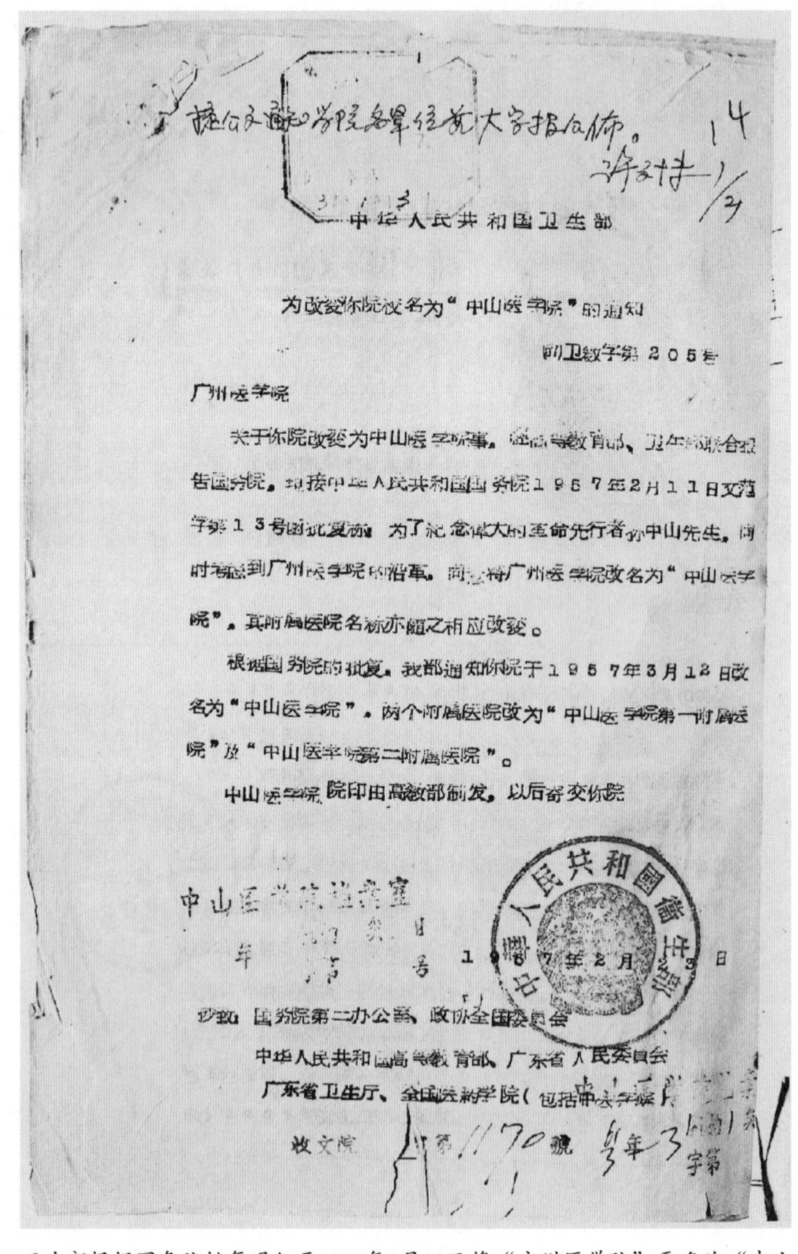

为改变你院校名为“中山医学院”的通知

[illegible]卫教字第205号

广州医学院

关于你院改变为中山医学院事，经高等教育部、卫生部联合报告国务院，现接中华人民共和国国务院1957年2月11日文习字第13号函批复称：为了纪念伟大的革命先行者孙中山先生，同时考虑到广州医学院的沿革，同意将广州医学院改名为“中山医学院”，其附属医院名称亦随之相应改变。

根据国务院的批复，我部通知你院于1957年3月12日改名为“中山医学院”，两个附属医院改为“中山医学院第一附属医院”及“中山医学院第二附属医院”。

中山医学院院印由高教部制发，以后寄交你院

1957年2月23日

抄致：国务院第二办公室、政协全国委员会

中华人民共和国高等教育部、广东省人民委员会

广东省卫生厅、全国医药学院（包括中医学院）

图4–10　卫生部根据国务院批复通知于1957年3月12日将“广州医学院”更名为“中山医学院”

十一、庆祝中共中山医学院委员会成立大会

庆祝中共中山医学院委员会成立大会见图4-11。

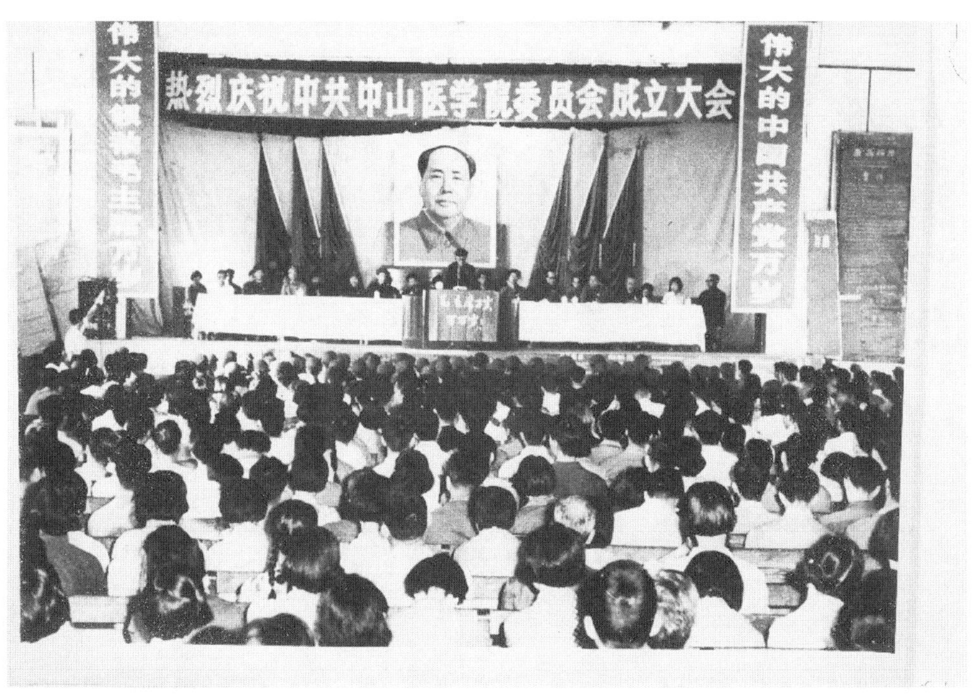

图4-11　庆祝中共中山医学院委员会成立大会

十二、中山医学院第一届院务委员会成立

中山医学院第一届院务委员会成立见图4-12。

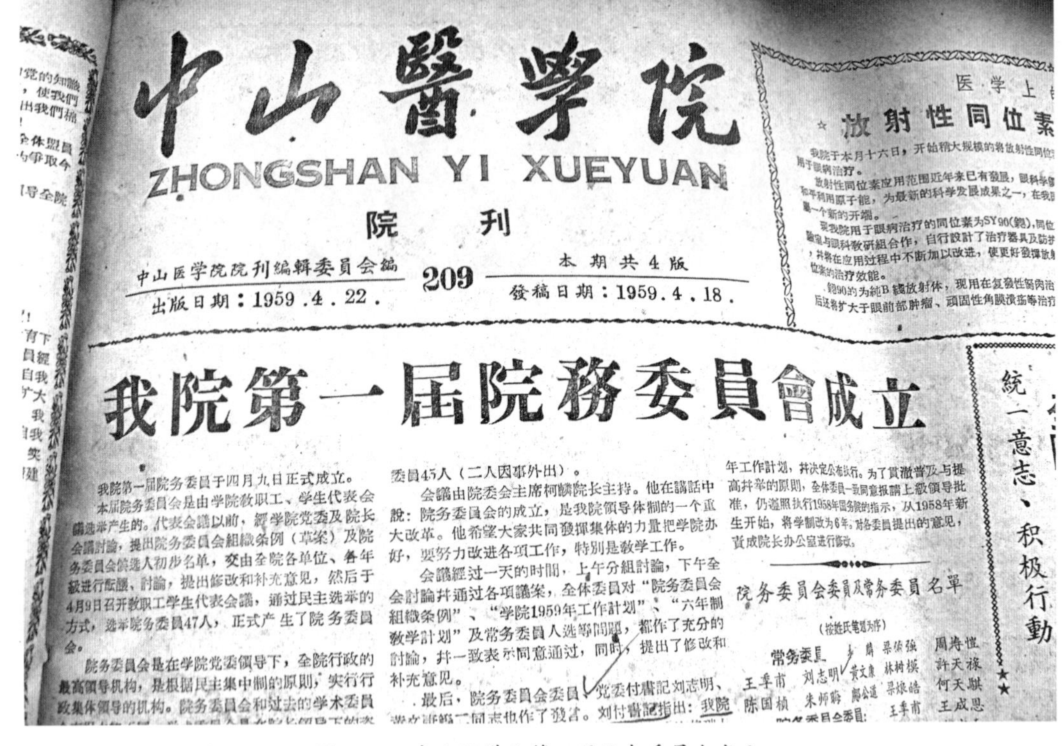

中山醫學院
ZHONGSHAN YI XUEYUAN
院刊

中山医学院院刊編輯委員会編 209 本期共4版
出版日期：1959.4.22. 發稿日期：1959.4.18.

医学上

放射性同位素

我院于本月十六日，开始稍大规模的将放射性同位
用于眼病治疗。

放射性同位素应用范围近年来已有發展，眼科学
和平利用原子能，为最新的科学发展成果之一，在我
是一个新的开端。

现我院用于眼病治疗的同位素为SY90(鍶)，同位
驗室与眼科教研組合作，自行設計了治疗器具及防护
，并将在应用过程中不断加以改进，使更好發揮放
位素的治疗效能。

鍶90的为純B綫放射体，现用在复發性翳肉治
后还将扩大于眼前部肿瘤、頑固性角膜潰瘍等治疗

我院第一屆院務委員會成立

我院第一届院务委員于四月九日正式成立。

本届院务委員会是由学院教职工、学生代表会議选举产生的。代表会議以前，經学院党委及院长会議討論，提出院务委員会組織条例（草案）及院务委員会候选人初步名单，交由全院各单位、各年級进行酝釀、討論，提出修改和补充意見，然后于4月9日召开教职工学生代表会議，通过民主选举的方式，选举院务委員47人，正式产生了院务委員会。

院务委員会是在学院党委領导下，全院行政的最高領导机构，是根据民主集中制的原則，实行行政集体領导的机构。院务委員会和过去的学术委員

委員45人（二人因事外出）。

会議由院委会主席柯麟院长主持。他在講話中說：院务委員会的成立，是我院領导体制的一个重大改革。他希望大家共同發揮集体的力量把学院办好，要努力改进各項工作，特别是教学工作。

会議經过一天的时間，上午分組討論，下午全会討論并通过各項議案，全体委員对“院务委員会組織条例”、“学院1959年工作計划”、“六年制教学計划”及常务委員人选等問題，都作了充分的討論，并一致表示同意通过，同时，提出了修改和补充意见。

最后，院务委員会委員、党委付書記刘志明、……也作了發言。刘付書記指出：我院……

年工作計划，并决定公布执行。为了貫澈普及与提高并举的原則，全体委員一致同意报請上級領导批准，仍遵照执行1958年国务院的指示，从1958年新生开始，将学制改为6年。对各委員提出的意見，責成院长办公室进行修改。

院务委員会委員及常务委員名單

（按姓氏笔划为序）

常务委員：
王季甫 刘志明 黄文康 林树模 許天祿
陈国桢 朱师晦 鄺公道 梁焕皓 何天骐
柯麟 梁伯強 周寿恺
王成恩

院务委員会委員：
王季甫

統一意志、积极行動

图4-12 中山医学院第一届院务委员会成立

十三、中山医学院护士学校改为卫生部直属中级卫校

中山医学院护士学校改为卫生部直属中级卫校见图4-13。

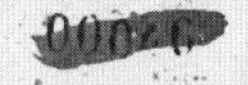

中华人民共和国卫生部

上海第一医学院中山医院护士学校、中山医学院护士学校改为我部直属中級卫校

(62)卫教崔字第230号

教育部：

1961年，上海第一医学院、中山医学院改属三重領导后，我部分别以(61)卫干張字第234号文和(61)卫干崔字第235号文建議上海市卫生局和广东省卫生厅将上海第一医学院附設的几所护士学校交由上海第一医学院直接領导与管理。将中山医学院附設护士学校交由中山医学院直接領导与管理。中山医学院附設护士学校的領导关系已按上述要求进行了安排。上海医学院附設的几所护士学校的領导关系，我部于今年初又函知上海市卫生局与上海第一医学院正式办理移交手續。

調整后保留的上海第一医学院附属中山医院护士学校和中山医学院附設护士学校改为我部直属中級卫生学校。从1962年起列入我部直属中等专业教育事业計划。上述学校的經常預算于1961年1月1日起已随同医学院改属三重領导轉到我部“卫生支出”經常預算內。

1962年7月2[illegible]日

抄送：財政部、国家計委、中共上海市委教育卫生部、广东、上海卫生厅、局、中共广东省委宣傳部、广东、上海高教厅、局、上海第一医学院、中山医学院、中山医学院护校、上海第一医学院中山医院护校。

图4-13　中山医学院护士学校改为卫生部直属中级卫校

十四、中山医学院关于机构设置的决定

中山医学院关于机构设置的决定见图4-14—图4-16。

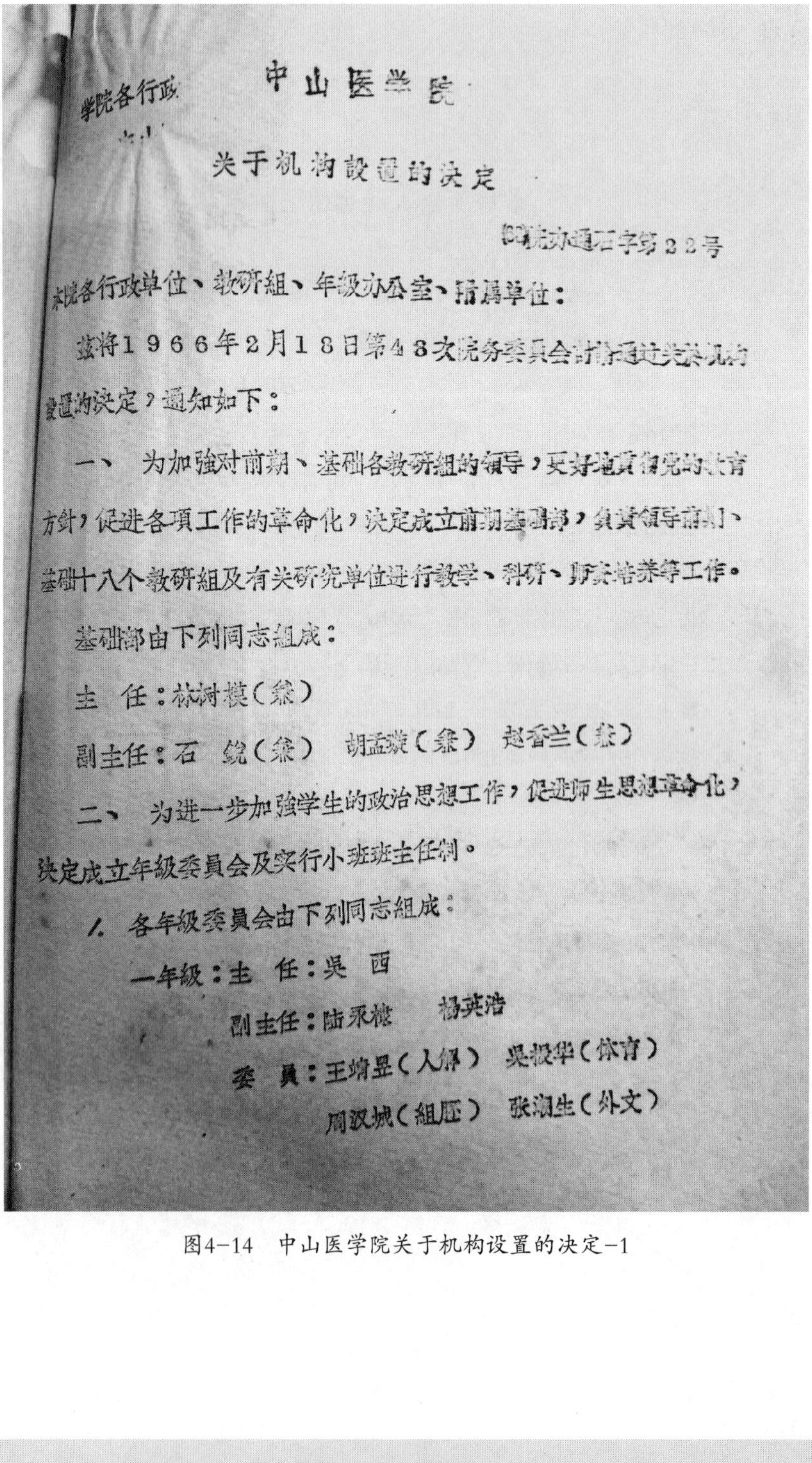

中山医学院

关于机构設置的决定

[illegible]院办通石字第22号

本院各行政单位、教研組、年级办公室、附属单位：

兹将1966年2月18日第43次院务委员会討論通过关于机构設置的决定，通知如下：

一、 为加強对前期、基础各教研組的領导，更好地貫彻党的教育方針，促进各項工作的革命化，决定成立前期基础部，負責領导前期、基础十八个教研組及有关研究单位进行教学、科研、师资培养等工作。

基础部由下列同志組成：

主　任：林树模（兼）

副主任：石　锐（兼）　胡孟璜（兼）　赵香兰（兼）

二、 为进一步加強学生的政治思想工作，促进师生思想革命化，决定成立年级委員会及实行小班班主任制。

1. 各年级委員会由下列同志組成：

一年级：主　任：吴　西

副主任：陆承榕　杨英浩

委　員：王增昱（人体）　吴叔华（体育）

周汉城（組胚）　张湖生（外文）

图4-14　中山医学院关于机构设置的决定-1

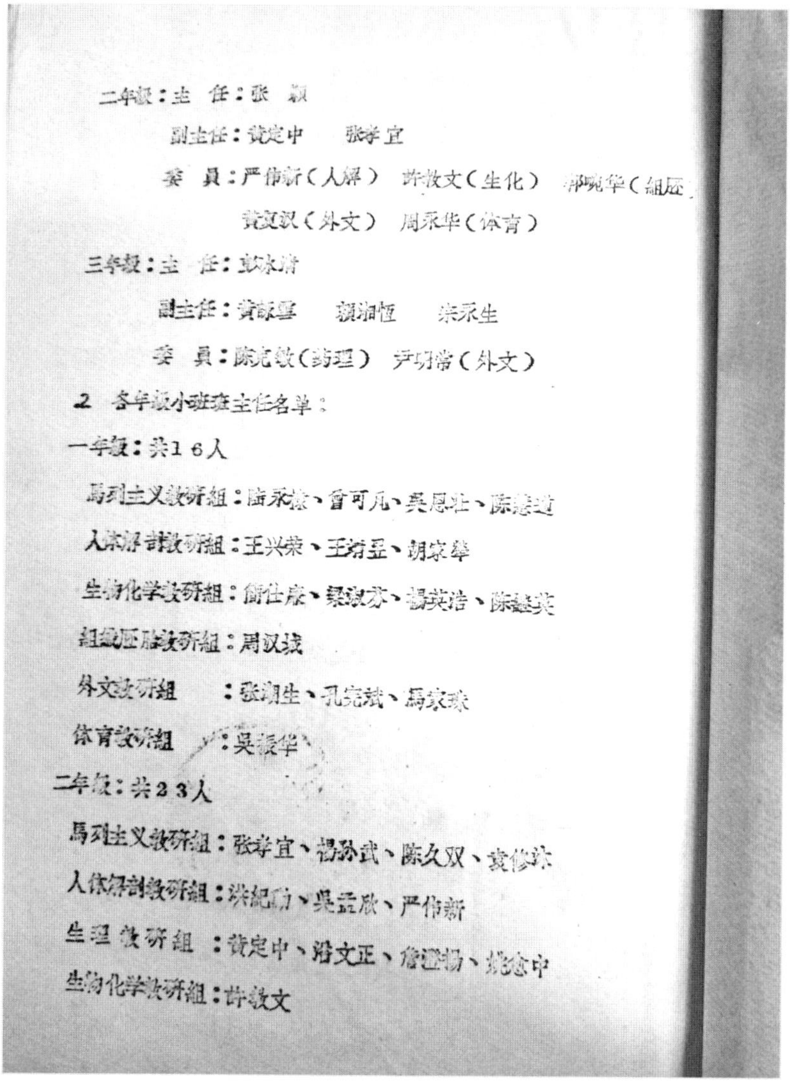

二年级：主　任：张　颖

副主任：黄定中　　张孝宜

委　员：严伟新（人解）　许牧文（生化）　郝晓华（組胚）

黄文识（外文）　周永华（体育）

三年级：主　任：耿冰清

副主任：黄咏雪　　赖湘恒　　朱永生

委　员：陈兆敏（药理）　尹明常（外文）

2　各年級小班班主任名单：

一年級：共１６人

馬列主义教研組：陆永棣、曾可凡、吴恩壮、陈慧道

人体解剖教研組：王兴荣、王湘垣、胡家举

生物化学教研組：俞仕康、梁淑芬、杨英浩、陈毓英

組織胚胎教研組：周汉域

外文教研組　　：张朝生、孔宪斌、馬家珠

体育教研組　　：吴振华、

二年級：共２３人

馬列主义教研組：张孝宜、杨孙武、陈久双、袁修沐

人体解剖教研組：洪紀勋、吴云欣、严伟新

生理教研組　：黄定中、滑文正、詹澄扬、姚念中

生物化学教研組：许牧文

图4-15　中山医学院关于机构设置的决定-2

[illegible]外文教研組：黄夏识、胡[illegible]

[illegible]生物教研組：蔡孟[illegible]、[illegible]辉玉、吴[illegible]

[illegible]生虫教研組：伍承英、劳[illegible]云、李[illegible]云

[illegible]导員：黄日香、陈錦超

[illegible]級：共18人

[illegible]列主义教研組：李来发、陈成文、[illegible]光松、[illegible]

[illegible]經解剖教研組：罗安泰、叶玉玲、[illegible]庆云、熊　敏、[illegible]

宗永生

[illegible]經教研組　　：陈俊秀、区淑仪、[illegible]　玫、陈克敏

[illegible]外文教研組　　：尹明常、李[illegible]恩

[illegible]导員：王綿宁、程銘先

[illegible]通知。

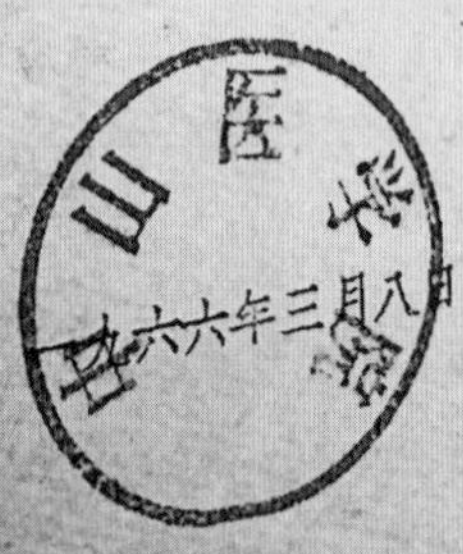

图4-16　中山医学院关于机构设置的决定-3

十五、中山医学院基础部成立的通知

中山医学院基础部成立的通知见图4-17。

中山医学院办公室通知

学院各行政单位、教研組：

(66)院办通字第21号

中山医学院基础部（前期基础部）已正式成立，在党委及院委会领导下具体負責領导前期基础十八个教研組，四个研究室的教学、科研、师資培养等工作，今后有关教学、科研、师資培养工作事宜，請直接与基础部联系。

基础部现設在科研处二楼

联系时間：每天上午9：00—12：00

下午：下教研組。

电話号碼：249

特此通知

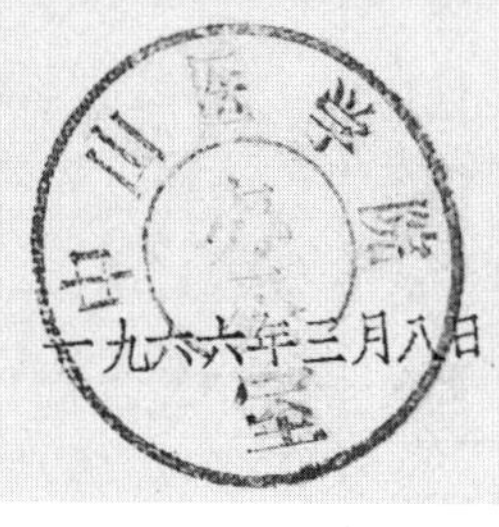

一九六六年三月八日

图4-17　中山医学院基础部成立的通知

十六、关于成立中山医学院革命委员会的批示

关于成立中山医学院革命委员会的批示见图4-18。

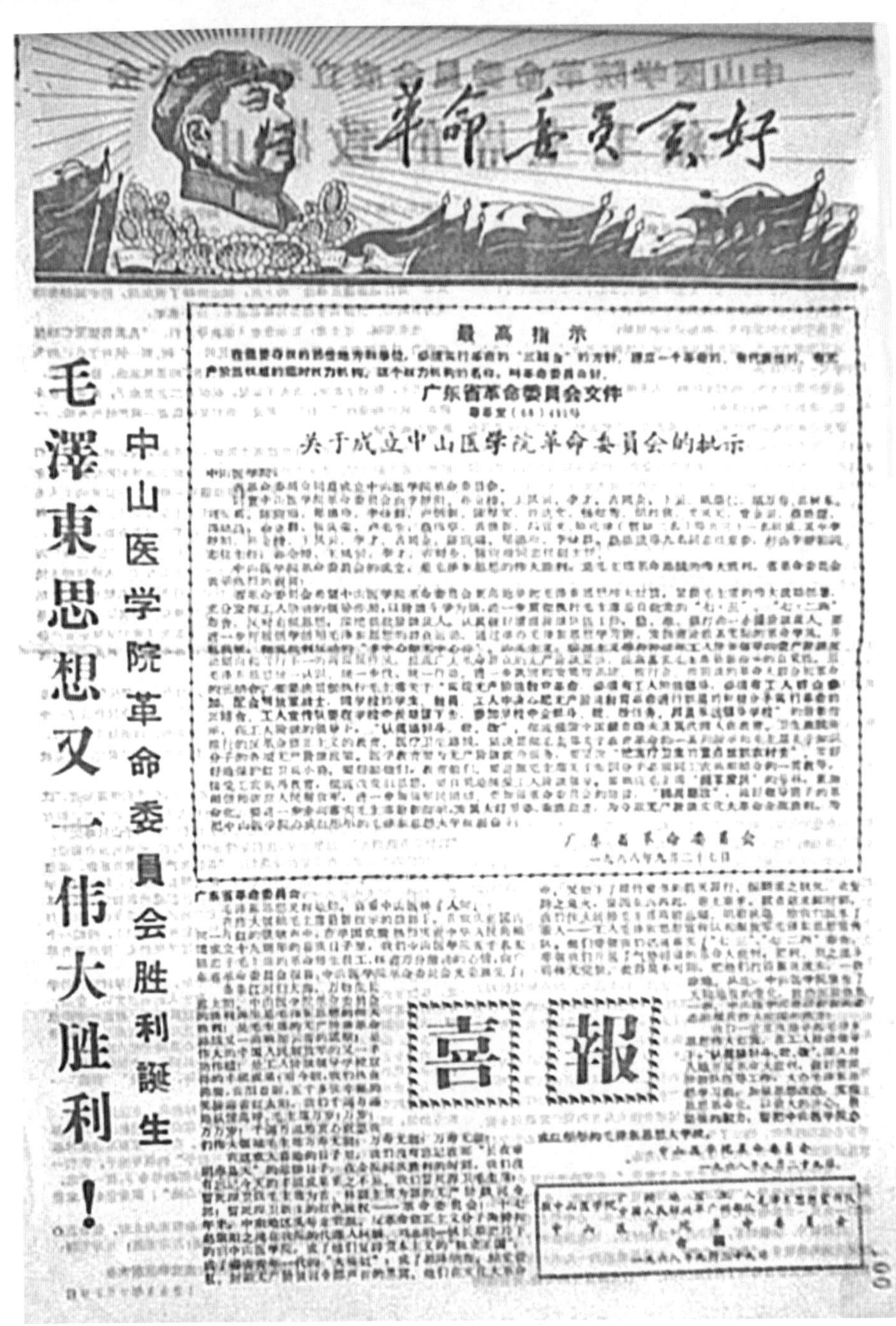

革命委员会好

毛澤東思想又一伟大胜利！

中山医学院革命委員会胜利誕生

最高指示

广东省革命委员会文件

关于成立中山医学院革命委員会的批示

广东省革命委员会

一九六八年九月二十七日

喜報

图4-18　关于成立中山医学院革命委员会的批示

十七、关于建立中共中山医学院委员会的请示报告

关于建立中共中山医学院委员会的请示报告见图4-19—图4-21。

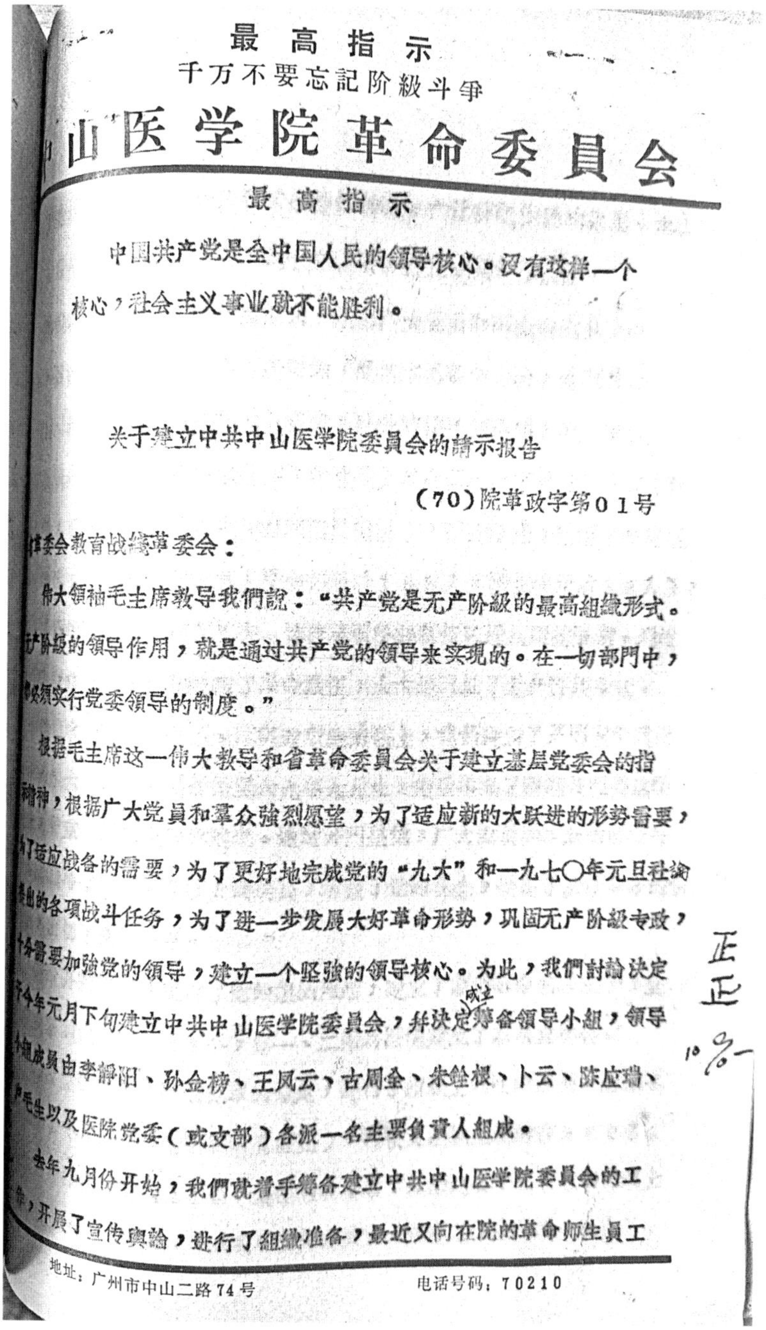

最　高　指　示

千万不要忘記阶級斗爭

山医学院革命委員会

最　高　指　示

中国共产党是全中国人民的領导核心。沒有这样一个核心，社会主义事业就不能胜利。

关于建立中共中山医学院委員会的請示报告

（70）院革政字第01号

革委会教育战线革委会：

偉大領袖毛主席教导我們說："共产党是无产阶級的最高組織形式。无产阶級的領导作用，就是通过共产党的領导来实现的。在一切部門中，都必須实行党委領导的制度。"

根据毛主席这一偉大教导和省革命委員会关于建立基层党委会的指示精神，根据广大党員和羣众強烈愿望，为了适应新的大跃进的形势需要，为了适应战备的需要，为了更好地完成党的"九大"和一九七〇年元旦社論提出的各項战斗任务，为了进一步发展大好革命形势，巩固无产阶級专政，十分需要加強党的領导，建立一个堅強的領导核心。为此，我們討論決定于今年元月下旬建立中共中山医学院委員会，并决定成立筹备領导小組，領导小組成員由李靜阳、孙金榜、王凤云、古周全、朱銓根、卜云、陈应瑞、卢毛生以及医院党委（或支部）各派一名主要負責人組成。

去年九月份开始，我們就着手筹备建立中共中山医学院委員会的工作，开展了宣传輿論，进行了組織准备，最近又向在院的革命师生員工

地址：广州市中山二路74号　　电话号码：70210

图4-19　关于建立中共中山医学院委员会的请示报告-1

最 高 指 示
千万不要忘記阶級斗爭

山医学院革命委員会

了动員，并且組織党員和羣众进行討論，广泛听取他們的意見。大家，目前建立学院新党委不但十分需要，而且也具备了条件。

依我們整党建党領导小組認为，根据广大党員和羣众的意見，也一致，目前建立学院党委会是适时的，是基本具备条件的，主要依据是：

(1) 清理阶級队伍已基本上完成，阶級陣綫已經分明，解放干部和对羣众組織等項政策已基本落实。在文化大革命运动中分隊被羣众揪斗和审查的人員共245人（包括四間附属医院），至目前止，已解放和定案处理的达229人（其中属人民內部矛盾193人，属敌我矛盾36人），并且对他們的案情进行了复查。目前清理阶級队伍已进入深挖阶段。通过清理阶級队伍，大大地純洁了革命队伍，大大地巩固了无产阶級专政。

(2) 在清理阶級队伍、落实政策的基礎上，我們进行了开門整党建党工作，从六八年十一月开始至六九年九月止，先后举办了四期开門整党学习班，着重从思想上整党建党。通过开門整党，广大党員和羣众的阶級斗爭和路綫斗爭觉悟有了很大的提高，增強了党的观念，提高了継續革命的自觉性，密切了党羣关系。

通过开門整党，复恢了党的組織生活，建立了新的革命領导班子，全院建立了的党支部共21个，第一、二附属医院建立了基层党委会。

通过整党，按照新党章的规定，进行了組織上的吐故納新。全院原有党員414名（包括四間附属医院），已恢复組織生活的有382名；未恢复組織生活的有21名，劝退的有4名；开除的有7名（个别仍未上級审批），現有党員405名（包括在文化大革命期間納新的23名）。

地址：广州市中山二路74号　　　电话号码：70210

图4-20　关于建立中共中山医学院委员会的请示报告-2

最高指示

千万不要忘記阶級斗爭

中山医学院革命委員会　264

(3) 广大党員和革命羣众經过三年多无产阶級文化大革命的鍛煉和考验，特别是工人、解放軍毛泽东思想宣传队進駐学院以来，在工人阶級和解放軍的領导和帮助下，通过开展活学活用毛泽东思想著作和創四好运动；通过开展革命大批判、清理阶級队伍、整党建党以及到干校、到农村参加三大革命运动，接受工农兵的再教育，他們的精神面貌发生了深刻的变化，他們的政治思想觉悟有了很大的提高。

(4) 革命大联合和革命三結合是巩固的。学院革委会成立以来，在省革命委員会的直接領导和关怀下，在工人、解放軍毛泽东思想宣传队的支持和帮助下，在两个阶級、两条道路、两条路綫的激烈斗爭中不断地巩固和发展，革命委員会是团結的，联系羣众的，在羣众中树立了革命权威，坚强的領导核心已經形成。

鉴于上述情况，我們拟在本月22日召开党員大会，选举建立中共中山医学院委員会，請予批示。

中山医学院革命委員会整党建党領导小組

一九七〇年一月九日

地址：广州市中山二路74号　　电话号码：70210

图4-21　关于建立中共中山医学院委员会的请示报告-3

十八、学生花名册

学生花名册见图4-22—图4-29。

图4-22 学生花名册-1

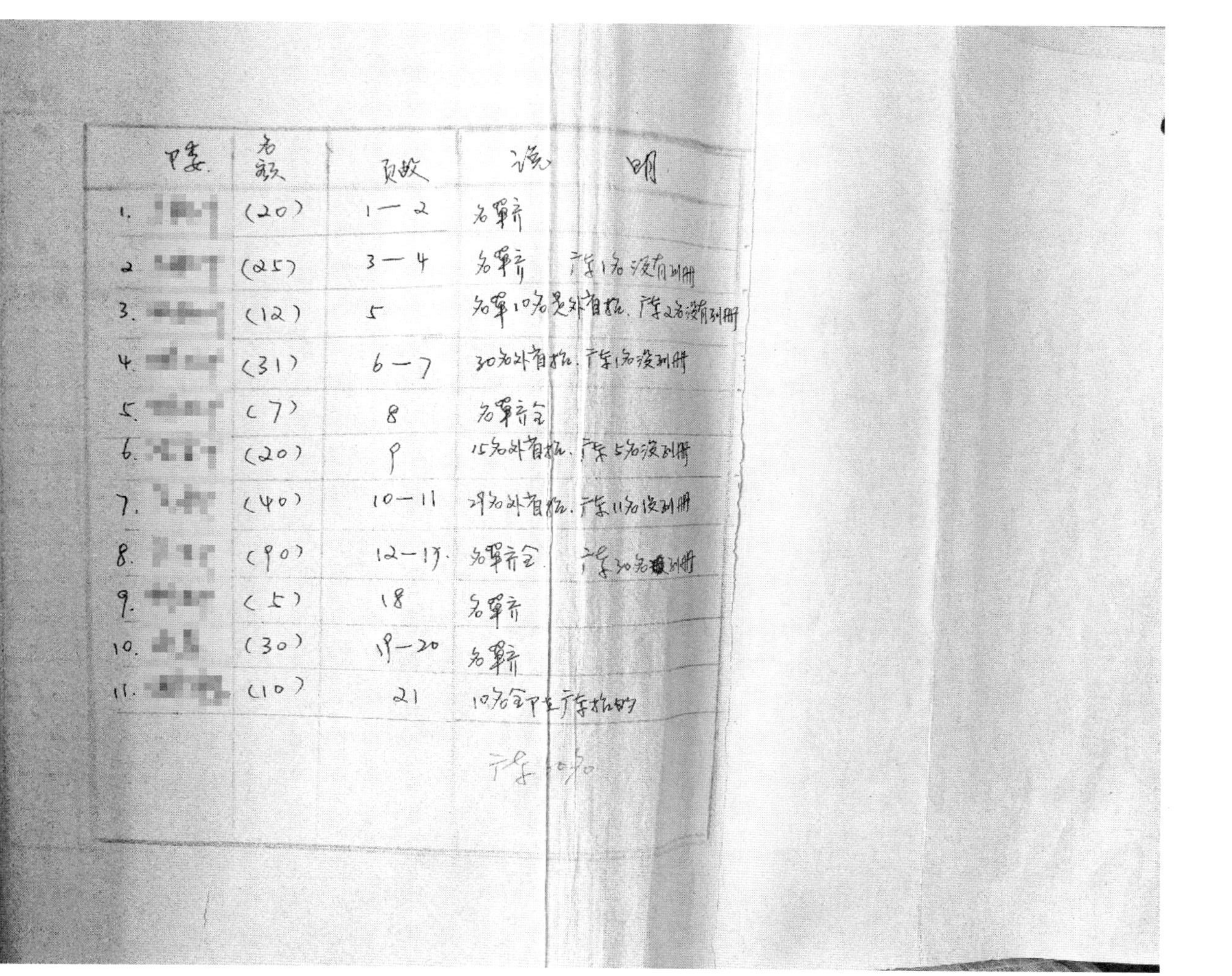

班	名数	页数	说明
1. [illegible]	(20)	1—2	名单齐
2. [illegible]	(25)	3—4	名单齐　广东1名没有列册
3. [illegible]	(12)	5	名单10名是外省招，广东2名没有列册
4. [illegible]	(31)	6—7	30名外省招，广东1名没列册
5. [illegible]	(7)	8	名单齐全
6. [illegible]	(20)	9	15名外省招，广东5名没列册
7. [illegible]	(40)	10—11	29名外省招，广东11名没列册
8. [illegible]	(90)	12—17	名单齐全　广东30名没列册
9. [illegible]	(5)	18	名单齐
10. [illegible]	(30)	19—20	名单齐
11. [illegible]	(10)	21	10名全部是广东招的

图4-23　学生花名册-2

广东省为中央部门培养学生花名册

地区：[illegible]

1974年12月24日

部别	学校	专业	是否研究生	普通班还是进修班	学制	姓名	性别	年龄	民族	籍贯	家庭出身	文化程度	政治面目	婚否	原任工作及职务	实践年限	选送单位	学生来源：职工	学生来源：农林场、兵团	学生来源：上山下乡知青	学生来源：回乡知青	学生来源：其它	备注
[illegible]	中山医学院	医疗系		普	3年	苗培珠	女	19	汉	北京	工人	初	团	未	保育员	2.7	[illegible]	√					
〃	〃	〃		〃	〃	王庆燕	〃	20	〃	北京	工人	〃	〃	〃	保育员	2.7	〃	√					
〃	〃	〃		〃	〃	刘万何	男	25	〃	河北	贫农	〃	党	〃	照相员	7	北京621所	√					[illegible]
〃	〃	〃		〃	〃	王正华	〃	24	〃	四川安岳	工人	〃	团	〃		3.7	四川611研究所	√					
〃	〃	〃		〃	〃	汪开明	〃	20	〃	四川南江	贫农	〃	〃	〃		3.7	〃	√					
〃	〃	〃		〃	〃	叶久瑛	女	25	〃	四川双流	手工业	〃	〃	〃	护士	9	〃	√					
〃	〃	〃		〃	〃	李石沙	〃	20	〃	北京顺义	贫农	〃	〃	〃	卫生员	3.7	〃	√					
〃	〃	〃		〃	〃	肖坤芳	〃	21	〃	四川内江	〃	〃	〃	〃	化验员	3	607所	√					
〃	〃	〃		〃	〃	黄培岚	〃	24	〃	四川遂宁	手工业	高中	〃	〃	护理员	2	624所	√					
〃	〃	〃		〃	〃	[illegible]	〃	23	〃	江苏太仓	工人	初中	〃	〃	〃	3.10	〃	√					
〃	〃	〃		〃	〃	李正祥	男	25	〃	四川安岳	〃	〃	〃	〃	卫生员	6	1024所	√					
〃	〃	〃		〃	〃	许建军	〃	19	〃	陕西	贫农	[illegible]	〃	〃	药局工人	3	陕西兴平县630所	√					
〃	〃	〃		〃	〃	南俊华	〃	25	〃	〃	革干	初	〃	〃	工人	9	陕西603所	√					
〃	〃	〃		〃	〃	张晓芬	女	23	〃	河南	贫农	〃	群	〃	护士	5	西安362医院	√					
〃	〃	〃		〃	〃	周进涛	〃	21	〃	河北	革干	〃	团	〃	〃	4	[illegible]机械厂	√					

填报人：[illegible]

图4-24　学生花名册-3

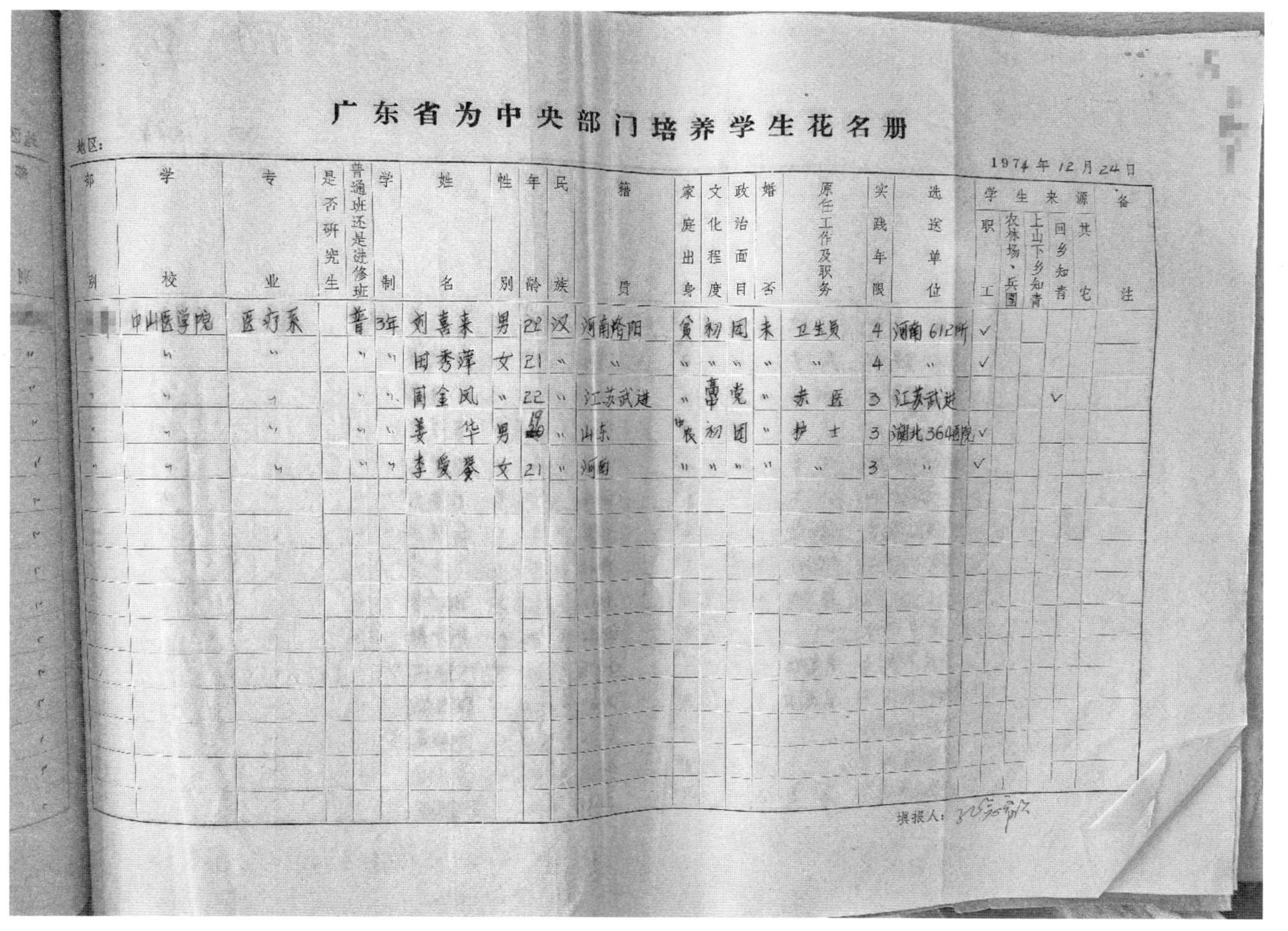

广东省为中央部门培养学生花名册

地区：　　　　　　　　　　　　　　　　1974 年 12 月 24 日

部别	学校	专业	是否研究生	普通班还是进修班	学制	姓名	性别	年龄	民族	籍贯	家庭出身	文化程度	政治面目	婚否	原任工作及职务	实践年限	选送单位	学生来源：职工	农林场、兵团	上山下乡知青	回乡知青	其它	备注
[illegible]	中山医学院	医疗系		普	3年	刘喜来	男	22	汉	河南洛阳	贫	初	团	未	卫生员	4	河南612所	✓					
〃	〃	〃		〃	〃	田秀萍	女	21	〃	〃	〃	〃	〃	〃	〃	4	〃	✓					
〃	〃	〃		〃	〃	周金凤	〃	22	〃	江苏武进	〃	高中	党	〃	赤医	3	江苏武进				✓		
〃	〃	〃		〃	〃	姜　华	男	[illegible]	〃	山东	中农	初	团	〃	护士	3	湖北364医院	✓					
〃	〃	〃		〃	〃	李爱麥	女	21	〃	河南	〃	〃	〃	〃	〃	3	〃	✓					

填报人：[illegible]

图4-25　学生花名册-4

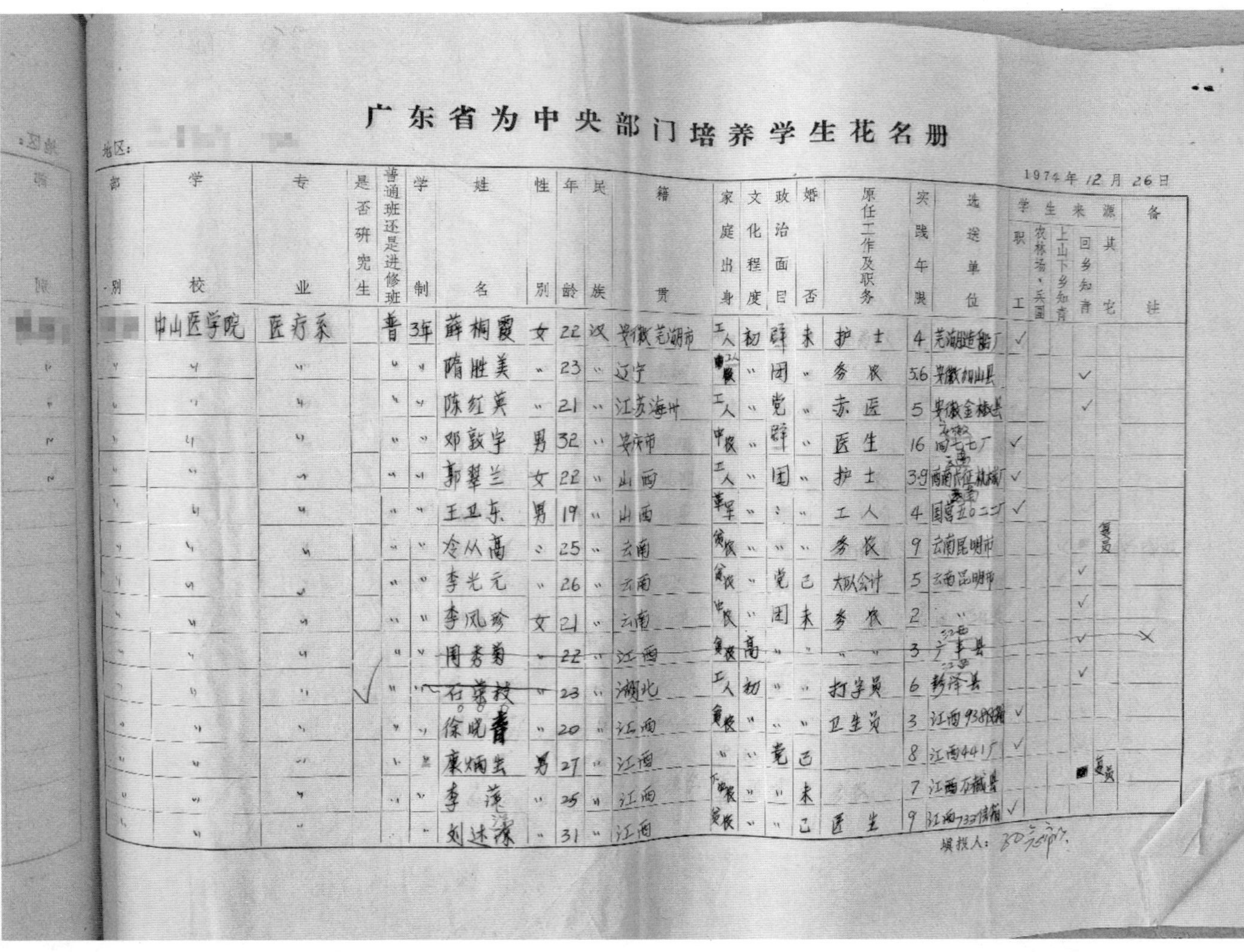

广东省为中央部门培养学生花名册

地区：[illegible]

1974年12月26日

部别	学校	专业	是否研究生	普通班还是进修班	学制	姓名	性别	年龄	民族	籍贯	家庭出身	文化程度	政治面目	婚否	原任工作及职务	实践年限	选送单位	学生来源：职工	学生来源：农林场、兵团	学生来源：上山下乡知青	学生来源：回乡知青	学生来源：其它	备注
[illegible]	中山医学院	医疗系		普	3年	薛桐霞	女	22	汉	安徽芜湖市	工人	初	群	未	护士	4	芜湖[illegible]厂	✓					
〃	〃	〃		〃	〃	隋胜美	〃	23	〃	辽宁	贫农	〃	团	〃	务农	5.6	安徽[illegible]山县				✓		
〃	〃	〃		〃	〃	陈红英	〃	21	〃	江苏海州	工人	〃	党	〃	赤医	5	安徽金椒县				✓		
〃	〃	〃		〃	〃	邓毅宇	男	32	〃	安庆市	中农	〃	群	〃	医生	16	安徽四七七厂	✓					
〃	〃	〃		〃	〃	郭翠兰	女	22	〃	山西	工人	〃	团	〃	护士	3.9	[illegible]	✓					
〃	〃	〃		〃	〃	王卫东	男	19	〃	山西	革军	〃	〃	〃	工人	4	国营五〇二二厂	✓					
〃	〃	〃		〃	〃	冷从高	〃	25	〃	云南	贫农	〃	〃	〃	务农	9	云南昆明市					复员	
〃	〃	〃		〃	〃	李光元	〃	26	〃	云南	贫农	〃	党	已	大队会计	5	云南昆明市				✓		
〃	〃	〃		〃	〃	李凤珍	女	21	〃	云南	中农	〃	团	未	务农	2	〃				✓		
〃	〃	〃		〃	〃	周秀菊	〃	22	〃	江西	贫农	高	〃	〃	〃	3	广丰县				✓		×
〃	〃	〃	✓	〃	〃	石崇枝	〃	23	〃	湖北	工人	初	〃	〃	打字员	6	彭泽县				✓		
〃	〃	〃		〃	〃	徐晓青	〃	20	〃	江西	贫农	〃	〃	〃	卫生员	3	江西9388[illegible]	✓					
〃	〃	〃		〃	〃	康炳生	男	27	〃	江西	〃	〃	党	已		8	江西441厂	✓					
〃	〃	〃		〃	〃	李滢	〃	25	〃	江西	下中农	〃	〃	未		7	江西石城县					复员	
〃	〃	〃		〃	〃	刘述[illegible]	〃	31	〃	江西	贫农	〃	〃	已	医生	9	江西733信箱	✓					

Note: In the original register the names 周秀菊 and 石崇枝 are struck through.

填报人：[illegible]

图4-26　学生花名册-5

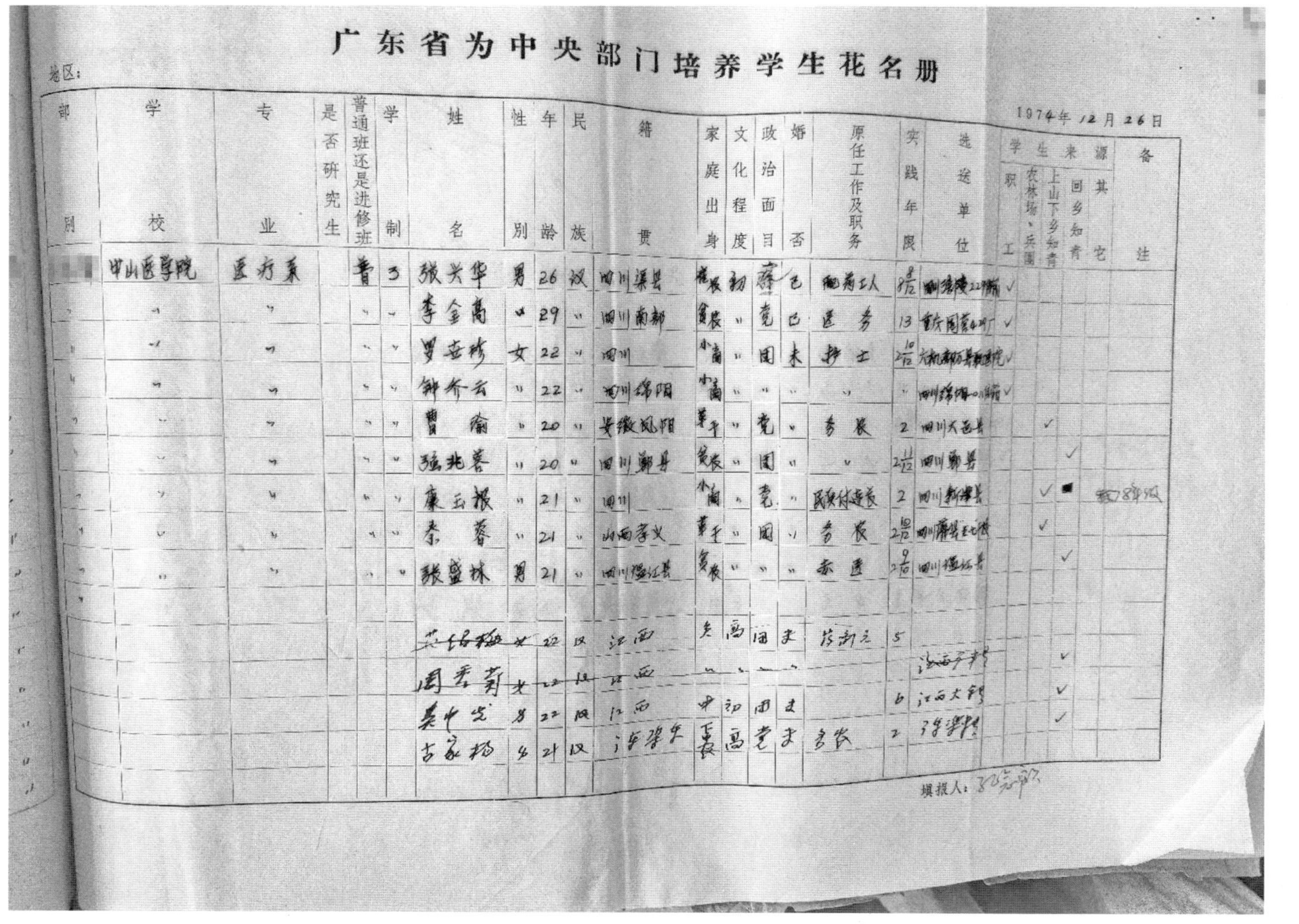

广东省为中央部门培养学生花名册

地区：　　　　　　　　　　　　1974年12月26日

部别	学校	专业	是否研究生	普通班还是进修班	学制	姓名	性别	年龄	民族	籍贯	家庭出身	文化程度	政治面目	婚否	原任工作及职务	实践年限	选送单位	学生来源：职工	农林场、兵团	上山下乡知青	回乡知青	其它	备注
[illegible]	中山医学院	医疗系		普	3	張兴华	男	26	汉	四川渠县	雇农	初	党	已	制药工人	8/12	四川[illegible]	✓					
〃	〃	〃		〃	〃	李金高	〃	29	〃	四川南部	贫农	〃	党	已	医务	13	重庆[illegible]厂	✓					
〃	〃	〃		〃	〃	罗安秀	女	22	〃	四川	小商	〃	团	未	护士	2 10/12	[illegible]	✓					
〃	〃	〃		〃	〃	钟乔云	〃	22	〃	四川绵阳	小商	〃	〃	〃	〃	〃	四川绵阳[illegible]	✓					
〃	〃	〃		〃	〃	曹瑜	〃	20	〃	安徽凤阳	革干	〃	党	〃	乡长	2	四川大邑县			✓			
〃	〃	〃		〃	〃	張兆蓉	〃	20	〃	四川郫县	贫农	〃	团	〃	〃	2 11/12	四川郫县				✓		
〃	〃	〃		〃	〃	康玉根	〃	21	〃	四川	小商	〃	党	〃	民兵付连长	2	四川[illegible]县			✓	■		[illegible]8年级
〃	〃	〃		〃	〃	秦蓉	〃	21	〃	山西孝义	革干	〃	团	〃	乡长	2 10/12	四川[illegible]			✓			
〃	〃	〃		〃	〃	張盛林	男	21	〃	四川[illegible]县	贫农	〃	〃	〃	赤医	2 9/12	四川[illegible]县				✓		
〃																							
〃						~~[illegible]~~	~~女~~	~~22~~	汉	江西	[illegible]	高	团	未	[illegible]	5							
〃						~~周秀菊~~	~~女~~	~~22~~	~~汉~~	~~江西~~	〃	〃	〃	〃			[illegible]			✓			
〃						[illegible]	男	22	汉	江西	中	初	团	未		6	江西[illegible]			✓			
〃						古[illegible]	女	21	汉	[illegible]	下中农	高	党	未	乡长	2	[illegible]			✓			

填报人：[illegible]

图4-27　学生花名册-6

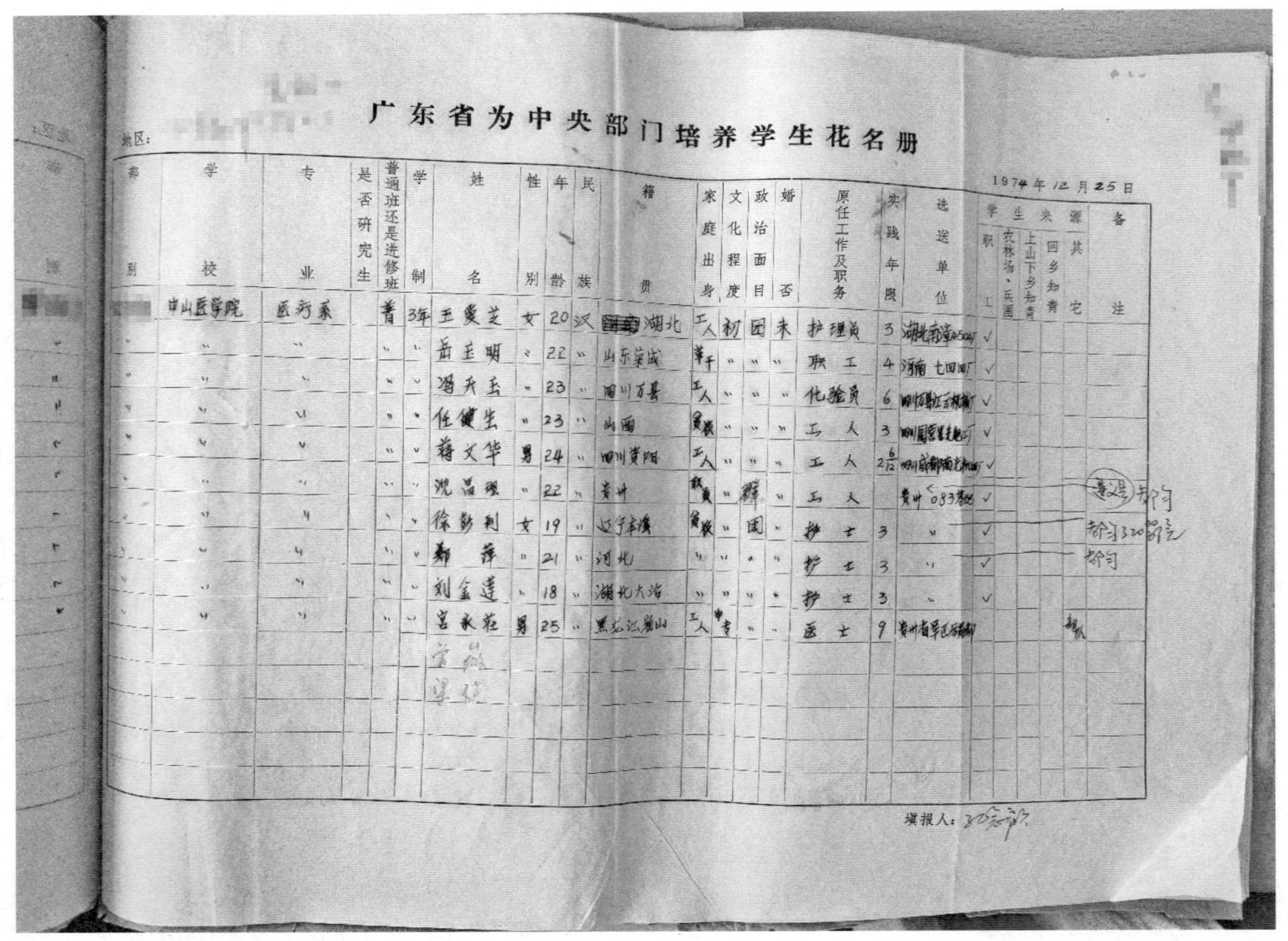

广东省为中央部门培养学生花名册

地区：

1974年12月25日

部别	学校	专业	是否研究生	普通班还是进修班	学制	姓名	性别	年龄	民族	籍贯	家庭出身	文化程度	政治面目	婚否	原任工作及职务	实践年限	选送单位	学生来源：职工	农林场、兵团	上山下乡知青	回乡知青	其它	备注
	中山医学院	医疗系		普	3年	王爱芝	女	20	汉	湖北	工人	初	团	未	护理员	3	湖北[illegible]	✓					
〃	〃	〃		〃	〃	岳玉明	〃	22	〃	山东荣成	革干	〃	〃	〃	职工	4	河南 七四四厂	✓					
〃	〃	〃		〃	〃	冯天玉	〃	23	〃	四川万县	工人	〃	〃	〃	化验员	6	四川万县[illegible]	✓					
〃	〃	〃		〃	〃	任健生	〃	23	〃	山西	贫农	〃	〃	〃	工人	3	四川[illegible]	✓					
〃	〃	〃		〃	〃	蒋文华	男	24	〃	四川资阳	工人	〃	〃	〃	工人	2 6/12	四川成都[illegible]	✓					
〃	〃	〃		〃	〃	沈昌理	〃	22	〃	贵州	职员	〃	群	〃	工人		贵州 083基地	✓					[illegible]
〃	〃	〃		〃	〃	徐彭利	女	19	〃	辽宁本溪	贫农	〃	团	〃	护士	3	〃	✓					[illegible]
〃	〃	〃		〃	〃	郑萍	〃	21	〃	河北	〃	〃	〃	〃	护士	3	〃	✓					[illegible]
〃	〃	〃		〃	〃	刘金達	〃	18	〃	湖北大冶	〃	〃	〃	〃	护士	3	〃	✓					
〃	〃	〃		〃	〃	吕永庄	男	25	〃	黑龙江[illegible]山	工人	中专	〃	〃	医士	9	贵州省[illegible]					部队	

填报人：[illegible]

图4-28 学生花名册-7

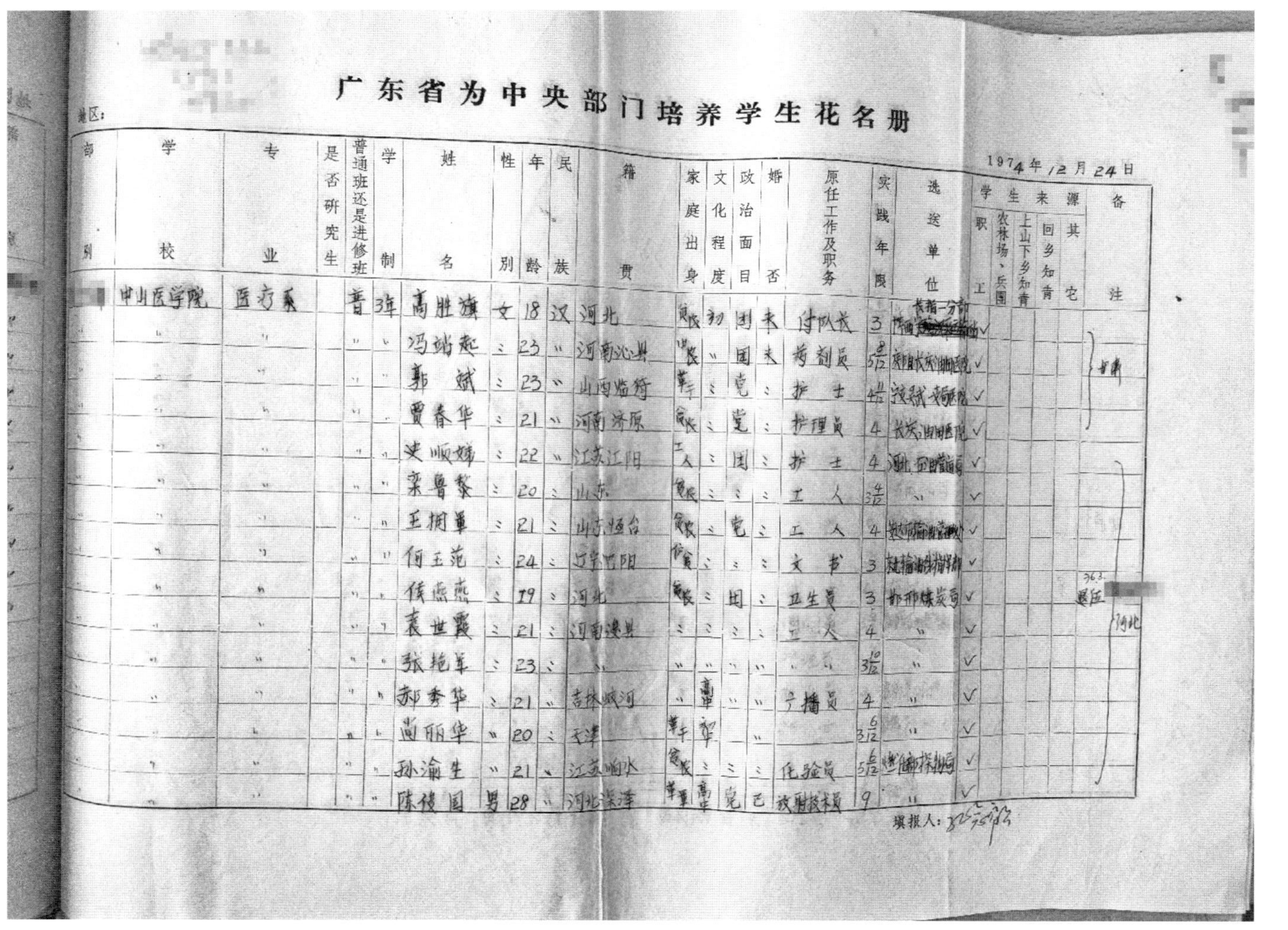

广东省为中央部门培养学生花名册

1974年12月24日

部别	学校	专业	是否研究生	普通班还是进修班	学制	姓名	性别	年龄	民族	籍贯	家庭出身	文化程度	政治面目	婚否	原任工作及职务	实践年限	选送单位	学生来源：职工	农林场、兵团	上山下乡知青	回乡知青	其它	备注
[illegible]	中山医学院	医疗系		普	3年	高胜旗	女	18	汉	河北	贫农	初	团	未	付队长	3	长指一分部 [illegible]	√					
〃	〃	〃		〃	〃	冯瑞起	〃	23	〃	河南沁县	中农	〃	团	未	药剂员	5 8/12	[illegible]	√					[illegible]
〃	〃	〃		〃	〃	郭斌	〃	23	〃	山西临猗	革干	〃	党	〃	护士	4 11/12	[illegible]	√					
〃	〃	〃		〃	〃	贾春华	〃	21	〃	河南济原	贫农	〃	党	〃	护理员	4	[illegible]	√					
〃	〃	〃		〃	〃	史顺娣	〃	22	〃	江苏江阴	工人	〃	团	〃	护士	4	[illegible]	√					
〃	〃	〃		〃	〃	栾鲁黎	〃	20	〃	山东	贫农	〃	〃	〃	工人	3 4/12	〃	√					
〃	〃	〃		〃	〃	王拥军	〃	21	〃	山东烟台	贫农	〃	党	〃	工人	4	[illegible]	√					
〃	〃	〃		〃	〃	何玉范	〃	24	〃	辽宁[illegible]阳	[illegible]	〃	〃	〃	文书	3	[illegible]	√					
〃	〃	〃		〃	〃	侯燕燕	〃	19	〃	河北	贫农	〃	团	〃	卫生员	3	[illegible]	√					363. 退伍
〃	〃	〃		〃	〃	袁世霞	〃	21	〃	河南[illegible]	〃	〃	〃	〃	工人	4	〃	√					河北
〃	〃	〃		〃	〃	张艳革	〃	23	〃	〃	〃	〃	〃	〃	〃	3 10/12	〃	√					
〃	〃	〃		〃	〃	郝秀华	〃	21	〃	吉林[illegible]	〃	高中	〃	〃	广播员	4	〃	√					
〃	〃	〃		〃	〃	苗丽华	〃	20	〃	天津	革干	[illegible]		〃		3 6/12	〃	√					
〃	〃	〃		〃	〃	孙渝生	〃	21	〃	江苏响水	贫农	〃	〃	〃	化验员	5 6/12	[illegible]	√					
〃	〃	〃		〃	〃	陈援国	男	28	〃	河北深泽	革军	高中	党	已	放射技术员	9	〃	√					

填报人：[illegible]

图4-29　学生花名册-8

十九、中山医学院革命委员会关于建立口腔系、卫生系和药学系的请示

中山医学院革命委员会关于建立口腔系、卫生系和药学系的请示见图4-30—图4-39。

中山医学院革命委員会

院革字（76）第56号

关于建立口腔系、卫生系
和药学系有关问题的报告

省卫生局党委：

卫生局党委关于今年由我院新建卫生系等专业，并从计划外为本省招生110人的意见，我院党委常委进行了及时研究，一致表示同意。并于2月23日向高教党委作了汇报，高教党委同意增加招生名额50人，即今年我院由国家分配的招生总数为550人，与卫生局党委招生总数的要求，存在一定的距离，如何解决，建议由卫生局与有关领导部门作进一步研究。

为加速建系步伐，落实计划要求，现提出一些存在问题，请局党委给予大力支持和解决。

图4-30　中山医学院革命委员会关于建立口腔系、卫生系和药学系的请示-1

一、师资力量补充问题

各系的具体要求如下：

(一) 卫生系

1.从省卫生干部进修学院的卫生学教研组抽调教师7名，流行病学教研组（包括寄生虫）抽调教师3名来卫生系工作（建议名单另附）。

要求在一致二年內分配国內其他医学院校卫生系毕业生3—4名，中山大学境环保护专业毕业生1—2名来系工作。

(二) 药学系

1.从省卫生干部进修学院抽调7—8名教师来系工作，重点是药物化学，药用植物及生药学专业教师。

2.另补充10名新毕业生及5名青年工人作为师资培养对象。

(三) 口腔系：

从省卫生干部进修学院的口腔专业抽调4名口腔医生．1名实验员．2名眼科，2名耳鼻喉科医生，来我院口腔科工作，两年内从其他单位及新毕业生中抽调10名口腔专业师资及5名教辅人员来系工作。

二、开办经费问题：

为了添置必需的教学设备，药物及仪器，卫生系、口腔系及药学系三个系的开办费，请局里共拨给五万元。

三、教学基地问题：

各系要求如下：

图4-31　中山医学院革命委员会关于建立口腔系、卫生系和药学系的请示-2

㈠ 卫生系：与省、市、县有关防疫站建立挂钩关系。省、市职业病防治划归卫生系作为教学医院。

㈡ 药学系：与广州市中药厂。广州市西药厂。各专区、会社制药厂建立挂钩关系。

㈢ 口腔系：建议把省口腔医院或口腔病防治所划归为口腔系的教学医院。

以上报告，当否，请批示。

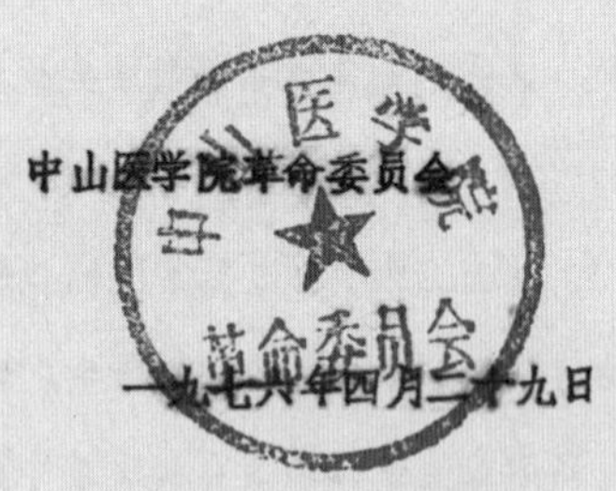

中山医学院革命委员会

一九七六年四月二十九日

图4-32 中山医学院革命委员会关于建立口腔系、卫生系和药学系的请示-3

从卫生干部进修学院，卫生专业办公室属下的两个教研组抽调教师建议名单：

一、卫生学教研组：

境环卫生：罗李儿　王英德（或余载礼）

毒物查验：沈林芬　黄少平

其　　他：郭丽文（或何自珍）朱玉辉　黄锦超

二、流行病学教研组（3名）

流行病：张冠莘　吴松強（或张福张）

寄生虫：马武珠

图4-33　中山医学院革命委员会关于建立口腔系、卫生系和药学系的请示-4

中山医学院革命委员会

院革字（76）第57号

关于建立口腔系、卫生系和药学系有关问题的请示报告

高教党委：

遵照毛主席关于"教育要革命"的伟大指示。为了适应我国社会主义革命和社会主义建设事业蓬勃发展的需要。并根据卫生部关于75年前各省、市自行解决各专业问题的通知精神。我院从1974年开始。经上级党委批准。已先后招收了两届口腔系学员。共60名。今年拟定再新建卫生系及药学系。前者每年招收学员50名。后者30名。加上口腔系今年续招收学员30名。三系今年共招生110名。

关于筹建新系问题。学院有关单位已进行过数年的酝酿准备。大家的决心和干劲很大。认为当前把建系工作搞好。就是批判党内最大的不肯改悔的走资派邓小平的修正主义路线。回击右倾翻案风的一个实际行

图4-34　中山医学院革命委员会关于建立口腔系、卫生系和药学系的请示-5

动。虽然目前有些条件尚不充分，还存在一定困难，但只要充分挖掘潜力，经过努力，这些困难是可以克服的。所以"先上马，后备鞍"逐步完善。现将各系的筹备情况，汇报如下：

一、口腔系

该系于1974年成立了筹备组，曾先后到韶关、惠阳和梅县等地区对农村口腔（牙科）技术力量的现状和口腔疾病情况等作了初步的调查，广泛地征求了基层医疗卫生部门和广大贫下中农对口腔系培养的意见、要求，为办好口腔系提供了可贵的材料。1975年下半年以来，又先后在惠阳地区举办了三批十二期"口腔专业短期训练班"和"赤脚牙医短训班"，培养了口腔医务人员30名，赤脚牙医157名，并深入到17个公社61个大队进行巡回医教，为开门办学，开门办科研，积累了宝贵经验。该系目前有待解决的问题是：

(一) 我院各附属医院现有口腔医生19人，技士、技术员13人，护士7人（其中老、病人员约占一半）。根据口腔科具有工艺的特点，同时为了保证今后教学、医疗、科研工作的顺利进行，需要补充一批新生力量，请上级党委今后每年逐步给予补充一些师资。

(二) 需要市内安排一个口腔医院（或口腔防治所）供作教学医院使用。

二、卫生系

图4-35 中山医学院革命委员会关于建立口腔系、卫生系和药学系的请示-6

我院于1954～1956年曾先后办过三届公共卫生专修班。最近两年又举办过全国卫生学师资班及全省环境保护与职业病防治医师进修班。对举办卫生专业。积累了一定的经验。目前需要解决的问题是：

㈠ 师资补充问题。我院卫生学教研组现有工作人员22人（其中包括副教授2人。讲师3人。助教6人。新毕业助教5人。技术员5人工人1人）另护训班学员3人。亦在组内培养。按建系需要。该组应分为环境卫生。劳动卫生与职业病防治。卫生统计等三个教师组。教师骨干及人力均感不足。流行病学方面的教师现只有5名（其中副教授1名。新医生4名）也需要适当补充。

因此。建议从省卫生干部进修学院的卫生学教研组抽调教师7名。流行病学教研组抽调教师3名。支援我院。以便补充缺门和加强力量。同时。除本院培养的毕业生逐年适当选留外。一两年内要求从国内其他医学院调卫生系毕业生3—4名。中山大学环境保护专业毕业生1～2名来卫生系工作。

㈡ 教学设备添置问题

建系需要添置必要的教学设备。请拨给一定的开办专款。

㈢ 教学基地问题

由于大部分专业教学都应走出校门。在农村。工矿进行教学。为此一方面要与省、市、县防疫站建立挂钩关系。同时。省、市、职业病防治院请划归为卫生系的教学医院。

三 药学系

图4-36 中山医学院革命委员会关于建立口腔系、卫生系和药学系的请示-7

我院现有化学教师15名，药理及药学教师16名，并有校办药厂，具备开办药学系的基础。近年来，举办过全国性师资培训班，积累了一定的经验。目前需要解决的问题是：

(一) 师资补缺问题

按现有师资力量，大部分药学系的专业课程均可开出，但仍有少量缺门需要补充，解决途径如下：

1.从省卫生干部进修学院或其他单位抽调7～8名教师来我院药学系工作，着重抽调药物化学、药用植物及生药学的专业教师。

2.从广东药检所、广东植物研究所、广州市药厂、中大聘请专业兼职老师，由我院分配备年青助手，以便一二年后自己能开出缺门专业。

3.增加4名工农兵学员毕业生（最好是药学系毕业）及5名青年工人作为师资培养对象

(二) 实习基地问题

除进一步办好校办药厂作为教学基地外，要与广州市中成药厂、广州市西药厂、各专区县公社制药厂建立挂钩关系。

(三) 药品仪器补充问题

请拨一定专款作为开办经费补充必要的仪器药品设备。

以上报告，当否，请批示。

中山医学院革命委员会

一九七四年四月二十九日

抄报：省科教办、省计委、省卫生局

图4-37　中山医学院革命委员会关于建立口腔系、卫生系和药学系的请示-8

中山医学院革命委員会

院革字（76）第69号

关于建立卫生系和药学系的报告

卫生部：

为了发展教育、卫生革命的大好形势，巩固和发展无产阶级文化大革命的胜利成果，适应我国社会主义革命和社会主义建设的需要，用实际行动批判邓小平，回击右倾翻案风，经省计委和有关部门同意，我院除招收医疗及口腔两个专业学员外，从今年开始，增设卫生及药学两个专业，在广东省分别招生50和30名学员。

我们决心在上级党委领导下，以阶级斗争为纲，坚持党的基本路线，努力学习和坚决贯彻执行毛主席的教育、卫生路线、方针和政策。为加快建系步伐，采取"先上马，后备鞍"的方法，努力抢

图4-38　中山医学院革命委员会关于建立口腔系、卫生系和药学系的请示-9

掘潜力，力争办好。但联系我院实际情况，确实也存在着不少困难，特别是师资方面的困难，如卫生系的环境卫生、流行病两个专业的师资缺乏，药学系的植物化学、制药学等专业的师资尚空缺。为此，请卫生部在兄弟院校有卫生及药学两个专业的毕业生分配与师资进修时，予我院以照顾。以上报告，当否，请指示。

中山医学院革命委员会

一九七六年五月二十四日

图4-39　中山医学院革命委员会关于建立口腔系、卫生系和药学系的请示-10

二十、中山医学院关于成立药学系、公共卫生系及干部任职的决定

中山医学院关于成立药学系、公共卫生系及干部任职的决定见图4-40、图4-41。

中共中山医学院委員会

院党字（76）第12号

关于成立药学系、公共卫生系及
干部任职的决定

在批邓、反击右倾翻案风的伟大斗争推动下，我院教育卫生革命形势大好，为了适应社会主义革命和建设的需要，根据上级指示学院党委决定，我院今年增设药学系和公共卫生系，现将两系干部任职通知如下：

罗瑞生同志任中山医学院药学系党支部副书记；

邓锡谷同志任中山医学院药学系副主任；

王玫馨同志任中山医学院药学系副主任；

黄孔威同志任中山医学院药学系副主任；

图4-40　中山医学院关于成立药学系、公共卫生系及干部任职的决定-1

陈　平同志任中山医学院公共卫生系党支部书记；

周炯亮同志任中山医学院公共卫生系副主任；

何志谦同志任中山医学院公共卫生系副主任，免去中山医学院医教组教务科副科长；

叶寿东同志任中山医学院公共卫生系副主任；

王世纮同志兼任中山医学院公共卫生系副主任。

中共中山医学院委员会

一九七六年七月三日

报：省高教党委

发：学院各大组、武装部，基础部，各附属医院、各年级、各门院，农場

图4-41　中山医学院关于成立药学系、公共卫生系及干部任职的决定-2

二十一、卫生部关于中山医学院更改校名为中山医科大学的批复

卫生部关于中山医学院更改校名为中山医科大学的批复见图4-42。

卫生部文件

(85)卫科教字第42号

关于中山医学院等三所医学院更改校名的批复

中山医学院、武汉医学院、西安医学院：

你们申请更改校名的报告收悉。经研究，同意将中山医学院、武汉医学院、西安医学院分别改名为"中山医科大学"、"同济医科大学"和"西安医科大学"。

三所院校的校名更改后，单位及各级干部的级别、待遇不变。

特此批复

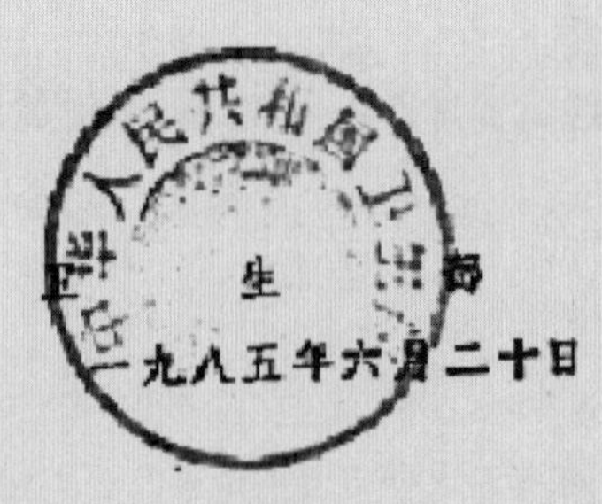

卫生部

一九八五年六月二十日

图4-42　卫生部关于中山医学院更改校名为中山医科大学的批复

二十二、中山医科大学命名大会

中山医科大学命名大会见图4–43。

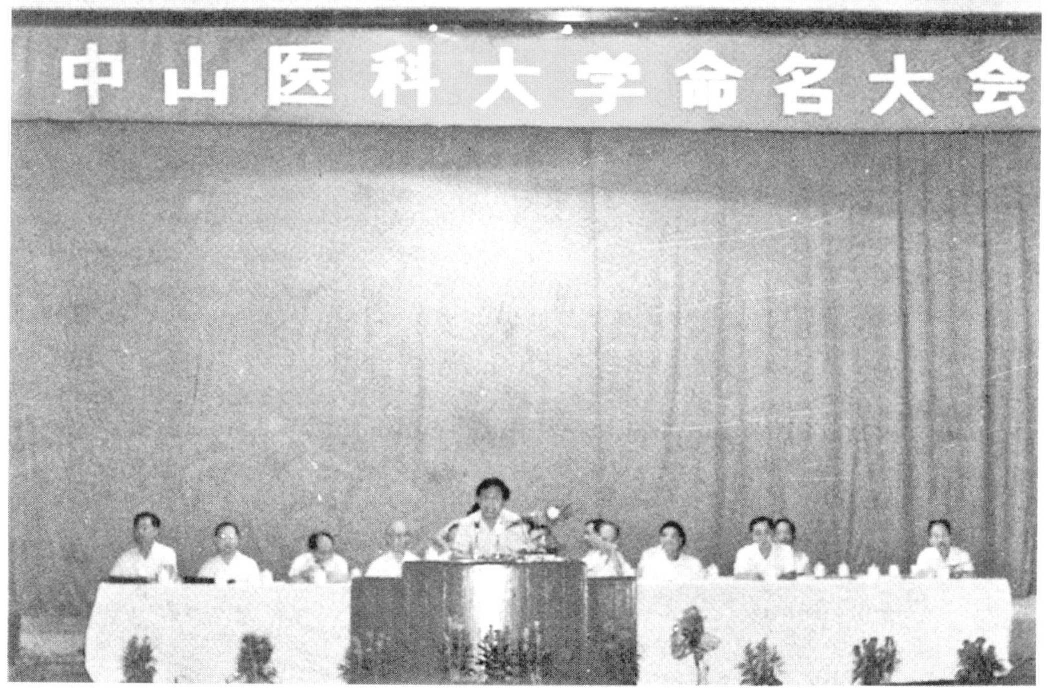

图4–43　中山医科大学命名大会

二十三、中山医科大学关于成立基础学院、临床学院和卫生学院的通知

中山医科大学关于成立基础学院、临床学院和卫生学院的通知见图4–44。

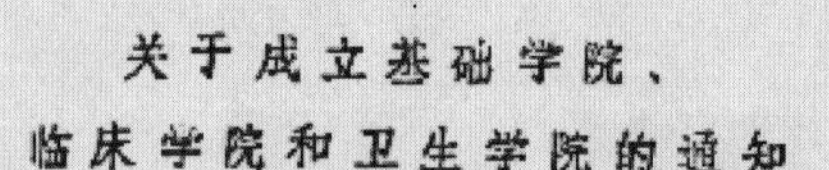

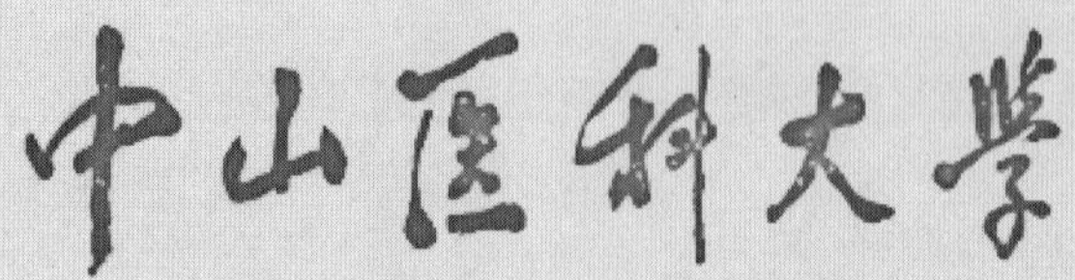

（86）校办字第105号

关于成立基础学院、
临床学院和卫生学院的通知

眼科中心、各附属医院、机关部、处、室、工会、基础部、系、中心、图书馆、期刊编辑部、团委、卫校、前后期教研室、服务公司：

为适应教学、医疗、科研工作发展的需要，经学校校长、党委书记联席会议讨论决定，在基础部、医学系和卫生系原有基础上，分别成立基础学院、临床学院和卫生学院，新成立的三个学院保持原来的级别、任务、编制、权限不变。

特此通知。

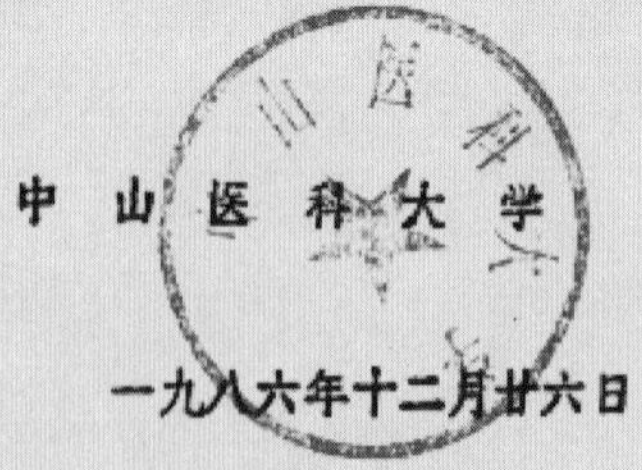

中山医科大学

一九八六年十二月廿六日

抄报：卫生部、省委宣传部、省高教局。

图4–44　中山医科大学关于成立基础学院、临床学院和卫生学院的通知

二十四、关于联合申请对中山医科大学进行“211工程”部门预审的函

关于联合申请对中山医科大学进行“211工程”部门预审的函见图4-45—图4-48。

卫　生　部
广东省人民政府　文件

卫科教发[1996]第 12 号

关于联合申请对中山医科大学
进行“211 工程”部门预审的函

国家教育委员会：

根据国家教委关于实施“211 工程”有关文件精神，1993 年卫生部和广东省人民政府签订了共建中山医科大学的协议，明确指出，尽快使中山医科大学进入“211 工程”。考虑到中山医科大学特有的地缘人缘优势，对华南地区特别是广东省经济发展的需要以及对港澳回归祖国后的繁荣稳定所起的重要作用，经广东省政府和卫生部双方充分讨论决定，特向国家教委请求对中山医科大学进行“211

— 1 —

图4-45　关于联合申请对中山医科大学进行“211工程”部门预审的函-1

工程”部门预审。我们认为：

一、鉴于香港、澳门将分别于1997年、1999年回归祖国，今后两地的医学教育、医疗保健、卫生防疫将有赖于中山医科大学在人才和技术方面的支持。因此，将该校列入“211工程”，不但是落实党的十四大提出的广东在二十年内基本实现现代化战略目标的需要，而且对香港、澳门回归后的稳定和繁荣具有战略意义，该校可望发展成为中南地区、港澳地区和东南亚一带的医学中心。

二、中山医科大学系全国重点大学，建校已有130年历史，在我国医科大学中建校历史最早，在海内外特别是港澳台和东南亚一带享有盛誉，是一所具有统战意义又颇具学术实力的历史名校。孙中山先生曾经在该校学医并从事革命活动。该校培养了大批医学人才，其校友遍布国内各地以至世界各国。因此，其名校效应和独有的优势是推进“211工程”的有利条件。

三、该校发展的资金来源上有中央和地方“共建”，特别是有海外人士的资助和几乎遍布世界各地众多校友的支持，以及校办产业的特殊优势。因此将中山医科大学列入“211工程”有利于拓宽筹集“211工程”重点建设的资金投

— 2 —

图4-46　关于联合申请对中山医科大学进行“211工程”部门预审的函-2

入的新路子，形成卫生部在长江以北有北医，长江以南有上医两所以国家投资为主的重点建设的医科大学进入“211工程”；在我国南大门有以共建形式，以地方投资和海外资助为主要特点的中山医科大学进入“211工程”的格局。这将有利于发挥各方面的积极性，促进我国医学教育事业的发展。

四、目前，中山医科大学领导班子经过调整后，正在励精图治、深化改革、并采取一系列的重大举措在学校的内涵发展上下功夫，为建设一个具有南方特色的、在东南亚乃至国际上有影响的国内一流的社会主义医科大学而努力。目前该校广大教职工积极性很高。如若中山医科大学能列入预审，将是对该校1万多师生员工和港澳以及海外敬仰该校美名的社会贤达和广大校友极大的鼓舞，更有利于该校的改革和发展。

鉴于上述原因，我们双方经过充分磋商，特向国家教委请求希望在今年11月初该校130周年校庆前，对中山医科大学进行“211工程”部门预审，以期借助本次庆典争取海外侨胞和校友的支持，促进该校的发展。我们已协定由卫生部组织的专家组进行预审，广东省和该校负责预审的所有·

— 3 —

图4–47　关于联合申请对中山医科大学进行“211工程”部门预审的函–3

费用。请国家教委充分考虑该校的特殊优势和1997年、1999年港澳回归祖国后的国情需要，以及华南地区特别是广东省经济发展的需要，同意对该校进行“211工程”预审的请求。

以上请示当否，请批示。

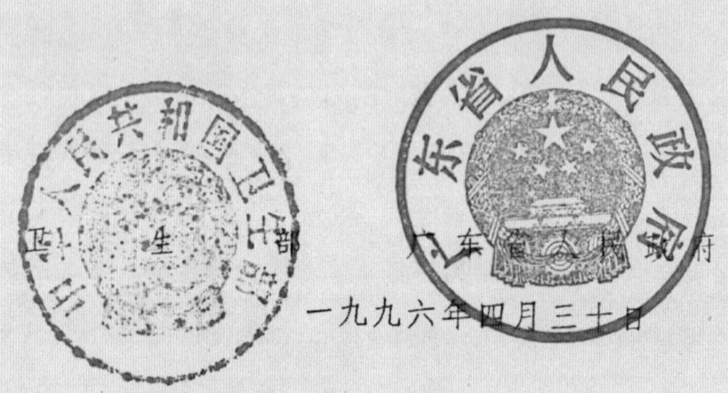

卫生部　　　　广东省人民政府

一九九六年四月三十日

抄送：国家计划委员会

卫生部办公厅　　　　一九九六年四月三十日

— 4 —

图4-48　关于联合申请对中山医科大学进行“211工程”部门预审的函-4

二十五、中山医科大学卫生学院更名为“公共卫生学院”的通知

中山医科大学卫生学院更名为“公共卫生学院”的通知见图4-49。

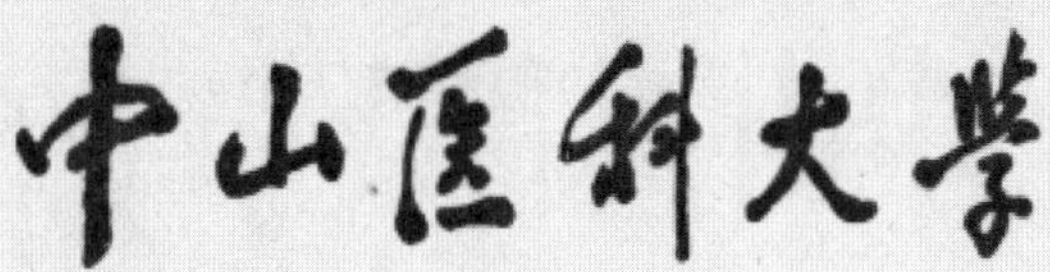

校办字(1996)033号

关于我校卫生学院更名
为“公共卫生学院”的通知

各附属单位，各院，系，校机关各部、处、室，校直各单位，产业总公司：

经学校批准，我校卫生学院更名为“公共卫生学院”，其全称为：中山医科大学公共卫生学院。

特此通知。

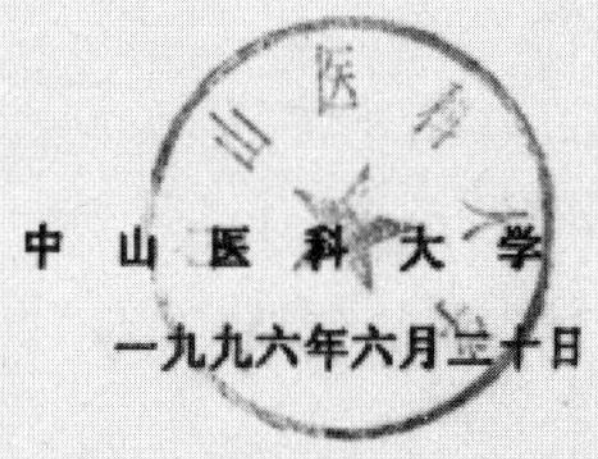

中山医科大学

一九九六年六月二十日

图4-49　中山医科大学卫生学院更名为“公共卫生学院”的通知

二十六、中山医科大学关于成立口腔医学院的通知

中山医科大学关于成立口腔医学院的通知见图4-50。

中山医科大学文件

校人发[1997]206 号

关于成立口腔医学院的通知

各附属单位，各院、系，机关各部、处、室，校直各单位，产业集团：

根据学科发展需要，经校领导研究决定，成立中山医科大学口腔医学院。

特此通知。

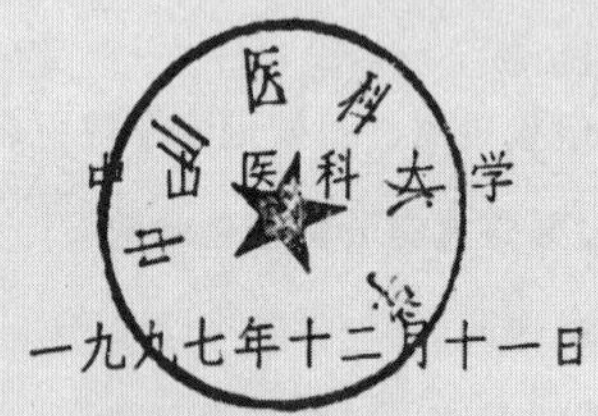

中山医科大学

一九九七年十二月十一日

中山医科大学校长办公室　　1997 年 12 月 16 日印

（共印 70 份）

图4-50　中山医科大学关于成立口腔医学院的通知

二十七、中山医科大学关于成立基础医学院及干部任职的通知

中山医科大学关于成立基础医学院及干部任职的通知见图4-51、图4-52。

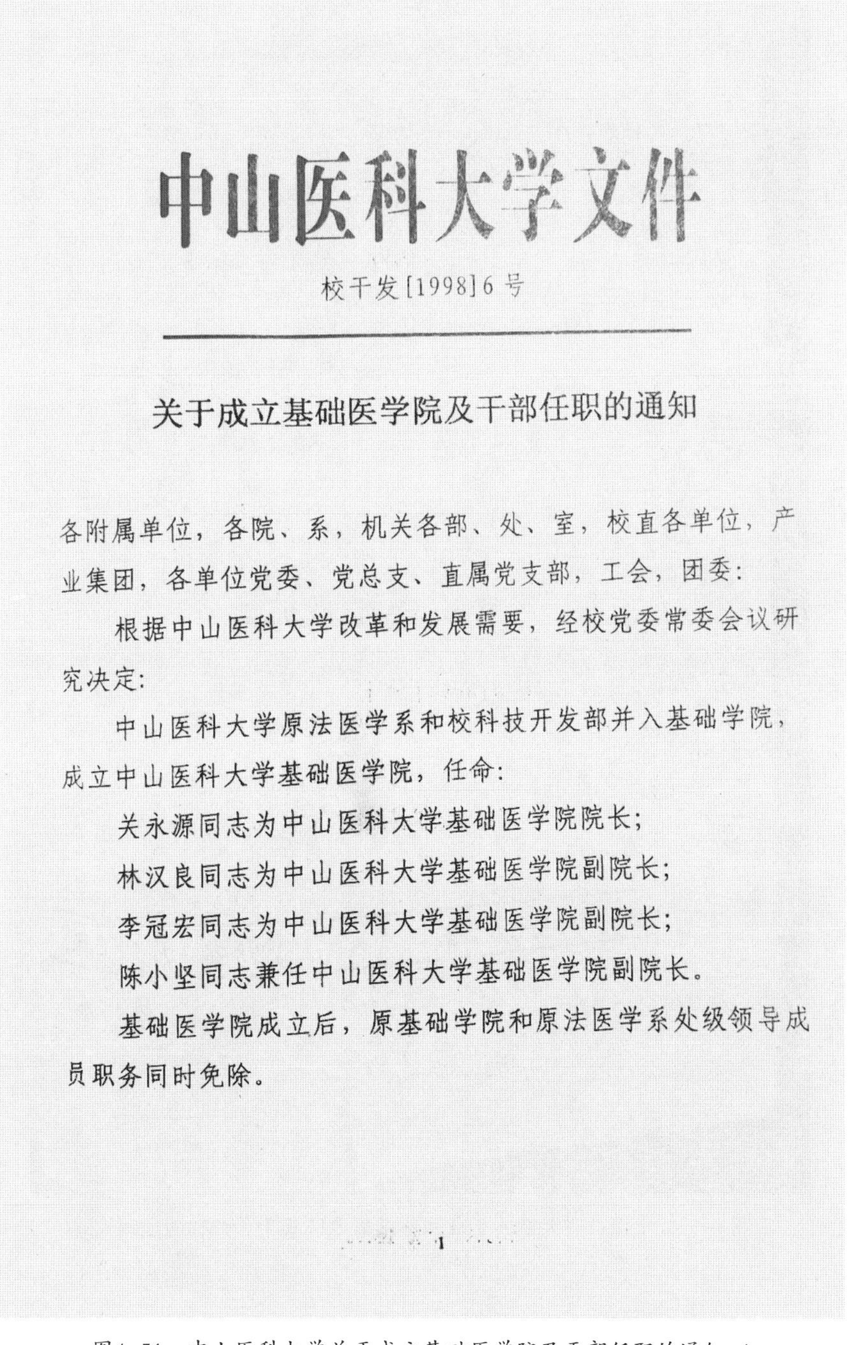

中山医科大学文件

校干发[1998]6号

关于成立基础医学院及干部任职的通知

各附属单位，各院、系，机关各部、处、室，校直各单位，产业集团，各单位党委、党总支、直属党支部，工会，团委：

根据中山医科大学改革和发展需要，经校党委常委会议研究决定：

中山医科大学原法医学系和校科技开发部并入基础学院，成立中山医科大学基础医学院，任命：

关永源同志为中山医科大学基础医学院院长；

林汉良同志为中山医科大学基础医学院副院长；

李冠宏同志为中山医科大学基础医学院副院长；

陈小坚同志兼任中山医科大学基础医学院副院长。

基础医学院成立后，原基础学院和原法医学系处级领导成员职务同时免除。

1

图4-51 中山医科大学关于成立基础医学院及干部任职的通知-1

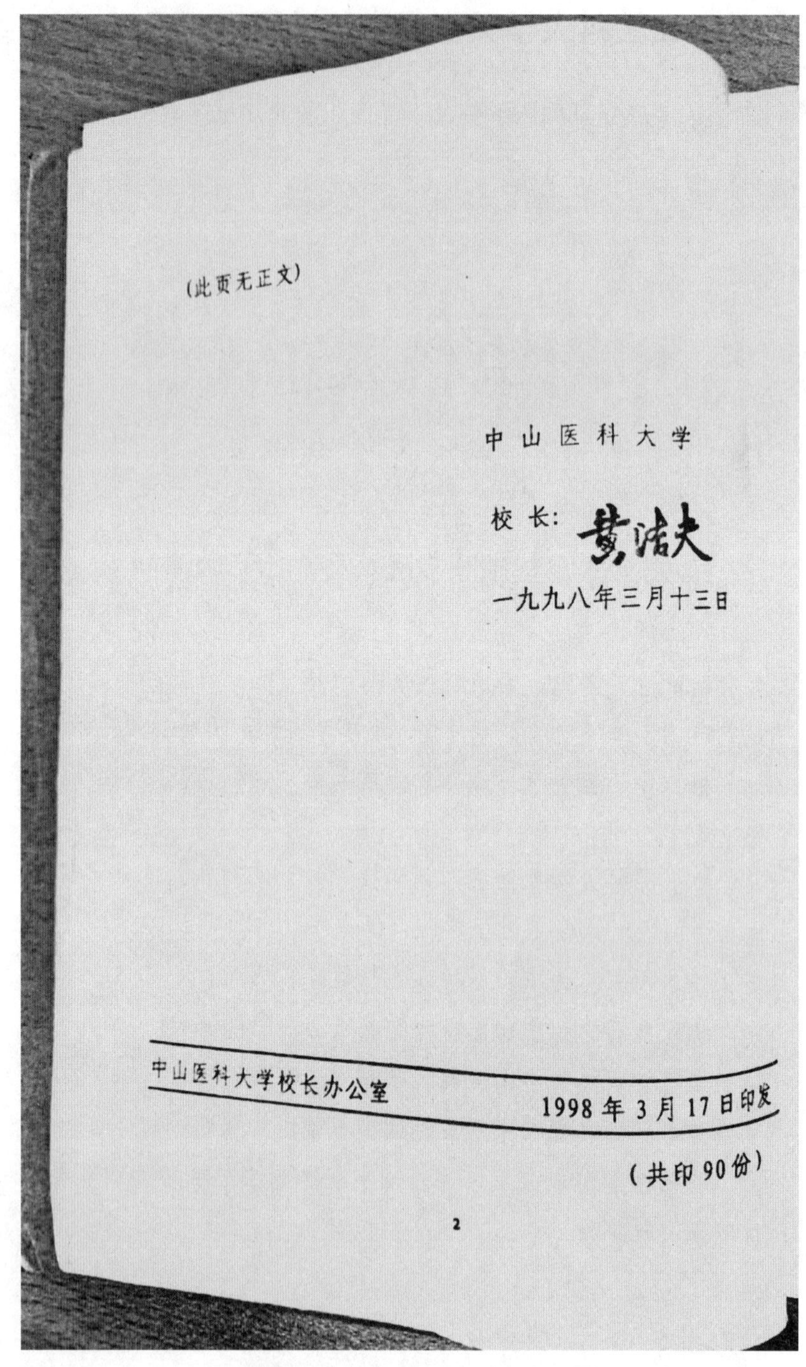

（此页无正文）

中山医科大学

校长：黄洁夫

一九九八年三月十三日

中山医科大学校长办公室　　1998年3月17日印发

（共印90份）

2

图4-52　中山医科大学关于成立基础医学院及干部任职的通知-2

二十八、关于成立中山医科大学护理学院及干部职务任免的通知

关于成立中山医科大学护理学院及干部职务任免的通知见图4-53、图4-54。

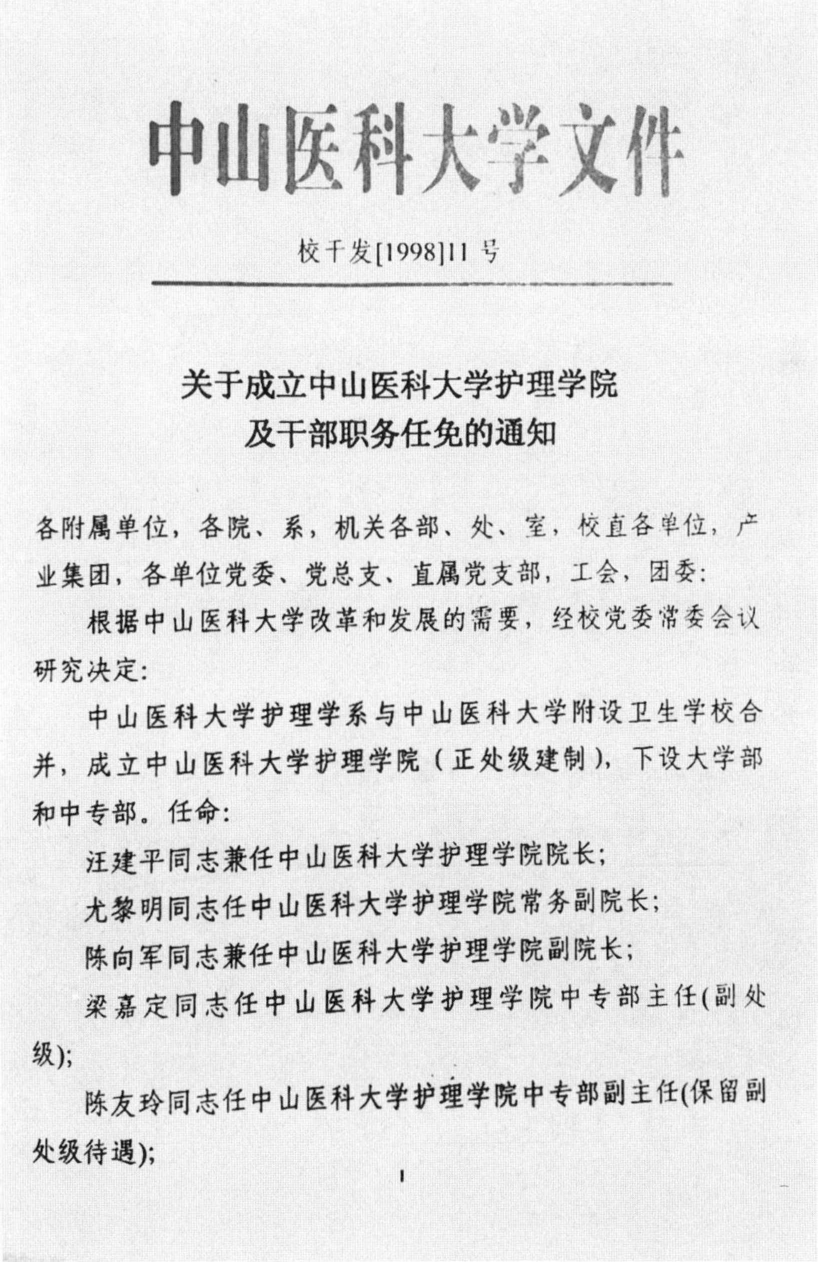

中山医科大学文件

校干发[1998]11号

关于成立中山医科大学护理学院及干部职务任免的通知

各附属单位，各院、系，机关各部、处、室，校直各单位，产业集团，各单位党委、党总支、直属党支部，工会，团委：

根据中山医科大学改革和发展的需要，经校党委常委会议研究决定：

中山医科大学护理学系与中山医科大学附设卫生学校合并，成立中山医科大学护理学院（正处级建制），下设大学部和中专部。任命：

汪建平同志兼任中山医科大学护理学院院长；

尤黎明同志任中山医科大学护理学院常务副院长；

陈向军同志兼任中山医科大学护理学院副院长；

梁嘉定同志任中山医科大学护理学院中专部主任(副处级)；

陈友玲同志任中山医科大学护理学院中专部副主任(保留副处级待遇)；

1

图4-53　关于成立中山医科大学护理学院及干部职务任免的通知-1

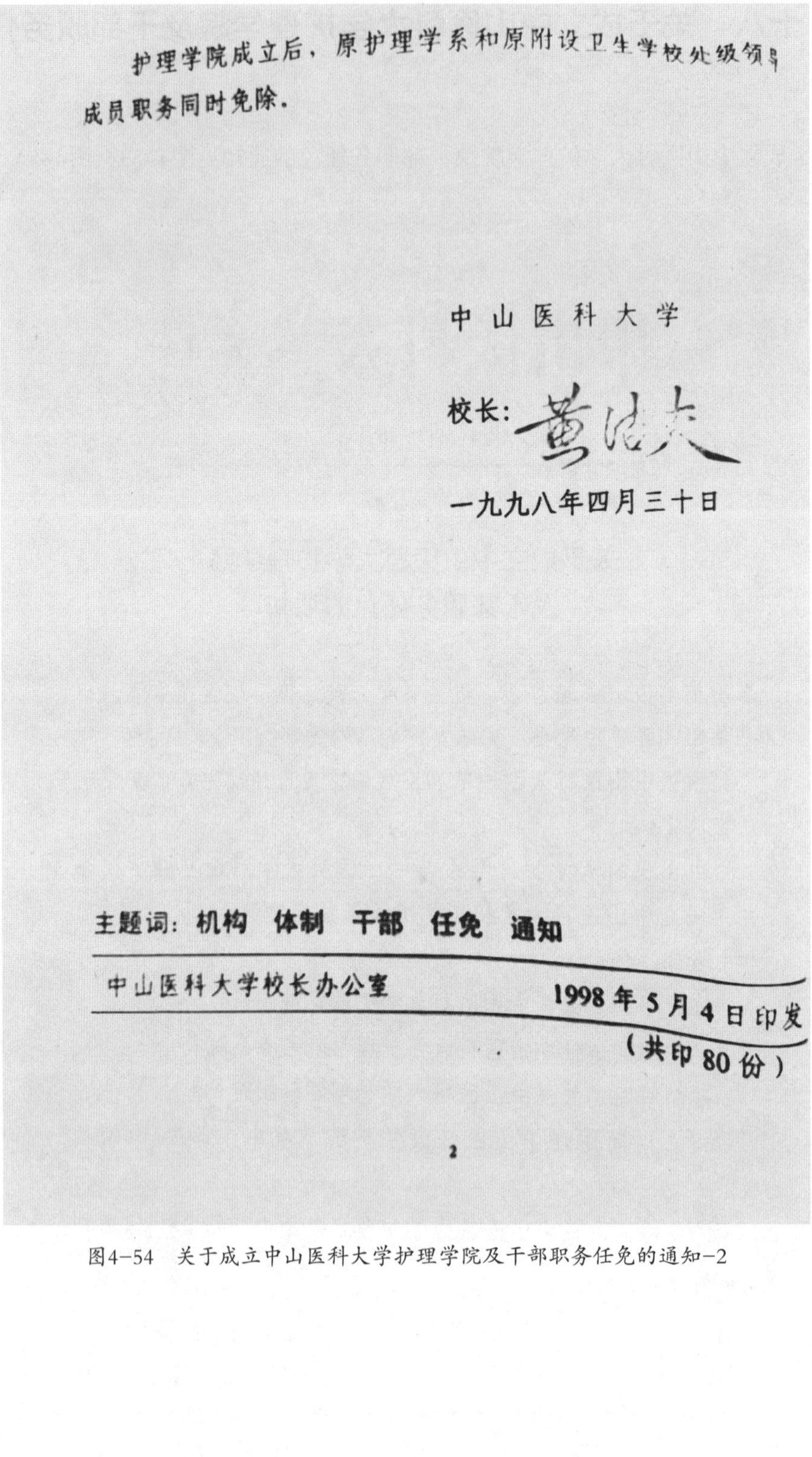

护理学院成立后，原护理学系和原附设卫生学校处级领导成员职务同时免除。

中山医科大学

校长：黄洁夫

一九九八年四月三十日

主题词：机构 体制 干部 任免 通知

中山医科大学校长办公室 1998年5月4日印发

（共印80份）

2

图4-54 关于成立中山医科大学护理学院及干部职务任免的通知-2

二十九、中山医科大学与广州市黄埔区政府共建中山医科大学黄埔医院入选《广州年鉴2000》条目

教育　363

透；六是营造优美的校园环境，为学生健康成长提供良好的氛围。

该校重视本科教学，实施《本科综合培养计划》和《本科生参与课外科研实践训练计划》，共有1 000多名学生参加了306项课外实践活动。继续投入建设经费1 400万元（1996年～1999年共投入3 530万元），建立了10大基础实验中心、教学技术中心和有3 000个座位的多媒体教学基地；牵头建立了教育部批准的石牌地区6所高校大学生文化素质教育基地。扩大本科生和研究生招生规模，1999年各类学生招生总数为6 067人，净增1 798人。其中招收研究生1 024人，在校研究生达到2 461人，比上年增长24.41%；其中博士生459人，增长21.75%，硕士生2 002人，增长25.04%。对本科生实行"金字塔型"的人才培养模式，对研究生实行中期筛选、考核和选派到基层（乡镇、企业）挂职锻炼等培养方式，年内派出240名研究生分别到清新、阳春、东莞等地的20多个镇、厂、学校挂职锻炼，获得好评。科研水平不断提高。1999年在校科研经费总额达1.5亿元，科技论文数继续保持全国高校第八位；科技专利申请量占省内高校的4成，比上年增长61%；校有科技产业产值突破亿元，达1.26亿元，增长53%；成立华南理工大学科技园，为全国15所国家大学科技园试点之一。由于该校主动为地方经济建设服务，在全国率先实行共建和联合办学，开创产学研结合培养人才的新形式，并具有鲜明的时代特征和地域特色，按"重人品、厚基础、强能力、宽适应"的要求，实施多层次、多模式的因材施教，受到用人单位的欢迎。（龙永筑）

【华南农业大学办学90年成绩显著】　1999年11月6日，华南农业大学举行90周年校庆。该校的前身是1909年创办的广东省农事试验场附设农业讲习所和1917年创办的岭南学校农学部，1952年由原国立中山大学农学院和私立岭南大学农学院、广西大学农学院畜牧兽医系及病虫害系的一部分合并成立华南农学院，毛泽东主席亲笔题署校名，1984年更名为华南农业大学。

90年来，该校共培养各类毕业生4万多名。现拥有15个院系（部）、45个研究所（室），学科门类齐全，在校生近7 000人，教职工总数1 800多人，有本科专业27个，硕士学位授权点31个，博士学位授权点13个，4个博士后科研流动站，学校的硕士点学科覆盖了该校农学学科的87%，博士学位授权点中有6个博士点学科综合实力在全国同类学科中名列前茅。博士后科研流动站1991年以来先后招收了来自国内外20多所高校和科研机构的40名博士进站工作，在站人数居全国高等农业院校的第二位。

重视学科建设，提高教学质量。农业昆虫与害虫防治学为国家级重点学科，植物病理学为省部级重点学科，拥有2个农业部重点开放性实验室、110个各类常规实验室和一批先进仪器设备，此外还有多媒体演示室、常规电教室、语言语音实验室等共50个和校内外语广播电台。教学实验场占地250公顷，在增城市还有占地200多公顷的教学科研实习基地。校园计算机网络主干网已与Cernt华南网络中心和Internet互联，1998年已实现全校联网。教师队伍中有中科院院士3人，博士生导师46人，硕士生导师215人，获国家人事部授予"有突出贡献的中青年专家"称号的教师有6人，获农业部授予"有突出贡献的中青年专家"称号的有6人。改革开放以来，全校共获国家级、部省级科技成果奖近210项，获专利申请、授权项目35项。1996年和1997年，学校顺利通过了由农业部和省政府组织的"211工程"部门预审和立项工作。

该校与14个国家和地区的18所大学建立了校际学术联系，共招收和培养了62个国家的200多名外国留学生，其中博士生和硕士生占60%；先后派出157名骨干教师到国外攻读博士或硕士学位、进修学习和合作科研。（黄雪维）

【中山医科大学与黄埔区政府共建中山医科大学黄埔医院】　1999年，中山医科大学与黄埔区政府共建中山医科大学黄埔医院。中山医科大学委托附属一院全权管理黄埔医院，聘请著名骨科专家李佛保教授为中山医科大学黄埔医院院长，鼓励技术骨干前往工作，并加强人、财、物的投入，采用优质、高效、低耗的管理模式，以附属第一医院为主体改造黄埔医院，争取在5年～7年内把黄埔医院建设成为一个符合三级甲等医院要求的综合医院。根据广州目前的医疗状况，黄埔医院将建成为一所以创伤、骨科为主的综合性医院。（陈小卡）

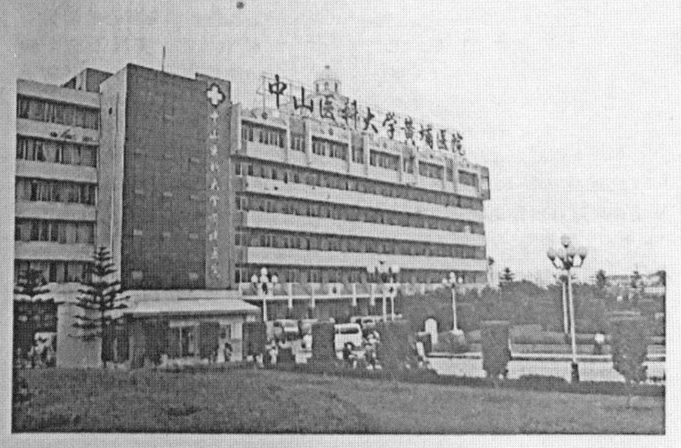

中山医科大学黄埔医院　　　　中山医科大学办公室供稿

图4-55　中山医科大学与广州市黄埔区政府共建中山医科大学黄埔医院入选《广州年鉴2000》条目-1

香港、澳门、台湾及海外特约发行商：香港经济导报社图书业务部
地址：香港轩尼诗道342号国华大厦10字楼
电话（Tel）：852－25738217转图书部　传真（Fax）：852－25738469
电子信箱 Email：eia@pacific.net.hk　网址：http：//www.eiahk.com.
HONG KONG，MACAO，TAIWAN & OVERSEA GENERAL DISTRIBUTOR：
ECONOMIC INFORMATION & AGENCY，BOOKS DEPT
10/F，KUO WAH BUILDING，342 HENNESSY ROAD，HONGKONG

广州年鉴
2000

广州年鉴编纂委员会编
广州年鉴社出版
地址：广州市东山区启明横马路7号
邮码：510080　电话：87770802
E-mail：yearbook@public.guangzhou.gd.cn

广州年鉴社发行部
地址：广州市东风中路501号东建大厦11楼
邮码：510045　电话：83545280 83554249（传真）

广州恒伟电脑制作有限公司排版
广州市新角度广告有限公司彩页制作
香港经济导报社广告出版部承印

开本：787×1092　1/16　字数：1073000
2000年8月第一版　2000年8月第一次印刷
ISSN 1006－8333
CN 44－1367/Z
广告经营许可证：粤工商广字02518号

国内定价：人民币160元
海外定价：港　币380元

图4-56　中山医科大学与广州市黄埔区政府共建中山医科大学黄埔医院入选《广州年鉴2000》条目-2

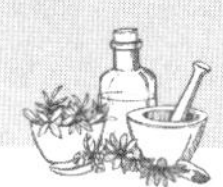

后　　记

本书主要通过汇集编排各种资料原件和原表数据，梳理中山大学医科在1949—2001年的延续脉络，勾勒这一时期中山大学医科的发展面貌。这种编写方法为读者提供了较为客观的视角，不仅有利于专业研究者进行检索、摘用、查阅、核验及全面研究，还有利于非专业人士查阅。这一编写方法为专业研究者所喜见，也使本书更严谨准确。在解决本书一些问题的过程中，得益于中山大学出版社副社长徐诗荣的洞见精识，还得到中山大学档案馆原副馆长彭建平老师精言深见之助，在此谨致谢忱。

编者

2023年12月3日